W. O. Brinker
D. L. Piermattei
G. L. Flo

Orthopädie und Frakturbehandlung
beim Kleintier

Orthopädie und Frakturbehandlung beim Kleintier

W. O. Brinker, East Lansing, Michigan
D. L. Piermattei, Fort Collins, Colorado
G. L. Flo, East Lansing, Michigan

Deutsche Übersetzung und Bearbeitung:

U. Matis, München
R. Köstlin, München
K. v. Philipp, München

Mit 351 Abbildungen in 1132 Einzeldarstellungen und 9 Tabellen

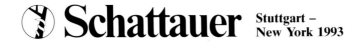 Schattauer Stuttgart – New York 1993

CIP-Kurztitelaufnahme der Deutschen Bibliothek

Brinker, Wade O.:
Orthopädie und Frakturbehandlung beim Kleintier /
W. O. Brinker ; D. L. Piermattei ; G. L. Flo.
Dt. Übers. und Bearb. U. Matis ... –
Stuttgart ; New York : Schattauer, 1993
   Einheitssacht.: Handbook of small animal orthopedics
   and fracture treatment ‹dt.›
   ISBN 3-7945-1043-7
NE : Piermattei, Donald L.: ; Flo, Gretchen L.: ;
Matis, Ulrike [Bearb.]

In diesem Buch sind die Stichwörter, die zugleich eingetragene Warenzeichen sind, als solche nicht besonders kenntlich gemacht. Es kann also aus der Bezeichnung der Ware mit dem für diese eingetragenen Warenzeichen nicht geschlossen werden, daß die Bezeichnung ein freier Warenname ist. Die Markennamen wurden nur beispielhaft aufgeführt.

Hinsichtlich der in diesem Buch angegebenen Dosierungen von Medikamenten usw. wurde die größtmögliche Sorgfalt beachtet. Gleichwohl werden die Leser aufgefordert, die entsprechenden Prospekte der Hersteller zur Kontrolle heranzuziehen.

Alle Rechte, insbesondere das Recht der Vervielfältigung und Verbreitung sowie der Übersetzung in fremde Sprachen, vorbehalten. Kein Teil des Werkes darf in irgendeiner Form (Fotokopie, Mikrofilm oder ein anderes Verfahren) ohne schriftliche Genehmigung des Verlages reproduziert werden.

© der amerikanischen Originalausgabe »Brinker, W. O., Piermattei, D. L., Flo, G. L.: Handbook of Small Animal Orthopedics and Fracture Treatment«
Second Edition 1990 by W. B. Saunders Company, Philadelphia, PA 19106, USA

© der deutschen Ausgabe 1993 by F. K. Schattauer Verlagsgesellschaft mbH, Lenzhalde 3, D-7000 Stuttgart 1, Germany

Printed in Germany

Satz, Druck und Einband: Mayr Miesbach, Druckerei und Verlag GmbH, Am Windfeld 15, D-8160 Miesbach, Germany

ISBN 3-7945-1043-7

Vorwort zur deutschen Ausgabe

Als wir »den Brinker« vor Jahren hin und wieder konsultierten, fanden wir stets das Gesuchte auf Anhieb: eine klare Beschreibung des klinischen Bildes und Darstellung der einzelnen Schritte des zuzuordnenden operativen Eingriffs, jeweils anhand einprägsamer Strichzeichnungen.

Das Überzeugende an diesem Buch erschien uns damals die klare Diktion und die Verbindung propädeutischer, klinischer und operationstechnischer Einzelheiten zu einem Handbuch (im Sinne von Manual) der Orthopädie und Frakturbehandlung beim Kleintier. Wir hatten deshalb dem Verlag empfohlen, eine deutsche Ausgabe herauszubringen und uns – den Zeitaufwand unterschätzend – für die Übersetzung zur Verfügung gestellt.

Bei einer Übertragung geht wohl immer etwas von der Unmittelbarkeit des Originals verloren, doch bietet sich da und dort die Möglichkeit, aus eigener Erfahrung sinnvoll erscheinende Ergänzungen, eventuell auch technische Modifikationen einzubringen und das Buch so den Bedürfnissen unserer Leser anzupassen.

Dieses Lehrbuch vermittelt nicht nur gut verständlich das Grundlagenwissen für den chirurgischen Alltag in Klinik und Praxis, gibt nicht nur viele wertvolle Tips für Diagnostik und Therapie, sondern ist auch eine Operationslehre für die in der Praxis am häufigsten vorkommenden Eingriffe (auf die Zugänge wird jeweils verwiesen). Seine straffe Gliederung, der ebenso gestraffte Text, basierend auf der langjährigen Erfahrung der Verfasser, lassen es diesem Anspruch gerecht werden.

Möge die nunmehr vorliegende deutsche Ausgabe den Leser und Benutzer ebenso überzeugen wie uns seinerzeit das Original.

Wir möchten Herrn Professor Dr. Dr. h.c. Paul Matis herzlich Dank sagen für seinen stetigen Ansporn, wenn unsere Kräfte zu erlahmen drohten, und natürlich den Mitarbeitern des Verlages, insbesondere Herrn Dieter Bergemann, für die verständnisvolle Geduld.

München, im Herbst 1992

Ulrike Matis
Roberto Köstlin
Katrin v. Philipp

Vorwort zur englischen Ausgabe

Dieses Buch wurde geschrieben, um den in der Praxis tätigen Kollegen und Studierenden eine leicht verständliche Informationsquelle für Diagnose, Ätiologie und Behandlung von funktionsbeeinträchtigenden Knochen- und Gelenkerkrankungen an die Hand zu geben. Die beschriebenen Operationsverfahren und Vorgehensweisen halten wir jeweils für am besten geeignet. Weder konnten alle Behandlungsmöglichkeiten berücksichtigt noch die einschlägige Literatur erschöpfend zitiert werden. Es war auch nicht immer möglich, für jede auf uns überkommene Technik einen Erstbeschreiber zu ermitteln, zumal viele Operationsverfahren gar nicht einheitlichen Ursprungs sind, häufig – gar nicht abgrenzbar – eigene Vorstellungen und Überlegungen enthalten. Wir danken deshalb ausdrücklich allen, die hier ihr Wissen, ihre klinische und operationstechnische Erfahrung eingebracht haben.

Im ersten Teil des Buches über Frakturen werden verschiedene Fixationsverfahren mit ihren Indikationen und Komplikationsgefahren vorgestellt. Es folgt deren Anwendungstechnik, dargestellt an den am häufigsten vorkommenden Frakturen eines jeden Knochens. Dabei werden auch Frakturen des Jungtieres, Osteotomien und die Knochentransplantation berücksichtigt.

Der zweite Teil über Lahmheiten und Gelenkchirurgie deckt weitgehend die – operativ oder konservativ zu behandelnden – Gelenkerkrankungen beim Kleintier ab. Besondere Aufmerksamkeit wurde den häufigsten Läsionen bei Gebrauchs- und Rennhunden geschenkt. Die eingehende Beschreibung der klinischen Untersuchung des Bewegungsapparates entspricht deren Bedeutung für die Diagnose einer Lahmheit bzw. sonstigen Funktionsstörung. Einige Kapitel sind dem normalen Aufbau, der Funktion eines Gelenks, der Kankheitsentwicklung, schließlich verschiedenen Erkrankungen des Bewegungsapparates gewidmet.

Die beschriebenen Methoden sind in mehr als tausend Strichzeichnungen, auch photographischen Abbildungen dargestellt, um sie verständlicher zu machen.

Unseren herzlichen Dank möchten wir all jenen ausdrücken, die uns geholfen haben, dieses Buch zu erstellen. Besonderer Dank gilt unserem Zeichner Dennis Giddings sowie Carol Wolf und Ray Cersey vom W. B. Saunders Verlag.

Wade O. Brinker
Donald L. Piermattei
Gretchen L. Flo

Autorenverzeichnis

Wade O. Brinker, D.V.M., M.S.

    Diplomate, American College of Veterinary Surgeons
    Professor Emeritus
    Department of Small Animal Surgery and Medicine
    Michigan State University
    College of Veterinary Medicine, East Lansing, Michigan

Gretchen L. Flo, D.V.M., M.S.

    Professor
    Department of Small Animal Surgery and Medicine
    Michigan State University
    College of Veterinary Medicine, East Lansing, Michigan

Donald L. Piermattei, D.V.M., Ph.D.

    Diplomate, American College of Veterinary Surgeons
    Professor
    Department of Clinical Sciences
    College of Veterinary Medicine and Biomedical Sciences
    Colorado State University, Fort Collins, Colorado

Übersetzung und Bearbeitung:

Prof. Dr. Roberto Köstlin

    Chirurgische Tierklinik der Universität
    Veterinärstr. 13, 8000 München 22

Prof. Dr. Ulrike Matis

    Vorstand der Chirurgischen Tierklinik der Universität
    Veterinärstr. 13, 8000 München 22

Dr. Katrin v. Philipp

    Chirurgische Tierklinik der Universität
    Veterinärstr. 13, 8000 München 22

Inhaltsverzeichnis

Teil 1 Frakturen

1	Frakturen: Einteilung, Diagnose und Behandlung	2
2	Therapie akuter und chronischer Knocheninfektionen	40
3	Knochentransplantation	44
4	Verzögerte Frakturheilung und Pseudarthrose	49
5	Frakturen des Beckens	53
6	Frakturen des Femurs und der Patella	79
7	Frakturen der Tibia und Fibula	114
8	Frakturen des Tarsus, Metatarsus und der Phalangen	127
9	Frakturen der Scapula	139
10	Frakturen des Humerus	143
11	Frakturen des Radius und der Ulna	159
12	Frakturen des Carpus, Metacarpus und der Phalangen	173
13	Frakturen und Luxationen des Ober- und Unterkiefers	191
14	Frakturen und Korrekturosteotomien bei Tieren im Wachstumsalter	204

Teil 2 Lahmheit und Gelenkchirurgie

15	Lahmheitsuntersuchung	222
16	Gelenkaufbau und -funktion	231
17	Knorpel- und Gelenkveränderungen	237
18	(Osteo)chondrose	255
19	Prinzipien der Gelenkchirurgie	262
20	Diagnose und Therapie von Gelenkerkrankungen der Beckengliedmaße	281
21	Diagnose und Therapie von Gelenkerkrankungen der Schultergliedmaße	386

Teil 3 Verschiedene Krankheiten der Bewegungsorgane

22	Skelettkrankheiten und gedeckte Verletzungen der Muskeln, Sehnen und Bänder	450

Sachverzeichnis 471

Teil 1

Frakturen

1 Frakturen: Einteilung, Diagnose und Behandlung

Eine Fraktur ist eine vollständige oder unvollständige Zusammenhangstrennung des Knochens und/oder Knorpels. Sie wird begleitet von verschieden schweren Verletzungen der umgebenden Weichteile einschließlich der Blutgefäße. Bei der Frakturbehandlung müssen sowohl der lokale Befund als auch der Allgemeinzustand des Patienten berücksichtigt werden.

Einteilung

Frakturen können nach vielen Gesichtspunkten eingeteilt werden [1–3], etwa nach Ursache, Verbindung mit äußeren Wunden, Ausmaß der Knochenverletzung, Verlauf und Lokalisation der Frakturlinie sowie Stabilität nach anatomischer Reposition.

Ursachen

Direkte Gewalteinwirkung. Mindestens 75–80% aller Frakturen werden durch ein direktes Trauma bei Unfällen im Straßenverkehr verursacht [4].
Indirekte Gewalteinwirkung. Die Kraft wird durch Knochen oder Muskeln auf einen weiter entfernt liegenden Punkt übertragen, an dem dann die Fraktur erfolgt (z. B. Femurhalsfraktur, Abrißfraktur der Tuberositas tibiae, Kondylusfraktur des Humerus oder Femur).
Knochenerkrankungen. Manche Knochenerkrankungen (z. B. Knochentumoren oder -stoffwechselstörungen) bewirken eine Zerstörung oder Schwächung des Knochens, so daß schon ein Bagatelltrauma zur Fraktur (»pathologische Fraktur«) führen kann.
Wiederholter Streß. Ermüdungsfrakturen treten beim Kleintier vorwiegend in den distalen Bereichen der Schulter- und Beckengliedmaßen auf (z. B. bei Greyhounds im Rennen am Os tarsi centrale und Os carpi accessorium).

Verbindung mit äußeren Wunden

Gedeckte Fraktur. Keine Hautwunde. Der Bruch ist vollständig mit Weichteilen bedeckt. Es besteht demnach keine freie Verbindung nach außen.
Offene Fraktur. Hier perforiert ein Fragment von innen die Haut oder ein Gegenstand penetriert von außen Haut und Weichteile. Diese Frakturen sind häufig verschmutzt und infiziert, wodurch die Heilung nicht selten verzögert und mit Komplikationen behaftet ist (Abb. 1-1A).

Ausmaß der Knochenverletzung

Vollständige Fraktur. Völlige Zusammenhangstrennung des Knochens, i. d. R. von einer deutlichen Fehlstellung begleitet.
Grünholzfraktur. Eine Seite des Knochens ist gebrochen, die andere Seite nur verbogen (Abb. 1-1B). Diese unvollständige Fraktur kommt bei jungen, noch wachsenden Tieren vor. Die Dislokation ist minimal und die Heilung geht schnell vonstatten.
Fissur. Ein oder mehrere feine Risse in der Kortikalis, oft spiralförmig oder in Längsrichtung. Das Periost ist gewöhnlich (noch) intakt (Abb. 1-1C).

Verlauf und Lokalisation der Frakturlinie

Querfraktur. Die Fraktur erfolgt im rechten Winkel zur Längsachse des Knochens (Abb. 1-1D).

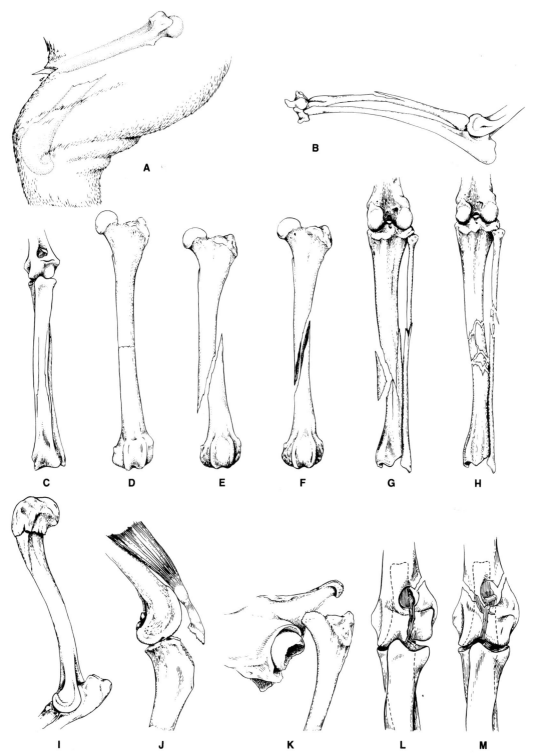

Abb. 1-1 Frakturformen. (A) Offene Fraktur. (B) Grünholzfraktur. (C) Fissur. (D) Querfraktur. (E) Schrägfraktur. (F) Spiralfraktur. (G) Splitterfraktur. (H) Trümmer- bzw. Stückfraktur. (I) Stauchungsfraktur. (J) Abrißfraktur. (K) Epiphysenlösung. (L) Kondylusfraktur. (M) Bikondyläre (Y-)Fraktur.

Schrägfraktur. Die Frakturlinie verläuft geradlinig diagonal zur Längsachse. Ohne Fixation neigen die Bruchenden dazu, sich gegeneinander zu verschieben (Abb. 1-1E).

Spiralfraktur. Die Frakturlinie verläuft bogenförmig diagonal zur Längsachse. Die Bruchenden verschieben sich unter Torsion gegeneinander, wenn keine Fixation vorgenommen wird (Abb. 1-1F).

Splitterfraktur. Ein Knochensplitter ist ausgesprengt (Abb. 1-1G).

Trümmer- bzw. Stückfraktur. Der Knochen ist in drei oder mehrere Segmente zerbrochen; die Frakturlinien treffen sich nicht an einem gemeinsamen Punkt (Abb. 1-1H).

Stauchungsfraktur. Die Knochenfragmente sind fest ineinander verkeilt (Abb. 1-1I).

Abrißfraktur. Die Insertionsstelle eines Muskels, einer Sehne oder eines Bandes ist infolge eines heftigen Zugs mit einem Knochenfragment ab- bzw. ausgerissen (Abb. 1-1J).

Fugenfraktur. Die Zusammenhangstrennung erfolgt in einer Epi- oder Apophysenfuge bei Tieren im Wachstumsalter (Abb. 1-1K).

Kondylusfraktur. Die Fraktur isoliert einen Kondylus (Humerus oder Femur) (Abb. 1-1L).

Bikondyläre Fraktur. Es sind beide Kondylen durch eine supra- und eine interkondylär liegende Frakturlinie abgebrochen (Abb. 1-1M).

Stabilität nach anatomischer Reposition

Stabile Fraktur. Die Fragmente greifen ineinander und überstehen kleinere Gewalteinwirkungen (z. B. Querfraktur, Grünholzfraktur, Stauchungsfraktur). Hauptziel der Fixation ist die Vermeidung einer sekundären Achsenabweichung.

Instabile Fraktur. Die Fragmente greifen nicht ineinander, sie verschieben sich und verbleiben nicht in ihrer normalen Lage (z. B. Schrägfraktur, Spiralfraktur, Mehrfachfraktur). Hier soll die Fixation eine achsengerechte Stellung ohne Rotationsfehler und Knochenverkürzung gewährleisten.

Diagnose

Gewöhnlich lassen schon Vorgeschichte und klinische Symptome auf eine Fraktur schließen. Zur genauen Beurteilung sind jedoch Röntgenaufnahmen unerläßlich.

Zuerst müssen lebensrettende Maßnahmen ergriffen werden; die Frakturversorgung ist zunächst zweitrangig. Schock und Blutungen erfordern sofortiges Handeln. Der Patient ist so bequem wie möglich zu lagern.

Die Untersuchung sollte folgendes umfassen:
1. Feststellung des allgemeinen Gesundheitszustandes.
2. Prüfung, ob und in welchem Umfang Gewebe bzw. Organe in der Nähe der Fraktur oder in anderen Körperregionen verletzt sind.
3. Suche nach weiteren Frakturen oder Luxationen.
4. Genaue Beurteilung der Fraktur bzw. Frakturen (s. hierzu Kap. 15, in dem der Untersuchungsgang des Bewegungsapparates eingehend besprochen wird).

Symptome

Im Frakturbereich bestehen, wenngleich nicht immer leicht feststellbar, eines oder mehrere der nachstehenden Symptome:
1. Schmerz oder umschriebene Empfindlichkeit.
2. Deformation bzw. Fehlstellung.
3. Abnorme Beweglichkeit.
4. Lokale Schwellung. Diese tritt entweder sofort oder wenige Stunden bis einen Tag nach dem Unfall auf und hält aufgrund

des gestörten Blut- und Lymphflusses 7 bis 10 Tage an.
5. Funktionsverlust.
6. Krepitation.

Röntgenologische Untersuchung

Röntgenaufnahmen in mindestens zwei senkrecht zueinander stehenden Ebenen sind für eine exakte Diagnose und die Wahl geeigneter Repositions- und Immobilisierungsverfahren unverzichtbar. Bei noch wachsenden oder mißgebildeten Tieren kann die Beurteilung einer Röntgenaufnahme wegen der verschiedenen Ossifikationszentren und ihrer Entwicklungsstadien Probleme bereiten. Der Vergleich mit Röntgenaufnahmen der kontralateralen Gliedmaße ist dann hilfreich.

Therapie

Frakturen sollten, sobald es der Zustand des Patienten erlaubt, reponiert und fixiert werden. Verzögerungen erschweren aufgrund der Muskelkontraktion und der entzündlichen Schwellung der Weichteilgewebe die Reposition. Die Fixation kann in manchen Fällen sofort erfolgen, in anderen ist es ratsam, einen oder mehrere Tage zu warten, bis der Patient einen operationsfähigen Zustand erreicht hat. Es empfiehlt sich nicht, die Reposition und Fixierung bis zum Abklingen der Schwellung aufzuschieben. Zu diesem Zeitpunkt haben Organisation des Hämatoms und Kallusbildung schon begonnen, wodurch die Erkennung der Frakturlinien, Nerven und Blutgefäße schwieriger wird. Auch die intraoperative Blutung ist als Folge einer vermehrten Vaskularisation des Frakturgebietes verstärkt.

Frakturheilung und Dauer der klinischen Konsolidierung

Schon die mit der Frakturentstehung einhergehenden Veränderungen am umgebenden Gewebe bestimmen den Heilungsprozeß, dessen Dauer von vielen Einflüssen abhängt. Der Chirurg kann wenig dazu beitragen, Faktoren wie Alter, Art der Fraktur und Zustand der benachbarten Weichteile sowie bestimmte Knochenerkrankungen allgemeiner oder lokaler Natur zu beeinflussen. Ungünstige Bedingungen, wie schlechte Reposition, ungenügende Ruhigstellung, übermäßiges Gewebetrauma oder mangelnde Aseptik im Operationsraum unterliegen jedoch seiner Kontrolle. Diese Faktoren können den Heilungsprozeß verlangsamen, ja sogar unterbrechen. Wenn die Fraktur optimal behandelt worden ist und alle anderen Bedingungen ausgewogen sind, ist das Alter des Patienten von größtem Einfluß (Tab. 1-1).

Die klinische Konsolidierung ist erreicht, wenn der Festigkeitsgrad der Fraktur ein Entfernen der Fixation erlaubt. In Tabelle 1-1 sind Richtwerte für die durchschnittliche Heilungsdauer unkomplizierter,

Tab. 1-1 Frakturheilung und klinische Konsolidierung

Alter des Tieres	Osteosynthese mit externer und intramedullärer Fixation	Osteosynthese mit Plattenfixation
Unter 3 Monaten	2–3 Wochen	4 Wochen
3–6 Monate	4–6 Wochen	2–3 Monate
6–12 Monate	5–8 Wochen	3–5 Monate
Über 1 Jahr	7–12 Wochen	5 Monate bis 1 Jahr

optimal behandelter Frakturen aufgeführt. Die Zeit variiert nach der angewandten Fixationsmethode. Frakturen, die mit ruhigstellenden Verbänden, perkutaner Transfixation oder Marknagelung versorgt werden, konsolidieren über einen peri- und endostalen Brückenkallus. Der Brückenkallus verleiht der Fraktur früh eine zusätzliche Festigkeit. Brüche mit einer starren Fixation (Knochenplatten) heilen dagegen hauptsächlich durch direkte Verbindung der Frakturenden. Demzufolge sollte die Fixation hier über einen längeren Zeitraum belassen werden.

Tabelle 1-1 darf nicht so interpretiert werden, daß eine Methode der anderen überlegen ist. Jedes Verfahren hat seine Indikationen und Kontraindikationen. Platten und Schrauben erweitern die Möglichkeiten des Knochenchirurgen. Sie sind bei korrekter Anwendung unübertroffen.

Zur prognostischen Einschätzung der Frakturheilung sollten folgende Gesichtspunkte berücksichtigt werden:
1. Alter des Patienten.
2. Lokalisation und Form der Fraktur.
3. Vorgeschichte (z. B. ob Infektionen, eine oder mehrere Operationen vorausgegangen sind, die Fixation vorzeitig entfernt wurde oder instabil war, Durchblutungsstörungen vorlagen bzw. die Reposition nicht genügte).
4. Zeitdauer seit der Reposition und Fixation.
5. Gliedmaßenfunktion.
6. Art der Fixation (z. B. ob nicht vollkommen stabil oder zu starr).
7. Röntgenbefunde (in zwei Ebenen).

Reposition

Unter Reposition einer Fraktur versteht man die Wiederherstellung der anatomischen Verhältnisse. Knochen und Muskeln sind einem Hebel- und Federsystem vergleichbar. Die Muskeln befinden sich ständig in einem Zustand der Kontraktion (normaler Tonus): Beuger wirken Streckern entgegen, beide sind im Gelenkbereich ausgewogen. Nach einer Fraktur kontrahieren sich alle Muskeln maximal. Sie schieben dabei die Bruchenden aneinander vorbei und bewirken eine Knochenverkürzung. Anfangs ist das Aneinandervorbeigleiten der Bruchenden hauptsächlich muskulär bedingt, so daß unter Vollnarkose oder Muskelrelaxantien mit Gegenzug eine gedeckte Reposition gelingt. Nach einigen Tagen jedoch ist die Kontraktur infolge entzündlicher Reaktionen und sie begleitender Gewebeproliferation nur noch bedingt reversibel. Dementsprechend erschwert sich die Reposition [7].

Inhalationsnarkosen (Halothan, Isofluran) sind bezüglich der Muskelentspannung einer Injektionsanästhesie mit Barbituraten überlegen. In den ersten drei Tagen nach dem Unfall sind zudem Muskelrelaxantien hilfreich, die spastische Kontraktion zu überwinden. Beim Kleintier empfiehlt sich Succinylcholin in einer Dosierung von 0,4 mg/kg KM, es kann jedoch auch Gallamin (0,4 mg/kg KM) verwendet werden. Da es hierbei zur Atemlähmung kommt, ist künstliche Beatmung notwendig. Die muskelrelaxierende Wirkung hält etwa 20–30 Min. an.

Die Heilung einer Fraktur hängt im wesentlichen von der Schonung der Weichteile, der Blutversorgung der Knochenfragmente, einer sorgfältigen Reposition und der Wirksamkeit der Immobilisierung ab. All diese Faktoren kann der Chirurg positiv oder negativ beeinflussen. Er sollte möglichst atraumatisch vorgehen. Hierzu einige wichtige Hinweise:
1. Sorgfältige Blutstillung. Anhaltende Blutungen müssen gestillt werden, damit das Operationsfeld übersichtlich bleibt. Die Blutstillung kann für den Patienten lebensrettend sein und andere Komplikationsgefahren in der postoperativen Phase verhindern.
2. Schonende Präparation entlang Muskellogen und interfaszialen Spalten.

3. Wenn ein Muskel durchtrennt werden muß, sollte dies in der Nähe seines Ursprungs oder seiner Insertion geschehen. Damit werden Trauma und Blutungsgefahr gering gehalten, der Wundverschluß erleichtert und die Gefahr einer Funktionsstörung des Muskels verringert.
4. Weitestgehende Schonung von (größeren) Blutgefäßen und Nerven.
5. Kein übermäßiger Zug an Nerven (Lähmungsgefahr!).
6. Sowohl bei der Darstellung als auch der Reposition und Fixation sollten die am Knochen haftenden Weichteile erhalten bleiben (Blutversorgung des Knochens!).
7. Das Periost darf nicht verletzt werden.
8. Saugen ist gewebefreundlicher als Tupfen.
9. Wenn nötig, sollte zum Tupfen mit Ringer-Lösung angefeuchtete Gaze verwendet werden. Kein Wischen.

Es ist zwar ideal, wenn Knochenfragmente anatomisch korrekt reponiert werden können. Jedoch ist ein ganz genaues Aneinanderpassen nicht immer notwendig, vor allem nicht bei Frakturen der Diaphyse. Achsen- und Rotationsfehler sollten indessen vermieden werden. Wenn eine Gelenkfläche beteiligt ist, müssen die Fragmente stets ganz exakt reponiert werden, um die Kongruenz der Gelenkflächen wiederherzustellen und so einer sekundären Arthropathia deformans vorzubeugen oder sie wenigstens auf ein Minimum zu beschränken.

Die **Reposition** kann **gedeckt** (bei intakter Haut) oder **offen** (mit operativer Darstellung) erfolgen. Ihr Gelingen hängt von einer **gleichmäßigen, über einen bestimmten Zeitraum aufrechterhaltenen Distraktion ab.**

Gedeckte Reposition

Prinzip: Anwendung von Zug und Gegenzug. Das Verfahren ist ideal, wenn die Reposition bei minimalem Gewebetrauma gelingt und aufrechterhalten werden kann. Erfahrungsgemäß lassen sich jedoch auf diese Weise meist nur frische und einige stabile Frakturen bei leicht zu palpierenden Tieren (z. B. Katzen und kleinen Hunden) einrichten.

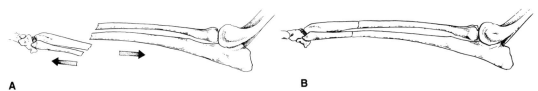

Abb. 1-2 (A u. B) Reposition durch Zug, Gegenzug und Verschiebung.

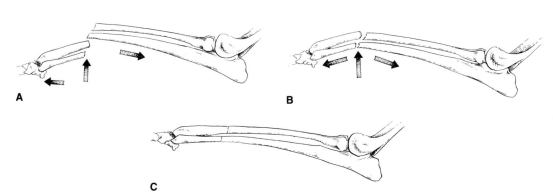

Abb. 1-3 (A–C) Reposition durch Zug, Gegenzug und Beugung.

Folgende Repositionstechniken empfehlen sich [2, 3]:
1. Anwendung von Zug, Gegenzug und Verschiebung (Abb. 1-2).
2. Anwendung von Zug, Gegenzug und Beugung (Abb. 1-3).
3. Ausnutzung des Körpergewichtes zur Anwendung von Zug und Gegenzug (Abb. 1-4). 10–30 Min. sind nötig, um die spastisch kontrahierten Muskeln so zu ermüden, daß die Fraktur reponiert werden kann.
4. Verwendung eines Distraktors (Abb. 1-5).

Muskelermüdung und -relaxation werden durch eine langsame (!) Zugsteigerung (10–15 Min.) erreicht.

Offene Reposition

In vielen Fällen Methode der Wahl. Die Fragmente werden unter Sicht reponiert und üblicherweise auch operativ fixiert, um sicherzustellen, daß die korrekte Lage erhalten bleibt. Fixationsverfahren s. u. Immobilisierung.

Die offene Reposition wird besonders häufig bei instabilen und komplizierten Brüchen angewendet, bei mehrere Tage alten Frakturen sowie Brüchen mit Osteosyntheseindikation. Viele der geläufigen Repositionstechniken sollen in Verbindung mit der Frakturbehandlung der einzelnen Knochen beschrieben werden.

Jede Fraktur ist einzigartig und erfordert eine bestimmte Repositionstechnik oder die Kombination mehrerer Verfahren. Auch für die offene Reposition gilt, daß es entscheidend auf eine langsame Distraktion über einen bestimmten Zeitraum ankommt. Auf diese Weise wird eine ausreichende Dehnung der Muskulatur erreicht.

Es werden folgende Techniken vorgeschlagen:

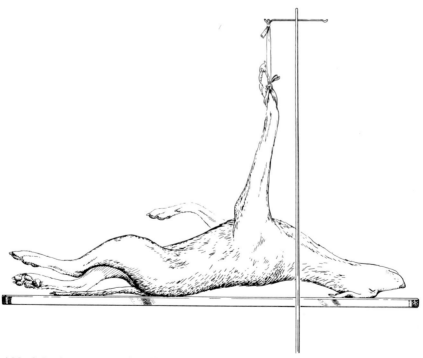

Abb. 1-4 Ausnutzung des Körpergewichts, um spastisch kontrahierte Muskeln mit Zug und Gegenzug zu ermüden.

1. Frakturen: Einteilung, Diagnose und Behandlung

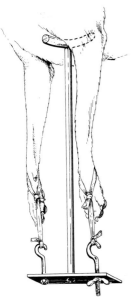

Abb. 1-5 Anwendung der Zugvorrichtung nach Gordon.

1. Anwendung von Hebelkraft, indem man ein Osteotom, den Griff eines Kastrationshakens bzw. eines Skalpells oder ähnliches zwischen die Bruchenden schiebt (Abb. 1-6).
2. Direkte Kraftanwendung (mit Knochenhaltezangen) an einem Fragment (Abb. 1-7).
3. Direkte Kraftanwendung an zwei Knochenteilen (Abb. 1-8). Nachdem die Bruchstücke durch Zug, Gegenzug und korrigierende Drehung reponiert sind, können feststellbare Knochenhaltezangen verwendet werden, um die korrekte Fragmentlage während der Fixation aufrechtzuerhalten.
4. Direkte Kraftanwendung an beiden Bruchstücken und zusätzliches Hebeln (Abb. 1-9).

Merke: Bei übermäßiger Kraftanwendung können zusätzliche Frakturen entstehen.

Fixation, Immobilisierung

Immobilisierung bedeutet, die Knochenteile so ruhigzustellen, daß sie sich während des Heilungsprozesses nicht gegeneinander bewegen können. Ziel ist, die Fragmente in ihrer normalen anatomischen Lage zu halten und eine spätere Verschiebung, Knickung oder Rotation zu vermeiden. Ideal sind Verfahren, die eine Belastung und die Bewegung möglichst vieler Gelenke erlauben.

Die Besonderheiten einer jeden Fraktur empfehlen bzw. diktieren das für die Ruhigstellung optimale Fixationsverfahren. Einige Frakturen lassen sich mit zahlreichen Methoden zur Heilung bringen, während bei anderen nur wenige Verfahren erfolgreich sind.

Man unterscheidet:
1. Verfahren mit Ruhigstellung der Gliedmaße (Fixationsverbände in Schienen-, Schalen- oder zirkulärer Form, modifizierte Thomas-Schiene).

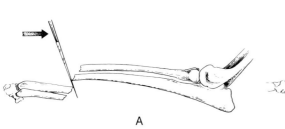
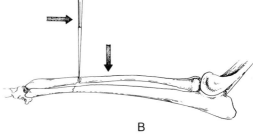

Abb. 1-6 (A u. B) Reposition durch Hebelkraft mit einem Osteotom.

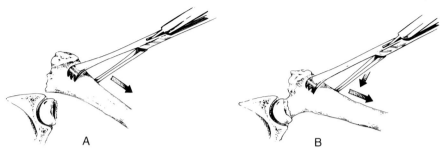

Abb. 1-7 (A u. B) Direkte Kraftanwendung mit Knochenhaltezangen an einem Fragment.

2. Verfahren mit Ruhigstellung des Knochens (perkutane Transfixation, Marknagelung, Platten- und Schraubenosteosynthese, Drahtzuggurtung, Drahtcerclage und -hemicerclage).

Provisorische Ruhigstellung

Wenn sich die endgültige Versorgung einer Fraktur aus bestimmten Gründen verzögert, kann eine provisorische Ruhigstellung der Gliedmaße (z. B. mit Robert-Jones-Verband, Fixationsverband, Thomas-Schiene) indiziert sein, um ein zusätzliches Trauma zu vermeiden. Dies gilt insbesondere für Frakturen distal des Ellbogen- und Kniegelenks. Bei den übrigen Frakturen ist es in der Regel besser, das Tier im Käfig zu halten. In den meisten Fällen aber sollten Reposition und endgültige Fixation möglichst frühzeitig erfolgen.

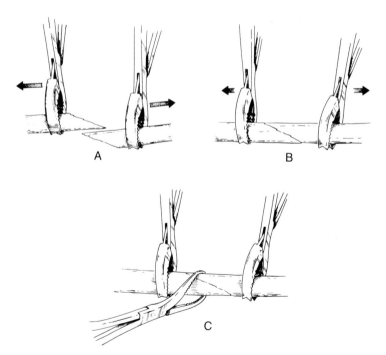

Abb. 1-8 (A u. B) Direkte Kraftanwendung an zwei Knochenteilen. (C) Nach Reposition unter Zug, Gegenzug und korrigierender Drehung können feststellbare Knochenhaltezangen verwendet werden, um die korrekte Fragmentlage während der Fixation aufrechtzuerhalten.

1. Frakturen: Einteilung, Diagnose und Behandlung 11

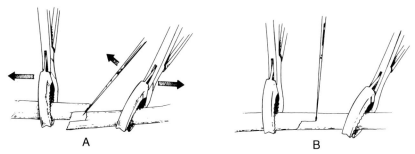

Abb. 1-9 (A u. B) Direkte Kraftanwendung an beiden Bruchstücken in Verbindung mit Hebeln.

Ruhigstellende Verbände

Diese Verbände [2, 3] bestehen aus einem dem betroffenen Bereich angepaßten Material, das in der Lage ist, die einzelnen Frakturteile oder verschobenen Bruchenden bis zur Heilung in ihrer reponierten Stellung zu halten. Als alleiniges Fixationsmittel werden sie hauptsächlich zur Ruhigstellung von Gliedmaßen eingesetzt. Diesem Zweck dienen:
1. Gipsverbände.
2. Verschiedene Glasfaser- und Kunststoffverbände.
3. Mason-Schienen [2].
4. Verbände mit Versteifung durch Schienen oder Longuetten aus Kunststoff, Leichtmetall, Holz oder anderem festen Material.

Ruhigstellende Verbände werden angewendet:
1. Bei Frakturen distal des Ellbogen- und Kniegelenks sowie bei Frakturen der Schwanzwirbel und Rippen. In Abbildung 1-10 zeigen a, b und c Frakturbereiche und a', b' und c' die für ihre Ruhigstellung notwendige Verbandhöhe an.

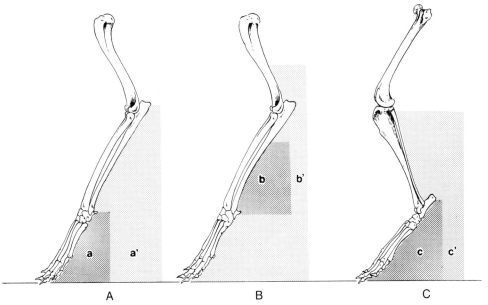

Abb. 1-10 (A–C) Optimale Länge des ruhigstellenden Verbandes, dargestellt mit a', b' und c' für Frakturen in den Bereichen a, b und c.

2. Bei stabilen Frakturen.
3. In Kombination mit anderen Methoden (als zusätzliche Fixation).
4. Zur provisorischen Ruhigstellung.

Dabei sollten folgende Punkte beachtet werden:

Polsterung. Zur gedeckten Reposition wird normalerweise nicht rasiert. Eine leichte Polsterung (Trikotschlauchbinde, Watte, Filz oder anderes Polstermaterial) sollte genügen, um die Weichteile zu schützen. Besonders zu beachten sind Knochenvor-

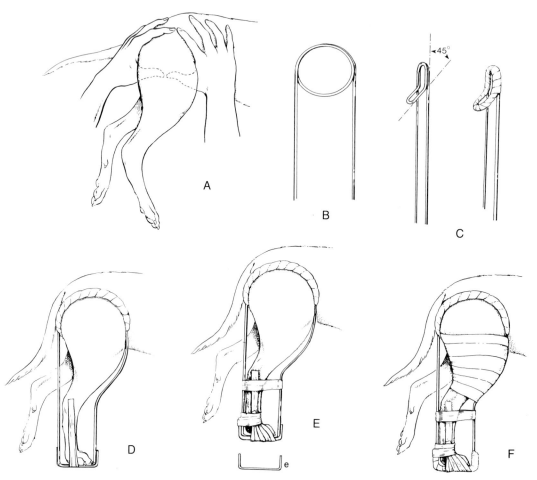

Abb. 1-11 Herstellung einer modifizierten Thomas-Schiene. Aus einem Aluminiumstab wird zunächst ein dem grob gemessenen Durchmesser des Oberschenkels (A) entsprechender eineinhalbfacher Ring angefertigt (B). (C) Die untere Hälfte des Ringes wird um 45° angewinkelt, um sie dem Oberschenkel anzupassen und Druck auf die femoralen Gefäße zu vermeiden; schließlich polstert man den Ring (Tragbügel) mit Schaumstoff oder Watte, Binden und Klebestreifen. (D) Während der Tragbügel fest in die Inguinalgegend gedrückt wird, ist die kraniale Stange so zu biegen, daß sie der normalen Winkelung der Extremität, inklusive der Zehen in Standposition, entspricht. (E) Danach wird der Tragbügel nochmals fest in die Inguinalgegend gedrückt und der Fuß mit Klebeband am Stützbügel befestigt. Wiegt das Tier mehr als 12 kg, ist zusätzlich eine Gehstange (e) anzubringen. (F) Der obere Teil der Extremität wird mit einer Lage Watte umwickelt und mit Binden und Klebestreifen an der kranialen Stange befestigt.

sprünge (z. B. Os carpi accessorium, Calcaneus, Olecranon oder Afterkrallen), die im Gegensatz zu Vertiefungen etwas weniger gepolstert werden. Überpolsterungen sind zu vermeiden, da hierdurch Bewegungen der Knochenfragmente innerhalb des ruhigstellenden Verbandes ermöglicht werden.

Befestigung. Der Verband wird an der Gliedmaße befestigt, um ein Scheuern zu vermeiden. Dies ist besonders wichtig, wenn beim Anlegen des Verbandes eine Schwellung der Extremität besteht. Die Befestigung kann mit einem Klebestreifen erfolgen und durch Modellieren des Verbandes nach der Gliedmaßenkontur.

Ausdehnung. Distal können die Zehen entweder bedeckt sein oder ihre beiden mittleren Ballen freibleiben.

Röntgenkontrollen. Die Reposition sollte sowohl vor als auch unmittelbar nach dem Anlegen des Verbandes sowie einige Tage später röntgenologisch kontrolliert werden.

Akzeptanz. Normalerweise werden ruhigstellende Verbände vom Tier gut toleriert, vorausgesetzt, daß sie ihre Aufgabe erfüllen, der Verband trocken gehalten und die Aktivität des Patienten eingeschränkt wird. Anzeichen für eine Komplikation sind Schmerzen, Temperaturerhöhung, Schwellung, Ödem, Sensibilitätsstörungen, fauliger Geruch, Zyanose der Zehen, Inappetenz, allgemeine Depression, entzündete Stellen und Nagen am Verband.

Modifizierte Thomas-Schiene

Früher war diese Schiene in der Kleintierchirurgie weit verbreitet [6–11]. Heutige Indikationen:
1. Ruhigstellung von stabilen Frakturen distal des Ellbogen- oder Kniegelenks. Sie ist nicht geeignet zur Fixation von Frakturen des Humerus und Femur.
2. Gelegentlich als zusätzliche Ruhigstellung bei operativ fixierten Frakturen.
3. Ruhigstellung nach Gelenkoperationen.
4. Ruhigstellung zur Behandlung von Gelenk-, Sehnen- und Nervenaffektionen.
5. Provisorische Schienung.

Im allgemeinen wird die Schiene so geformt und angepaßt, daß sie die Gliedmaße einschließlich der Zehen in physiologischer Standposition hält. Sie dient vor allem der Retention, kann aber in geringem Maße auch zur Distraktion verwendet werden.

Die Schiene sollte trocken gehalten und die Aktivität des Tieres begrenzt werden. Thomas-Schienen müssen ständig kontrolliert und, wenn nötig, repariert werden. Für große Hunde sind sie in der Regel beschwerlich. Es gibt vorgefertigte Schienen, besser sind jedoch individuell geformte.

Herstellung. Die verwendeten Aluminiumstäbe sind in verschiedenen Längen und Stärken erhältlich. Für die Beckengliedmaße wird der Stab zunächst entsprechend dem grob gemessenen Durchmesser des Oberschenkels (Abb. 1-11A) zu einem anderthalbfachen Kreis gebogen (Abb. 1-11B). Die untere Hälfte des Ringes wird um 45° abgewinkelt, um die dickste Stelle des Oberschenkels aufzunehmen und Druck auf die femoralen Gefäße zu vermeiden. Dann umwickelt man den Ring (Tragbügel) mit Schaumstoff, Watte oder einem anderen Polstermaterial, gefolgt von Binden und Klebestreifen (Abb. 1-11C).

Während der Tragbügel fest in die Inguinalgegend gedrückt wird, ist die kraniale Stange so zu biegen, daß sie der normalen Winkelung der Extremität, inklusive der Zehen, in Standposition entspricht (Abb. 1-11D). Hält man die Gliedmaße gestreckt, wird die Schiene zu lang, unbequem und nicht belastet. Schließlich wird der Tragbügel noch einmal fest in die Inguinalgegend gedrückt und der Fuß mit Klebeband am Stützbügel fixiert (Abb. 1-11E). Wiegt das Tier mehr als 12 kg, ist eine Gehstange anzubringen. Der proximale Teil der Extremität wird mit einer Lage Watte umwickelt und dann mit Binden und Klebestreifen an der kranialen Stange befestigt. Der Klebestreifen sollte in der Inguinalgegend sicher am Tragbügel befestigt werden.

14 Teil 1: Frakturen

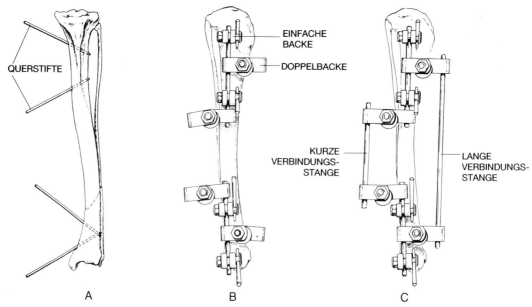

Abb. 1-12 Externe Fixation einer Tibiaschaftfraktur mit der Kirschner-Schiene. (A) Position der Querstifte beim Standardverfahren (kraniale Ansicht). (B) Kurze Verbindungsstangen mit einfachen Backen befestigt; Doppelbacken in Position gebracht, aber noch nicht angezogen. (C) Zwei weitere Verbindungsstangen mit Doppelbacken befestigt (mediale Ansicht).

Osteosynthese mit externer Fixation

Bei der operativen externen Schienung langer Röhrenknochen werden je zwei Querstifte (Steinmann-Nägel oder Kirschner-Bohrdrähte) perkutan in das proximale und distale Bruchstück gesetzt und über eine oder mehrere Kunststoffbrücken bzw. Metallstangen extrakutan miteinander verbunden (Abb. 1-12) [2, 3, 12–17].

Indikationen und Anwendungsmöglichkeiten. Dieses Verfahren kommt in Betracht bei:
1. Stabilen und instabilen Frakturen.
2. Offenen Frakturen.
3. Frakturen nach Schußverletzungen.
4. Verzögerter Frakturheilung oder Pseudarthrose.
5. Korrekturosteotomien.

Kirschner-(Kirschner-Ehmer-)Schienen werden normalerweise an der kraniolateralen Fläche des Humerus, der kraniomedialen Fläche des Radius, der lateralen Fläche des Femur und der medialen Fläche der Tibia verankert. Sie können auf verschiedene Art und Weise angebracht werden.

Standardverfahren.
1. Reposition der Fraktur (gedeckt oder offen) und Aufrechterhaltung dieser Position während des Eindrehens der Querelemente. So gelangen auch die Weichteile in eine weitgehend korrekte Lage.
2. Implantation der vier Querstifte (zwei in jedes Hauptfragment) durch die Haut und die darunterliegenden Weichteile in den Knochen. Unter Verwendung eines Handbohrfutters wird die Kortikalis beider Seiten durch Vierteldrehungen vor und zurück mit Druck durchbohrt. Die beiden Stifte jedes Bruchstückes werden in einem Winkel von 35–45° zueinander gesetzt. Das oberste und unterste Querelement sollte nah der Knochenenden liegen, um die Fraktur bestmöglich vor Torsions- und Biegekräften zu schützen (Abb. 1-12A).

1. Frakturen: Einteilung, Diagnose und Behandlung 15

3. Anbringen der einfachen Backen, der kurzen Verbindungsstangen und der Doppelbacken (Abb. 1-12B).
4. Anbringen und Befestigung der langen Verbindungsstange(n). Oft sind zwei dieser Stangen empfehlenswert (Abb. 1-12C).

Modifiziertes Verfahren.
1. Reposition der Fraktur und Fixieren in der reponierten Position.
2. Anbringen des obersten und untersten Querelements (Abb. 1-13A).
3. Anbringen der Verbindungsstange mit vier einfachen Backen (Abb. 1-13B). Befestigung der äußeren Backen an den zwei endständigen Stiften.
4. Einsetzen der zwei mittleren Querstifte durch die Löcher ihrer Backen. Anziehen aller Backen (Abb. 1-13C).

Dieses Vorgehen richtet alle vier Nägel in einer Linie aus, so daß sie in derselben Ebene eingesetzt und durch eine Stange verbunden werden können. Mechanisch bewirkt diese Technik eine größere Stabilität bei geringerer Tendenz zur Lockerung oder Verdrehung. Weniger Aufwand und Material sind weitere Vorteile. Im allgemeinen wird die Schiene mit einem regelmäßig zu wechselnden Verband versehen. Dabei wird nicht die gesamte Extremität, sondern nur die Schiene mit Verbandmaterial bedeckt, um zu verhindern, daß sie sich an einem Zaun oder an der Käfigtüre verhakt. Wenn die Querstifte eine Sekretion verursachen, wird der Verband entfernt.

Die Kirschner-Schiene wird bei korrekter Anbringung gut toleriert.

Merke: Die Querstifte sollten mindestens 5–10 mm von der Frakturlinie entfernt sein. Wenn sie nicht von Hand, sondern maschinell eingedrillt werden, neigen sie zur Lockerung.

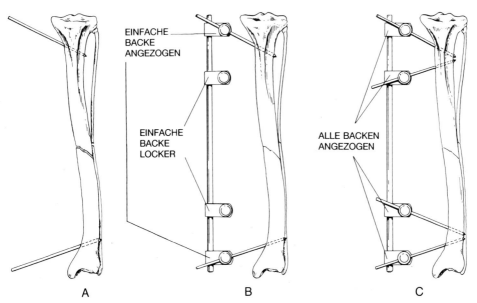

Abb. 1-13 Modifizierte Kirschner-Schiene. (A) Bei diesem Verfahren mit nur einer Verbindungsstange wird zunächst am proximalen und distalen Knochenende je ein Querstift verankert. (B) Die mit vier einfachen Backen versehene Verbindungsstange wird in Position gebracht und über ihre endständigen Backen befestigt. (C) Die mittleren Querstifte werden durch die inneren Backen geführt in den Knochen gedrillt. Abschließend werden alle Backen angezogen.

Marknagelung

Es gibt verschiedene Nageltypen. Runde Nägel (Steinmann-Nagel, Kirschner-Bohrdraht) sind am gebräuchlichsten [2, 18–27]. Im Profil kleeblatt-, V- oder U-förmige (Küntscher-)Nägel können sich elastisch in der Markhöhle verklemmen. Sie ergeben bei richtiger Anwendung Stabilität. Da der Durchmesser der Markhöhle sowie Länge

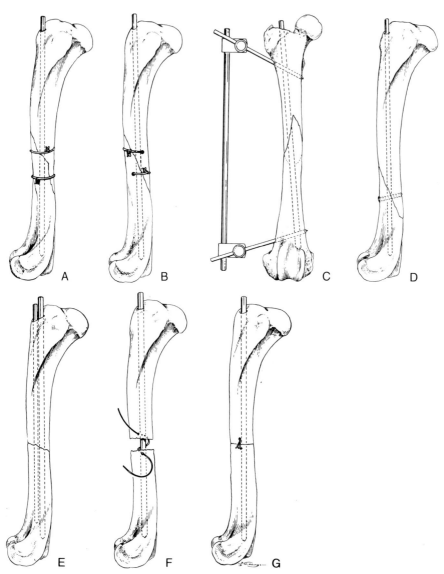

Abb. 1-14 Hilfsfixationen. (A) Cerclagen als zusätzliche Fixation bei einer intramedullär geschienten Schrägfraktur. (B) Hemicerclagen als Hilfsfixation bei einer mit Marknagel versorgten Schrägfraktur. (C) Modifizierte Kirschner-Schiene zur Stabilisierung einer Marknagelung. (D) Zugschraube als Hilfsfixation bei der Marknagelung. (E) Ein zweiter Marknagel bei einer kurzen Schrägfraktur. (F u. G) Drahtnaht mit Nagelumschlingung als Hilfsfixation bei einer intramedullär geschienten Querfraktur.

1. Frakturen: Einteilung, Diagnose und Behandlung

und Biegung der langen Röhrenknochen beim Hund sehr verschieden sind, ist die Indikation dieser Nägel aber auf wenige Fälle beschränkt.

Die Marknagelung kann bei instabilen Frakturen mit anderen Fixationsmethoden kombiniert werden. Für sich alleine kommen runde Marknägel hauptsächlich bei stabilen Brüchen in Betracht. Achsengerechte Lage und Erhaltung der Knochenlänge werden durch feste Fixation des Nagels an beiden Knochenenden und durch seinen Kontakt mit der Innenfläche der Kortikalis im Frakturbereich erreicht. Der Nagel sollte dem Durchmesser der Markhöhle an der Bruchstelle entsprechen; jedoch können Knochenkrümmung, unterschiedliche Markraumweite der Diaphyse und die Art der Fraktur Kompromisse hinsichtlich der Nagelstärke erfordern. Zur Rotationsstabilität tragen Muskelkräfte und gezackte, fest ineinandergreifende Bruchenden bei.

Die Marknagelung kann »offen« oder »gedeckt« erfolgen. Die »gedeckte« Technik beschränkt sich auf frische, einfache Frakturen, die ohne Schwierigkeiten korrekt reponiert werden können. Sie kann bei Femur, Tibia, Humerus, Ulna und einigen anderen Knochen angewendet werden. Bezüglich der Insertionsstellen sei auf die speziellen Kapitel der Frakturbehandlung dieser Knochen verwiesen. Die »offene« Technik kommt bei komplexeren Situationen und Frakturen, die zum Einrichten eine Freilegung erfordern, in Betracht.

Hilfsfixation

Wenn die Marknagelung allein keine ausreichende Stabilität gewährleistet, ist eine Hilfsfixation indiziert, um Rotationsfehler und Knochenverkürzungen zu vermeiden. Hierzu dienen [3]:
1. Drahtcerclagen oder -hemicerclagen (Abb. 1-14A u. B).

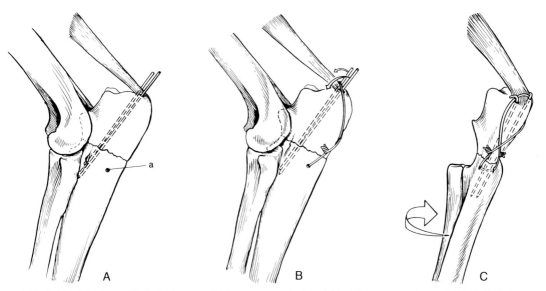

Abb. 1-15 Kirschner-Bohrdrähte und Zuggurtungsdraht. (A) Olecranonfraktur. Die Bohrdrähte werden kaudomedial und kaudolateral der Trizepssehneninsertion eingedreht. Im Idealfall berühren sie die kraniale Kortikalis der Ulna. Durch die kaudale Kortikalis wird ein Querkanal (a) gebohrt. (B) Der Zuggurtungsdraht wird in Achtertour um die proximalen Bohrdrahtenden sowie durch den Querkanal geführt und auf beiden Seiten verdrillt. Er sollte die Trizepssehne möglichst nahe am Olecranon passieren. (C) Die freien Bohrdrahtenden werden umgebogen, gekürzt und durch Drehen in den Weichteilen versenkt.

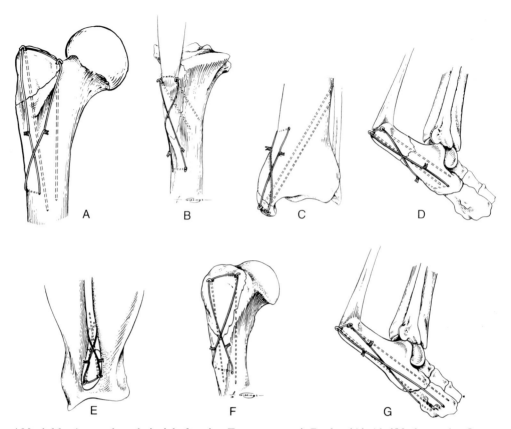

Abb. 1-16 Anwendungsbeispiele für eine Zuggurtung mit Draht. (A) Abrißfraktur oder Osteotomie des Trochanter major ossis femoris. (B) Abrißfraktur der Tuberositas tibiae. (C) Fraktur oder Osteotomie des Malleolus tibiae. (D) Fraktur der Pars proximalis calcanei. (E) Fraktur oder Osteotomie des Acromion der Scapula. (F) Fraktur oder Osteotomie des Tuberculum majus humeri. (G) Arthrodese des oberen und unteren Hinterfußwurzel-Mittelgelenkes bei Luxationsfraktur.

2. Kirschner-Schienen mit zwei oder vier Querstiften. Abb. 1-14C zeigt eine zusätzliche Kirschner-Schiene mit zwei Querelementen. Diese werden möglichst nahe der Knochenenden eingesetzt, um gute mechanische Voraussetzungen für eine störungsfreie Heilung zu schaffen.
3. Knochenschraube(n) mit Kompressionswirkung (Abb. 1-14D).
4. Anwendung von zwei oder mehreren Nägeln als eine Art Bündelnagelung (Abb. 1-14E).
5. Knochennaht mit Cerclagendraht, um die Fragmente zu adaptieren und den Marknagel in Position zu halten (Abb. 1-14F u. G).

Merke: Wandert ein Marknagel in Richtung seiner Einschlagstelle aus, ist die Fraktur unzureichend stabilisiert. Wandert der Nagel entgegengesetzt ins Gelenk, wurde er schon während des Einsetzens kurzzeitig bis ins Gelenk vorgetrieben.

Zuggurtung mit Draht

Beim Zuggurtungsprinzip werden dynamische Zugkräfte neutralisiert und in Druckkraft umgewandelt [29]. Zugkräften unterliegende Abrißfrakturen des Olecranon, Trochanter major, Calcaneus oder der Tuberositas tibiae können mit zwei Kirschner-Bohrdrähten und einer Zuggurtungsdrahtschlinge stabil fixiert werden (Abb. 1-15).

Technik. Die übliche Vorgehensweise bei einer Fraktur oder Osteotomie des Olecranon beginnt mit der Reposition und dem Einsetzen der beiden Bohrdrähte von der kaudomedialen und -lateralen Olecranonkante aus. An dieser Stelle wird die Trizepssehne am wenigsten beeinträchtigt und das Umbiegen der aus dem Knochen ragenden Bohrdrahtenden erleichtert. Wenn die Bohrdrähte so schräg gesetzt werden, daß sie die kraniale Kortikalis mit einbeziehen, fixieren sie die Fragmente stabiler, als wenn sie gerade in der Markhöhle liegen. Die Bohrdrähte sollten möglichst parallel verlaufen. Distal der Bruchfläche wird ein Querkanal durch die Diaphyse gebohrt (Abb. 1-15A). In diesem Kanal und um die proximalen Bohrdrahtenden wird nun ein in Achtertour geführter Cerclagendraht verankert und durch Verdrillen angezogen. Ein Überspannen des Zuggurtungsdrahtes ist zu vermeiden, damit der Frakturspalt gelenkseitig nicht klafft (Abb. 1-15B). Schließlich werden die proximalen Bohrdrahtenden umgebogen (Abb. 1-15B), abgeschnitten und so gedreht, daß sie in den Weichteilen verschwinden (Abb. 1-15C). Die Implantate stören bei korrekter Lage die Bewegungen der Weichteile nicht und müssen dann auch nach der Heilung nicht entfernt werden.

Weitere Indikationen für das Drahtzuggurtungsverfahren:

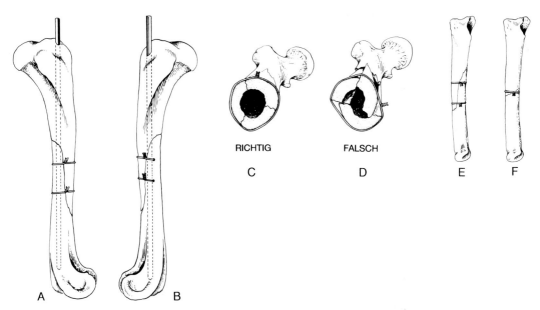

Abb. 1-17 Anwendung von Cerclagen und Hemicerclagen. (A) Doppelte Cerclage. (B) Doppelte Hemicerclage. (C) Zur Rekonstruktion einer Splitterfraktur müssen die Fragmente anatomisch korrekt reponiert werden. (D) Bei fehlerhafter Reposition verschieben sich die Knochenteile unter der Cerclage. (E) Bei Schrägfrakturen sollten die Bruchflächen mindestens zweimal so lang wie der Knochendurchmesser sein bzw. Frakturlinie und Längsachse des Knochens einen Winkel von maximal 45° bilden. Es entsteht dann eine interfragmentäre Kompression. (F) Ist der Winkel zwischen Frakturlinie und Längsachse des Knochens größer als 45°, treten beim Anziehen der Cerclage nicht Kompressions-, sondern Scherkräfte auf.

1. Abrißfraktur oder Osteotomie des Trochanter major ossis femoris (Abb. 1-16A).
2. Abrißfraktur der Tuberositas tibiae (Abb. 1-16B).
3. Fraktur oder Osteotomie des Malleolus fibulae sive tibiae (Abb. 1-16C).
4. Fraktur in der Pars proximalis calcanei (Abb. 1-16D).
5. Fraktur oder Osteotomie des Acromion der Scapula (Abb. 1-16E).
6. Fraktur oder Osteotomie des Tuberculum majus humeri (Abb. 1-16F).
7. Arthrodese bei Hyperextensionsverletzungen im Tarsus (Abb. 1-16G).

Drahtcerclage und -hemicerclage

Das Verfahren besteht im Anlegen eines Drahtringes, der vollständig (Abb. 1-17A) oder teilweise (Abb. 1-17B) um den Knochen herumgeführt wird [3, 28]. Cerclagen und Hemicerclagen werden in der Regel nicht als alleinige Fixation angewendet.

Indikationen. Diese Drähte kommen bei langen Schräg-, Spiral- und einigen Splitter- bzw. Trümmerfrakturen in Betracht. Sie dienen hier nur als Hilfsmittel (Abb. 1-17A, B u. 1-18C), um die Fragmente während der Hauptfixation in reponierter Stellung zu halten (Abb. 1-18A u. B).

Technik. Folgende Grundsätze sind zu beachten:
1. Es sollte rostfreier Edelstahldraht in ausreichender Stärke (1,0, 1,5 und 2,0 mm Durchmesser) verwendet werden.
2. Der Draht muß fest sitzen, um eine stabile Fixation der Fragmente zu bewirken (bereits kleinste Beweglichkeiten führen zu einer Entkalkung des Knochens).
3. Beim Anlegen des Drahtes muß die Störung der Blutversorgung (verursacht durch Weichteilablösung) minimal gehalten werden.
4. Die Anwendung von (Hemi-)Cerclagen sollte auf Fälle beschränkt bleiben, in denen der Knochen anatomisch korrekt rekonstruiert werden kann. Sie sollten nicht dazu verwendet werden, multiple, nicht reponierbare Fragmente zu adaptieren (Abb. 1-17C u. D).
5. Bei Schrägfrakturen kommen diese Drähte nur in Betracht, wenn die Bruchfläche mindestens doppelt so lang wie der Knochendurchmesser ist (Abb. 1-17E u. F). Dasselbe gilt auch für die Verwendung von Zugschrauben bei einer Schrägfraktur.
6. Die Hauptfragmente müssen darüber hinaus mit einem anhaltend stabilen Verfahren fixiert werden (Abb. 1-17A, B u. 1-18C).
7. Wenn sich die Fraktur über eine lange Strecke ausdehnt, sollten die Drahtcerclagen etwa 1–1,5 cm auseinander liegen. Liegen sie enger beisammen, führt dies zu einer unnötigen Devitalisierung des Knochens mit entsprechender Heilungsverzögerung.

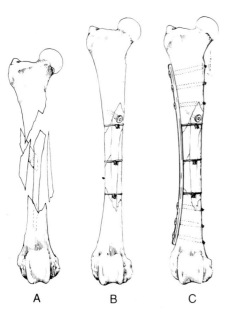

Abb. 1-18 Cerclagen und Platten. (A) Femursplitterfraktur. (B) Rekonstruktion und interfragmentäre Kompression mit Hilfe von Cerclagen und Zugschraube. (C) Neutralisationsplatte zur Stabilisierung.

1. Frakturen: Einteilung, Diagnose und Behandlung

Knochenschrauben

Es stehen Spongiosa- (Abb. 1-19A) und Kortikalisschrauben (Abb. 1-19B) zur Wahl [29]. **Spongiosaschrauben** werden verwendet, um Frakturen der Epi- und Metaphyse unter Kompression zu fixieren. Die Schrauben tragen entweder nur in der schraubenkopffernen Hälfte oder durchgehend ein Gewinde mit relativ wenigen, jedoch hohen Windungen.

Kortikalisschrauben finden hauptsächlich in der Diaphyse Verwendung. Diese Schrauben haben ein durchgehendes Gewinde mit mehr Windungen, die niedriger als bei der Spongiosaschraube sind.

Zugschraubenosteosynthese als Hauptfixation. Hierfür geeignete Frakturen befinden sich gewöhnlich im Epi- und Metaphysenbereich, nicht in der Diaphyse. Um eine interfragmentäre Kompression zu erreichen, werden Spongiosaschrauben mit ge-

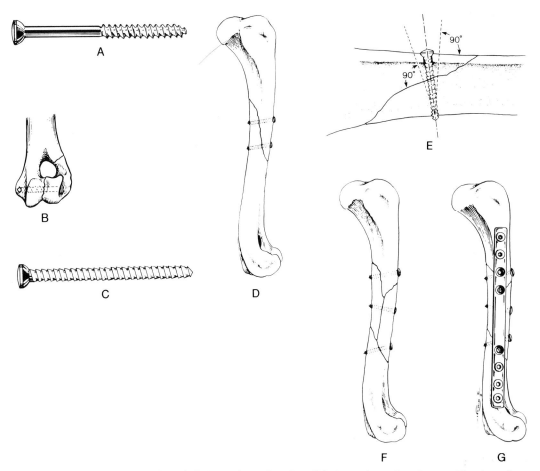

Abb. 1-19 Schraubenfixation. (A) Spongiosaschraube. (B) Spongiosaschraube zur Fixation einer Condylusfraktur. (C) Kortikalisschraube. (D) Interfragmentäre Kompression einer Diaphysenfraktur durch Zugschrauben. (E) Bei Schrägbrüchen sollte die Schraube in Richtung der Winkelhalbierenden zwischen der Senkrechten zur Knochenachse und der Senkrechten zum Frakturspalt liegen. (F) Rekonstruktion und Kompression einer Splitterfraktur mit Zugschrauben. (G) Die Zugschraubenfixation wird durch eine Neutralisationsplatte geschützt.

windefreiem Hals so eingedreht, daß ihr Gewinde nach dem Anziehen die Frakturlinie nicht mehr kreuzt (Abb. 1-19B u. C). Die Fragmente werden zuerst reponiert, danach wird das Loch gebohrt und mit einem passenden Gewindeschneider das Gewinde geschnitten. Einige Schrauben (Malleolarschrauben) schneiden sich das Gewinde selbst, so daß dieser Arbeitsgang entfällt. Die Kompression erfolgt mit dem Anziehen der Schraube, da das schraubenkopfnahe Fragment auf dem gewindefreien Schraubenhals gleiten kann.

Eine Kortikalisschraube übt nur dann interfragmentären Druck aus, wenn das Bohrloch im schraubenkopfnahen Fragment dem Durchmesser des Schraubengewindes entspricht (Gleitloch) und das in die schraubenkopfferne Kortikalis gebohrte Loch gleich groß wie der Schraubenkern ist (Gewindeloch). Letzteres muß mit dem Gewindeschneider präpariert werden, damit die Gewindetouren festen Halt finden. Die Kompression entsteht beim Anziehen der Schraube. Um bei diaphysären Frakturen sowohl eine gute Kompression als auch eine gute Belastbarkeit zu erreichen, sollte der Bohrkanal so gelegt werden, daß er den Winkel, den die Senkrechte zur Knochenachse und die Senkrechte zum Frakturspalt miteinander bilden, halbiert (Abb. 1-19F). Allerdings darf die Verschraubung als Hauptfixation nur bei sehr langen Schräg- oder Spiralfrakturen kurzer Röhrenknochen (bei kurzbeinigen Hunderassen) angewendet werden. Im übrigen ist sie stets mit einer Platte, einem Nagel oder einer Kirschner-Schiene zu kombinieren.

Zugschraubenosteosynthese als Hilfsfixation. Bei langen Schräg-, Spiral- oder multiplen Frakturen der Diaphyse können Knochenschrauben bei der Reposition behilflich sein und als zusätzliche Fixation dienen (Abb. 1-19E u. G). Es werden zwei aneinandergrenzende Fragmente reponiert und mit Hilfe von Zangen oder manuell unter leichtem Druck in dieser Position gehalten, während der Bohrkanal angelegt, das Gewinde geschnitten und die Knochenschraube eingedreht wird. Die Schraube sollte mindestens so weit, wie ihr Durchmesser ist, von der Frakturlinie entfernt sein. Liegt eine multiple Fraktur vor und sind die Splitter ausreichend groß, kann der Knochen jeweils durch Reponieren und Aneinanderschrauben von zwei benachbarten Fragmenten allmählich wieder aufgebaut werden (Abb. 1-19G). Zur Stabilisierung muß dann noch eine »Neutralisationsplatte« angebracht werden (Abb. 1-19H).

Die Verschraubung ist zur interfragmentären Kompression und als Repositions- wie Fixationshilfe wenn immer möglich einer Drahtcerclage vorzuziehen.

Knochenplatten

Eines der wichtigsten Ziele bei der Frakturbehandlung ist, so früh wie möglich die volle Funktionstüchtigkeit der verletzten Gliedmaße wiederherzustellen. Hierfür sind Knochenplatten ideal geeignet [28–39]. Es gibt verschiedene Plattensysteme. Das Prinzip wird nachstehend anhand der AO[1]-Technik (s. Abb. 1-28) dargestellt [36].

Erfolge bei der Anwendung von Platten setzen Kenntnisse und Fähigkeiten auf folgenden Gebieten voraus:
1. Anatomie (z. B. Knochenbau, Verlauf der Blutgefäße und Nerven, Muskelgrenzen und Insertionsstellen von Muskeln, Sehnen und Bändern).
2. Biomechanik (Kenntnis über Wirkung von Druck-, Dreh- und Biegungskräften auf den Knochen).
3. Verständnis der Fixationsmechanismen im Detail sowie dreidimensionales Vorstellungs- und Planungsvermögen.
4. Richtige Wahl des für die jeweilige Fraktur am besten geeigneten Operationszuganges und Fixationsverfahrens.
5. Knochenheilung (biologische Reaktion bei starrer Fixation – Interpretation der Röntgenbefunde).

---

[1] Arbeitsgemeinschaft für Osteosynthesefragen.

1. Frakturen: Einteilung, Diagnose und Behandlung

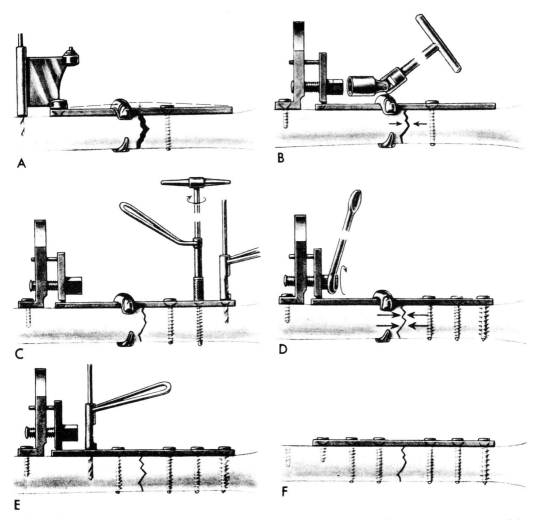

Abb. 1-20 Anbringen einer Rundlochplatte unter Verwendung eines Plattenspanners, um axiale Kompression zu erzeugen. (A) Die Platte wird zuerst an einem (ersten) Bruchstück befestigt. (B) Der Plattenspanner wird am gegenseitigen Plattenende angebracht und leicht angezogen. (C) Im ersten Fragment Einsetzen der übrigen Plattenschrauben. (D) Anziehen der Schraube des Plattenspanners. (E u. F) Einsetzen der Plattenschrauben im zweiten Bruchstück und Entfernen des Spanngerätes. [Aus: Müller, M. E., et al.: Manual der Osteosynthese. 2. Aufl. Springer, Berlin, Heidelberg, New York 1977, S. 55.]

Wenn zwei gut durchblutete, anatomisch korrekt reponierte Knochenfragmente fest unter Kompression fixiert sind, so daß keine Scher- bzw. Drehkräfte auf sie einwirken können, findet keine Knochenresorption an der Frakturlinie statt und es erfolgt eine direkte knöcherne Verbindung ohne röntgenologisch sichtbaren Kallus (»primäre Frakturheilung«). Die Bildung von wolkigem (= Reiz-)Kallus ist ein Hinweis auf Beweglichkeit an der Bruchstelle.

Platten können als Kompressionsplatte, Neutralisationsplatte oder Abstützplatte dienen.

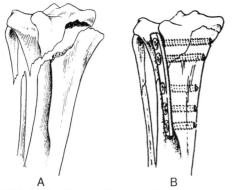

Abb. 1-21 Abstützplatte. (A) Fraktur im Bereich des Tibiaplateaus. (B) Die Abstützplatte stützt das proximale Fragment, erhält die Knochenlänge und den richtigen Gelenkwinkel.

Kompressionsplatte. Um das Zuggurtungsprinzip anzuwenden, sollte die Platte auf der Seite des Knochens angebracht werden, die am häufigsten Zug- und Dehnungskräften ausgesetzt ist (z. B. laterale Fläche des Femur, mediale oder kraniale Fläche der Tibia, kraniale oder laterale Fläche des Humerus, kraniomediale oder kraniale Fläche des Radius). Für diese Plattenfunktion kann man eine Rundlochplatte mit einem Plattenspanner (Abb. 1-20), die Spann-Gleitloch-Platte (DCP) (s. Abb. 1-26 u. 1-27) oder eine Rohrplatte (s. Abb. 1-25) verwenden. Die Fraktur wird axial komprimiert.

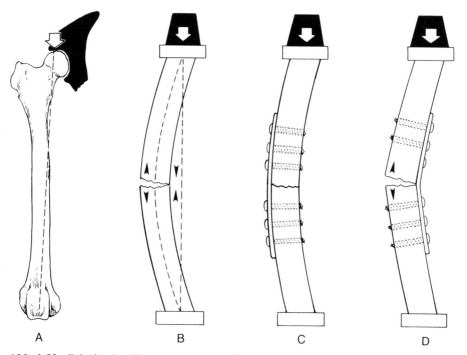

Abb. 1-22 Prinzip der Zuggurtungsplatte. Lange Röhrenknochen unterliegen einer exzentrischen Belastung. Die Platte wird auf der Zugseite des Knochens angebracht, so daß der Knochen Druckkräften ausgesetzt ist. Man muß wissen, welche Seite des Knochens unter Zug steht, damit die Platte an der richtigen Seite angelegt wird. Der Femur (A) z. B. kann mit einer gebogenen Säule verglichen werden (B). Die Platte wird an der konvexen (äußeren) Seite angebracht. Sie kann so allen Zugkräften entgegenwirken (C) und eine stabile Fixation bewirken. Wird die Platte auf der konkaven (inneren) Seite befestigt, gewährleistet sie keine ausreichende Stabilität (D); diese Platte würde Biegekräften ausgesetzt, wodurch das Metall bald ermüdet und bricht.

1. Frakturen: Einteilung, Diagnose und Behandlung

Neutralisationsplatte. Die Platte wird an der Zugseite des Knochens angebracht, um jene Kräfte zu neutralisieren bzw. zu überwinden, die sich störend auf die Heilung des gebrochenen Knochens auswirken können (Torsions-, Biege-, Scher- und Zugkräfte). Wenn möglich, sollte mit der Platte ein geringer axialer Druck erzielt werden. Die interfragmentäre Kompression erfolgt hier jedoch hauptsächlich mit Zugschrauben, Cerclagen oder Hemicerclagen (Abb. 1-19H).

Abstützplatte. Diese Platte wird zur Abstützung eines Knochenfragments verwendet, um dadurch eine korrekte Achsenlage und Winkelstellung im Gelenk zu gewährleisten (z. B. Frakturen im Bereich des Tibiaplateaus – Abb. 1-21A u. B). Sie kann ebenso im Sinne einer Schiene oder Brücke zur Erhaltung der Knochenlänge dienen.

Merke: Die verschiedenen Bezeichnungen der Platten beziehen sich nur auf ihre Funktion. Für die eine oder andere Funktion kann im Prinzip jede Platte verwendet werden.

Vorteile der Knochenplatten sind:
1. Eignung für die meisten Brüche der langen Röhrenknochen, insbesondere auch für multiple und komplexe Frakturen.
2. Sie erfüllen ihre Aufgabe besonders gut bei größeren Hunden und halbwilden Tieren.

Zuggurtung mit Platte. Lange Knochen (z. B. Femur) sind exzentrischen Belastungen ausgesetzt und können mit einer gebogenen Säule verglichen werden. Die laterale Seite unterliegt Zugkräften, die mediale Druckkräften (Abb. 1-22A u. B). Wenn die Platte an der lateralen Seite angebracht wird, wirkt sie allen Zugkräften entgegen und erzeugt Kompression an der Fraktur mit dem Erfolg einer stabilen Osteosynthese (Abb. 1-22C). Wird sie dagegen an der medialen Seite befestigt, ist die Fixation nicht von Dauer, weil die Platte hier unter exzessiver Biegebeanspruchung steht, bald ermüdet und bricht (Abb. 1-22B–D).

Anzahl und Sitz der Plattenschrauben. Nach klinischer Erfahrung sollte eine Platte beim Kleintier mit mindestens (!) zwei Schrauben (Kortikalis viermal fassend) an jedem Hauptfragment fixiert werden. In einem langen Bruchstück sind jedoch drei oder vier Schrauben (Kortikalis sechs- oder achtmal fassend) besser und bei größeren Hunden obligatorisch (Abb. 1-23) [4, 29].

Frakturnahe Schrauben sollten wenigstens 4–5 mm vom Bruchspalt entfernt sein (Abb. 1-23) [4, 29].

Plattenlänge und -größe. Um die auf einen gebrochenen Knochen einwirkenden Kräfte zu neutralisieren, ist eine lange Platte sehr viel effektiver als eine kurze. In den meisten Fällen empfiehlt sich eine Platte, die nur wenig kürzer als der gesamte Kno-

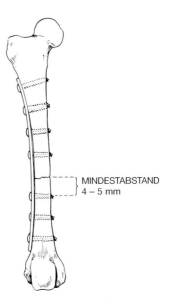

Abb. 1-23 Plattenfixation: Anzahl und Sitz der Schrauben. Die Platte sollte mit wenigstens (!) zwei Schrauben (Kortikalis viermal fassend) an jedem Hauptfragment fixiert werden. In einem langen Bruchstück sind jedoch drei bis vier Schrauben (sechs- oder achtmal die Kortikalis fassend) besser und bei größeren Hunderassen obligatorisch. Der Mindestabstand zwischen Fraktur und Schrauben beträgt vier bis fünf Millimeter.

26 Teil 1: Frakturen

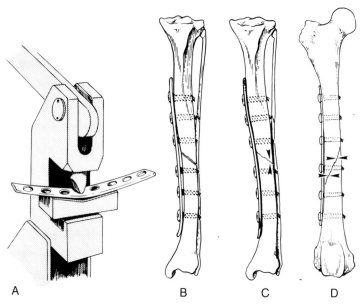

Abb. 1-24 Plattenfixation: Formung der Platte. (A) Die Platte muß so modelliert werden, daß sie der Knochenfläche, an der sie angebracht wird, weitgehend anliegt. Sie wird mit einem Biegeinstrument vorsichtig zwischen den Schraubenlöchern gebogen. (B) Vorspannen der Platte ergibt eine zusätzliche Kompression auf der Gegenseite. Hierzu wird die Platte so angepaßt, daß sie im Frakturbereich etwa einen Millimeter vom Knochen absteht. (C) Beim Anziehen der Plattenschrauben bewirkt dies eine (verstärkte) axiale Kompression an der plattenfernen Kortikalis. (D) Zugschraube durch die Platte. Wenn die Frakturlinie es erlaubt, kann der Bruchspalt mit einer durch die Platte gesetzten Zugschraube komprimiert werden. Die Platte übernimmt dann die Funktion einer Neutralisationsplatte.

chen ist (Abb. 1-23). Abbildung 1-29 gibt Richtlinien für die Plattengröße.

Plattenformung. Soll die anatomische Reposition der Fragmente während des Anschraubens der Knochenplatte erhalten bleiben, muß die Platte der Kontur des Knochens, an dem sie angebracht wird, annähernd entsprechen. In einigen Fällen kann dies durch Biegen erreicht werden, in anderen durch Kombination von Biegen und Verschränken. Die Platte sollte nicht in, sondern zwischen ihren Schraubenlöchern geformt werden (Abb. 1-24A). Vielfach ist es ratsam, die Platte so anzupassen, daß sie über der Fraktur etwa 1 mm vom Knochen absteht (»Vorspannung«). Dies trägt dazu bei, den Spalt in der Gegenkortikalis zu verkleinern und beim Anziehen der Schrauben axialen Druck zu erzeugen (Abb. 1-24B u. C).

Zug- und Plattenschraube. Mitunter bietet der Frakturverlauf es an, mit einer durch die Platte gesetzten Zugschraube interfragmentäre Kompression auszuüben (Abb. 1-24D).

Rohrplatte. Diese Platten sind relativ dünn, jedoch starr aufgrund ihres halb- bzw. drittelförmigen Profils. Sie sollten als gerade Platten oder nur minimal gebogen verwendet werden. Wenn eine geringe Biegung angezeigt ist, erfolgt sie am besten unter Verwendung eines entsprechend dicken Steinmann-Nagels (Abb. 1-25A). Dies verhindert eine Abflachung der Platte während des Biegens.

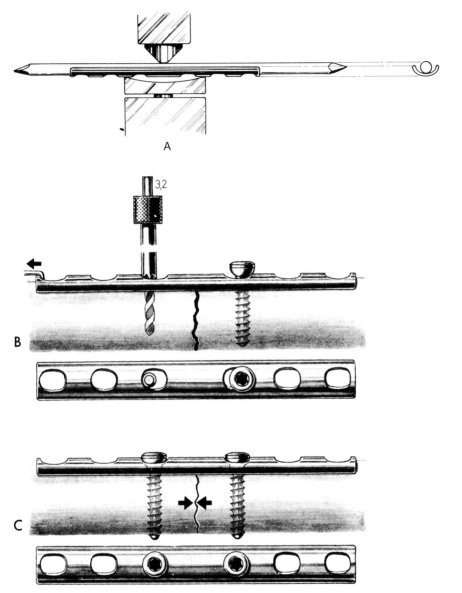

Abb. 1-25 Rohrplatte. (A) Um eine leichte Biegung ohne Abflachung der Platte zu erreichen, wird ein langer Steinmann-Nagel in die Konkavseite der Rohrplatte gelegt. (B) Beidseits der Fraktur wird exzentrisch (frakturfern) ein Loch gebohrt und die Schraube eingesetzt. (C) Beim Anziehen dieser Schrauben werden die Fragmente im Frakturbereich komprimiert. Die restlichen Schrauben setzt man gewöhnlich in neutrale Position. [Aus: Müller, M. E., et al.: Manual der Osteosynthese. 2. Aufl. Springer, Berlin, Heidelberg, New York 1977, S. 67.]

Die Plattenlöcher sind oval. Dadurch entsteht, wenn das erste Loch auf jeder Seite der Fraktur exzentrisch (von der Bruchlinie entfernt) gebohrt wird, beim Anziehen der Schrauben Druck (Abb. 1-25B u. C). Die übrigen Schrauben werden gewöhnlich im Zentrum der Plattenlöcher, d. h. in neutraler Position eingesetzt. Rohrplatten finden Verwendung bei Radius- und Ulnafrakturen des Hundes sowie Femurfrakturen der Katze.

Spann-Gleitloch-Platte (DCP[1]). Die Form der Schraubenlöcher basiert auf einem sphärischen Gleitprinzip, das von der AO entwickelt und von Synthes patentiert wurde. Beim Anziehen der Schraube gleitet der kugelförmige Schraubenkopf in Richtung der Plattenmitte, bis der tiefste Punkt des Plattenlochs erreicht ist (Abb. 1-26A u. B). Dadurch verschiebt sich gleichzeitig das

---

[1] Dynamic Compression Plate.

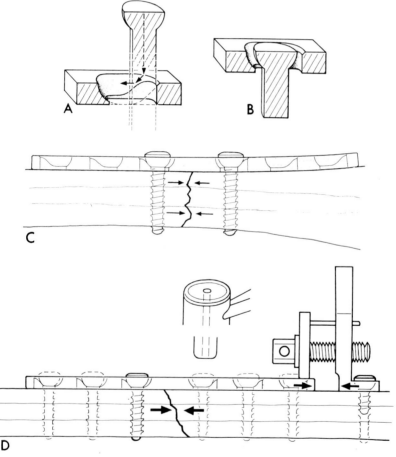

Abb. 1-26 Spann-Gleitloch-Platte (DCP). (A und B) Der Sagittalschnitt durch Schraube und Schraubenloch einer DCP zeigt das mechanische Prinzip. (C) Die ersten Schrauben beiderseits der Fraktur werden exzentrisch (frakturfern) eingesetzt und abwechselnd angezogen, um Kompression zu erzeugen. (D) Wenn ein breiter Frakturspalt vorhanden ist, kann mit dem Plattenspanngerät zusätzlicher Druck erzielt werden. [Aus: Müller, M. E., et al.: Manual der Osteosynthese. 2. Aufl. Springer, Berlin, Heidelberg, New York 1977.]

Knochenfragment, in das die Schraube eingedreht wird, in Richtung Plattenzentrum und Bruchspalt. Bei abwechselndem Anziehen der Schrauben auf beiden Seiten der Fraktur werden die Fragmente komprimiert (Abb. 1-26C). Für eine stärkere Kompression kann auch der Plattenspanner eingesetzt werden (Abb. 1-26D).

Es stehen zwei Bohrbüchsen (neutrale und exzentrische) zur Verfügung, um die Schraubenlöcher in der richtigen Position zu bohren. Bei Verwendung der exzentrischen Bohrbüchse kann das Fragment um 1,0 mm, mit der neutralen um 0,1 mm bewegt werden (Abb. 1-27A u. B).

Im allgemeinen lassen sich alle für die Anwendung von Rundlochplatten geltenden Prinzipien auf die Spann-Gleitloch-Platte (DCP) übertragen. Die DCP [34, 35a u. b] bietet darüber hinaus aber noch folgende Vorteile:
1. Spongiosaschrauben können in jedes Plattenloch eingesetzt werden.
2. Die Plattenschrauben lassen sich auch schräg durch das Plattenloch setzen, beispielsweise wenn sie als Zugschrauben dienen sollen (Abb. 1-27C).
3. Bei Frakturen mit drei oder mehr Segmenten (Stückfrakturen) kann mit Hilfe der Platte jeder einzelne Bruchspalt axial komprimiert werden (Abb. 1-27D, E u. F).

Platten- und Schraubendimension (Abb. 1-28). Bei der Wahl einer passenden Implantatgröße sind mehrere Faktoren, wie Art und Lokalisation der Fraktur, Alter, Aktivität, Knochengröße und Gewicht des Tieres sowie Zustand der Weichteile, zu berücksichtigen [40]. Jedoch kommt unter Beachtung der fundamentalen Osteosyntheseregeln dem Gewicht des Patienten die größte Bedeutung zu.

Um Anhaltspunkte geben zu können, wurden Daten von ca. 1000 Platten- und 300 Schraubenosteosynthesen zusammengestellt. Das Ergebnis dieser Ermittlung geht aus der Abbildung 1-29 hervor. Erforderliche Korrekturen betreffen Implantate, die zu schwach (gebrochen oder verbogen) bzw. zu stark waren (»stress protection«).

Andere häufige Fehlerquellen sind: zu kurze Knochenplatten, ungenügende Anzahl von Schrauben, mangelnde Blutversorgung, Infektion und Abstoßung oder Resorption von Knochentransplantaten.

Plattenentfernung. Platten sollten unter bestimmten Bedingungen entfernt werden [41]:
1. Die Platte erfüllt ihre Funktion nicht mehr, weil sie z. B. gelockert, gebrochen, verbogen ist. Sie ist dann nicht länger nützlich und potentiell störend.
2. Die Platte kann als Wärmeleiter fungieren. Beispielsweise können bei Spaziergängen in der Kälte funktionelle Beschwerden auftreten, die sich in der Wärme wieder geben. Als Ursache kommen temperaturwechselabhängige Ausdehnungsunterschiede von Platte und Knochen in Betracht. Nach Plattenfixationen von Radius und Tibia wurden am häufigsten wetterbedingte Lahmheiten registriert.
3. Die Platte kann eine umschriebene Knochenatrophie (»stress protection«) verursachen. Knochenplatten sind sehr viel starrer als der Knochen. Sie hindern den Knochen, auf physiologische Reize zu reagieren, wodurch sich die Knochenstruktur – im Röntgenbild und histologisch nachweisbar – verändern kann. Klinisch relevante Fälle dieser Art sind selten und gewöhnlich auf ein überdimensioniertes, starres Implantat zurückzuführen oder darauf, daß die Platte zu lange belassen wurde.
4. Beim Jungtier kann das Knochenwachstum gestört werden. Einerseits sind viele juvenile Schaftfrakturen konservativ zu behandeln, weil sie rasch heilen und die meisten Achsenfehlstellungen spontan korrigiert werden. Andererseits ist aber auch hier eine Osteosynthese indiziert, wenn die Kongruenz von Gelenkflächen oder die Gliedmaßenlänge mit konservativen Methoden nicht erreicht bzw. auf-

30 Teil 1: Frakturen

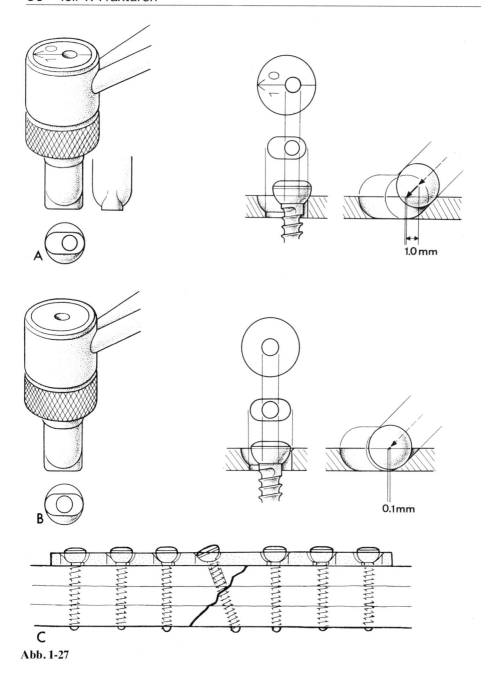

Abb. 1-27

rechterhalten werden kann. Nach unseren Erfahrungen gibt es keine funktionell beeinträchtigenden Wachstumsprobleme, wenn man die Platten mit Erreichen der klinischen Konsolidierung entfernt.

5. Knochenplatten können Entzündungen hervorrufen. Gelegentlich verursachen subkutan gelegene Implantate Hautveränderungen mit den Merkmalen eines Leckgranuloms. Diese Veränderungen

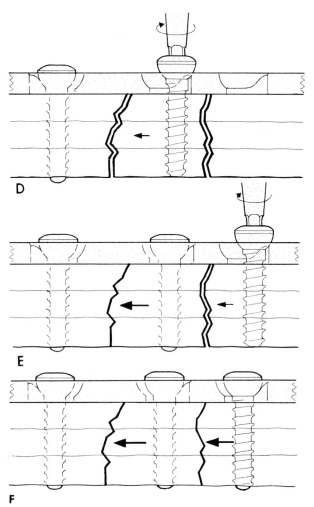

Abb. 1-27 Bohrbüchsen für die Spann-Gleitloch-Platte. (A) Exzentrische Bohrbüchse. Die Bohrbüchse wird mit ihrem Pfeil zur Fraktur hinweisend in das Plattenloch eingesetzt. Die Schraube sitzt dann so exzentrisch, daß sie sich (mit dem Bruchstück) beim Anziehen um einen Millimeter frakturwärts bewegt. (B) Neutrale Bohrbüchse. Die Schraube wird leicht exzentrisch plaziert, so daß sie beim Anziehen um 0,1 mm zur Fraktur hinwandert. (C) Bei Schrägfrakturen kann eine Zugschraube diagonal durch die Platte gesetzt werden. (D–F) Liegt eine Stückfraktur vor, wird der erste Bruchspalt komprimiert, wenn die zweite exzentrisch gesetzte Schraube angezogen wird. Der zweite Bruchspalt wird mit dem Anziehen einer dritten exzentrischen Schraube komprimiert. [Aus: Allgöwer, M., et al.: The Dynamic Compression Plate. Springer, Berlin, Heidelberg, New York 1973, S. 15, 24, 34.]

bilden sich nach dem Entfernen der Platte zurück.

6. Es können Infektionen entstehen. Wenn eine Infektion vorliegt, ist es schwierig, sie vor der Implantatentfernung zu sanieren. Als Regel gilt, daß nichtgelockerte Platten so lange zu belassen sind, wie es einer Immobilisation bedarf. Erst wenn die Fraktur fest ist, wird die Platte ent-

fernt. Normalerweise klingt dann auch die Infektion ab.
7. Nach der Frakturheilung dient eine Platte keinem weiteren Zweck. In der Tat hebt sie die normalen Zug-, Druck- und Torsionskräfte auf, wodurch sich die innere Architektur des Knochens verändert. Wenn die Implantate entfernt sind, kehrt jedoch relativ schnell die ursprüngliche Knochenfestigkeit weitgehend zurück. Bei Renn- und Gebrauchshunden kann eine belassene Platte die Leistungsfähigkeit reduzieren.

Empfehlungen.
1. Beckenplatten sollten belassen werden, es sei denn, spezifische Komplikationen indizierten eine Entfernung. Am Becken werden relativ kleine Platten verwendet und es gibt hier bislang keinen Hinweis auf »stress protection«.
2. Bei älteren Tieren (über 8 bis 10 Jahre) sollten Platten ebenfalls nur aus zwingenden Gründen entfernt werden.
3. Bei Jungtieren sind Platten an langen Röhrenknochen möglichst frühzeitig zu entfernen.

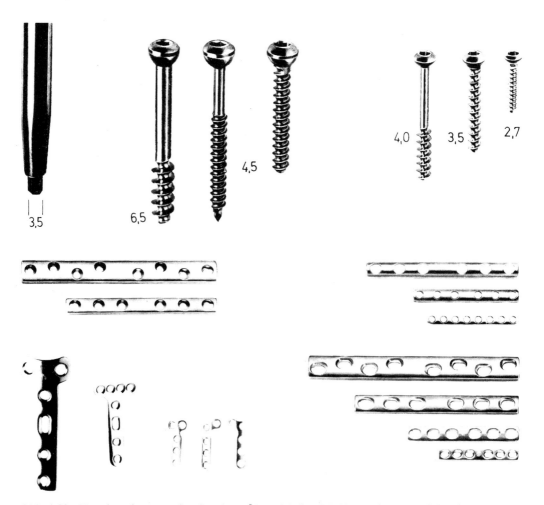

Abb. 1-28 Knochenplatten und -schrauben. [Aus: Müller, M. E., et al.: Manual der Osteosynthese. 2. Aufl. Springer, Berlin, Heidelberg, New York 1977, S. 35, 49.]

1. Frakturen: Einteilung, Diagnose und Behandlung

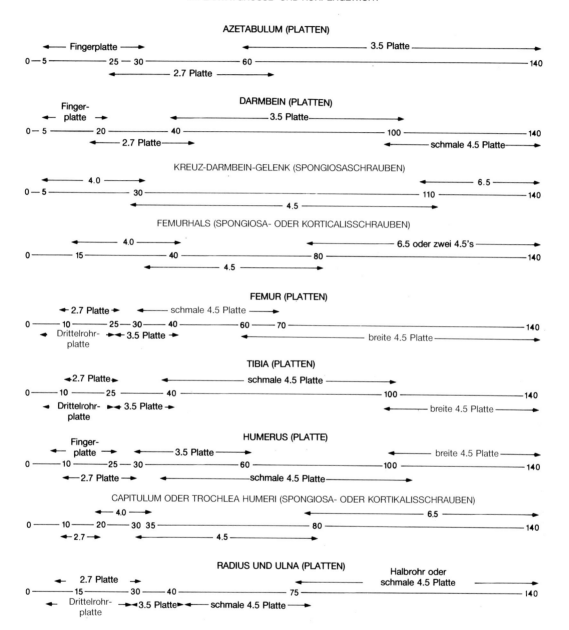

Abb. 1-29 Implantatgrößen bezogen auf das Körpergewicht von Katze und Hund.

4. Prinzipiell empfiehlt sich bei allen langen Röhrenknochen die Plattenentfernung. Hierfür sollten dem Tierbesitzer schon bei der Abholung nach der Operation die Gründe erklärt und der voraussichtliche Termin benannt werden. Es ist verständlich, daß der Besitzer das Tier nicht von sich aus nachuntersuchen läßt, wenn alles gut verläuft. Treten indes Spätkomplikationen auf, ist es von Vorteil, den Besitzer vorher auf die Notwendigkeit einer Nachuntersuchung und Plattenentfernung hingewiesen zu haben.

Tab. 1-2 Zeitpunkt der Plattenentfernung

Alter des Tieres	Postoperative Zeit
Unter 3 Monaten	4 Wochen
3–6 Monate	2–3 Monate
6–12 Monate	3–5 Monate
über 1 Jahr	5–14 Monate

Zeitpunkt. In mehr als 300 Fällen wurden das Alter der Patienten und den Zeitpunkt der Plattenentfernung betreffende Daten gesammelt. Die hieraus abgeleiteten Vorschläge sind Tabelle 1-2 zu entnehmen. Bei komplexen Frakturen und Komplikationen kann der angegebene Zeitraum größer sein. Vor und nach Plattenentfernung sollten Röntgenaufnahmen angefertigt werden.
Vorgehen.
1. Die Narbe wird über der gesamten Plattenlänge inzidiert.
2. Bei manchen Tieren sind die Implantate teilweise knöchern überbaut. Zum Abtragen der Knochenschicht von der Plattenoberfläche empfiehlt sich ein Meißel.
3. Nach dem Entfernen der Platte werden Blutungen gestillt (sie sind gewöhnlich gering), dann die Wunde schichtweise verschlossen und eventuell ein Schutzverband angelegt. Zugschrauben können im allgemeinen verbleiben.

Refraktur. Unter Refraktur versteht man den Bruch eines gesunden Knochens im Bereich seiner vorherigen Fraktur, die sowohl klinisch als auch röntgenologisch den Anschein einer stabilen Konsolidierung erweckte. Nach unserer Frakturstatistik liegt die Häufigkeit unter 1% [4]. Die meisten Refrakturen sind auf vorzeitiges Entfernen der Implantate, mangelhafte Reposition oder auf eine Osteoporose zurückzuführen. Sie können weitestgehend vermieden werden, wenn man die Grundsätze der Osteosynthese beachtet, insbesondere eine richtige Implantatgröße wählt und Knochendefekte mit Transplantaten ausfüllt.

Nachbehandlung. Die Nachsorge nach der Implantatentfernung orientiert sich im wesentlichen an den Röntgenbefunden und dem Bewegungsdrang des Tieres. Sie umfaßt:
1. Anlegen eines Verbandes für zwei oder drei Tage, um eventuelle Hämatom- oder Serombildungen im Operationsgebiet zu verhindern.
2. Stützende Maßnahmen (ruhigstellender Verband, Kirschner-Schiene oder Reimplantation der Platte), wenn die im Anschluß an die Plattenentfernung angefertigten Röntgenaufnahmen eine ungenügende Frakturheilung zeigen bzw. der Knochen im Plattenlager sehr osteoporotisch erscheint.
3. Bewegungseinschränkung über 1 bis 4 Wochen (Haltung im Zwinger oder Haus, Ausführen an der Leine, Einschränken des Spielens).

Offene Frakturen

Etwa 5% aller Frakturen sind offene Brüche.
Die Bezeichnung »komplizierte« Fraktur ist veraltet und sollte nicht mehr verwendet werden.

Einteilung

Man unterscheidet drei Schweregrade:
Grad I: Die Haut wird bei der Frakturentstehung von innen durch eine Knochen-

spitze perforiert. Der Knochen kann durchgespießt bleiben oder sich wieder unter die Haut zurückziehen.

Grad II: Die Verletzung entsteht durch eine Gewalteinwirkung von außen. Die Haut und darunterliegende Weichteile weisen Kontusionserscheinungen auf.

Grad III: Es besteht eine ausgedehnte Verletzung von Haut, Muskeln und eventuell Nerven, verbunden mit einer Splitterfraktur. Die Verwundung erfolgt durch ein massives Trauma von außen und kann erhebliche Weichteil- und Knochenverluste mit sich bringen. Der Schaden ist groß und mitunter sehr schwierig zu behandeln.

Therapie

Grundsätzlich sind folgende Richtlinien zu beachten [3, 5]:
1. Die Wunde sollte bis zur endgültigen Versorgung vor Kontamination geschützt werden.
2. Die Wunde ist gründlich zu reinigen und unter aseptischen Bedingungen zu revidieren.
3. Die Blutversorgung von Weichteilen und Knochen sollte erhalten bleiben.
4. Die Fraktur muß konsequent ruhiggestellt werden.

Provisorische (Not-)Versorgung

Eine erste Hilfe durch den Besitzer zielt gewöhnlich darauf, Blutungen zum Stehen zu bringen und Verschmutzungen zu verhüten. Durch Abdecken der Wunde mit einer sauberen, unter leichtem Druck angewickelten Binde wird dies meist auch erreicht. Die weitere Beurteilung und (Not-)Versorgung erfolgt durch den Tierarzt. Eine offene Fraktur sollte immer als Notfall angesehen und entsprechend behandelt werden.

Besondere Aufmerksamkeit gilt dem Herz-Kreislauf-System, der peripheren Durchblutung und dem Hämatokrit. Sobald es der Allgemeinzustand erlaubt, sollte bei allen Frakturpatienten routinemäßig eine Röntgenaufnahme des Thorax angefertigt werden. Darüber hinaus ist eine gründliche klinische und röntgenologische Untersuchung des Bewegungsapparates notwendig – sowohl für die Diagnose als auch im Hinblick auf Prognose und Entscheidung für eine geeignete Therapie.

Endgültige Versorgung

Vorbereitung des Operationsfeldes. Wie wichtig eine konsequente Asepsis ist, zeigen Reihenuntersuchungen über Wundinfektionen des Menschen. Sie ergaben, daß in Wunden vorkommende Bakterienstämme häufiger aus der behandelnden Klinik als vom Unfallort stammen. Die Vorbereitung des Operationsfeldes erfolgt am narkotisierten Patienten in einem Operationsvorbereitungsraum. Der Operator trägt Kopfbedeckung, Mundschutz und Handschuhe. Die offene Wunde ist mit steriler Gaze abgedeckt, während das Operationsfeld in der Umgebung rasiert und desinfiziert wird.

Mechanische Reinigung, Debridement und Spülen der Wunde mit Ringer-Laktat- oder isotonischer Kochsalzlösung schließen sich an. Ein Erweitern der Wunde sollte möglichst vermieden werden.

Bei offenen Frakturen ersten und zweiten Grades, die innerhalb von sechs bis acht Stunden zur endgültigen Versorgung gelangen, kann die revidierte Wunde im allgemeinen verschlossen werden. Bei Frakturen dritten oder schweren Frakturen zweiten Grades bleibt die Wunde offen, d. h. der sekundären Wundheilung überlassen. Infizierte Wunden sollten stets offen gelassen werden.

Fixation. Folgende Verfahren kommen bei entsprechender Indikation in Betracht:
1. Ruhigstellende Verbände: Sie sind gewöhnlich Fällen mit kleineren Wunden und stabilen Frakturen im distalen Bereich von Radius und Ulna, des Karpus, Tarsus und Fußes vorbehalten.

2. Osteosynthese:
   a) Die Marknagelung beschränkt sich auf relativ stabile, wenig kontaminierte Frakturen, die innerhalb von sechs bis acht Stunden versorgt werden können. Zur besseren Stabilisierung kann sie mit einer zwei Querstifte verbindenden Kirschner-Schiene kombiniert werden.
   b) Platten bieten den Vorteil einer optimalen Stabilität, der jedoch mit einer ausgedehnten Freilegung des Knochens erkauft werden muß.
   c) Die externe Fixation mit der Kirschner-Schiene hat die Vorzüge einer schnellen Durchführbarkeit, daß die Implantate außerhalb des traumatisierten Gebietes angebracht werden können und die Wunde wiederholten Behandlungen leicht zugänglich bleibt. Für infizierte Frakturen und für Fälle mit schweren Verletzungen ist die Kirschner-Schiene besonders geeignet.

Welche Fixation auch verwendet wird, sie sollte bis zur Konsolidierung der Fraktur verbleiben, vorausgesetzt, daß sie fest sitzt und zur Verfestigung beiträgt. Gelockerte Implantate müssen entfernt werden.

Knochentransplantation. Im allgemeinen ist bei schweren Splitterbrüchen und offenen Frakturen mit Knochensubstanzverlust eine Knochentransplantation indiziert. Nähere Einzelheiten siehe Kapitel 3.

Autogene Spongiosa kann sofort nach der Wundrevision, Reposition und Fixation transplantiert werden. Ist jedoch eine Infektion vorhanden und die Durchblutung zweifelhaft, empfiehlt es sich, die Transplantation um etwa zwei Wochen, bis zur Besserung der Aufnahmebedingungen für die Spongiosa, hinauszuzögern. Wenn das Transplantat nicht mit Weichteilen bedeckt

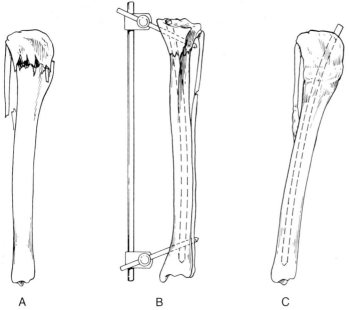

Abb. 1-30 (A) Offene Fraktur zweiten Grades bei einem einjährigen, 27 kg schweren Hund, der von einer Stoßstange verletzt wurde. Die Wunde war sofort mit einer sauberen Gaze abgedeckt und der Patient innerhalb von 8 Std. zur Behandlung gebracht worden. (B) Fixation mit einem Marknagel und einer Kirschner-Schiene mit zwei Querstiften. (C) Situation nach 7 Wochen, vor Entfernen des Marknagels.

1. Frakturen: Einteilung, Diagnose und Behandlung 37

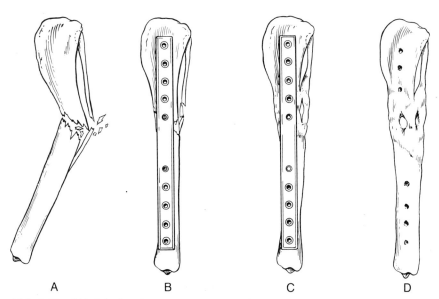

Abb. 1-31 (A) Schußverletzung mit offener Fraktur zweiten Grades bei einem zweijährigen, 30 kg schweren Hund. (B) Fixation mit einer Platte. (C) Fraktur konsolidiert, jedoch rezidivierende Fistelbildung auch nach der Heilung. (D) Entfernen der Platte und eines Knochensequesters 11 Monate nach der Verletzung; danach rasche Ausheilung der Fisteln. Im Sequesterbereich Knochendefekt.

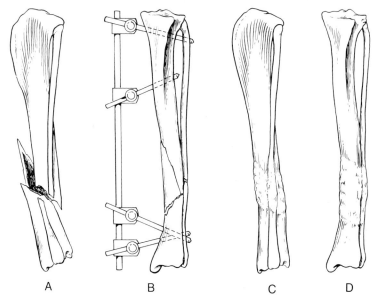

Abb. 1-32 (A) Offene, infizierte Fraktur dritten Grades sechs Tage nach dem Trauma bei einem acht Monate alten, 7 kg schweren Hund. Ende des proximalen Fragmentes noch immer durch die Haut gespießt, Körperinnentemperatur 40,5° C. (B) Externe Fixation mit einer Kirschner-Schiene. (C u. D) Die lokale und allgemeine Infektion klang ab; die Heilung war verzögert, wenngleich ohne Sequesterbildung. Die Fixation wurde nach vier Monaten entfernt.

werden kann, sollte vaselinegetränkte Gaze aufgelegt werden.

Kortikalisspäne sollten nicht in infiziertes Gebiet transplantiert werden, weil die Vaskularisierung hier nur langsam vonstatten geht und es folglich zur Sequesterbildung kommen kann. Wenn ein Kortikalistransplantat indiziert ist, muß damit bis zum Abklingen der Infektion gewartet werden.

Fallbeispiele

Fall 1. Abbildung 1-30A zeigt eine offene Fraktur zweiten Grades bei einem einjährigen, 27 kg schweren Hund, der von einer Stoßstange verletzt wurde. Die Wunde war sofort mit einer sauberen Binde abgedeckt und der Patient innerhalb von 8 Std. zur Behandlung gebracht worden. Die Fixation erfolgte mit einem Marknagel und einer Kirschner-Schiene mit zwei Querstiften (Abb. 1-30B). Die Wunde wurde offen gelassen und mit Nitrofurazin-Verbänden behandelt. Die Hautverletzung heilte innerhalb von zwei Wochen ab (Abb. 1-30C). Die Kirschner-Schiene wurde nach einem Monat und der Marknagel zum Zeitpunkt der Konsolidierung der Fraktur (nach sieben Wochen) entfernt.

Fall 2. Abbildung 1-31A illustriert eine Schußverletzung mit offener Fraktur zweiten Grades bei einem zweijährigen, 30 kg schweren Hund. Die Fixation wurde mit einer Platte vorgenommen (Abb. 1-31B). Die Fraktur konsolidierte, jedoch brachen immer wieder kleinere Fistelkanäle nach außen auf (Abb. 1-31C). Diese heilten sofort nach Entfernen der Knochenplatte und eines Sequesters (elf Monate nach der Verletzung) ab. Durch den Sequester war ein Defekt in der Diaphyse entstanden (Abb. 1-31D).

Fall 3. In Abbildung 1-32A ist eine offene, infizierte Fraktur dritten Grades dargestellt. Der Patient war ein acht Monate alter, 7 kg schwerer Hund, der sechs Tage nach dem Unfall vorgestellt wurde. Das proximale Ende des Knochensplitters spießte immer noch durch die Haut; die Körperinnentemperatur des Hundes betrug 40,5° C. Es wurde eine Kirschner-Schiene angebracht, die Wunde mit Nitrofurazin-Verbänden versorgt und das Tier systemisch mit Antibiotika behandelt (Abb. 1-32B). Die lokale Infektion heilte aus, die Fraktur konsolidierte sich verzögert, wenngleich ohne Sequesterbildung (Abb. 1-32C u. D). Die Schiene wurde nach vier Monaten entfernt.

Literatur

1. Adams JC: Outline of Fractures, 7th ed. Edinburgh, Livingstone, 1978, pp. 4–8.
2. Brinker WO: Fractures in Canine Surgery, 2nd ed. Santa Barbara, American Veterinary Publications, 1974, pp. 949–1048.
3. Brinker WO: Small Animal Fractures. East Lansing, Mich., Department of Continuing Education Services, Michigan State University, 1978.
4. Brinker WO: Fracture Documentation Studies. East Lansing, Mich., Michigan State University. Unpublished data, 1971–1978.
5. Nunamaker DM: Treatment of open fractures in small animals. Princeton Junction, NJ, Veterinary Learning Systems, Compendium on Continuing Education 1: 66–75, 1979.
6. Schroeder EF: Fractures of the femoral shaft of dogs. North Am Vet 14: 38–46, 1933.
7. Schroeder EF: The traction principle in treating fractures and dislocations in the dog and cat. North Am Vet 14: 32–36, 1933.
8. Schroeder EF: The treatment of fracture in dogs. North Am Vet 14: 27–31, 1933.
9. Leonard EP: Orthopedic Surgery of the Dog and Cat, 2nd ed. Philadelphia, Saunders, 1971, pp. 30–86.
10. Leonard FP: Feline therapeutics and hospitalization. North Am Vet 19: 58–63, 1938.
11. Schroeder EF: Recent progress in canine orthopedic surgery. North Am Vet 20: 54–61, 1939.
12. Stader O: A preliminary announcement of a new method of treating fractures. North Am Vet 18: 37–38, 1937.
13. Stader O: Treating fractures of long bones with a reduction splint. North Am Vet 20: 55–59, 62, 1939.

14. Stader O: Aftercare in the treatment of fractures of long bones. North Am Vet 20: 58–62, 1939.
15. Ehmer FA: Bone pinning a fractures of small animals. J Am Vet Med Assoc 110: 14–19, 1947.
16. Knowles AT, Knowles JO, Knowles RP: Clinical application of pinning in fracture reduction. Vet Med 44: 259–265, 1949.
17. Brinker WO, Flo GL: Principles and application of external skeletal fixation. Vet Clin North Am 5: Vol 2: 197–208, 1975.
18. Frick EJ, Winer RE, Mosier JE: Treatment of fractures by intramedullary pinning. North Am Vet 29: 95–97, 1948.
19. Brinker 'VO: The use of intramedullary pins in small animal fractures: A preliminary report. North Am Vet 29: 292–297, 1948.
20. Bernard BW: Methods of repair of femoral and humeral fractures. J Am Vet Med Assoc 113: 134–139, 1948.
21. Carney JP: Rush intramedullary fixation of long bones as applied to veterinary surgery. Vet Med 47: 43, 1952.
22. Jenny J: Kuntscher's medullary nailing in femur fractures of the dog. J Am Vet Med Assoc 17: 381–387, 1950.
23. Leighton RL: Permanent intramedullary pinning of the femur in dogs and cats. J Am Vet Med Assoc 121: 347–351, 1952.
24. Lawson DD: The technique of Rush pinning in fracture repair. Mod Vet Pract 40: 32, 1959.
25. Street DM, Hansen HH, Brewer BJ: The medullary nail. Arch Surg 55: 423–432, 1947.
26. Green JE, Noerlein BF, Konde WN, et al: The indications and limitations of the medullary nail in small animals. Cornell Vet 40: 331–336, 1959.
27. Rudy RL: Principles of intramedullary pinning. Vet Clin North Am, Vol. 5, No. 2: 209–228, 1975.
28. Withrow SJ, Holmberg DL: Use of full cerclage wires in the fixation of 18 consecutive long-bone fractures in small animals. J Am Anim Hosp Assoc 13: 735–743, 1977.
29. Müller ME, Allgöwer M, Schneider R, et al: Manual der Osteosynthese. AO-Technik. Springer, Berlin, Heidelberg, New York 1977.
30. Müller ME: Internal fixation for fresh fractures and for nonunions. Proc R Soc Med 56: 455, 1963.
31. Anderson LD: Compression plate fixation and the effect of different types of internal fixation on fracture healing. J Bone Joint Surg 47-A: 191–208, 1965.
32. Putnam RW, Pennock PW: Compression plating in veterinary orthopaedics. Med Vet Pract 50: 28–33, 1969.
33. Perren SM, Russenberger M, Steinemann S, et al: A dynamic compression plate. Acta Orthop Scand (Suppl) 125: 31, 1969.
34. Perren SM, Allgöwer M, Ehrsam R, et al: Clinical experience with a new compression plate DCP. Acta Orthop Scand (Suppl) 125: 45, 1969.
35a. Piermattei DL, Greenley RG: Zugänge zum Skelettsystem von Hund und Katze. Atlas mit Operationsbeschreibung. Schattauer, Stuttgart 1975.
35b. Piermattei DL, Greenley RG: An Atlas of Surgical Approaches to the Bones of the Dog and Cat. 2nd ed. Philadelphia, Saunders, 1979.
36. Perren SM, Hutzschenreuter P, Steinemann S: Some effects of rigidity of internal fixation on the healing pattern of osteotomies. Z Surg 1: 77, 1969.
37. Matter P, Brennwald J, Rüter A, Perren SM: The effect of static compression and tension on internal remodeling of cortical bone. Helvetica Chirurgica Acta (Suppl 12), 5–43, 1975.
38. Uhthoff J, Duduc H: Bone structure changes in the dog under rigid internal fixation. Clin Orthop 81: 165, 1971.
39. Woo SL, Akeson WH, Coutts RD, et al: A comparison of cortical bone atrophy secondary to fixation with plate with large differences in bending stiffness. J Bone Joint Surg 58-A 190–195, 1976.
40. Brinker WO, Flo GL, Lammerding JJ, et al: Guidelines for selecting proper implant size for treatment of fracture in dog and cat. J Am Anim Hosp Assoc 13: 476–477, 1977.
41. Brinker WO, Flo GL, Braden TD, et al: Removal of bone plates in small animals. J Am Anim Hosp Assoc 11: 577–586, 1975.

2 Therapie akuter und chronischer Knocheninfektionen

Unter **Ostitis** und **Osteomyelitis** versteht man eine Entzündung des Knochens, die von den Gefäßen der Havers- und Volkmann-Kanäle sowie allgemein von der Markhöhle und dem Periost ausgeht. Knocheninfektionen sind gewöhnlich Begleiterscheinungen von offenen Frakturen, knochenchirurgischen Eingriffen oder einer allgemeinen Erkrankung.

Die **akute Infektion** wird durch lokalen Schmerz, vermehrte Wärme, Schwellung und Erhöhung der Körpertemperatur diagnostiziert. Im Frühstadium ergibt die Röntgenuntersuchung meist keinen Hinweis. Die **chronische Infektion** wird anhand der Vorgeschichte, von Fistelkanälen, Lahmheitserscheinungen und röntgenologisch nachweisbaren Veränderungen festgestellt. Diese umfassen: Osteolyse, Inaktivitätsosteoporose, rauhe periostale Proliferationen, Knochenapposition, Sequester- und Totenladenformation, Weichteilschwellung sowie Sklerose. **Sequester** ist ein totes Knochenstück, das sich vom gesunden Knochen demarkiert, d. h. abgestoßen hat und von infektiösem Exsudat umgeben ist.

Infektionswege

Infektionen entstehen in der Reihenfolge der Häufigkeit über:
1. Direkte Kontamination im Gefolge offener Frakturen, bei Osteosynthesen und durch Stichwunden.
2. Direkte Ausbreitung von angrenzendem infizierten Gewebe.
3. Über die Blutbahn, wie beispielsweise bei vertrebraler Osteomyelitis, Diskospondylitis (Brucella, Staphylokokkus und andere Erreger) oder bakterieller Endokarditis.

Gewebeveränderungen

Infektionen in der Umgebung von Knochen provozieren Gefäßstauung, Ödem und ein entzündliches Exsudat, das sich im Knochen unter Abtötung von Osteozyten und Knochenmarkszellen ausbreitet. Manchmal bleibt der Infekt auf einen kleinen Bereich beschränkt; in anderen Fällen sind große Gebiete betroffen. Am leichtesten geschieht die Ausbreitung über die Markhöhle. Sie erfolgt jedoch auch unterhalb des Periosts und in der Kortikalis. Mit Abklingen der akuten Phase greift pyogenes Granulationsgewebe den Knochen an. Es resorbiert tote Spongiosa und demarkiert nekrotisch gewordene Teile der Kortikalis als Sequester. Das Periost bildet neuen Knochen, den Sequester als sogenannte **Totenlade** einhüllend. Obwohl die Reparationsvorgänge auf Hochtouren laufen, sind sie selten ganz erfolgreich. In sich wiederholenden Zyklen mit Bildung infektiösen Exsudates und Abhebung des Periosts entsteht ein dicker, mehrschichtiger Knochenmantel, der von zahlreichen Löchern, sogenannten Kloaken, durchsetzt ist. Über diese Löcher können Fistelkanäle nach außen dringen [1, 2]. Es folgt dann ein allmählicher Umbau des periostalen Knochenmantels in einen Schaft, der dem ursprünglichen überraschend ähnlich ist. Die Reparation erklärt sich am besten mit den Vorgängen der Knochennekrose, der Knochenneubildung und den Veränderungen am überlebenden Knochen.

Knochennekrose

Abgestorbener Knochen wird durch Granulationsgewebe, das sich auf seiner Oberfläche gebildet hat, resorbiert. Dabei wird die Spongiosa vollständig abgebaut, so daß eine

2. Therapie akuter und chronischer Knocheninfektionen   41

Höhle zurückbleibt. Abgestorbene Kortikalis hingegen unterliegt einer allmählichen Demarkation. Der sequestrierte Knochen ist weniger angreifbar und wird langsamer resorbiert. Dies kann Jahre oder zeitlebens dauern. Einige Sequester werden nie resorbiert und fisteln, bis sie operativ entfernt werden.

Knochenneubildung

Neuer Knochen wird vom überlebenden Periost, dem Endost und der Kortikalis gebildet. Rezidivierende Infektionen können zu einem mehrschichtigen Knochenmantel führen.

Veränderungen am überlebenden Knochen

Bei einer Osteomyelitis entsteht im allgemeinen auch eine Osteoporose. Sie entwickelt sich in der akuten Infektionsphase, im Zuge der Inaktivität und durch Entkalkung während der entzündlichen Hyperämie. Nach Ausheilung der Infektion und Rückkehr der Funktion nimmt die Knochendichte wieder zu.

Vorgehen

Anamnese, klinische Symptome und Röntgenbefunde führen zur Diagnose und Schadensermessung. Wenn immer möglich, sollte auch eine bakteriologische Untersuchung erfolgen und die Erregerempfindlichkeit gegenüber Antibiotika bestimmt werden [2].

Akute Infektion

Die Behandlung kann variieren, besteht aber gewöhnlich in:
1. Einstellen des Tieres auf ein systemisch wirksames Antibiotikum.
2. Bedarfsweisem Anbringen einer rigiden, ununterbrochen stabilen Frakturfixation.
3. Ableiten von Exsudat über eine Drainage. Dies kann mit einer Schlauch- oder Spül-Saug-Drainage erfolgen.

Chronische Infektion

Hier umfaßt die Behandlung:
1. Einstellen des Tieres auf ein systemisch wirksames Antibiotikum.
2. Entfernen eines eventuell vorhandenen Sequesters. In den meisten Fällen ist es vorteilhafter, denselben Zugangsweg wie bei der Frakturversorgung zu wählen, als etwa einem Fistelkanal zu folgen. Es ist nicht notwendig, das Gebiet und den Fistelkanal auszukratzen oder chemische

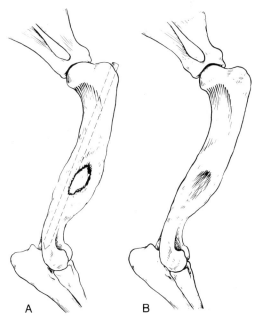

Abb. 2-1 Diese Humerusfraktur wurde vor ca. 6 Monaten intramedullär geschient. In der dritten postoperativen Woche entstand ein Fistelkanal. (A) Ansicht von lateral: der Marknagel befindet sich noch in situ, in der Schaftmitte hat sich ein großer Sequester demarkiert. (B) Ansicht von lateral nach Implantatentfernung und Sequestrotomie.

Substanzen bzw. proteolytische Enzyme nach der Sequestrotomie anzuwenden.
3. Anbringen einer dem Heilungsgrad entsprechenden Fixation. Bei anhaltender Fistelbildung ist es wahrscheinlich, daß nicht alle Sequester entfernt worden sind und ein zweiter oder sogar dritter Eingriff erfolgen muß.

Die Regel, daß abgestorbener Knochen, sobald er demarkiert ist, entfernt werden soll, hat eine Ausnahme. Sie ist dann gegeben, wenn ein Röhrenknochen im vollem Umfang sequestriert. Werden zu große Knochenteile schon während der Erstoperation, kurze Zeit später oder innerhalb weniger Wochen entfernt, kann die Periostöhre kollabieren und das subperiostale Hämatom sich auflösen. Es besteht kein durchgehendes Gerüst zwischen den Fragmenten, diese gehen dann keine Verbindung ein. In einem solchen Fall ist es besser, die Sequestrotomie um einige Monate zu verschieben, bis sich eine Knochenmanschette gebildet hat und so die Kontinuität des Schaftes gewährleistet ist. Nach dem Entfernen sehr großer Sequester empfiehlt sich die Transplantation autogener Spongiosa.

Fallbeispiele

Fall 1. Abbildung 2-1 zeigt eine Humerusfraktur etwa sechs Monate nach Markraumschienung. Seit der dritten postoperativen Woche besteht ein Fistelkanal. In Abbildung 2-1A sind der Marknagel noch an Ort und Stelle und ein großer Sequester erkennbar. Die bakteriologische Untersuchung ergab Streptomycin- und Oxytetracyclin-empfindliche Streptokokken.

In Abbildung 2-1B sind Marknagel und Sequester entfernt. Der Sequester hatte nur die äußere Kortikalis in Mitleidenschaft gezogen. Die Infektion kapselte sich in dem betreffenden Gebiet ab, die Fraktur heilte gut und der Knochen erhielt seine normale

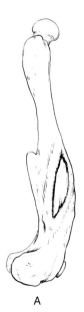 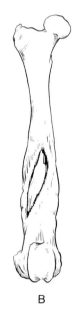 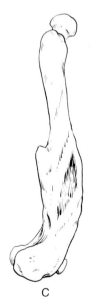

A B C

Abb. 2-2 Diese Femurfraktur wurde vor 5 Monaten behandelt; seither bestand eine Infektion mit Fistelkanälen im Bereich des Kniekehllymphknotens. (A u. B) Die laterale und kraniale Ansicht zeigen einen demarkierten Sequester. (C) Über den lateralen Zugang wurden ein großer und zwei kleine Sequester entfernt. Die Fisteln verschwanden innerhalb einer Woche.

Festigkeit zurück. Das Tier wurde fünf Tage lang systemisch mit Antibiotika behandelt. Die Fistel trocknete am dritten Tag aus.

Fall 2. Abbildung 2-2 zeigt eine Femurfraktur fünf Monate nach der Behandlung. Seit der Operation bestand eine Infektion. Außer einigen Fistelkanälen in der Gegend des Kniekehllymphknotens fand sich ein abgekapselter Sequester. Die bakterielle Untersuchung ergab auf Chloramphenicol, Oxytetracyclin und Chlortetracyclin reagierende Staphylokokken.

In Abbildung 2-2C ist die Sequestrotomie bereits erfolgt. Über den lateralen Zugang zum Femur wurden ein großer und zwei kleine Sequester entfernt. Der Knochen war gut verheilt, die Infektion lokal begrenzt. Das Tier erhielt systemisch Antibiotika und die Fisteln verschwanden innerhalb einer Woche.

Literatur

1. Hodges PC: Normal bone, diseased bone, dead bone. Am J Roentgenol 71: 925–940, 1954.
2. Brinker WD: The clinical aspects of osteomyelitis in small animals. 92nd Annual Meeting, American Veterinary Medical Association, August 15–18, 1955, Minneapolis, Minn., pp. 248–250.

3 Knochentransplantation

Die erste Mitteilung einer Knochentransplantation datiert aus dem Jahre 1914 [1] von Petrow. Material aus Knochenbanken (gefroren, gefriergetrocknet, bestrahlt) kam in den späten vierziger Jahren zur allgemeinen Anwendung.

Infektionen treten selten in Verbindung mit einer Knochentransplantation auf, sofern unter aseptischen Bedingungen gearbeitet und das Knochengewebe nicht in verschmutztes oder infiziertes Gebiet verbracht wird. Bei Verwendung autogener oder gefrorener Allotransplantate haben wir keine allgemeine Abwehrreaktion oder Sequesterbildung beobachtet. Der transplantierte Knochen unterliegt einem »schleichenden Ersatz« durch körpereigenes Gewebe. Probleme treten nur bei Verstoß gegen die Regeln der Transplantation oder fehlerhaftem Vorgehen auf.

Indikationen

Knochentransplantationen empfehlen sich:
1. Zur Förderung der Heilung bei verzögertem Durchbau einer Fraktur, bei Pseudarthrosen und bei Osteotomien.

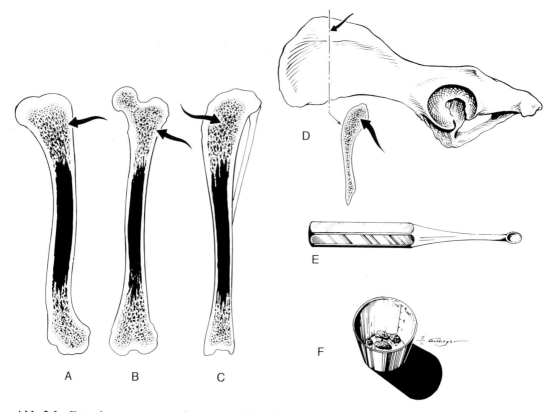

Abb. 3-1 Entnahme autogener Spongiosa. (A–D) Sagittalschnitte durch Humerus, Femur, Tibia und Darmbein zeigen die Entnahmestellen. (E) Die Spongiosa wird mit einem scharfen Löffel entnommen. (F) Schale zur vorübergehenden Transplantataufbewahrung.

2. Bei Arthrodesen.
3. Zur Überbrückung großer Defekte bei Splitter- oder Trümmerfrakturen, um eine Verbindung zwischen den Knochensegmenten herzustellen.
4. Zur Auffüllung von Höhlen oder Defekten, die durch Zysten und Tumoren oder bei Korrekturosteotomien entstanden sind.

Wirkungsprinzip

Knochentransplantate:
1. Stimulieren die Knochenbildung.
2. Stimulieren die Proliferation osteogenetischer Zellen im Transplantationsgebiet.
3. Stimulieren im umgebenden Gewebe die Differenzierung von mesenchymalen oder pluripotenten Zellen zu Osteoblasten und setzen damit dieselben Heilungsvorgänge wie bei einer frischen Fraktur in Gang.
4. Fungieren als Gerüst für die Knochenneubildung.
5. Führen zu von den transplantierten Zellen ausgehendem Knochenwachstum, jedoch bestenfalls bei etwa 10% und nur, wenn autogene Spongiosa unter optimalen Bedingungen transplantiert wird.

Transplantateigenschaften

Herkunft

1. **Auto- oder autogenes Transplantat** von demselben Tier. Autotransplantate bewirken die stärkste Stimulation und frühzeitigste Reaktion, können aber die Operationsdauer verlängern und das Tier einem größeren Operationsrisiko aussetzen.
2. **Allo- oder allogenes Transplantat** (früher Homotransplantat) von derselben Spezies. Zu weiterem Gebrauch Lagerung in der Knochenbank (Tiefkühltruhe). Das Allotransplantat hat sowohl experimentell als auch klinisch nachgewiesen den gleichen Stimulationseffekt wie körpereigener Knochen; jedoch findet kein direktes Wachstum statt und die anfängliche Reaktion beginnt gegenüber einem Autotransplantat um zwei Wochen verzögert. Der Hauptvorteil ist die freie Verfügbarkeit.
3. **Xeno- oder xenogenes Transplantat** (früher Heterotransplantat) von verschiedenen Spezies. Dieses Transplantat stimuliert am wenigsten und verursacht häufig eine Abwehrreaktion des Körpers.

Struktur

Es kann **Spongiosa** oder **Kortikalis** transplantiert werden. Spongiosatransplantate haben viele Vorteile, wie rasche Stimulation, frühzeitige Vaskularisierung und frühen Beginn des »schleichenden Ersatzes«. Kortikalistransplantate werden gewöhnlich in Form kortikospongiöser Späne verwendet. Die Gefäßeinsprossung und Substitution erfolgt erheblich langsamer, doch gewährleistet das Kortikalistransplantat eine gewisse Stabilität.

Vorgehen

Knochenentnahme

Strengste Asepsis ist bei jeder Transplantationsmaßnahme eine Conditio sine qua non.

Autogene Spongiosa

Aus Abbildung 3-1A–D sind die gebräuchlichsten Entnahmestellen beim Kleintier an Humerus, Femur, Tibia und Becken ersichtlich. Über der Entnahmestelle wird ein 2–3 cm langer Hautschnitt gelegt. Die Kortikalis wird mit Hilfe eines Trepans oder

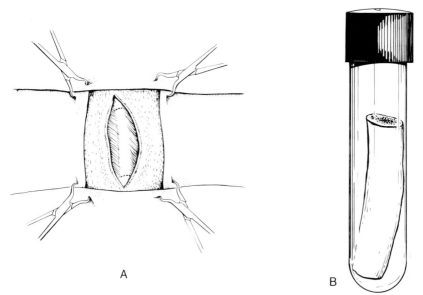

Abb. 3-2 Entnahme eines Rippentransplantates für die Knochenbank. (A) Der Knochen wird aseptisch von einem Spendertier entnommen und von allen Weichteilen befreit. (B) Jede Rippe wird einzeln in ein steriles Röhrchen oder ähnliches Gefäß eingelegt.

eines Steinmann-Nagels mit Trokarspitze geöffnet und die Spongiosa mit einem scharfen Löffel entnommen (Abb. 3-1E). Das Material sollte bis zur Übertragung in einer kleinen Schale (abgedeckt mit einem in Ringer-Laktat-Lösung getränkten Gazetupfer) aufbewahrt werden (Abb. 3-1F).

Knochenbank

Der Knochen wird unter strengster Asepsis von einem gesunden Spendertier derselben Spezies entnommen (Abb. 3-2A) [4]. Gewöhnlich werden bei der Entnahme alle Weichteile vom Knochen entfernt. Beim Hund sind Spendertiere einer großen Rasse im Alter von sechs bis acht Monaten vorzuziehen. Rippen eignen sich besonders, weil sie einen relativ hohen Anteil an Spongiosa besitzen.

Der entnommene Knochen wird in ein steriles Teströhrchen oder einen ähnlichen Behälter verbracht. Ringer-Lösung hält das Knochengewebe feucht und vermeidet Frostschäden bei der Lagerung. Zum zweckmäßigen Gebrauch sollte jeder Knochen in ein eigenes Gefäß gegeben werden (Abb. 3-2B). Das versiegelte und etikettierte Gefäß wird bei $-18°$ C oder niedrigeren Temperaturen aufbewahrt. So behandelte Knochen halten etwa ein Jahr.

Anwendung

Gebräuchlich sind kleine Knochenspäne, ein größerer Auflege- oder Brückenspan, Röhrentransplantate und der Einlege-, Verschiebe- oder Verriegelungsspan.

Knochenspäne

Knochenspäne (Abb. 3-3A) verwendet man bei frischen Frakturen, um Substanzverluste auszufüllen. Bei verzögerter Frakturheilung oder Pseudarthrosen werden sie nach Entfernen sklerotischen Gewebes und Mobilisierung des Periosts an der Frakturstelle angelagert. Das Anfrischen der Frakturenden, die Dekortikation, erfolgt gewöhnlich mit einem Raspatorium oder Meißel

3. Knochentransplantation 47

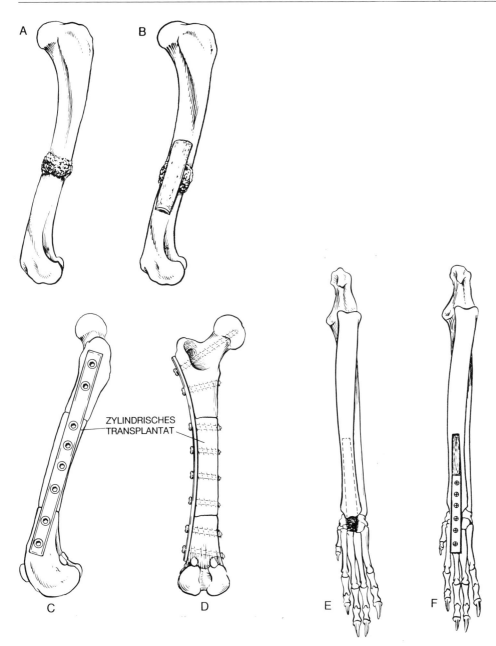

Abb. 3-3 Knochentransplantation. (A) Knochenspäne werden mit einer Luer-Zange gewonnen und zirkulär dem Frakturbereich angelagert. (B) Der Brückenspan (meist eine gespaltene Rippe) wird zusätzlich zu den Knochenspänen an der Frakturstelle außen aufgelegt. (C u. D) Röhrentransplantate verwendet man, um ein Diaphysensegment zu ersetzen. (E u. F) Der Verriegelungsspan dient vorwiegend zur Arthrodese. Bei der Panarthrodese des Karpalgelenkes wird er kranial aus dem distalen Abschnitt des Radius präpariert, in ein vorbereitetes Bett nach distal verlagert und dort fixiert.

und Hammer (Abb. 4-2C). Nachdem die Knochensegmente möglichst unter Kompression stabil fixiert sind, werden die Knochenspäne um die Frakturstelle herum zwischen das abgehobene Periost und die Kortikalis gelegt. Zu ihrer Herstellung kann eine Luer-Zange dienen.

Brückenspan

In Abbildung 3-3B ist ein Auflege- oder Brückenspan dargestellt. Zunächst wird sklerotisches Gewebe entfernt und das Periost mobilisiert und zurückgeschlagen. Wenn die Fraktur bzw. Pseudarthrose, möglichst unter Kompression, stabil fixiert ist, wird sie mit einem oder mehreren Auflegetransplantaten überbrückt. Der Brückenspan kann mit Knochenschrauben, Edelstahldrähten oder nur durch Vernähen der darüberliegenden Weichteile in Position gehalten werden. Wichtiger als die Befestigung des Transplantates ist eine stabile Fixation der Bruchstücke. Darüber hinaus empfiehlt es sich, auf die unbedeckten Teile des Frakturbereiches kleine Knochenspäne zu verteilen.

Knochenröhre

Indikationen für Röhrentransplantate [4, 5] (Abb. 3-3C u. D) können sein:
1. Nicht rekonstruierbare Splitter- und Trümmerbrüche der Diaphyse.
2. Frakturen mit fehlenden Segmenten.
3. Ersatz neoplastischer Knochenbereiche.
4. Atrophische Defektpseudarthrosen.

Es wird zunächst der vitale Knochen an seinen Enden rechtwinklig hergerichtet, dann eine in Größe und Länge passende, allogene Knochenröhre eingefügt und schließlich eine Spann-Gleitloch-Platte bei axialer Kompression angeschraubt. Funktionell verhalten sich die meisten Tiere wie Patienten mit einer rekonstruierten, durch Platte stabil fixierten Splitterfraktur. Der Ersatz des Allotransplantates geht langsam vonstatten. Es mag zwei Jahre dauern, bis das Transplantat durch körpereigenen Knochen substituiert ist. In den meisten Fällen kann die Platte aber nach 18 Monaten entfernt werden.

Verriegelungsspan

Der Einlege-, Verschiebe- oder Verriegelungsspan (Abb. 3-3E u. F) wird vorwiegend bei Arthrodesen verwendet. Nachdem das Gebiet operativ freigelegt ist, werden zwei parallele Längsschnitte so angelegt, daß das den Span bildende Mittelstück zwei Drittel der Knochenbreite einnimmt. Als nächstes wird das Transplantat mobilisiert, dann nach distal verschoben, um die angrenzenden Knochen(teile) zu überspannen, und schließlich in seinem vorher präparierten Bett verankert. Der verriegelte Bereich sollte bis zum Eintritt einer soliden, röntgenologisch nachweisbaren ossären Verbindung stabil fixiert bleiben.

Literatur

1. Petrow NN: Zur Frage nach der Quelle der Regeneration bei Knochenüberpflanzung. Langenbecks Arch Klin Chir 105: 914–923, 1914.
2. Müller ME, Allgöwer M, Schneider R et al: Manual der Osteosynthese. AO-Technik. Springer, Berlin, Heidelberg, New York 1977.
3. Rhinelander FW: Circulation of bone. In: Bourne G (ed): Biochemistry and Physiology of Bone. Vol. 2. 2nd ed. New York, Academic Press, pp. 2–76, 1972.
4. Brinker WO: Small Animal Fractures. East Lansing, Mich., Department of Continuing Education Services, Michigan State University, 1978.
5. Wadsworth PL, Henry WB: Entire segment cortical bone transplant. J Am Anim Hosp Assoc 12: 741–745, 1974.

4 Verzögerte Frakturheilung und Pseudarthrose

Von **verzögerter Frakturheilung** spricht man, wenn ein Knochenbruch nicht in der üblichen Zeit konsolidiert ist, von **Pseudarthrose,** wenn an der Bruchstelle keine osteogenetische Aktivität mehr festzustellen ist. Die Fragmente sind beweglich geblieben, eine Konsolidierung ohne operative Intervention erscheint nicht mehr möglich. Die häufigsten Ursachen dafür sind:

1. Unzureichende und zu kurz dauernde Ruhigstellung bzw. ihre wiederholte Unterbrechung.
2. Ungenügende Reposition.
3. Mangelhafte Blutversorgung infolge des ursprünglichen oder operativen Traumas.
4. Infektion. Eine Fraktur kann unter infizierten Verhältnissen heilen, jedoch ist die Heilung dann verzögert.
5. Knochensubstanz- bzw. Fragmentverlust bei einer offenen Verletzung oder operationsbedingt.

Verzögerte Frakturheilung

Häufigste Ursache einer verzögerten Frakturheilung ist Instabilität [1]. Bei der Röntgenuntersuchung läßt sich die Bruchlinie nachweisen, die Kallusbildung ist gering und der Frakturbereich zeigt eine aufgelockerte

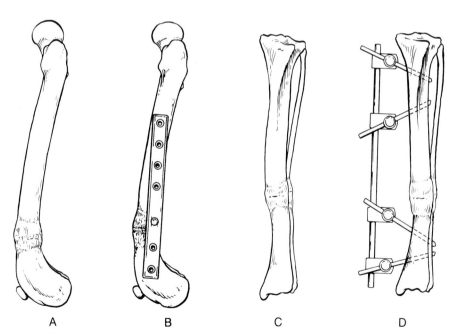

A   B   C   D

Abb. 4-1 Verzögerte Frakturheilung. (A) Verzögerte Heilung einer Femurfraktur, die nach zufriedenstellender Reposition mit einem Marknagel fixiert worden war. (B) Stabile Fixation mit einer Kompressionsplatte. (C) Verzögerte Heilung einer Tibiafraktur mit gutem Kontakt der Knochenenden, aber Valgusdeformität. (D) Der Knochen wurde gedeckt geradegerichtet und über Querstifte mit einer Kirschner-Schiene stabilisiert.

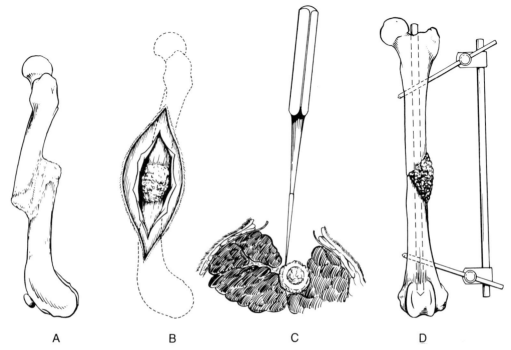

Abb. 4-2 (A) Verzögerte Frakturheilung mit Kallusbildung, Beweglichkeit an der Frakturstelle, Seitwärtsverlagerung und Knochenverkürzung sowie Schonung der Gliedmaße. (B–D) Darstellung des Frakturbereiches, Dekortikation (Freilegen der Kortikalis durch Mobilisieren des Kallus und veränderten Periosts), Reposition der Fragmente und Anlage von Knochenspänen unter die abgehobene Kallus- und Periostschicht. Stabile Fixation mit einem Marknagel und einer Kirschner-Schiene mit zwei Querstiften.

Struktur. Anzeichen einer osteogenetischen Aktivität liegen jedoch vor.

Die klinische Beurteilung und Behandlung variiert [2, 3]:
1. Bei befriedigender Reposition sollte für längere Zeit eine stabile Fixation angebracht bzw. belassen werden (Abb. 4-1A u. B).
2. Wenn einerseits ein guter Knochen-End-zu-End-Kontakt, andererseits aber eine Fehlstellung oder Verbiegung an der Bruchstelle besteht, sollte der Knochen geradegerichtet und ausreichend stabil fixiert werden. Die Korrektur kann im allgemeinen durch vorsichtigen, kräftigen Druck mit den Händen erreicht werden oder, indem man ein Hypomochlion zu Hilfe nimmt. Dieses Vorgehen ist einer operativen Mobilisierung vorzuziehen und spart viele Wochen Heilungsdauer (Abb. 4-1C u. D).
3. Ist die Reposition unbefriedigend, sollte operativ eingegriffen werden (Abb. 4-2A–D).

Pseudarthrose

Bei der Pseudarthrose unterscheidet man zwei Grundformen [4]:
1. **Hypertrophische, reaktive oder Elefantenfuß-Pseudarthrose.** Sie ist sowohl röntgenologisch als auch histologisch erkennbar an einer die Bruchenden auftreibenden Knochenproliferation mit dazwi-

schenliegendem Knorpel- und Fasergewebe (Abb. 4-3A). Wenn die Reposition befriedigend ist, genügt meist eine stabile Druckosteosynthese, z. B. mit der Spann-Gleitloch-Platte (Abb. 4-3B).

Als Alternative kommt die Mobilisierung, Dekortikation und Entfernung des sklerotischen Gewebes zwischen den Knochenenden in Betracht (Abb. 4-4). Nachdem die Fragmente mit einer Platte oder einem Marknagel mit zusätzlicher Kirschner-Schiene stabil fixiert worden sind, legt man im Bereich der aufgetriebenen Knochenenden Spongiosaspäne an.

2. **Atrophische oder reaktionslose Pseudarthrose.** Bei dieser Form ist röntgenologisch wie histologisch keine Knochenreaktion nachweisbar. Die Verbindung besteht hauptsächlich aus fibrösem Gewebe. Die Enden der Bruchstücke sind abgerundet und die Markhöhle ist mit Knochenbälkchen fest versiegelt (Abb. 4-4A).

Die Behandlung besteht in einer Revision der Fragmentenden mit großzügigem Anfrischen der Kortikalis, reichlicher Anlagerung von Spongiosaspänen und Anbringen einer stabilen Fixation. In manchen Fällen empfiehlt sich ein zusätzlicher Brückenspan. Die unentbehrliche Frakturstabilisierung wird entweder mit einer Platte oder mit der Kombination von Marknagel und Kirschner-Schiene erreicht. Die Heilung erfolgt langsam, so daß die Fixation über einen längeren Zeitraum (vier bis sechs Monate) verbleiben muß. Bei träger Reaktion kann eine zweite oder dritte Knochentransplantation nötig werden.

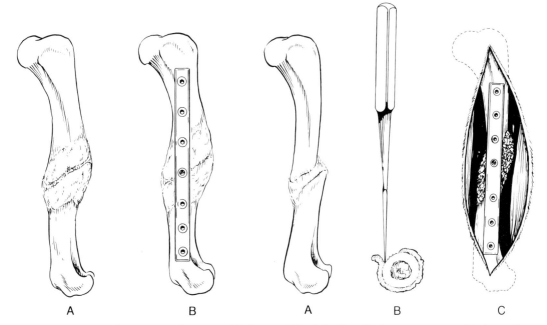

Abb. 4-3 Pseudarthrose – hypertrophische, reaktive oder »Elefantenfuß«-Form. (A) Die Bruchenden sind durch proliferative Knochenreaktion aufgetrieben, dazwischen liegt Knorpel- und Bindegewebe. (B) Die Behandlung besteht im Anbringen einer Kompressionsplatte.

Abb. 4-4 Pseudarthrose – atrophische oder reaktionslose Form. (A) Die Fragmente sind durch sklerotisches Gewebe verbunden. (B u. C) Die Behandlung umfaßt großzügiges Anfrischen der Kortikalis mit einem Meißel oder Raspatorium, Anbringen einer stabilen Fixation und Anlagerung von Spongiosaspänen.

Literatur

1. Watson-Jones R: Fractures and Injuries, Vol. 1. Baltimore, Williams & Wilkins, 1974.
2. Brinker WO: Fractures in Canine Surgery, 2nd Archibald edition. Santa Barbara, American Veterinary Publications, 1974, pp. 949–1048.
3. Brinker WO: Small Animal Fractures. East Lansing, Mich., Department of Continuing Education Services, Michigan State University, 1978.
4. Müller ME, Allgöwer M, Schneider R et al: Manual der Osteosynthese. AO-Technik. Springer, Berlin, Heidelberg, New York 1977.

5 Frakturen des Beckens

Beckenfrakturen machen in der Praxis etwa 20–30% aller Knochenbrüche aus. In den meisten Fällen handelt es sich um multiple Brüche, wobei drei oder mehrere Beckenknochen beteiligt sind. Offene Frakturen kommen hier selten vor [1, 11, 12].

Anatomie

Der in seiner Konstruktion an einen rechteckigen Kasten erinnernde Beckenring wird von den beiden Hüftbeinen (Ossa coxae) und dem Kreuzbein (Os sacrum) gebildet. Jedes Hüftbein besteht kranial aus dem Darmbein, ventral aus dem Schambein und kaudal aus dem Sitzbein (Abb. 5-1 u. 5-2). Dieses Gefüge ist von Muskeln und Weichteilen gut geschützt. Bei Frakturen mit geringer Dislokation dienen die Muskeln sehr wirkungsvoll der Ruhigstellung. Sind indes große Verschiebungen vorhanden, erschwert die Muskelkontraktion die Reposition.

Vorbericht und Untersuchung

Aus dem Vorbericht geht im allgemeinen ein traumatisches Geschehen mit plötzlichem Auftreten der Symptome hervor. In aller Regel ist das Becken an mehreren Stellen verletzt. Wenn eine Dislokation besteht, kann man davon ausgehen, daß mindestens drei oder noch mehr Knochen gebrochen sind.

Die **Untersuchung** umfaßt:
1. Allgemeinuntersuchung mit Beurteilung der Gesamtsituation.
2. Spezielle Beachtung möglicher Begleitverletzungen, die zu Komplikationen führen können (stumpfes Thoraxtrauma – Pneumothorax, Hämothorax, Lungenkontusion –, Riß der Harnblase oder Harnröhre, Verletzung der Wirbelsäule, Frakturen des Femurkopfes oder -halses), und neurologische Prüfung.
3. Palpation des Beckens, inklusive digitaler Untersuchung des Rektums.
4. Röntgenaufnahmen im ventrodorsalen und laterolateralen Strahlengang. Bei der lateralen Aufnahme sollte die betroffene

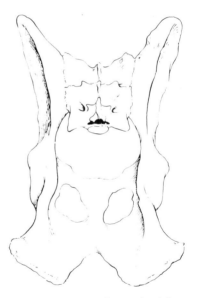

Abb. 5-1 Beckenring, Ansicht von kaudodorsal.

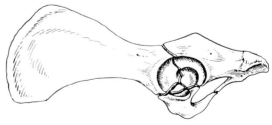

Abb. 5-2 Linkes Hüftbein eines jungen Hundes, Ansicht von lateral.

Seite unten liegen, das plattennahe Hüftgelenk gebeugt und das obere gestreckt sein. Durch geringe Neigung des Beckens erhält man eine Schrägprojektion, die es ermöglicht, beide Beckenhälften voneinander getrennt zu beurteilen.

Therapie

Man unterscheidet zwischen operativ und konservativ zu versorgenden Beckenfrakturen [2, 3].

Nichtoperativ (konservativ) können Beckenfrakturen mit geringer oder ohne Verschiebung der Fragmente, bei intaktem Azetabulum und im wesentlichen unversehrt gebliebenem Beckenring behandelt werden. Die Beckenmuskulatur trägt zur Frakturimmobilisierung bei. Eine perfekte anatomische Reposition ist mit Ausnahme der Pfannenbrüche zur funktionellen Wiederherstellung nicht notwendig. Im allgemeinen genügt es, wenn die Bewegung des Patienten durch Käfigruhe eingeschränkt und auf regelmäßigen Harn- und Kotabsatz geachtet wird. Um einem Dekubitus vorzubeugen, sollte das Lager gut gepolstert sein, insbesondere wenn ein Patient sich vorübergehend nicht fortbewegen kann; viele Tiere sind jedoch schon nach zwei Tagen, spätestens nach ein bis zwei Wochen in der Lage, aufzustehen und zu gehen. Die Heilungsdauer der Beckenbrüche entspricht etwa der von Frakturen anderer Lokalisation.

Operatives Vorgehen empfiehlt sich bei folgenden Situationen [3]:
1. Ausfall des N. ischiadicus (Notfallindikation).
2. Erhebliche Einengung der Beckenhöhle.
3. Fraktur des Azetabulum (Stufenbildung an der Gelenkfläche).
4. Instabilität im Hüftgelenk (z. B. bei ipsilateraler Darmbein-, Sitzbein- und Schambeinfraktur).
5. Ein- oder beidseitige Beckeninstabilität mit begleitender Femurluxation oder weiteren Gliedmaßenfrakturen.

Sorgfältiges Studium der Röntgenaufnahmen hilft Art und Lokalisation der Fraktur zu erkennen und einen geeigneten Operationszugang zu wählen. Bei multiplen Frakturen kann die Kombination mehrerer Zugänge notwendig sein, um das betroffene Gebiet ausreichend darzustellen. Die meisten Beckenfrakturen sind von einem ausgedehnten Muskeltrauma, Blutungen und anderen Verletzungen begleitet. Solche Bedingungen bedeuten ein erhöhtes Operationsrisiko. Will man mehrere Frakturen operativ versorgen, ist es ratsam, mit jenem Bruch zu beginnen, dessen Behandlung für das Tier am wichtigsten ist. Der Zustand des Patienten kann die Durchführung aller geplanten Eingriffe verbieten.

Reposition und Fixation sind einfacher und genauer zu erreichen, wenn sie innerhalb der ersten vier posttraumatischen Tage vorgenommen werden können. Jede Verzögerung erhöht die Schwierigkeit, Nerven und Blutgefäße zu schonen. Ein mehrtägiger Aufschub kann die operative Versorgung einschränken oder sogar verbieten. Hauptvorteile der Osteosynthese sind eine kurze stationäre Behandlung durch schnelle funktionelle Erholung und die weitgehende Vermeidung von Spätfolgen.

Zur Fixation können einzeln oder in Kombination Marknägel, Kirschner-Bohrdrähte, Kirschner-Schienen, Platten, Schrauben, Klammern und Stahldraht dienen. Klinische Kontrollen ergaben die höchste Erfolgsrate bei Verwendung von Platten und Schrauben [1, 2, 12].

Verletzungsformen

Diastase oder Luxation im Kreuz-Darmbein-Gelenk

Hierbei ist das Darmbein gewöhnlich nach kraniodorsal verschoben. Diese Verletzung ist fast immer von Frakturen des Scham- und Sitzbeins oder einer Trennung der Bek-

5. Frakturen des Beckens 55

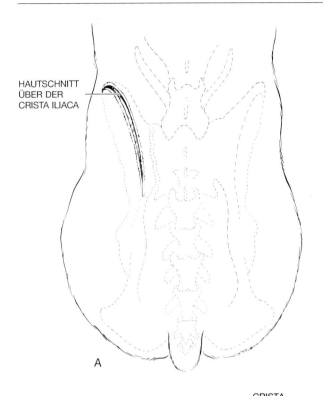

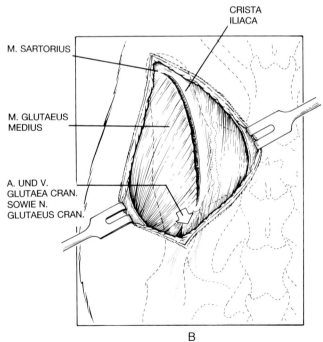

Abb. 5-3

56 Teil 1: Frakturen

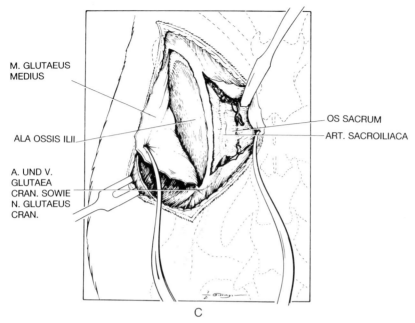

Abb. 5-3 Zugang zur Crista iliaca und zum Os sacrum. (A) Der Hautschnitt beginnt über der Crista iliaca und führt nach kaudal entlang der Spina iliaca dorsalis. (B) Nach Trennen des M. cutaneus trunci von glutäalem Fettgewebe und der Fascia glutaea wird der Ursprung des M. glutaeus medius entlang der Spina iliaca cranialis indiziert. (C) Der M. glutaeus medius wird subperiostal vom Darmbeinflügel und dem kranialen Bereich des Darmbeinkörpers abgehoben. Im kaudalen Bereich ziehen die A., V. und der N. glutaeus cranialis über die Spina iliaca dorsalis, von medial nach lateral kreuzend, in den M. glutaeus medius. Die Freilegung endet kurz davor, um diesen Gefäß-Nerven-Strang nicht zu verletzen.

kensymphyse begleitet, wodurch die betroffene Beckenhälfte instabil wird. In einigen Fällen bereitet die Adduktion der Beckengliedmaßen Probleme, oft bestehen beträchtliche Beschwerden. Die Tiere schonen die gleichseitige Beckengliedmaße für längere Zeit, insbesondere, wenn der lumbosakrale Nervenstamm mitbetroffen ist.

Operationszugang

In Abbildung 5-3 ist der dorsolaterale Zugangsweg dargestellt [3, 15 a u. b]. Der Hautschnitt beginnt dicht kranial der Crista iliaca und setzt sich nach kaudal über die Spina iliaca dorsalis fort (Abb. 5-3A). Nach Durchtrennen des M. cutaneus trunci, von glutäalem Fettgewebe und der Fascia glutaea wird der Ursprung des M. glutaeus medius entlang der Spina iliaca dorsalis cranialis inzidiert (Abb. 5-3B).

Der M. glutaeus medius wird subperiostal vom Darmbeinflügel und dem kranialen Bereich des Darmbeinkörpers abgehoben. Im kaudalen Bereich ziehen die A., V. und der N. glutaeus cranialis, die Spina iliaca dorsalis von medial nach lateral kreuzend, in den M. glutaeus medius (Abb. 5-3C). Die Freilegung endet kurz davor, um diesen Gefäß-Nerven-Strang nicht zu verletzen. Das medial zwischen Darmbeinflügel und Kreuzbein liegende Gewebe findet sich bei den meisten Patienten stark traumatisiert, so daß hier zur Darstellung der Gelenkflächen an Darm- und Kreuzbein schon ein kleiner Schnitt oder eine stumpfe Präparation genügt.

5. Frakturen des Beckens

Reposition und Fixation

Nachdem die Spina iliaca dorsalis freigelegt ist, wird sie imaginär in eine kraniale und kaudale Hälfte unterteilt. Die medial zu findende Gelenkfläche des Darmbeinflügels liegt direkt ventral der kaudalen Hälfte (Abb. 5-4A) [2, 3]. Danach werden die Kante des Darmbeinflügels mit einer Knochenhaltezange gefaßt und die Facies articularis des Kreuzbeins aufgesucht, um das Darmbein dirigieren zu können.

Zur Fixation werden der Größe des Tieres entsprechend eine oder zwei Zugschrauben durch den Darmbeinflügel in das Kreuzbein gesetzt (Abb. 5-4B u. C). Damit eine ausreichende Stabilität gewährleistet ist, sollte wenigstens eine Schraube weit in den Kreuzbeinkörper reichen. Dieser ist nur über ein kleines Areal im kranioventralen Bereich der sichtbaren Lateralfläche des Kreuzbeinflügels erreichbar [5, 6]. Deshalb empfiehlt es sich, das Darmbein vor der Repositon nach ventral zu verlagern und den Bohrkanal im Kreuzbeinkörper unter Sicht anzulegen. Wird eine zweite Zugschraube in den Kreuzbeinflügel gedreht, sollte sie kurz vor dem Wirbelkanal enden.

In manchen Fällen (z. B. bei sehr schweren Hunden, begleitenden Kreuzbeinfrakturen oder einigen bilateralen Brüchen) gibt ein beide Darmbeinflügel verbindender,

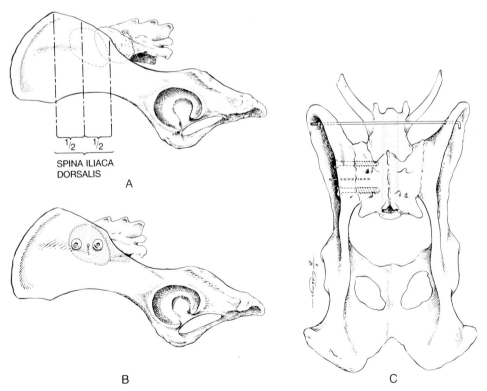

Abb. 5-4 Reposition und Fixation. (A) Die Reposition erfolgt durch Zug an einer Knochenhaltezange, mit der man den Rand des Darmbeinflügels faßt. (B) Sie kann vorübergehend durch einen Kirschner-Bohrdraht aufrechterhalten werden. (C) Zur endgültigen Fixation werden eine oder zwei Zugschrauben durch den Darmbeinflügel in das Kreuzbein gedreht und, bedarfsweise, beide Hüftbeine in Höhe der Cristae iliacae mit einem Querbolzen verbunden.

dorsal des 7. Lendenwirbels verlaufender Querbolzen zusätzliche Festigkeit. Hierzu kann ein gewindetragender Steinmann-Nagel dienen, dessen glattes Ende umgebogen wird, während man an seinem Gewindeteil eine Schraubenmutter befestigt (Abb. 5-4C).

Fallbeispiele

Fall 1. Abbildung 5-5A zeigt eine einseitige Luxation im Iliosakralgelenk mit begleitender Sitzbein- und Schambeinfraktur bei einem großwüchsigen Hund [3]. Vier Tage nach dem Trauma hatte das Tier noch kein Stehvermögen und beträchtliche Schmerzen bei jeder Bewegung. Zur Fixation wurden zwei Spongiosaschrauben verwendet (Abb. 5-5B). Die Stabilisierung des Kreuz-Darmbein-Gelenks förderte auch die Heilung der anderen Frakturen. Am Tag nach der Operation konnte der Patient bereits aufstehen.

Fall 2. In Abbildung 5-6A ist eine bilaterale Diastase im Kreuz-Darmbein-Gelenk mit Trennung der Beckensymphyse und einseitiger Femurluxation dargestellt. Es handelte sich um einen großen Hund, der nicht aufstehen konnte. Er lag mit gespreizten Beckengliedmaßen, da die Adduktion aufgehoben war. Nach Reposition wurden beide Iliosakralgelenke mit zwei Spongiosaschrauben fixiert (Abb. 5-6B). Die Stabilität im Azetabulum ist vor der Versorgung der Femurluxation wiederherzustellen. Der Hüftkopf mußte bei diesem Hund offen reponiert und die Gelenkkapsel vernäht werden. Die Extremitäten wurden für sechs Tage zusammengebunden (Abb. 5-24A), um einer abnormen Abduktion vorzubeugen.

Azetabulumfrakturen

Wenn Frakturen der Hüftgelenkspfanne [3, 4, 10, 13, 14] röntgenologisch weder in der ventrodorsalen noch in der lateralen Ebene eine Verschiebung erkennen lassen, können

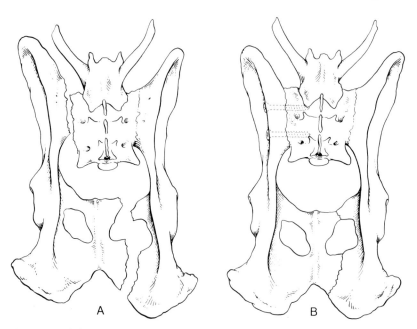

Abb. 5-5 (A) Einseitige Iliosakralgelenksluxation mit kontralateraler Sitzbein- und Schambeinfraktur bei einem erwachsenen, großwüchsigen Hund. (B) Zur Fixation des Kreuz-Darmbein-Gelenks wurden zwei Spongiosaschrauben verwendet.

5. Frakturen des Beckens 59

sie konservativ, mit konsequenter Bewegungseinschränkung behandelt werden. In manchen Fällen ist es ratsam, das Bein für ein bis zwei Wochen mit einer Ehmer-Schlinge hochzubinden.

Operativ versorgt werden sollten dagegen alle Azetabulumfrakturen mit einer Fragmentdislokation oder -instabilität. Bei der Bewegung des Hüftgelenkes fühlt man im allgemeinen eine Krepitation. Bleiben diese Fälle unbehandelt, entwickelt sich eine schmerzhafte, mit anhaltender Lahmheit verbundene Arthropathie.

Operationszugang

In Abbildung 5-7 ist der dorsale Zugang zum Hüftgelenk mit Osteotomie des Trochanter major dargestellt [3, 15]. Der leicht kaudal geschwungene Hautschnitt beginnt kurz unterhalb der dorsalen Medianlinie, verläuft über den Trochanter major und endet auf halber Höhe des Oberschenkels (Abb. 5-7A). Nach Inzision der Faszie am kranialen Rand des M. biceps femoris wird dieser nach kaudal gezogen (Abb. 5-7B) und der Verlauf des N. ischiadicus aufgesucht. Nunmehr wird der M. glutaeus superficialis wenige Millimeter oberhalb seiner Insertion am Trochanter major und M. vastus lateralis tenotomiert und nach dorsal umgeschlagen (Abb. 5-7C). Die sich anschließende Osteotomie des Trochanter major kann entweder unmittelbar distal der Endsehne des M. glutaeus profundus oder am Rande der Insertion des M. glutaeus medius erfolgen. Sie wird mit einem Flachmeißel ausgeführt.

Wurde der M. glutaeus profundus nicht mit dem Trochanter major abgesetzt, durchtrennt man seine Endsehne etwa 5 mm oberhalb der Insertion (Abb. 5-7D). Mittlerer und tiefer Kruppenmuskel werden dann gemeinsam von der darunterliegenden Gelenkkapsel abpräpariert. Die jetzt umzuschlagenden Muskeln werden nach kranial und dorsal mit einem Raspatorium bis zur ausreichenden Darstellung von Pfannen-

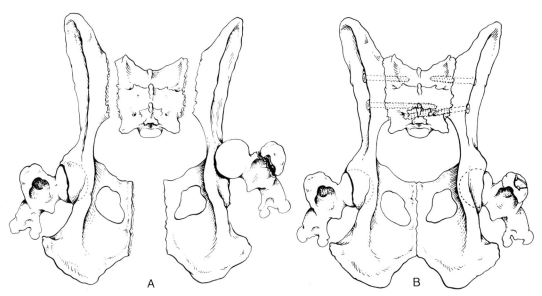

Abb. 5-6 (A) Ein großwüchsiger Hund mit einer bilateralen Diastase im Iliosakralgelenk und Trennung der Beckensymphyse sowie Luxatio ossis femoris. (B) Zuerst wurden beide Kreuz-Darmbein-Gelenke mit zwei Zugschrauben stabilisiert, danach der luxierte Hüftkopf reponiert.

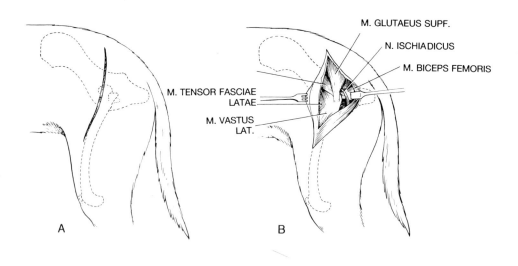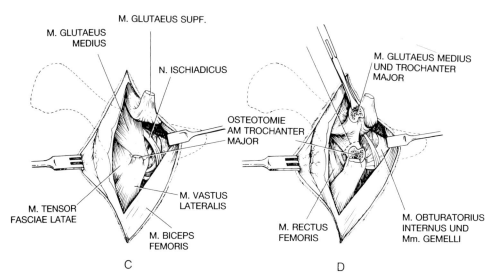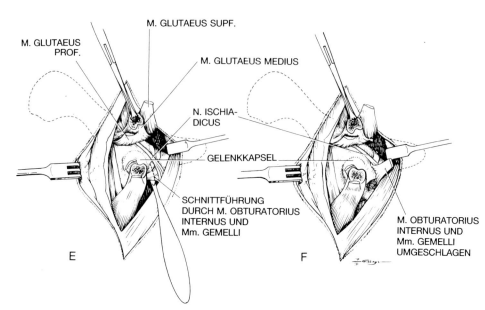

dach und Darmbeinkörper subperiostal abgelöst (Abb. 5-7E).

Um den kaudalen Rand des Azetabulum sowie den Sitzbeinkörper darzustellen, werden die Endsehnen des M. obturatorius internus und der Mm. gemelli unterminiert und nahe ihrer Insertion in der Fossa trochanterica durchtrennt. Dabei sollte für die spätere Naht genügend Sehnengewebe verbleiben. Durch Zurückschlagen dieser Muskelgruppe wird der N. ischiadicus schonend nach kaudal verlagert und der Sitzbeinkörper freigelegt (Abb. 5-7F).

Zur Prüfung der genauen Lage der Fragmente an der Gelenkfläche (Beurteilung des Pfannendachs genügt nicht!), muß die meist intakte Gelenkkapsel inzidiert werden. Der Kapselschnitt sollte nicht parallel zum Pfannenrand, sondern – am Frakturspalt beginnend – entlang der Längsachse des Schenkelhalses erfolgen. Mit dieser Schnittführung wird die arterielle Versorgung des Hüftkopfes kaum beeinträchtigt und eine Wiederherstellung der biomechanisch wichtigen Kapselstabilität ermöglicht [8].

Derselbe Zugang dient mit geringen Modifikationen auch bei Femurkopf- und Femurhalsfrakturen, die über den weniger traumatischen Zugang von kraniolateral (Abb. 6-10) nicht ausreichend übersichtlich darstellbar sind. Das weitere Vorgehen bei diesen Verletzungen wird in Kapitel 6 beschrieben.

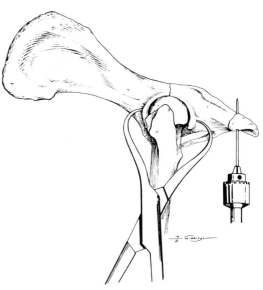

Abb. 5-8 Reposition einer Azetabulumfraktur mit Hilfe eines in den Sitzbeinhöcker eingedrehten Steinmann-Nagels, um damit das kaudale Bruchstück zu dirigieren.

Reposition und Fixation

Das Einrichten der Fragmente erfordert größte Sorgfalt, da selbst kleinste Inkongruenzen hier zu einer schmerzhaften Arthropathia deformans führen. Die Technik variiert mit Art und Lokalisation der Fraktur. In den meisten Fällen besteht sie aus einer Kombination von Zug, Gegenzug, Hebeln und Drehen. Ein durch die Haut in den Sitzbeinhöcker eingedrehter Bohrdraht hilft, das kaudale Bruchstück zu dirigieren

◄ **Abb. 5-7** Zugang zum Hüftgelenk von dorsal mit Osteotomie des Trochanter major. (A) Der leicht kaudal geschwungene Hautschnitt beginnt kurz unterhalb der dorsalen Medianlinie, verläuft über den Trochanter major und endet auf halber Höhe des Oberschenkels. (B) Nach Inzision der Faszie am kranialen Rand des M. biceps femoris wird dieser Muskel nach kaudal gezogen. (C) Der M. gluteus superficialis wird wenige Millimeter oberhalb seiner Insertion am Trochanter major tenotomiert und nach dorsal umgeschlagen. Dann wird das proximale Ende des Trochanter major, einschließlich der Endsehne des M. gluteus medius, mit einem Flachmeißel abgesetzt. (D) Die Endsehne des M. gluteus profundus durchtrennt man 5 mm vor ihrer Insertion. (E) Mit einem Meißel oder Raspatorium setzt sich die Ablösung dieser Muskel subperiostal nach dorsal und kranial fort bis das Pfannendach und der Darmbeinkörper ausreichend dargestellt sind. (E u. F) Nach Zurückschlagen der tenotomierten Mm. obturator internus und gemelli liegt auch der Sitzbeinkörper frei.

62 Teil 1: Frakturen

(Abb. 5-8). Selten ist die Fraktur nach der Reposition stabil, so daß sie während der Fixation gehalten werden muß. Bei weitgehend stabilen Querbrüchen kann man sich einer spitzen Repositionszange bedienen, die über den Trochanter major hinweg am kranialen und kaudalen Pfannenrand angesetzt wird. Für Schräg- und Mehrfachfrakturen eignen sich diese Zangen indes meistens nicht (s. Abb. 1-8, 1-9 u. 5-12). Hier ist es – wie am Azetabulum ganz allgemein – vorteilhaft, wenn eine passende, d. h. an einem Knochen entsprechender Größe vormodellierte Platte zu Verfügung steht [7, 8].

Die besten Ergebnisse werden mit der Plattenosteosynthese erzielt. Einige Frakturen eignen sich auch für die Anwendung von Nägeln, doch zeigen diese bereits vor Eintritt der Heilung eine Lockerungstendenz. Eine Zuggurtung mit Draht kommt allen-

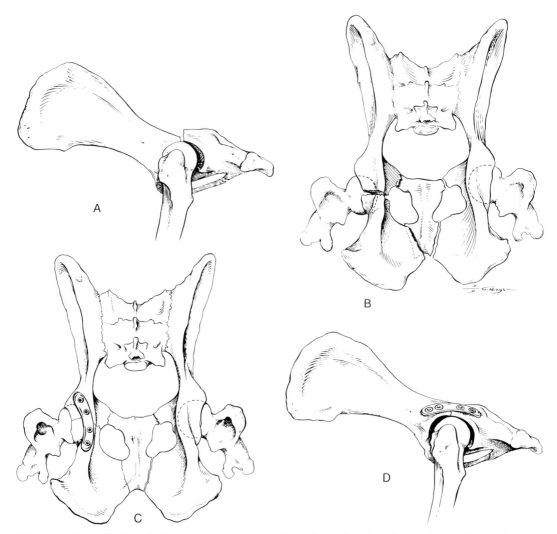

Abb. 5-9 (A u. B) Querfraktur des Azetabulum mit begleitender Sitzbein- und Schambeinfraktur. (C u. D) Bei der Plattenfixation sind auf beiden Seiten der Fraktur mindestens zwei Schrauben einzusetzen. Die Platte sollte dem Knochen optimal angepaßt sein.

5. Frakturen des Beckens 63

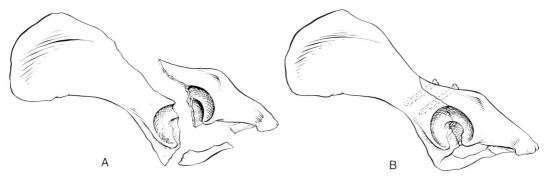

Abb. 5-10 (A) Schrägfraktur durch den kaudalen Teil des Darmbeinkörpers und das Azetabulum. (B) Bei ausreichend langen Bruchflächen kann die Fixation allein mit zwei Zugschrauben erfolgen.

falls bei stabilen, sich fest ineinander verzahnenden Frakturen in Betracht. Die Zugseite liegt dorsal, am Pfannendach, der bevorzugten und gewöhnlich einzigen Seite für eine Fixation.

Die Stabilität des Hüftgelenkes erfordert einen sorgfältigen Wundverschluß. Er besteht im Vernähen der Gelenkkapsel sowie der Endsehnen der Mm. obturatorius internus, gemelli und glutaeus profundus. Der abgesetzte Trochanter major wird mit einer Drahtzuggurtung wieder befestigt. Schließlich werden die verbleibenden Muskeln – M. glutaeus superficialis, M. biceps femoris und M. tensor fasciae latae – durch Naht in Position gebracht, gefolgt von der Fascia glutaea, dem subkutanen Gewebe und der Haut.

Fallbeispiele

Fall 1. Auf den Abbildungen 5-9A und B ist eine Querfraktur des Azetabulum mit Begleitbrüchen am Sitz- und Schambein zu sehen. Das Azetabulum wurde mit einer auf beiden Seiten der Fraktur durch zwei Schrauben fixierten Platte rekonstruiert (Abb. 5-9C u. D). Die Paßform der Platte sollte optimal sein. In den meisten Fällen werden mit der Rekonstruktion des Azetabulum auch die begleitenden Sitz- und Schambeinfrakturen bleibend reponiert.

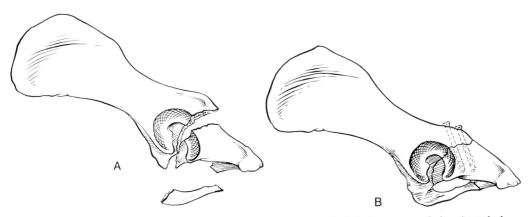

Abb. 5-11 (A) Schrägfraktur durch den kranialen Teil des Sitzbeinkörpers und das Azetabulum. (B) Zur Fixation dienten zwei Zugschrauben.

64 Teil 1: Frakturen

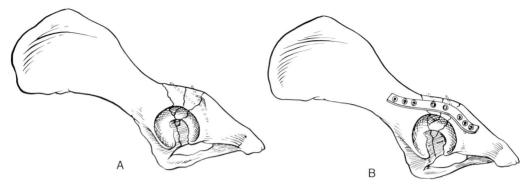

Abb. 5-12 (A) Multiple Azetabulumfraktur; die Bruchstücke wurden nacheinander reponiert und mit Bohrdrähten adaptiert. (B) Es wurde eine vorgebogene Platte angebracht; die mittleren Fragmente waren für eine Zugschraubenfixation zu klein.

Fall 2. Abbildung 5-10 zeigt eine Schrägfraktur durch den kaudalen Teil des Darmbeinkörpers und das Azetabulum (Abb. 5-10A). Nach der Reposition werden zunächst einer oder mehrere Kirschner-Bohrdrähte gesetzt, um die korrekte Lage der Fragmente aufrechtzuerhalten. Bei ausreichend langen Bruchflächen kann die Fixation allein mit zwei Zugschrauben erfolgen. Diese können je nach Frakturverlauf entweder von dorsal (Abb. 5-10B) oder von ventral eingedreht werden.

Fall 3. In Abbildung 5-11A verläuft eine Schrägfraktur durch den kranialen Teil des Sitzbeinkörpers und das Azetabulum. Hier dienten wiederum zwei Zugschrauben zur Fixation (Abb. 5-11B). Die Reposition konnte während des Einsetzens der Schrauben mit einer feststellbaren Repositionszange aufrechterhalten werden.

Fall 4. Abbildung 5-12 zeigt eine multiple Fraktur des Azetabulum. Die Bruchstücke wurden nacheinander reponiert und mit Kirschner-Bohrdrähten an ihrem Platz gehalten (Abb. 5-12A). Dann wurde eine vorgeformte Platte angeschraubt (Abb. 5-12B). Die zwei mittleren Fragmente waren für eine Zugschraubenfixation zu klein. Deshalb wurde die Gliedmaße während der ersten 10 postoperativen Tage mit einer Ehmer-Schlinge hochgebunden (Abb. 5-24B).

Darmbeinfrakturen

Die Mehrzahl der Darmbeinfrakturen [2, 3, 14–19] verlaufen schräg, wobei das kaudale Bruchstück häufig nach medial verlagert ist und die Beckenhöhle einengt. Einige Frakturen sind multipel, die meisten von Sitzbein- und Schambeinbrüchen begleitet.

Operationszugang

In Abbildung 5-13 ist der laterale Zugang zum Darmbein dargestellt [15, 18]. Der Hautschnitt beginnt über der Crista iliaca und wird nach kaudal in Richtung auf den Sitzbeinhöcker bis zur Lateralfläche des Trochanter major geführt (Abb. 5-13A). Mit Durchtrennen von subkutanem Fettgewebe und Faszie wird der Spalt zwischen dem M. glutaeus medius (dorsal), dem M. tensor fasciae latae (ventral) und dem M. sartorius (kranial) freigelegt. Die Mm. tensor fasciae latae und glutaeus medius haben eine gemeinsame aponeurotische Anheftung, die teils stumpf, teils scharf zu trennen ist (Abb. 5-13B).

Durch subperiostales Abheben der Mm. glutaeus medius und profundus legt

5. Frakturen des Beckens

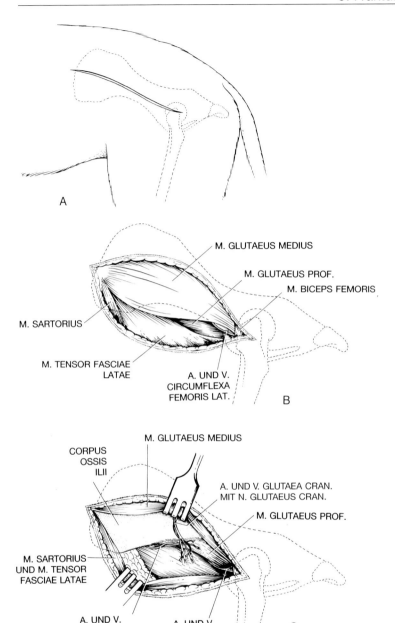

Abb. 5-13 Zugang zum Darmbein von lateral. (A) Der Hautschnitt beginnt über der Crista iliaca und wird nach kaudal in Richtung auf den Sitzbeinhöcker bis zur Lateralfläche des Trochanter major geführt. (B) Nach Durchtrennen von subkutanem Fettgewebe und Faszie liegt der Spalt zwischen dem M. glutaeus medius (dorsal), dem M. tensor fasciae latae (ventral) und dem M. sartorius (kranial) frei. (C) Der ventrale Rand und die Lateralfläche des Darmbeinkörpers und -flügels werden durch subperiostales Abheben der Mm. glutaeus medius und profundus freigelegt.

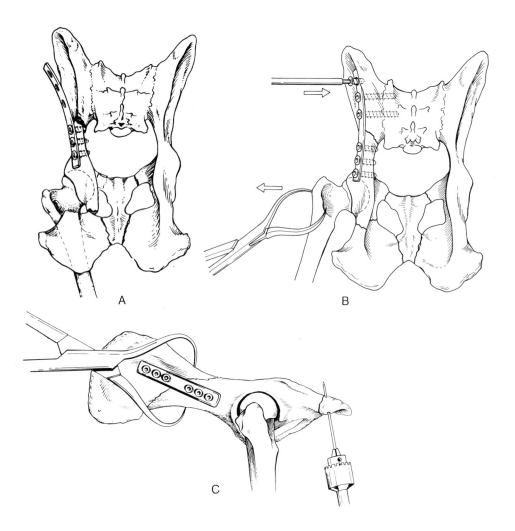

Abb. 5-14 Reposition und Fixation einer Darmbeinkörperfraktur. (A) Eine vorgebogene Platte wird zunächst an das kaudale Fragment angeschraubt. (B) Lateraler Zug am Trochanter major und medialer Druck auf das vordere Plattenende bewirken die Reposition aller Frakturen. Danach werden die kranialen Plattenschrauben eingesetzt. (C) Repositionszangen erhalten die Lage der Fragmente beim Eindrehen der vorderen Schrauben. Ein temporär in das Sitzbein plazierter Steinmann-Nagel kann hierzu ebenfalls dienlich sein.

man den ventralen Rand sowie die Lateralfläche des Darmbeinkörpers und -flügels frei (Abb. 5-13C). Hierbei sollten die A. und V. circumflexa femoris lateralis (direkt kranial des Acetabulum), der N. glutaeus cranialis (auf halbem Weg) sowie die A. und V. iliolumbalis (kranial, im Bereich der Spina alaris) geschont werden.

Reposition und Fixation

Das Einrichten erfolgt gewöhnlich durch Hebeln, Zug und Rotation. Das kaudale Bruchstück muß meist unter dem kranialen hervorgehebelt werden. Danach ist die Reposition aber noch unvollständig (Abb. 5-14A). Um die normale Weite der Beckenhöhle wiederherzustellen, muß man sich einer konkav gebogenen Platte bedienen. Die Platte wird zuerst am kaudalen Bruchstück befestigt. Beim Einsetzen der Plattenschrauben in das kraniale Fragment wird der Trochanter major mit einer Zange nach lateral gezogen und gleichzeitig das vordere Plattenende nach medial gegen das Darmbein gedrückt. Dabei werden die begleitenden Sitzbein- und Schambeinfrakturen mit reponiert (Abb. 5-14B). Zum Einrichten des kaudalen Bruchstücks kann ein in den Sitzbeinhöcker gedrehter Bohrdraht dienlich sein. Feststellbare Knochenhalte- und -repositionszangen erleichtern die Aufrechterhaltung der korrekten Fragmentlage während der Fixation (Abb. 5-14C).

Es wurden zahlreiche Fixationsmethoden am Darmbein erprobt. Die besten Ergebnisse werden mit der Plattenosteosynthese erzielt [4]. Nägel tendieren dazu, sich noch vor Konsolidierung der Fraktur zu lockern und auszuwandern. Darüber hinaus ist es sehr schwierig, sie in eine effektive Position zu bringen. Knochenklammern wie auch die Kirschner-Schiene neigen gleichfalls zur Lockerung, so daß die Reposition wieder verlorengeht.

Für lange Schrägfrakturen des azetabulumnahen Bereichs genügen zwei Zugschrauben, doch ist es mitunter schwierig, sie richtig zu plazieren (Abb. 5-15). Bei multiplen Darmbeinbrüchen wird die Schraubenfixation mit einer Platte kombiniert.

Fallbeispiele

Die Fälle 1–4 veranschaulichen Situationen, in denen die Plattenosteosynthese Methode der Wahl ist. In Fall 5 werden alternative Verfahren beschrieben.

Fall 1. In Abbildung 5-16A ist eine Darmbeinfraktur mit u. a. gleichseitigen Sitzbein- und Schambeinbrüchen dargestellt. Diese Frakturkombination bedingt eine Einengung der Beckenhöhle sowie Instabilität im Hüftgelenk. Meistens genügt es, die Darmbeinfraktur zu versorgen. Damit die normale Weite der Beckenhöhle wiederhergestellt und die Sitzbeinfraktur ausgerichtet wird, muß die Platte konkav gebogen sein (Abb. 5-16B).

Fall 2. Abbildung 5-17A zeigt eine ipsilaterale Darmbein-, Sitzbein- und Schambeinfraktur mit kontralateraler Diastase im

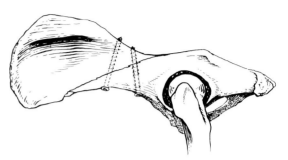

Abb. 5-15 Bei langen Schrägfrakturen des Darmbeinkörpers kann eine Zugschraubenfixation genügen. Es müssen mindestens zwei Schrauben anzubringen sein. Eine Schraube alleine gibt keine ausreichende Stabilität.

Kreuz-Darmbein-Gelenk. Wenn das Iliosakralgelenk und der Darmbeinbruch in korrekter Position stabil fixiert werden, korrigieren sich die übrigen Frakturen in befriedigender Weise selbst.

Zuerst wurde das Kreuz-Darmbein-Gelenk mit zwei Zugschrauben stabilisiert. Dadurch erleichterte sich die Reposition der gegenüberliegenden Seite. Das Darmbein wurde über den Zugang von lateral freigelegt und mit einer Platte fixiert (Abb. 5-17B).

Merke: Die Platte wird konkav gebogen, damit der normale Durchmesser der Beckenhöhle wiederhergestellt und die Sitzbeinfraktur eingerichtet wird.

Fall 3. Aus Abbildung 5-18A ist eine Schrägfraktur des Darmbeins und eine in das Azetabulum ziehende Sitzbeinfraktur ersichtlich. Zur Lokalisation des Frakturverlaufs im Azetabulum und für die Planung der Operation ist eine laterale Röntgenaufnahme mit Schrägprojektion des Beckens hilfreich.

Zuerst wurde das Darmbein reponiert und fixiert (Abb. 5-18B u. C). Damit war das kraniale Pfannenbruchstück stabilisiert und die Rekonstruktion des Azetabulum vereinfacht. Das Einrichten des Sitzbeins erfolgte mit Hilfe eines temporär in den Sitzbeinhöcker gedrillten Bohrdrahts und

68 Teil 1: Frakturen

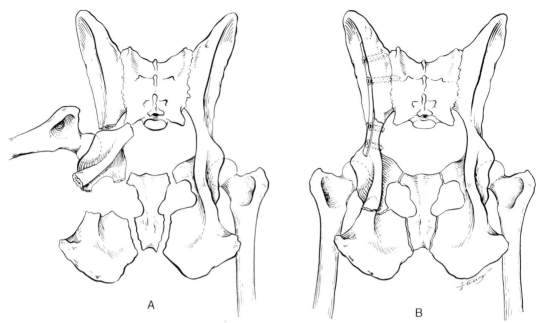

Abb. 5-16 (A) Ipsilaterale Darmbein-, Sitzbein- und Schambeinfraktur. Es besteht eine Einengung der Beckenhöhle und Instabilität im Hüftgelenk. (B) Meistens reicht eine rigide Fixation des Darmbeins aus. Um die normale Weite der Beckenhöhle wiederherzustellen und die übrigen Frakturen einzurichten, sollte die Platte am Darmbein konkav sein.

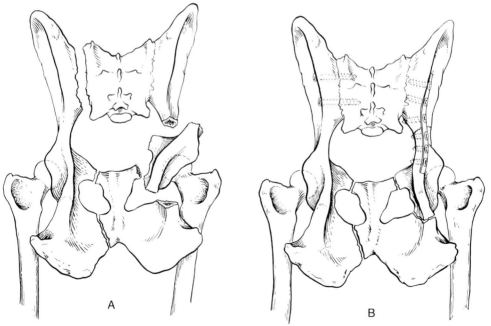

Abb. 5-17 (A) Darmbeinfraktur kombiniert mit gleichseitigen Frakturen des Sitz- und Schambeins sowie kontralateraler Diastase im Iliosakralgelenk. (B) Das Kreuz-Darmbein-Gelenk wurde mit zwei Spongiosaschrauben stabilisiert; die Darmbeinfraktur mit einer Platte fixiert.

5. Frakturen des Beckens

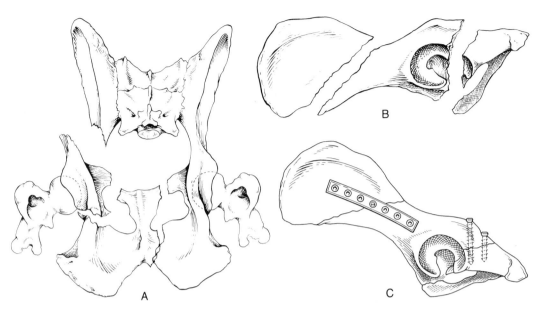

Abb. 5-18 (A) Schrägfraktur des Darmbeins und eine in das Azetabulum ziehende Sitzbeinfraktur. (B u. C) Durch Osteosynthese des Darmbeins war das vordere Pfannenbruchstück stabilisiert und die anschließende Rekonstruktion des Azetabulum erleichtert. Mit Hilfe eines in den Sitzbeinhöcker eingedrehten Nagels und einer Repositionszange wurde das Sitzbein in seine korrekte Lage gebracht und dort während des Einsetzens der Zugschrauben gehalten.

einer Repositionszange. Sie halfen auch, die korrekte Fragmentlage während des Einsetzens der Zugschrauben aufrechtzuerhalten.

Fall 4. Frakturkombinationen, wie sie in Abbildung 5-19C und D dargestellt sind, werden am besten durch Verbindung des lateralen Zuganges zum Darmbein mit einer Trochanterosteotomie und Darstellung des Hüftgelenkes von dorsal freigelegt (Abb. 5-19A u. B). Die gleichzeitige Zugänglichkeit beider Frakturbereiche erleichtert die Reposition.

Ipsilaterale Darmbein- und Azetabulumfrakturen können entweder gemeinsam durch eine lange, dreidimensional modellierbare Rekonstruktionsplatte [7] oder getrennt mit zwei Platten fixiert werden. Werden zwei Platten verwendet, empfiehlt es sich, zuerst die Darmbeinfraktur zu versorgen. Die sich anschließende Azetabulumosteosynthese erfolgt im Falle einer Querfraktur bevorzugt unter axialer Kompression mit der Spann-Gleitloch-Platte.

Fall 5. In Abbildung 5-20 sind alternative Fixationsverfahren dargestellt. Wenn Bohrdrähte oder Nägel verwendet werden, sind mindestens zwei erforderlich, damit die Fragmente rotationsstabil fixiert sind, sich die Nägel nicht lockern und auswandern. In vielen Fällen ist es schwierig, sie richtig einzusetzen.

Die Darstellung des Frakturbereichs erfolgt über den lateralen Zugang (Abb. 5-13). Zur Fixation werden zwei Nägel entweder vom ventralen Darmbeinrand aus eingedreht oder man verwendet an beiden Enden angespitzte Bohrdrähte bzw. Nägel und führt diese dann retrograd ein. Zusätzliche Stabilität bietet eine Drahtnaht oder eine an zwei Schrauben verankerte Drahtschlinge in Achtertour (Abb. 5-20B u. C). Eine Druckosteosynthese mit zwei Zugschrauben (Abb. 5-20D) ist den drei zuvor genannten Methoden überlegen. Sie eignet sich am besten für lange Schrägfrakturen im azetabulumnahen Bereich, weil hier den Schrau-

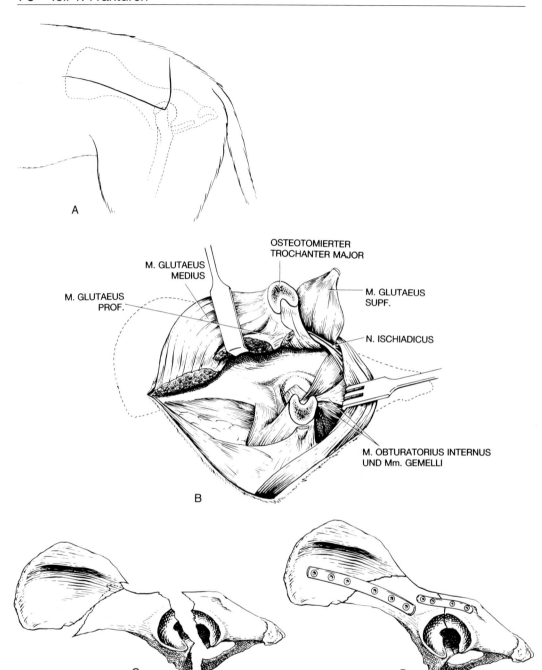

Abb. 5-19 (A u. B) Kombinierte Darmbein- und Azetabulumfrakturen können durch Verbindung des lateralen Zuganges zum Darmbein mit einer Trochanterosteotomie und Darstellung des Hüftgelenkes von dorsal freigelegt werden. (C) Bruchlinienverlauf im Os ilium und gleichseitigen Azetabulum. (D) Es wurden beide Frakturen getrennt mit einer Plattenosteosynthese versorgt, zuerst das Darmbein, dann das Azetabulum.

5. Frakturen des Beckens 71

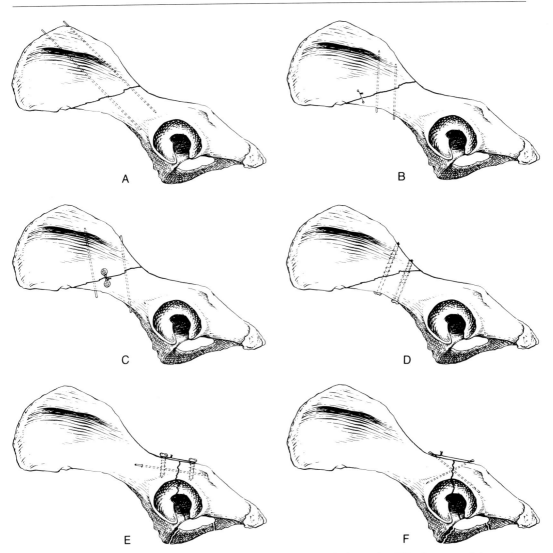

Abb. 5-20 Alternative Fixationsverfahren. (A) Wenn Bohrdrähte oder Nägel verwendet werden, sind mindestens zwei erforderlich, damit die Fragmente rotationsstabil fixiert sind und sich die Implantate nicht lockern. (B) Sie werden vom ventralen Darmbeinrand oder bei beidseitiger Spitze retrograd eingesetzt. Eine Knochennaht bietet zusätzliche Stabilität. (C) Schrägfraktur, die mit zwei Bohrdrähten, zwei Schrauben und einer Achter-Drahtschlinge stabilisiert wurde. (D) Eine Druckosteosynthese mit zwei Zugschrauben ist den unter A, B und C dargestellten Methoden überlegen. (E) Bei stabil verzahnten Querfrakturen des Azetabulum kann eine Drahtzuggurtung um zwei Schrauben ausreichend sein. Nach der Reposition wird zuerst ein die Bruchlinie kreuzender Bohrdraht eingedrillt, um die Lage der Fragmente aufrechtzuerhalten und die Fraktur zu stabilisieren. (F) Fixation mit Kreuzspickung und Verspannung der Bohrdrähte durch einen dorsalen Zuggurtungsdraht.

72 Teil 1: Frakturen

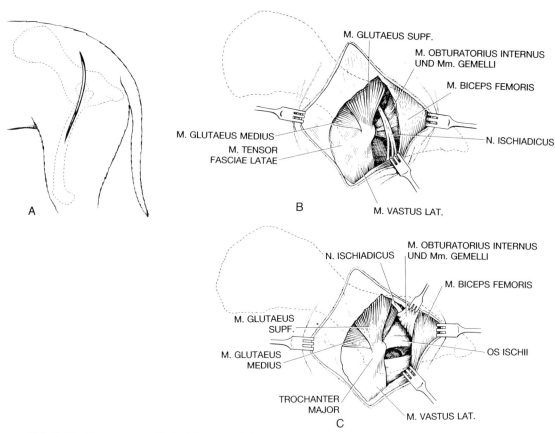

Abb. 5-21 Zugang zum Sitzbeinkörper. (A) Der leicht kaudal geschwungene Hautschnitt beginnt kurz vor der dorsalen Medianlinie, verläuft über den Trochanter major und endet auf halber Höhe des Oberschenkels. (B) Nach Inzision der tiefen Faszie am kranialen Rand des M. biceps femoris wird dieser Muskel nach kaudal gezogen. (C) Die miteinander verbundenen Endsehnen des M. obturator internus und der Mm. gemelli werden unterfahren und nahe ihrer Insertion in der Fossa trochanterica durchtrennt.

ben genügend kompakte Knochensubstanz zur Verfügung steht.

Stabile, sich fest ineinander verzahnende Querfrakturen des Azetabulum können mitunter nach dem Zuggurtungsprinzip mit einer Drahtschlinge fixiert werden, die dorsal in Achtertour um zwei Schrauben geführt wird (Abb. 5-20E). Nach der Reposition wird zuerst ein die Bruchlinie kreuzender Bohrdraht eingedrillt, um einerseits die Lage der Fragmente aufrechtzuerhalten und zum anderen die Stabilität der Fixation zu verbessern.

Bei kleinen Hunden und Katzen mag zur Fixierung einer stabilen Pfannenquerfraktur auch eine Kreuzspickung mit Bohrdrähten und deren Verspannung durch eine dorsale Zuggurtungsdrahtschlinge in Frage kommen (Abb. 5-20F). Der N. ischiadicus verläuft unmittelbar dorsal des kaudalen Bohrdrahtes, worauf bei dieser Fixation besonders geachtet werden muß.

Sitzbeinfrakturen

Die Mehrzahl der Sitzbeinfrakturen [2, 3, 14] kommt zusammen mit Darmbein- oder

Azetabulumbrüchen bzw. einer Diastase im Kreuz-Darmbein-Gelenk vor. Wenn diese Verletzungen korrekt reponiert und stabilisiert sind, bedarf das Sitzbein meist keiner weiteren Behandlung, es sei denn, es handelt sich um eine instabile, nahe dem Azetabulum gelegene Sitzbeinkörperfraktur.

Operationszugang

In Abbildung 5-21 ist der Zugang zum Körper des Sitzbeins [15] dargestellt. Der leicht kaudal geschwungene Hautschnitt beginnt kurz vor der dorsalen Medianlinie, verläuft über den Trochanter major und endet auf halber Höhe des Oberschenkels. Nach Spreizen der Wundränder wird die tiefe Faszie am kranialen Rand des M. biceps femoris inzidiert.

Wenn der M. biceps femoris nach kaudal gezogen ist, sollte der N. ischiadicus aufgesucht werden (Abb. 5-21B). Die miteinander verbundenen Endsehnen der Mm. obturator internus und gemelli werden unterfahren und nahe ihrer Insertion in der Fossa trochanterica durchtrennt. Mit dem Zurückschlagen dieser Muskeln werden der N. ischiadicus nach kaudal verlagert und der Sitzbeinkörper freigelegt. Der Nerv darf nicht überdehnt oder komprimiert werden. In manchen Fällen ist es besser, ihn von seinen begleitenden Gefäßen (A. und V. glutaea caudalis) stumpf zu trennen und mit einem Nabelband nach kranial zu verlagern [9].

Reposition und Fixation

Zur Stabilisierung können ein Steinmann-Nagel, ein dicker Kirschner-Bohrdraht (bedarfsweise in Verbindung mit Cerclagendraht) oder eine Platte dienen.

Der Nagel ist, sofern sich die kaudale Bruchfläche ausreichend vorlagern läßt, besser retrograd, andernfalls von einem kaudomedial des Sitzbeinhöckers gelegenen Punkt einzudrehen. Das kaudale Fragment wird mit seiner Hilfe in die korrekte Position gebracht. Um die Stabilität zu verbessern, kann man zusätzlich eine Draht-(Hemi-)Cerclage (bei Schrägfraktur) bzw. Drahtnaht (bei Querfraktur) anbringen (Abb. 5-22A). Der Cerclagendraht wird um bzw. durch den Knochen geführt, bevor reponiert und der Bohrdraht oder Nagel in das kraniale Fragment vorgetrieben wird.

In manchen Fällen ist die Plattenosteosynthese vorzuziehen. Da das Anmodellieren der Platte in diesem Bereich schwierig ist, empfiehlt es sich, vorgebogene Platten zu verwenden. Zur Verankerung sollten mindestens zwei Schrauben beidseits der Frakturlinie gesetzt werden (Abb. 5-22B).

Abrißfrakturen des Sitzbeinhöckers

Die meisten Frakturen des Sitzbeinhöckers [2, 3] haben keine anhaltende Lahmheit zur Folge, wenngleich bei konservativer Behandlung häufig eine Pseudarthrose entsteht [1, 11]. Wenn ein größeres Fragment nach distal verlagert ist und der Patient erhebliche Beschwerden zeigt, wird operativ interveniert.

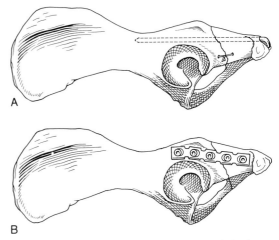

Abb. 5-22 (A) Nach der Reposition wird ein Nagel von kaudal über die Frakturstelle hinweg in das kraniale Fragment getrieben, bis der Nagel dort fest verankert ist. Eine zusätzliche Drahtnaht erhöht die Stabilität. (B) Plattenfixation.

74　Teil 1: Frakturen

Operationszugang

Die Haut wird längs über dem Sitzbeinhöcker durchtrennt. Dieser Schnitt setzt sich durch subkutanes Fettgewebe und Faszie bis auf den Knochen fort. Um das Frakturgebiet freizulegen, werden die hier inserierenden Muskeln subperiostal abgehoben.

Reposition und Fixation

An der Ventralfläche des Sitzbeinhöckers nimmt die kräftige Hinterbackenmuskulatur (M. biceps femoris, M. semitendinosus und M. semimembranosus) ihren Ursprung. Bei Kontraktion dieser Muskeln wird das abgerissene Fragment nach distal verlagert (Abb. 5-23A). Der reponierte Sitzbeinhöcker wird zunächst mit zwei Kirschner-Bohrdrähten temporär fixiert. Zur endgültigen Befestigung verwendet man eine oder zwei Zugschrauben (Abb. 5-23B).

Lösung oder Fraktur der Beckensymphyse

Durch ein Trauma können beide Hüftbeine in der Beckensymphyse [2, 3] voneinander getrennt sein. Diese Verletzung findet sich vorwiegend im Wachstumsalter, bevor die Symphyse verknöchert ist. Zusätzlich kann eine Trennung im Iliosakralgelenk bestehen. Das Standvermögen der Tiere wird dadurch erheblich beeinträchtigt. Die Beckengliedmaßen werden auseinandergespreizt, da keine Adduktion möglich ist. Sind andere Verletzungen des Beckenrings vorhanden (z. B. am Darmbein, Azetabulum oder Iliosakralgelenk), ergibt deren Behandlung meist soviel Stabilität, daß sich ein Eingriff an der Beckensymphyse erübrigt.

Operationszugang

Zur Darstellung der ventralen Fläche des Beckenbodens [2, 3, 17] wird die Haut bei

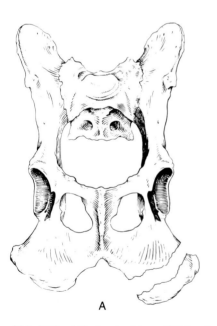
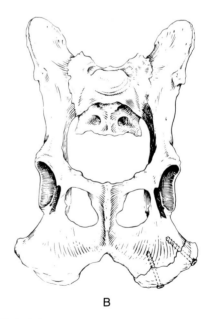

A　　　　　　　　　　　　B

Abb. 5-23 (A) An der Ventralfläche des Sitzbeinhöckers nimmt die kräftige Hinterbackenmuskulatur (M. biceps femoris, M. semitendinosus und M. semimembranosus) ihren Ursprung. (B) Das abgerissene Fragment wird zunächst mit zwei Kirschner-Bohrdrähten temporär fixiert. Zur endgültigen Befestigung verwendet man eine oder zwei Zugschrauben.

5. Frakturen des Beckens

Hündinnen und Katzen median über der Symphyse, bei Rüden paramedian entlang des Präputiums durchtrennt. In gleicher Länge wird die Faszie inzidiert und der Penis zur Seite verlagert. Dann führt ein Medianschnitt durch die Linea alba, der die paarigen Mm. graciles und adductores trennt und die Symphyse freilegt. Die Muskeln werden subperiostal mobilisiert und beiseitegehalten.

Reposition und Fixation

Häufig genügt es, die Beckengliedmaßen für einige Tage oder eine Woche zusammenzubinden, so daß keine abnorme Abduktion erfolgen kann. Wenn die Begleitverletzungen eine solche Maßnahme nicht erlauben, kommt die operative Fixation der Symphyse mit Drahtcerclagen oder Drahtnähten in Betracht.

Fallbeispiele

Fall 1. Abbildung 5-24A zeigt einen Hund, dessen Beckengliedmaßen zusammengebunden wurden, um bis zur Wiederherstellung der Adduktionsfähigkeit ein Auseinandergrätschen zu verhindern. Eine Ehmer-Schlinge (Abb. 5-24B) dient hauptsächlich zur Entlastung der Hinterextremität. Sie schützt Frakturen und beugt einer Reluxation im Hüftgelenk vor.

Fall 2. In Abbildung 5-25 ist eine Trennung der Beckensymphyse mit gleichzeitiger Verletzung des Iliosakralgelenks und Luxation einer Beckenhälfte dargestellt. Nach Reposition wurde die Symphyse mit zwei Drahtnähten fixiert (Abb. 5-25B). Damit verbesserte sich auch die Situation im Iliosakralgelenk. Alternativ hätte man das reponierte Kreuz-Darmbein-Gelenk mit ein oder zwei Zugschrauben stabilisieren können.

In Fehlstellung verheilte Frakturen mit Einengung der Beckenhöhle

Abbildung 5-26 zeigt ein in Fehlstellung geheiltes Becken mit ausgeprägter Einengung der Beckenhöhle. Diese Situation kann eine konstante oder rezidivierende Obstipation bedingen. Um den Beckendurchmesser zu erweitern und eine normale Defäkation wieder zu ermöglichen, wird die

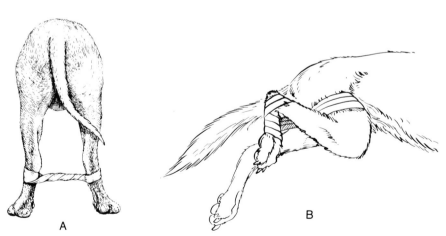

Abb. 5-24 (A) Um ein Auseinandergrätschen zu verhindern, werden die Beckengliedmaßen solange zusammengebunden, bis die Heilung begonnen hat und die Adduktionsfähigkeit wiederhergestellt ist. (B) Eine einfache Ehmer-Schlinge dient hauptsächlich zur Entlastung der Hinterextremität. Sie schützt Frakturen und beugt einer Reluxation im Hüftgelenk vor.

76　Teil 1: Frakturen

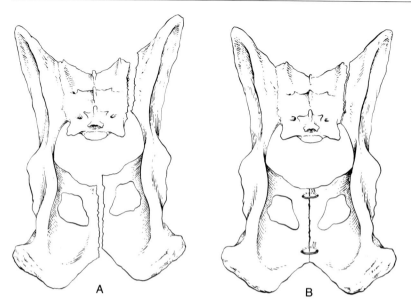

Abb. 5-25 (A) Trennung der Beckensymphyse und gleichzeitige Verletzung des Iliosakralgelenks mit Luxation einer Beckenhälfte. (B) Situation nach Reposition und Fixation der Symphyse mit zwei Drahtnähten.

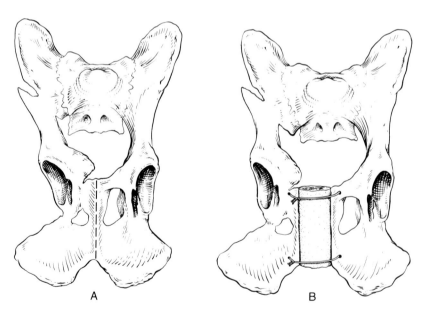

Abb. 5-26 (A) In Fehlstellung verheilte Frakturen mit Einengung der Beckenhöhle können eine konstante oder intermittierende Obstipation bedingen. (B) Um den Beckendurchmesser zu erweitern und eine normale Defäkation wieder zu ermöglichen, wird die Beckensymphyse von ventral dargestellt und mit einer oszillierenden Säge längs durchtrennt. Beide Beckenhälften werden dann vorsichtig auseinandergedrängt und durch ein mit Drahtnähten fixiertes Knochentransplantat (aus dem Darmbeinkörper) auf Distanz gehalten.

Beckensymphyse von ventral dargestellt und mit einer oszillierenden Säge längs durchtrennt. Beide Beckenhälften werden dann vorsichtig auseinandergedrängt und durch ein mit Drahtnähten fixiertes Knochentransplantat (aus dem Darmbeinkörper) auf Distanz gehalten.

Postoperative Therapie von Beckenfrakturen

Eine sorgfältige Blutstillung hilft Komplikationen bei der Wundheilung zu vermeiden. Die Wunde wird schichtweise verschlossen. Dies sollte insbesondere im Bereich des Hüftgelenkes anatomiegerecht erfolgen, um eine rasche funktionelle Wiederherstellung zu ermöglichen.

Hautnekrosen als Folge einer Durchblutungsstörung kommen selten vor. Sie beruhen auf einer unfallbedingten Gewebsschädigung und/oder unnötiger Zerstörung des subkutanen Bindegewebes während der Operation. Kleine Nekrosezonen können im allgemeinen konservativ behandelt werden. Bei größeren Arealen ist jedoch ein Sekundärverschluß indiziert. Ein wesentlicher Bestandteil der Nachbehandlung ist die Pflege. Besondere Aufmerksamkeit sollte dem Appetit, Harn- und Kotabsatz sowie der Sauberkeit des Patienten gewidmet werden. Kann sich das Tier nicht fortbewegen, besteht die Gefahr eines Dekubitus. Ein trockenes, weichgepolstertes Lager hilft, derartige Komplikationen zu vermeiden.

In welchem Maße Bewegung zu erlauben bzw. einzuschränken ist, hängt vom Einzelfall, von der Art der Verletzung und der Stabilität der Fixation ab. Wenn eine gute Stabilisierung möglich war, sind dosierte Bewegungen ratsam. Die lokale Ruhigstellung mit Hilfe einer Ehmer-Schlinge über fünf bis zehn Tage kommt vorwiegend nach Reposition einer Femurluxation, selten bei Frakturen des Azetabulums, des Femurkopfes oder -halses in Betracht (Abb. 5-24B).

Wenn die Adduktion durch Frakturen im Bereich der Beckensymphyse oder aufgrund eines Muskeltraumas Probleme bereitet, kann eine bewegungseinschränkende Bandage bzw. Fußfessel für fünf bis sieben Tage angezeigt sein (Abb. 5-24A). Bei multiplen Frakturen sollte der Patient ganz allgemein konsequent ruhiggestellt werden.

Beckenfrakturen benötigen zur Heilung die übliche Zeitspanne von sechs bis zehn Wochen. Während dieser Zeit sind Bewegungsstörungen zu erwarten.

Knochenplatten und Schrauben werden gewöhnlich belassen, sofern keine Gegenindikationen bestehen. Röntgenologisch kann man bei Spätkontrollen meist keine Anzeichen einer Implantatlockerung, Veränderung der Knochendichte oder »stress protection« feststellen. Bei anderen Fixationsverfahren (z. B. Marknagelung oder Osteosynthese mit externer Schienung) empfiehlt es sich, die Implantate nach Konsolidierung der Fraktur zu entfernen.

Literatur

1. Böhmer E: Beckenfrakturen und -luxationen bei der Katze in den Jahren 1975–1982. Vet Med Diss München, 1985.
2. Brinker WO: Fractures in Canine Surgery. 2nd Archibald ed. Santa Barbara, American Veterinary Publications, 1974, pp 949–1048.
3. Brinker WO: Small Animal Fractures. East Lansing, Mich., Department of Continuing Education Services, Michigan State University, 1978.
4. Brinker WO: Fracture Documentation Studies at Michigan State University. Unpublished material, 1971–1978.
5. De Camp CE, Braden TD: Sacroiliac fracture-separation in the dog: a study of 92 cases. Vet Surg 14: 127, 1985a.
6. De Camp CE, Braden TD: The surgical anatomy of the canine sacrum for lag screw fixation of the sacroiliac joint. Vet Surg 14: 131, 1985b.
7. Matis U: Acetabular fractures. Presentation at 6th Annual Advanced Course Internal Fixation of Fractures and Nonunions, Columbus, Ohio, March 1983.

8. Matis U, Schebitz H, Waibl H: Zugang zum Hüftgelenk von dorsolateral mit Osteotomie des Trochanter major. In Schebitz H, Brass W (eds): Operationen an Hund und Katze, Parey, Berlin, Hamburg, 1985.
9. Matis U, Schebitz H, Waibl H: Zugang zum Sitzbein von lateral. In Schebitz H, Brass W (eds): Operationen an Hund und Katze. Parey, Berlin, Hamburg, 1985.
10. Müller ME, Allgöwer M, Schneider R et al: Manual der Osteosynthese. AO-Technik. Springer, Berlin, Heidelberg, New York 1977.
11. Nakasala-Situma J: Beckenfrakturen beim Hund in den Jahren 1970–1977. Vet Med Diss München, 1979.
12. Vogel A: Osteosynthese am Becken des Hundes. Behandlung und Ergebnisse in den Jahren 1978–1982. Vet Med Diss München, 1986.
13. Wheaton L, Hohn RB, Harrison J: Surgical treatment of acetabular fractures in the dog. J Am Vet Med Assoc 162: 385–392, 1973.
14. Brinker WO: Pelvic Fractures. In Bojrab MJ, et al (eds): Current Techniques in Small Animal Surgery. Philadelphia, Lea & Febiger, 1975.
15a. Piermattei DL, Greeley RG: An Atlas of Surgical Approaches to the Bones of the Dog and Cat. 2nd ed. Philadelphia, Saunders, 1979.
15b. Zugänge zum Skelettsystem von Hund und Katze. Atlas mit Operationsbeschreibung. Schattauer, Stuttgart, New York 1975.
16. Bild C: Practice Tips. Presentation at 3rd Annual Meeting of the American College of Veterinary Surgery, Park City, Utah, February 1969.
17. Brown SG, Biggart JF: Plate fixation of iliac shaft fractures in the dog. J Am Vet Med Assoc 167: 472–478, 1975.
18. Hohn BH, James JM: Lateral approach to canine ilium. J Am Anim Hosp Assoc 2: 11–113, 1966.
19. Piermattei DL: Canine Orthopaedics and Treatment of Fractures. Fort Collins, Colo., Colorado State University Press, 1976.

6 Frakturen des Femur und der Patella

Etwa 20% aller Frakturen betreffen den Femur. Er ist der am häufigsten gebrochene Röhrenknochen des Körpers und muß in den meisten Fällen operativ versorgt werden. Dieses Kapitel enthält Behandlungsvorschläge für die verschiedenen Femurfrakturen im proximalen Bereich, der Diaphyse und am distalen Ende.

Femurfrakturen

Einteilung

1. Proximale Frakturen.
   a) Knöcherner Ausriß des Hüftkopfbandes (Abb. 6-1A).
   b) Frakturen der proximalen Epiphysenfuge (Abb. 6-1B).
   c) Femurkopffrakturen (Abb. 6-1C).
   d) Femurhalsfrakturen (Abb. 6-1D).
   e) Abrißfraktur und Apophysiolyse des Trochanter major (Abb. 6-1E).
   f) Kombinationsfrakturen (Abb. 6-1F).
2. Schaftfrakturen (s. Abb. 6-13–6-22).
3. Distale Frakturen.
   a) Suprakondyläre Frakturen und distale Epiphysenlösungen (Abb. 6-23–6-25).
   b) Bikondyläre (und Y-)Frakturen (Abb. 6-26).
   c) Kondylusfrakturen (Abb. 6-27).

Proximale Frakturen

Knöcherner Ausriß des Hüftkopfbandes

Bei dieser Verletzung bleibt ein kleiner Teil des Femurkopfes am Ligamentum capitis ossis femoris hängen, während der Femurkopf luxiert (Abb. 6-2A). Das am Hüftkopfband verbleibende Fragment ist unterschiedlich groß und meist im Röntgenbild erkennbar.

Therapie

Gedeckte Reposition des Femurkopfes. Nach der Reposition wird die Gliedmaße für etwa zwei Wochen mit einer Ehmer-Schlinge hochgebunden und das Tier zusätzlich zwei bis vier Wochen in seiner Bewegung eingeschränkt. Der Erfolg dieses Vorgehens hängt von der korrekten Lage des Ausrißfragmentes und ihrer Aufrechterhaltung bis zur knöchernen Konsolidierung ab. Beide Voraussetzungen sind unabdingbar, jedoch schwer zu erfüllen.

Offene Reposition des Femurkopfes mit Entfernen des Ausrißfragmentes. Das Fragment wird nach operativer Darstellung des Hüftgelenkes zusammen mit dem Hüftkopfband exzidiert. Der Femurkopf wird reponiert und die Wunde verschlossen. Die Gliedmaße sollte mit Hilfe einer Ehmer-Schlinge für etwa zwei Wochen immobilisiert werden. Bei einem großen Ausrißfragment besteht die Gefahr, daß der verbleibende Teil des Femurkopfes nicht ausreichend stabil im Azetabulum liegt und reluxiert.

Offene Reposition und Fixation des Ausrißfragmentes. Das Hüftgelenk wird nach Osteotomie des Trochanter major von dorsal dargestellt (Abb. 5-7). Dann wird ein feiner Gewindedraht von der Frakturfläche aus retrograd durch Femurkopf und -hals gebohrt, bis er unterhalb der Basis des Trochanter major wieder austritt (Abb. 6-2B). Der Bohrdraht wird zunächst so implantiert, daß sein proximales Ende bündig mit der Frakturfläche ist. Das Spannbohrfutter wird am entgegengesetzten En-

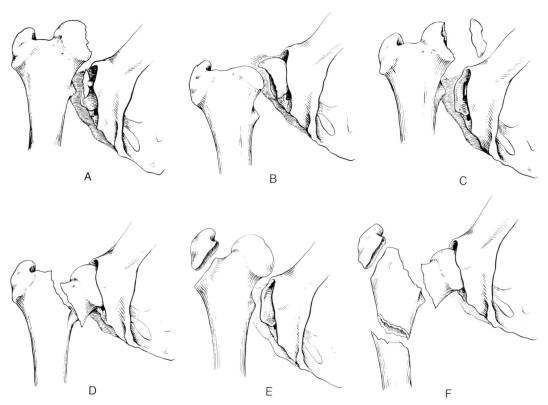

Abb. 6-1 Proximale Femurfrakturen. (A) Knöcherner Ausriß des Hüftkopfbandes mit Femurluxation. (B) Fraktur der Epiphysenfuge. (C) Luxationsfraktur des Femurkopfes. (D) Fraktur des Femurhalses. (E) Abrißfraktur des Trochanter major und Femurluxation. (F) Subtrochantere Femurfraktur mit Abriß des Trochanter major und Schenkelhalsbruch.

de, in einer Entfernung vom Knochen, die der Dicke des Abrißfragmentes entspricht, angesetzt (Abb. 6-2C). Schließlich wird der Draht in das unter Kompression in korrekter Lage gehaltene Fragment gebohrt und sein freies Ende wenige Millimeter unterhalb des Knochens abgeschnitten (Abb. 6-2D). Wenn das Ausrißfragment groß genug ist, sollte man zwei Gewindedrähte implantieren. Nach dem Wundverschluß wird die Gliedmaße für etwa zehn Tage mit einer Ehmer-Schlinge entlastet. Darüber hinaus wird bis zur knöchernen Konsolidierung Bewegungseinschränkung verordnet. Die Implantate werden danach in der Regel entfernt.

Resektion des Femurkopfes und -halses. Dieses Verfahren ist eine Notlösung, da ein Gelenk nach Möglichkeit erhalten bleiben sollte (s. hierzu S. 302 ff).

Frakturen der proximalen Epiphysenfuge

Die Hüftkopflösung entsteht bei Jungtieren mit noch offenen Wachstumsfugen, bevorzugt zwischen dem vierten und sechsten Lebensmonat (1). Dabei handelt es sich meist um eine reine Fugenlösung (Abb. 6-3A).

Die Osteosynthese sollte so bald als möglich, am besten innerhalb der ersten

24 Std. erfolgen, um die Gefahr einer Thrombose in den abgeknickten Gelenkkapselgefäßen an der Verbindungsstelle von Femurkopf und -hals zu vermeiden. Der Femurhals erfährt relativ rasch eine Entmineralisierung, die schon nach einer Woche röntgenologisch nachweisbar ist. Mit jedem Tag Verzögerung nehmen die Aussichten auf ein arthrosefreies Hüftgelenk ab. Diese sind jedoch gut, wenn die Fraktur innerhalb von drei Tagen rekonstruiert wird. Unter günstigen Vaskularisationsverhältnissen kann es im Einzelfall auch noch bei zehn Tage alten Verletzungen zu einer Restitutio ad integrum kommen. Nach diesem Zeitpunkt erschwert die Entmineralisierung des Schenkelhalses eine Osteosynthese.

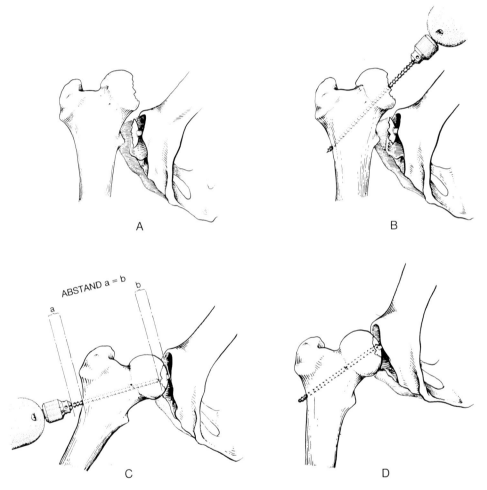

Abb. 6-2 Fixation bei knöchernem Ausriß des Hüftkopfbandes. (A) Femurluxation mit knöchernem Ausriß des Ligamentum capitis ossis femoris. (B) Vom Zentrum der Frakturfläche wird ein feiner Gewindedraht retrograd durch Femurkopf und -hals gebohrt, bis er unterhalb der Basis des Trochanter major wieder austritt. (C) Wenn der Bohrdraht bündig mit der Frakturfläche abschließt, wird am distalen Drahtende in einer Entfernung vom Knochen (a), die der Dicke des Ausrißfragmentes (b) entspricht, das Spannbohrfutter angesetzt; das Ausrißfragment wird mit Kompression in korrekter Lage gehalten, während der Gewindedraht vorgebohrt wird. (D) Beim Kürzen des Drahtes läßt man etwa 3 mm aus dem Knochen ragen, damit das Implantat später entfernt werden kann.

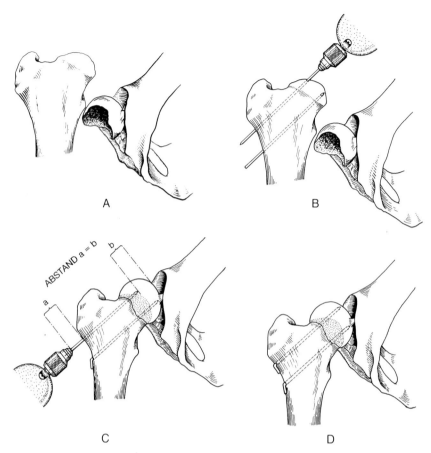

Abb. 6-3 Fixation einer Hüftkopflösung mit Kirschner-Bohrdrähten. (A) Lösung des Hüftkopfes in der Epiphysenfuge. (B) Zwei bis drei an beiden Enden spitze Bohrdrähte werden retrograd von der Bruchfläche aus so eingesetzt, daß sie distal des Trochanter major aus dem Knochen ragen. (C) Nach der Reposition wird in einer Entfernung vom Knochen (a), die der Dicke der Epiphyse (b) entspricht, das Spannbohrfutter angesetzt; unter Druck des distalen Fragmentes gegen das proximale, werden die Bohrdrähte nacheinander vorgetrieben. (D) Die Drähte sollen tief in der Epiphyse sitzen, ohne den Gelenksknorpel zu durchbohren.

Therapie

Die Therapie verfolgt in erster Linie eine Erhaltung des Hüftgelenkes.

Fixation mit Kirschner-Bohrdrähten. Abbildung 6-3 zeigt die Fixation einer proximalen Femurepiphysenlösung mit retrograder Technik [2–4]. Die Darstellung des Hüftgelenkes erfolgt am schonendsten mit dem Zugang von kraniolateral [1, 5] im übrigen von dorsal durch Absetzen des Trochanter major. Dabei sollte die Gelenkkapsel nicht parallel zum Azetabulumrand, sondern in der Längsachse des Schenkelhalses inzidiert werden, um möglichst wenig Äste des epiphysären Gefäßsystems zu durchtrennen.

Die Reposition gelingt am besten, indem man den Trochanter major mit einer Knochenhaltezange faßt und den Femur nach unten in Position bringt. Verdrehungen der Epiphyse können mit Hilfe eines in den

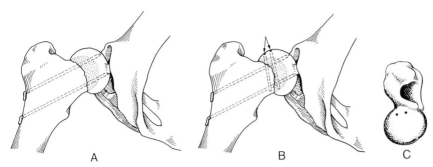

Abb. 6-4 Modifizierte Bohrdrahtfixation. (A) Zwei Bohrdrähte werden in derselben Weise wie in Abbildung 6-3 gezeigt eingesetzt. (B u. C). Annähernd senkrecht dazu werden zwei kleinere Drähte von der Gelenkfläche aus eingetrieben und im Knorpel versenkt (Pfeile).

Gelenkspalt eingeführten Raspatoriums korrigiert werden.

Die Fixation erfolgt mit zwei bis vier gewindefreien, an beiden Enden angespitzten Drähten. Je nach Knochengröße werden 0,8–1,6 mm dicke Bohrdrähte verwendet. Diese können retrograd oder direkt unterhalb der Basis des Trochanter major beginnend, eingedrillt werden. Die retrograde Technik ist mitunter leichter, erfordert jedoch eine weitere, mit zusätzlicher Traumatisierung der Gelenkkapsel und ihrer Gefäße verbundene Fragmentdislokation (Abb. 6-3B).

Das Spannbohrfutter wird am Kirschner-Draht so angebracht, daß seine Entfernung zum Bohrloch am Femur der Dicke der Epiphyse entspricht (Abb. 6-3C). Während der korrekt reponierte Femur gegen die Epiphyse gedrückt wird, treibt man die Bohrdrähte nacheinander vor, ohne den Gelenkknorpel zu durchbohren (Abb. 6-3C u. D). Letzteres wird durch vorsichtige Bewegungen des Femurkopfes im Azetabulum und Abtasten des Femurkopfes mit einer gebogenen Mosquitoklemme oder einem Raspatorium überprüft.

Modifizierte Bohrdrahtfixation. In Kombination mit zwei in der soeben beschriebenen Weise gesetzten Bohrdrähten können zwei kleinere annähernd senkrecht dazu von der Gelenkfläche aus eingetrieben und im Knorpel versenkt werden (Abb. 6-4).

Schraubenfixation. Sie sollte allenfalls bei über 7 Monate alten Tieren erwogen werden, wenn das Längenwachstum weitgehend abgeschlossen ist (Abb. 6-5). Schrauben verursachen einen vorzeitigen Fugenschluß. Davon abgesehen findet ihr Gewinde in der schmalen Epiphyse kaum Halt.

In ungünstigen Fällen und bei Komplikationen kommt als Ultima ratio eine Resektion des Femurkopfes und -halses in Betracht.

Wundverschluß und Nachbehandlung. Die Wunde wird schichtweise verschlossen. Dabei muß zur Vermeidung einer Subluxation besonders die Gelenkkapsel sorgfältig genäht werden. Unmittelbar nach der Operation sollten Röntgenaufnahmen im ventrodorsalen Strahlengang bei gestreckten

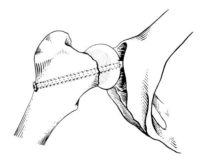

Abb. 6-5 Fixation mit einer Zugschraube. Das Schraubengewinde findet in der schmalen Epiphyse wenig Halt und verursacht einen vorzeitigen Fugenschluß.

und gebeugten Gliedmaßen (»Froschposition«) angefertigt werden. Eine weitere Röntgenkontrolle empfiehlt sich nach sechs Wochen.

Das Hochbinden der Gliedmaße mit einer Ehmer-Schlinge ist nicht erforderlich, sofern keine (Sub)luxationsneigung besteht [1]. Der Patient sollte jedoch fünf bis sechs Wochen ruhiggehalten werden.

Merke: Der Erfolg rekonstruktiver Maßnahmen hängt hier entscheidend von einer frühzeitigen, schonenden und rotationsstabilen Fixation der Fragmente in anatomisch korrekter Position ab. Bei Jungtieren sollten Bohrdrähte gewählt werden, da sie das Knochenwachstum nicht beeinträchtigen.

Femurkopffrakturen

Diese Verletzung kommt relativ selten und meistens in Kombination mit einer Femurluxation vor [1–3]. Das isolierte Fragment kann vom Hüftkopfband gelöst oder auch mehrfach gebrochen sein (Abb. 6-1C).

Unter günstigen Bedingungen sollte man sich um eine möglichst frühzeitige Osteosynthese bemühen. Die Reposition muß stufenlos erfolgen, da die Frakturlinie meist in der belasteten Gelenkfläche verläuft. Wenn das Hüftkopfband mit dem Fragment in Verbindung geblieben ist und bei der Adaptation stört, darf es durchtrennt werden.

Zur Fixation dienen bei Jungtieren mit noch offener Epiphysenfuge zwei feine Bohrdrähte, die entweder von der Basis des Trochanter major oder retrograd, von der Gelenkfläche aus eingedrillt werden und dann subchondral zu versenken sind. Bei erwachsenen Tieren kommen zwei dünne, vom Collum aus einzudrehende Zugschrauben in Betracht [1]. Eine Resektion des Femurkopfes und -halses bleibt irreparablen Situationen vorbehalten. Für großwüchsige Hunde bietet sich stattdessen die Implantation einer Totalendoprothese an.

Femurhalsfrakturen

Schenkelhalsbrüche sind meist glatte Frakturen. Die Vaskularisation des Femurkopfes kann insbesondere bei intrakapsulären Frakturen beeinträchtigt sein [6–11]. Erfolgskontrollen haben jedoch gezeigt, daß die Prognose günstig ist, wenn unter Schonung der in der Gelenkkapsel verlaufenden epiphysären Gefäße frühzeitig, anatomisch korrekt und rotationsstabil fixiert wird [1, 12–14]. Wenig dislozierte, fest ineinander verkeilte Schenkelhalsbrüche (Valgus- oder Abduktionsfraktur) heilen unter konsequenter Bewegungseinschränkung mitunter spontan. Derartige Frakturen kommen bei Hund und Katze jedoch selten vor. Die hier üblichen Varus- oder Adduktionsbrüche konsolidieren nicht ohne operative Fixation [1]. Eine Resektion des Femurkopfes und -halses oder der Einsatz eines künstlichen Hüftgelenkes kommt nur bei irreparablen Läsionen in Frage.

Merke: Collumfrakturen des Jungtieres sollten wie die Epiphysiolyse des Hüftkopfes mit Bohrdrähten fixiert werden, um eine Epiphysiodese mit Verkürzung des Schenkelhalses zu vermeiden. Der Frakturspalt darf unter stabilen Verhältnissen proximal (Varusstellung), nicht hingegen kaudal oder distal klaffen, damit Femurkopf und -hals nicht in eine Antetorsions- oder Valgusstellung geraten. Diese Fehlstellung und ebenso ein insuffizienter Verschluß der Gelenkkapsel führen zur Subluxation mit entsprechender Koxarthrose als Folge [1].

Therapie

Darstellung von dorsal über Osteotomie des Trochanter major oder von kraniolateral mit Inzision des gemeinsamen Ursprungs der Mm. vastus lateralis et intermedius [1–3, 5, 11, 12, 15–17].

Die Reposition erfolgt mit einer Knochenhaltezange, die unterhalb des Trochanter major angesetzt wird und den Femur nach unten in seine korrekte Position bringt

6. Frakturen des Femur und der Patella 85

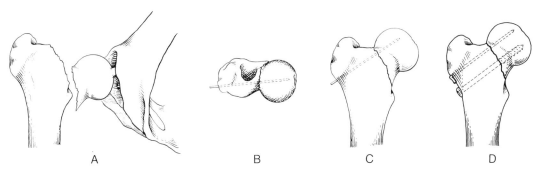

Abb. 6-6 Fixation bei Femurhalsfrakturen. (A) Fraktur des Schenkelhalses. (B u. C) Nach der Reposition wird ein Kirschner-Bohrdraht durch die Basis des Trochanter major in den Femurhals und -kopf eingesetzt, um die Reposition aufrechtzuerhalten. (D) Parallel dazu wird entweder ein zweiter Bohrdraht oder eine Zugschraube nahe der ventralen Kortikalis des Femurhalses eingedreht.

(Abb. 1-7A u. B). Dann wird ein Kirschner-Bohrdraht von der Basis des Trochanter major aus durch den oberen Abschnitt des Schenkelhalses bis in den Femurkopf gedrillt. Ideal ist es, wenn der Bohrdraht die in diesem Bereich schmale Knochenbrücke zwischen Trochanter major und Caput ossis femoris passiert, doch ergeben sich auch bei einem Verlauf durch die Fossa trochanterica keine Probleme (Abb. 6-6B u. C). Der Bohrdraht ermöglicht, daß die Reposition bei der weiteren Fixation nur durch Druck des distalen Fragmentes gegen das proximale aufrechterhalten werden kann. Ausnahmen bilden lange Schrägfrakturen des Schenkelhalses, die distal gerne klaffen (Abb. 6-7). Hier kann eine vorsichtig im Bereich des Calcar femorale angesetzte Repositionszange hilfreich sein.

Bohrdrahtfixation. Beim Jungtier wird unterhalb des ersten Kirschner-Drahtes und parallel dazu ein zweiter Bohrdraht gesetzt. Auch bei erwachsenen, großwüchsigen Tieren gewährleistet dieses Verfahren ausreichende Stabilität, wenn entsprechend starke, den Bruchspalt möglichst weit voneinander entfernt kreuzende Bohrdrähte verwendet werden [1].

Schraubenfixation. Nach Abschluß des Längenwachstums kann anstelle des zweiten Bohrdrahtes eine Zugschraube eingedreht werden (Abb. 6-6D). Wichtig ist, daß der Bohrdraht oben und die Schraube unten, im kompakteren Spongiosabereich des Schenkelhalses liegt. Auch sollten Schraube und Bohrdraht schräg nach oben und nicht quer zur Femurlängsachse gesetzt werden. Der Bohrdraht wird stets zuerst plaziert, damit sich der Femurkopf und -hals beim Bohren, Gewindeschneiden und Eindrehen der Schraube nicht verdrehen können. Das Gewinde der Schraube darf nur im proximalen Bruchstück greifen, um eine Kompression zu gewährleisten. Bei Verwendung einer Kortikalisschraube muß der Bohrkanal im distalen Fragment zum Gleitloch erweitert werden. Wählt man eine Spongiosaschraube, sollte ihr gewindefreier Hals entsprechend lang sein.

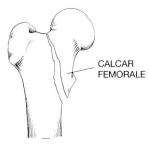

Abb. 6-7 Lange Schrägfrakturen des Femurhalses werden bei der Reposition am Calcar femorale mit einer Repositionszange temporär fixiert.

Beim Wundverschluß kommt es auf eine sorgfältige Naht der Gelenkkapsel an. Postoperativ sollten Röntgenaufnahmen im ventrodorsalen Strahlengang bei gestreckten und gebeugten Beckengliedmaßen (»Froschposition«) angefertigt werden. Eine weitere Röntgenkontrolle empfiehlt sich sechs Wochen später.

Wundverschluß und Nachbehandlung. Das Hochbinden der Gliedmaße mit einer Ehmer-Schlinge ist nicht erforderlich, sofern keine (Sub)luxationsneigung besteht [1]. Bis zur knöchernen Konsolidierung der Fraktur sollten Katzen nicht ins Freie gelassen und Hunde nur an der Leine ausgeführt werden. Die Implantate können bei reizloser, unveränderter Lage belassen werden.

Abrißfraktur und Apophysiolyse des Trochanter major

Diese Verletzung kommt meist in Begleitung einer Hüftkopflösung bzw. Schenkelhalsfraktur [1] oder einer Femurluxation [2, 3] vor (Abb. 6-8A). Im Falle einer Luxation sollte zuerst der Femurkopf gedeckt reponiert werden. Sofern dies stabil gelingt, bleibt die operative Darstellung auf den Trochanter major beschränkt. Im übrigen wird das Hüftgelenk in den Zugang miteinbezogen.

Therapie

Der Hautschnitt beginnt unterhalb der dorsalen Medianlinie und verläuft in leicht kaudal geschwungenem Bogen über den Trochanter major und das proximale Femurdrittel (Abb. 5-7A). Oberflächliche und tiefe Faszie werden entlang der kranialen Kante des M. biceps femoris durchtrennt. Wenn keine Indikation für einen Eingriff am Hüftgelenk besteht, schließt sich die Fixation des Trochanter major an (Abb. 6-8B–D). Liegt eine Caput- bzw. eine Collumfraktur oder eine rezidivierende Femurluxation vor, werden zuerst diese Verletzungen versorgt. Der M. vastus lateralis bleibt gewöhnlich an seinem Ursprung mit dem abgerissenen Trochanter major verbunden. Sofern diese Verbindung durchtrennt werden muß, sollte ein kleiner Gewebestreifen für die spätere Naht am Trochanter belassen werden. Wenn die Hüftgelenkkapsel genäht werden muß, empfiehlt es sich, die Beckengliedmaße beim Festziehen der Knoten etwas zu abduzieren. Die Fixation des Trochanter major kann wie in Abbildung 6-8 B–D dargestellt, erfolgen. Der Patient sollte bis zur Heilung ruhiggehalten und bei Sub- oder Reluxationsgefahr das Hüftgelenk für sieben bis zehn Tage durch Hochbinden der Gliedmaße entlastet werden.

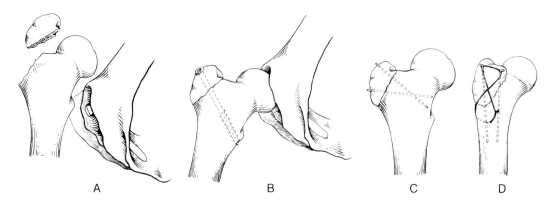

Abb. 6-8 (A) Abrißfraktur des Trochanter major und Femurluxation. (B) Fixation des Trochanter major mit einer Zugschraube. (C) Fixation mit zwei Bohrdrähten. (D) Fixation durch Zuggurtung mit Draht.

6. Frakturen des Femur und der Patella

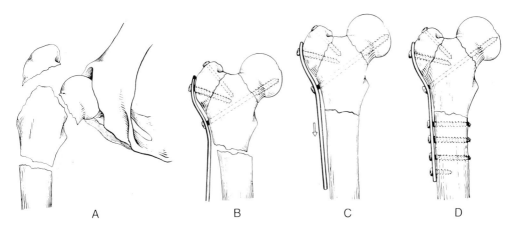

A   B   C   D

Abb. 6-9 Fixation bei Kombinationsfraktur des Femurhalses, Trochanter major und Femurschaftes. (A) Lage der Fragmente bei Ansicht von kranial. (B) Eine vorgebogene Platte wird mit einer langen Zugschraube zuerst am Femurkopf und -hals befestigt. Danach erfolgt die Reposition und Fixation des Trochanter major. (C) Zuletzt wird die subtrochantere Fraktur eingerichtet und mit Hilfe der Platte axial komprimiert. (D) Die Zuggurtungsplatte wird am distalen Fragment mit vier Schrauben verankert. Die unterste Schraube greift nur in der plattennahen Kortikalis.

Fallbeispiel

Abbildung 6-8 zeigt eine Abrißfraktur des Trochanter major in Verbindung mit einer Femurluxation.

Die Fixation mit einer Zugschraube wird nur bei ausgewachsenen Tieren (sieben Monate und älter) vorgenommen (Abb. 6-8B). Vereinzelt, insbesondere bei einer Apophysiolyse, genügen zwei dünne Bohrdrähte (Abb. 6-8C). In den meisten Fällen ist die Zuggurtung mit zwei Kirschner-Drähten und einer Drahtschlinge in Achtertour die Methode der Wahl (Abb. 6-8D). Dieses Verfahren hat bei über viereinhalb Monate alten Hunden offenbar keine relevante Wachstumsstörung zur Folge.

Kombinationsfrakturen des Femurhalses, des Trochanter major und des Femurschaftes

Diese Frakturen müssen operativ reponiert werden [2, 3]. Darstellung durch Verbindung des dorsalen oder kraniolateralen Zugangs zum Hüftgelenk mit der Freilegung des Femurschaftes von lateral [18]. Die Fixation erfolgt mit einer Platte und Schrauben. Es können auch Winkel- oder Hakenplatten verwendet werden [19].

Therapie

Abbildung 6-9 zeigt einen Frakturtyp, bei dem die Freilegung des Hüftgelenkes von dorsal und des Femurschaftes von lateral erfolgen kann. In anderen Fällen wird der Zugang entsprechend modifiziert. Die Reposition beginnt in der Regel proximal und setzt sich schrittweise nach distal fort. Dabei helfen Knochenhaltezangen, Kirschner-Bohrdrähte, Zugschrauben und Drahtcerclagen die Fragmente in ihrer Position zu halten.

Die Platte muß der Knochenkontur gut angepaßt sein. Man erleichtert sich dies, indem man die Platte an einem entsprechenden Knochenpräparat oder unter Zuhilfenahme der Röntgenaufnahme des nicht frakturierten Femur zurechtbiegt. Ferner empfiehlt es sich, eine Spanngleitlochplatte zu verwenden, damit die für den Femurkopf- und -hals vorgesehene Schraube schräg durch das Plattenloch gesetzt werden kann.

Gewöhnlich wird die erste Schraube von der Basis des Trochanter major aus in den Femurhals- und -kopf eingesetzt. Danach fixiert man den Trochanter major in seiner Position (Abb. 6-9A u. B). Das Einsetzen der distalen Plattenschrauben erfolgt unter axialer Kompression der subtrochanteren Fraktur (Abb. 6-9C u. D). Wenn diese Fraktur schräg verläuft, kann sie außerdem mit einer interfragmentären Zugschraube komprimiert werden.

Nachbehandlung. Bei insuffizienter Gelenkkapsel sollte die Gliedmaße für drei bis sechs Tage mit einer Ehmer-Schlinge hochgebunden werden. Der Auslauf bleibt vier bis sechs Wochen eingeschränkt.

Komplikationen

Sie entstehen vorwiegend durch Störung der Blutversorgung des Femurkopfes und -halses in Verbindung mit ungenügender Reposition und/oder Fixation.

Die Folgen reichen von einer verzögerten Frakturheilung oder Pseudarthrosenbildung bis hin zur ischämischen Nekrose.

Röntgenologische Befunde

Im Röntgenbild sind diese Komplikationen innerhalb von sechs Wochen an der verminderten Knochendichte im Bereich des Femurhalses und der Fraktur erkennbar. Die Entmineralisierung weist auf eine gestörte Blutversorgung und Instabilität an der Bruchstelle hin. In älteren Fällen kann sich der Femurkopf fleckig darstellen als Zeichen dafür, daß einige Bezirke nekrotisch gewordenen Knochens durch neues Knochengewebe ersetzt wurden. Der Femurhals kann innerhalb von drei bis sechs Wochen teilweise oder völlig verschwunden sein.

Therapie

Bei zufriedenstellender Reposition und Fixation sollte der Patient zunächst 4–6 Wochen ruhiggehalten werden. In manchen Fällen ist eine stabilere Osteosynthese angezeigt. Wenn ein funktionstüchtiges Hüftgelenk nicht mehr erzielt werden kann, empfiehlt sich die Resektion des Femurkopfes und -halses oder eine Alloarthroplastik.

Resektionsarthroplastik. Ziel einer Resektion des Femurkopfes und -halses ist die Beseitigung von schmerzhaftem Knochenkontakt. Diese Notlösung bleibt jenen Fällen vorbehalten, die auf eine weniger radikale Therapie nicht mehr ansprechen [2, 20–25].

Hauptindikationen sind:
1. Morbus Legg-Calvé-Perthes.
2. Irreparable Frakturen des Azetabulum mit Inkongruenz der Gelenkflächen.
3. Irreparable Frakturen des Femurkopfes und -halses.
4. Schwere Hüftgelenkdysplasie.
5. Rezidivierende oder alte Femurluxationen.
6. Schmerzhafte Koxarthrosen.
7. Pseudarthrosen nach Femurkopf- bzw. Femurhalsfraktur.

Der Resektion folgt die Ausbildung einer Syndesmose, die den gesamten Hüftbereich einschließt. Wenn sich die fibröse Verbindung gut entwickelt hat, berühren sich Femur und Azetabulum nicht.

Da sich der Femur nach kraniodorsal verlagert, verkürzt sich die Extremität. Dies kann durch eine geringe Schrägstellung des Beckens sowie Streckung der Gelenke kompensiert werden. Bei den meisten Patienten sind jedoch Extension und Abduktion im Hüftbereich eingeschränkt. Darüber hinaus verbleibt eine im Seitenvergleich deutliche Muskelatrophie.

Die Operation kann beidseitig durchgeführt werden, erforderlichenfalls sogar in einer Sitzung. Die meisten Chirurgen ziehen es allerdings vor, zunächst eine Seite zu resezieren und die bindegewebige Stabilisierung der Hüfte (zwei bis drei Monate) abzuwarten, da die bilaterale Resektion vorübergehend eine erhebliche Behinderung mit sich bringt.

In den ersten vier bis fünf postoperativen Tagen sollte die Bewegung eingeschränkt sein; die Gliedmaße wird aber nicht immobilisiert. Danach erhält das Tier freien Auslauf, sofern es nicht zu temperamentvoll ist, und nach der zweiten Woche wird die Bewegung sogar gefördert.

Im allgemeinen wird die Extremität innerhalb von drei bis zehn Tagen vorsichtig belastet. Bis eine annähernd normale Funktion erreicht wird, vergehen zwei bis fünf, manchmal auch sechs Monate. Die Tiere ermüden bei Belastung der operierten Gliedmaße schneller, erholen sich jedoch schon nach kurzer Ruhepause.

Entscheidend für den Erfolg ist, daß der ganze Femurhals bündig mit dem Femurschaft entfernt wird. Bei unvollständiger Resektion besteht weiterhin Kontakt mit dem Azetabulum. Schmerzen und ein entsprechender Funktionsverlust sind die Folge.

Der Eingriff kann im Prinzip über jeden Zugang zum Hüftgelenk erfolgen. Wenn die Resektion des Femurkopfes und -halses das Hauptziel der Operation ist, wird meist von kranial oder ventral zugegangen.

Zugang von kranial. Der Vorteil hierbei ist, daß man intermuskulären Septen folgen, das Lig. capitis ossis femoris leicht durchtrennen und die dorsale Stabilität des Femur erhalten kann. Wie aus Abbildung 6-10A hervorgeht, verläuft der Hautschnitt längs des kraniolateralen Femurrandes und nach proximal über den Trochanter major hinaus. Nach Inzision der subkutanen Faszie und Spreizen der Wundränder wird der kraniale Rand des M. biceps femoris von seiner Anheftung an der Fascia glutaea und Fascia lata getrennt (Abb. 6-10B).

Der mit dem tiefen Blatt der Fascia lata verbundene M. tensor fasciae latae wird an seinem kaudoproximalen Rand umschnitten und nach kranial umgeschlagen (Abb. 6-10C). Ferner muß gelegentlich zur besseren Übersicht die Endsehne des M. glutaeus profundus inzidiert werden. Dann wird die Gliedmaße bis zur Entfernung des Femurkopfes und -halses leicht abduziert und so weit als möglich nach außen rotiert. Die Darstellung der Gelenkkapsel erfolgt stumpf unter Schonung der A. und V. circumflexa femoris lateralis. Dabei werden der M. glutaeus profundus nach dorsal und der M. vastus lateralis nach distal gezogen. Der kleine, fest mit der Gelenkkapsel verbundene M. capsularis kann ebenfalls nach distal verlagert werden.

Zur Öffnung des Gelenkes empfiehlt es sich, die Gelenkkapsel zirkulär von ihrem Ansatz am Femurhals abzutrennen (Abb. 6-10D). Dann wird das Lig. capitis ossis femoris, sofern noch intakt, durchschnitten und der Femurkopf luxiert.

Die Osteotomie des Femurhalses (Abb. 6-10E u. F) kann mit Hammer und Meißel, der Gigli- oder einer oszillierenden Säge erfolgen. Der Femurkopf wird mit einer Tuchklemme oder einem ähnlichen Instrument gefaßt und die anheftenden Weichteile werden unmittelbar am Femurhals mit einer Schere durchschnitten. Nach Entfernen des Femurkopfes und -halses wird die verbleibende Osteotomiefläche mit dem Finger geprüft. Sofern scharfe Kanten und Spitzen zurückgeblieben sind, müssen sie mit einer Luer-Zange, einer Knochenraspel oder mit dem Meißel entfernt werden, bis eine glatte, mit dem Femurschaft bündige Fläche entsteht.

Wundverschluß und Nachbehandlung. Die Ränder der Gelenkkapsel können miteinander vernäht werden, so daß eine das Azetabulum abdeckende Membran entsteht [26]. Wenn der M. glutaeus profundus inzidiert wurde, wird er mit nicht oder langsam resorbierbarem Nahtmaterial reinseriert. Der M. tensor fasciae latae wird durch Naht des tiefen Blattes der Fascia lata in seine Position gebracht, und der M. biceps femoris an das oberflächliche Blatt der Fascia lata

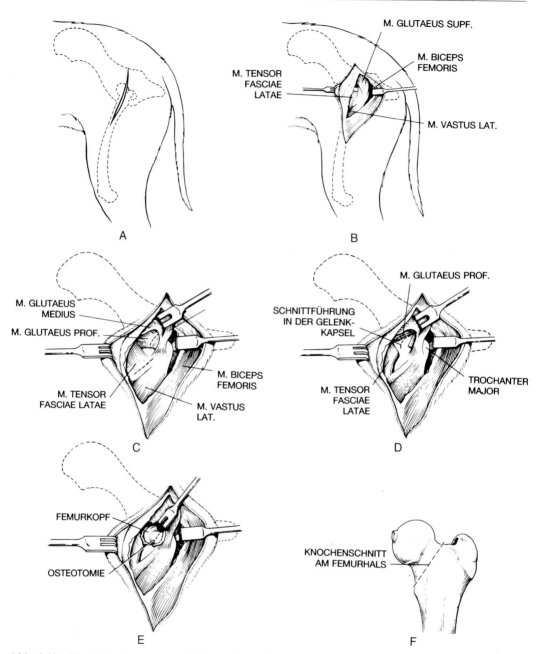

Abb. 6-10 Kranialer Zugang zum Hüftgelenk und Resektion des Femurkopfes und -halses. (A) Der Hautschnitt verläuft längs des kraniolateralen Femurrandes und nach proximal über den Trochanter major hinaus. (B) Nach Inzision der subkutanen Faszie und Spreizen der Wundränder wird der kraniale Rand des M. biceps femoris von seiner Anheftung an der Fascia glutaea und Fascia lata getrennt. (C) Der mit dem tiefen Blatt der Fascia lata verbundene M. tensor fasciae latae wird an seinem kaudoproximalen Rand umschnitten und nach kranial umgeschlagen. (D) Die Gelenkkapsel wird zirkulär von ihrem Ansatz am Femurhals abgetrennt. (E u. F) Knochenschnittführung am Femurhals.

und an die Fascia glutaea adaptiert. Schließlich werden subkutane Faszie und Haut schichtweise verschlossen. Eine Immobilisierung der Gliedmaße erfolgt nicht.

Zugang von ventral. Er besitzt den Vorteil einer ausreichenden Übersicht und einer guten dorsalen Stabilität nach der Resektion. Hauptnachteile sind mögliche Verletzungen der A. und V. profunda femoris sowie des N. obturatorius, ferner technische Schwierigkeiten, wenn der Femurkopf nach dorsal luxiert ist.

Wie aus Abbildung 6-11A ersichtlich, wird der Patient in Rückenlage bei extrem abduzierten und im Kniegelenk abgebeugten Beckengliedmaßen ausgebunden. Zusätzlich empfiehlt es sich, das Becken mit einem Polster hochzulagern. Der Hautschnitt verläuft längs über dem bei abduzierter Gliedmaße gut palpierbaren M. pectineus. Er beginnt in der Leistenfurche und erstreckt sich über das proximale Oberschenkeldrittel.

Der M. pectineus wird mobilisiert und fünf bis zehn Millimeter unterhalb seines Ursprungs quer durchtrennt (Abb. 6-11B). Dabei müssen die A. und V. femoralis mit dem begleitenden N. saphenus geschützt werden. Nach Umschlagen des M. pectineus liegen die Mm. iliopsoas und adductor frei (Abb. 6-11C). Diese beiden Muskeln werden stumpf voneinander getrennt und gespreizt. Dadurch kommen die Gelenkkapsel und der ventrale Rand des Azetabulums zum Vorschein (Abb. 6-11D). Bei diesem Vorgehen dürfen die A. und V. profunda femoris sowie der N. obturatorius nicht verletzt werden. Sie werden nach proximal gehalten, während die Gelenkkapsel inzidiert, das Hüftkopfband durchtrennt und die Osteotomie ausgeführt wird (Abb. 6-11E). Der Knochenschnitt kann mit Hammer und Meißel, der Gigli- oder einer oszillierenden Säge erfolgen (Abb. 6-11F). Nunmehr werden Femurkopf und -hals entfernt. Die Schnittfläche am Femur sollte glatt sein. Andernfalls müssen alle Unebenheiten abgetragen werden.

Wundverschluß und Nachbehandlung. Die Gelenkkapselränder werden nicht oder miteinander vernäht. Der M. pectineus kann, muß aber nicht, rekonstruiert werden. Wenn dies zweckmäßig erscheint, geschieht es mit einer einfachen, fortlaufenden Naht, die bei adduzierter Gliedmaße angezogen wird. Das subkutane Gewebe wird zur Vermeidung von Hohlräumen vernäht. Schließlich werden auch die Wundränder der Haut durch Naht adaptiert. Eine Immobilisierung der Gliedmaße erfolgt nicht.

Zugang von dorsal. Bei der Resektionsarthroplastik birgt dieser Zugang die Gefahr einer dorsalen Instabilität. Er sollte deshalb Notsituationen vorbehalten bleiben, wenn beispielsweise die Resektion im Anschluß an eine über den dorsalen Zugang versuchte, jedoch mißglückte Rekonstruktion durchgeführt werden muß.

Schaftfrakturen

Diese Frakturen entstehen meist durch ein direktes Trauma und sind häufig von umfangreichen Weichteilverletzungen und Hämatomen begleitet. Man findet Quer-, Schräg-, Spiral- und Splitterbrüche, bei Jungtieren auch Grünholzfrakturen.

Splitter- und instabile Frakturen werden im allgemeinen am besten mit einer Plattenosteosynthese versorgt [27, 28]. Bei großen Hunden ist dieses Verfahren – unabhängig vom Frakturtyp – anderen Methoden überlegen.

Im folgenden sollen alle bei Femurschaftfrakturen in Frage stehenden Fixationsverfahren Erwähnung finden. Einige stabile Brüche können gedeckt versorgt werden, jedoch ist bei den meisten Femurfrakturen eine operative Darstellung vorzuziehen.

Operationszugang

Von wenigen Ausnahmen abgesehen, erfolgt der Zugang immer von lateral [2, 18].

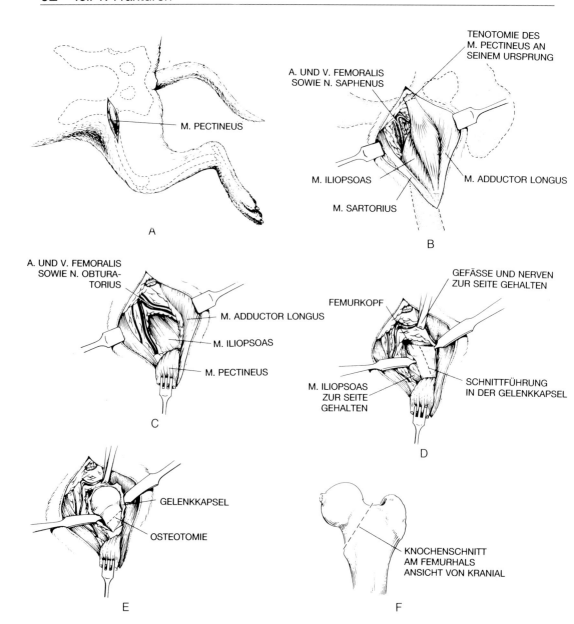

Abb. 6-11 Ventraler Zugang zum Hüftgelenk und Resektion des Femurkopfes und -halses. (A) Das Tier ist in Rückenlage bei abduzierten und im Kniegelenk gebeugten Beckengliedmaßen ausgebunden. Der Hautschnitt beginnt in der Leistenfurche und verläuft längs über dem M. pectineus nach distal. (B) Nach Mobilisieren des M. pectineus wird dieser 5–10 mm unterhalb seines Ursprungs quer durchtrennt. (C) Wenn der abgesetzte Muskel nach unten umgeschlagen ist, liegen die Mm. ilipsoas und adductor longus frei. (D) Diese beiden Muskeln werden stumpf voneinander getrennt und gespreizt, wodurch die Gelenkkapsel und der ventrale Azetabulumrand zum Vorschein kommen. Die Gelenkkapsel wird längs inzidiert. (E) Nach Durchtrennen des Hüftkopfbandes wird die Osteotomielinie am Femurhals markiert. (F) Verlauf des Knochenschnitts. Femurkopf und -hals werden entfernt, dann die Schnittfläche am Femur auf Unebenheiten geprüft und gegebenenfalls geglättet.

6. Frakturen des Femur und der Patella

Zugang von lateral. Der längsverlaufende Hautschnitt reicht vom Trochanter major bis zur Patella (Abb. 6-12A). Die oberflächliche Faszie, das interfasziale Fettgewebe und die tiefe Faszie werden in gleicher Länge am kranialen Rand des M. biceps femoris durchtrennt (Abb. 6-12B). Wenn der M. biceps femoris nach kaudal und der M. vastus lateralis mit der Fascia lata nach kranial gezogen werden, liegt der größte Teil des Femurschaftes frei.

Zugang von medial. Dieser ist praktisch nur zur Entfernung eines medial gelegenen Sequesters indiziert. Der in Längsrichtung geführte Hautschnitt verläuft über der medialen Fläche des Femurschaftes. Seine distale Hälfte wird vorsichtig stumpf freipräpariert, indem der M. vastus medialis nach kranial und die Mm. adductor magnus und semimembranosus nach kaudal gehalten werden. Zwischen diesen Muskeln verlaufen die A. und V. femoralis mit ihren Ästen.

Fixation

Modifizierte Thomas-Schiene

Anfang der dreißiger bis Ende der vierziger Jahre war die Immobilisierung mit einer

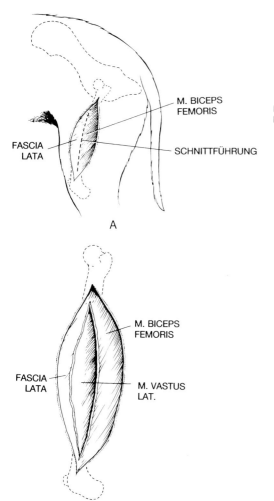

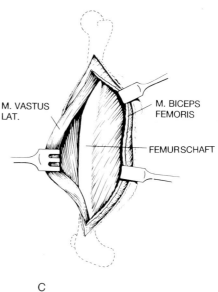

Abb. 6-12 Zugang zum Femurschaft. (A) Der Hautschnitt verläuft längs vom Trochanter major über die Lateralfläche des Femur bis zur Patella. (B) Oberflächliche Faszie, interfasziales Fettgewebe und tiefe Faszie werden in gleicher Länge am kranialen Rand des M. biceps femoris durchtrennt. (C) Wenn der M. biceps femoris nach kaudal und der M. vastus lat. mit der Fascia lata nach kranial gezogen werden, liegt der größte Teil des Femurschaftes frei.

modifizierten Thomas-Schiene das gebräuchlichste Verfahren zur Behandlung von Femurfrakturen [3, 29–34]. Mit Beginn der Osteosynthese (Marknagelung, perkutane Transfixation und Plattenosteosynthese) verlor diese Schiene aber rasch an Bedeutung. Heute empfehlen sich, bei entsprechender Übung, bessere Methoden.

Als alleinige Fixation kommt die modifizierte Thomas-Schiene nur noch bei Grünholzfrakturen, Fissuren und kaum dislozierten Brüchen sehr junger Tiere in Betracht. Gelegentlich dient sie nach Osteosynthesen einer zusätzlichen Ruhigstellung.

Die Gliedmaße kann mit unterschiedlichen, den mechanischen Erfordernissen der Fraktur angepaßten Gelenkwinkeln an die Thomas-Schiene fixiert werden; im allgemeinen wird sie jedoch in einer der physiologischen Standposition entsprechenden Winkelung geschient. Fixiert man die Extremität für einen gewissen Zeitraum bei völliger Extension, kann dies zu einer Kontraktur des M. quadriceps femoris führen, so daß das Kniegelenk in überstreckter Position bindegewebig ankylosiert und die Gliedmaßenfunktion erheblich beeinträchtigt wird.

Während der Heilungsdauer muß die Gliedmaße regelmäßig auf Druckstellen untersucht und die Schiene ausgebessert oder neu angepaßt werden. Sie sollte nicht feucht und der Patient ruhiggehalten werden, damit sich die Schiene nicht lockert bzw. beschädigt wird.

Marknagelung

Es gibt zahlreiche Arten von Marknägeln mit unterschiedlichem Profil und verschiedenen Spitzen [2, 3, 35–44]. Runde Nägel (Steinmann-Nagel, Kirschner-Bohrdraht) werden am häufigsten verwendet.

Steinmann-Nagel. Dieser Rundnagel sollte als alleinige Fixation nur bei stabilen Frakturen Anwendung finden. Bei instabilen Brüchen muß eine zusätzliche Fixierung mit einer zwei oder vier Querstifte verbindenden Kirschner-Schiene, die Markhöhle ausfüllenden Bohrdrähten [45], Zugschrauben oder anderen Hilfsmitteln erfolgen. Die Dicke des Steinmann-Nagels sollte annähernd dem Durchmesser der Markhöhle entsprechen. Bei der Katze läßt sich der Markraum weitgehend ausfüllen, weil der Femur relativ gerade und im Durchmesser gleichbleibend ist (s. Abb. 6-13G). Beim Hund hingegen verjüngt sich der Markraum am Ende des proximalen Drittels, und im distalen Bereich ist der Knochen nach kranial gekrümmt (s. Abb. 6-13B u. C).

Der Nagel kann normograd, von der Fossa trochanterica aus (Abb. 6-13D u. E) oder retrograd, von der Frakturfläche her, eingesetzt werden (Abb. 6-13F). Wenn er in das distale Fragment eintritt, empfiehlt es sich, die Bruchstücke leicht nach kaudal zu winkeln. Dies erlaubt ein tieferes Eindringen des Nagels in die Spongiosa der distalen Metaphyse und bewirkt so eine stabilere Fixation (Abb. 6-13C).

Nachdem der Nagel mit seiner Spitze bis an den subchondralen Knochen – ohne diesen jedoch zu durchbohren – vorgetrieben worden ist, wird er so kurz wie möglich abgeschnitten oder zuvor 6–10 mm zurückgezogen und nach dem Kürzen wieder vorgetrieben. Ein zu langer Nagel kann im glutäalen Bereich Schmerzen, Serombildung und eine Verletzung des N. ischiadicus hervorrufen. Die Nageltiefe wird am besten noch vor dessen Kürzung röntgenologisch geprüft. Wenn intraoperativ keine Durchleuchtungsmöglichkeit besteht, sollte die Wunde provisorisch verschlossen und nach der Röntgenaufnahme nochmals für eventuelle Korrekturen eröffnet werden.

Häufigste Komplikation bei Verwendung eines Rundnagels ist die Drehinstabilität. Zur Vorbeugung dienen Hilfsfixationen, auf die im folgenden eingegangen wird.

Technik. In Abbildung 6-13A zeigt ein Sagittalschnitt durch den Femur die Kortikalis, die Spongiosa und die Markhöhle. Die Spongiosa nimmt im Alter etwas ab. Wenn ganz korrekt reponiert wird, läßt sich der

6. Frakturen des Femur und der Patella 95

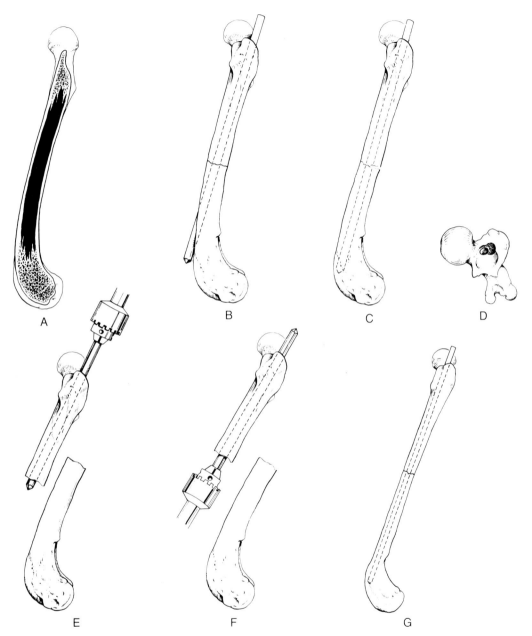

Abb. 6-13 Marknagelung mit einem Steinmann-Nagel. (A) Ein Sagittalschnitt durch den Femur zeigt die Kortikalis, die Spongiosa und die Markhöhle. (B) Beim Hund läßt sich der Nagel wegen der kranialen Krümmung des Femur oft nicht ausreichend tief in das distale Fragment vortreiben, wenn ganz korrekt reponiert wird. (C) Wird der Bruchspalt hingegen kaudal leicht geöffnet, kann er entlang der hinteren Kortikalis bis in die Spongiosa des distalen Fragmentes eingebohrt werden. (D) Aus der dorsalen Ansicht des proximalen Femurendes ist das Eintrittsloch des Nagels in der Fossa trochanterica ersichtlich. (E) Die laterale Ansicht zeigt, wie der Nagel vom proximalen Ende aus eingesetzt wird. (F) Das Einführen kann auch retrograd erfolgen. (G) Bei Katzen läßt sich der Marknagel unter korrekter Reposition weit in den vergleichsweise geraden Femur treiben.

Nagel beim Hund wegen der kranialen Krümmung des Femur oft nicht ausreichend tief in das distale Fragment vortreiben (Abb. 6-13B). Keinesfalls darf aber seine Spitze die kraniale Kortikalis perforieren und in das Femoropatellargelenk vordringen.

Wenn man den Frakturspalt kaudal leicht öffnet, kann der Marknagel entlang der hinteren Kortikalis bis in die Spongiosa des distalen Fragmentes eingebohrt und somit die Stabilität der Fixation wesentlich erhöht werden (Abb. 6-13C).

Aus den Abbildungen 6-13D und E ist die normograde Nagelungstechnik ersichtlich. Der Nagel tritt in der Fossa trochanterica durch die Kortikalis und wird wenige Millimeter über die Fraktur hinausgetrieben, so daß auf seine Spitze das distale Fragment bei der Reposition aufgefädelt werden kann. Die proximale Insertion hat den Vorteil, daß der Nagel dicht an der medialen Wand des Trochanter major zu liegen kommt. Das Einführen kann ebensogut retrograd erfolgen (Abb. 6-13F).

Bei Katzen (und einigen Zwerghunderassen) läßt sich der Femur, da er vergleichsweise gerade ist, unter korrekter Reposition von der Markhöhle her schienen (Abb. 6-13G). Ein 3,2-mm-Steinmann-Nagel hat für erwachsene Katzen meist den idealen Durchmesser.

Merke: Gelegentlich wird der N. ischiadicus durch das proximale Ende des Marknagels verletzt. Es entstehen dann plötzlich extreme Schmerzen und die Propriozeption der Gliedmaße ist reduziert oder aufgehoben. Dies ist stets ein Notfall, der sofortige operative Intervention erfordert. Das Nagelende wird vorsichtig dargestellt, der Nagel entweder gekürzt oder entfernt. Die Nervenläsion kann vorübergehend, aber auch bleibend sein.

Nachbehandlung. Der Patient muß so lange ruhiggehalten werden, bis die Fraktur klinisch fest ist. Die Konsolidierung sollte röntgenologisch überprüft werden. Bei ausreichender Verfestigung wird der Nagel über eine Stichinzision durch Vierteldrehungen (vor und zurück) extrahiert. Dies kann in Kurznarkose, gelegentlich auch mit Lokalanästhesie erfolgen, in jedem Falle aber unter aseptischen Kautelen.

Küntscher-Nagel. Er gewährleistet eine rigide Stabilität gegenüber Biegung und Rotation, erfordert jedoch spezielle Erfahrung und besondere Sorgfalt bei der Anwendung [46, 47]. Beim Kleintier wird von der Küntscher-Nagelung selten Gebrauch gemacht.

Die Darstellung der Fraktur erfolgt mit dem üblichen Zugang von lateral. Mit einem zweiten Schnitt durch Haut und Faszie über dem Trochanter major wird die Einschlagstelle freigelegt, und danach passend zum Durchmesser des Küntscher-Nagels ein Loch in die Kortikalis der Fossa trochanterica gebohrt.

Nageldurchmesser und -länge können annähernd anhand der Röntgenaufnahme des nicht frakturierten Femur bestimmt werden. Der Nagel sollte so lang sein, daß er den Trochanter major nur wenig überragt. Er wird, während die Fragmente in reponierter Stellung gehalten werden, in die Markhöhle vorgetrieben.

Da dieser Nageltyp normalerweise eine gute Stabilität ergibt, ist eine zusätzliche Fixation selten nötig; jedoch sollte das Tier während der Heilung ruhig gehalten werden. Nach Abschluß der Konsolidierung wird das Implantat entfernt.

Gibt es Komplikationen, so entstehen sie meist schon beim Einsetzen des Küntscher-Nagels:
1. Durch die Krümmung des Femur oder bei zu dickem Nagel kann sich dieser, noch bevor er vollständig eingetrieben ist, in der Markhöhle verkeilen bzw. den Knochen zersplittern.
2. Schon vorhandene Fissuren können durch den Nagel gesprengt werden.
3. Bei zu kleinem Nageldurchmesser oder ungenügender Nagellänge wird keine Rotationsstabilität erreicht; ferner kann der Nagel auswandern.

Marknagel und Kirschner-Schiene

Die Kirschner-Schiene dient als Hilfsfixation, um Seitwärts- und Rotationsbewegungen an der Frakturstelle zu verhindern und die Knochenlänge zu erhalten [2, 3, 48]. Sie wird hauptsächlich bei Quer- und kurzen Schrägbrüchen sowie Frakturen mit kleinen Splittern verwendet.

Technik. Die Marknagelung (Abb. 6-14 A u. B) erfolgt wie oben beschrieben. Zusätzlich wird je ein Querstift, dessen Durchmesser den Backen der Kirschner-Schiene entspricht, in das proximale und distale Fragment eingesetzt. Dabei ist zu beachten:

1. Die Weichteile müssen sich beim Einsetzen der Querstifte in ihrer normalen Lage befinden. Der Stift sollte intakte Haut und nicht die Schnittlinie durchqueren.
2. Um eine optimale Wirkung zu erzielen, werden die Querstifte nahe dem proximalen und distalen Knochenende eingesetzt (Abb. 6-14B u. C).
3. Sie sollten leicht exzentrisch in den Knochen gebohrt werden, damit sie nicht auf den Marknagel stoßen.
4. Ihr Verlauf ist schräg, so daß sie miteinander einen Winkel von 35–45° bilden (Abb. 6-14C).
5. Jeder Stift sollte sowohl die laterale als auch die mediale Kortikalis durchdringen (Abb. 6-14C).

Abschließend werden die Stifte mit einfachen Backen an der Verbindungsstange befestigt.

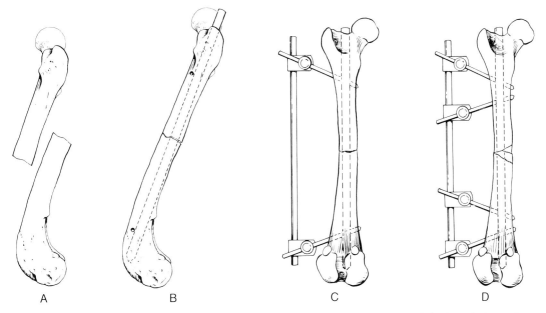

Abb. 6-14 Kombination der Marknagelung mit einer Kirschner-Schiene. (A) Querfraktur der Femurdiaphyse. Frakturen dieser Art neigen zur Verdrehung. (B) Selbsthaltende Knochenzangen fixieren die reponierten Fragmente beim Einsetzen des Steinmann-Nagels. Werden die Bruchenden hierbei rotationsstabil adaptiert, erhält der Nagel einen festeren Sitz. Die Eintrittslöcher der Querstifte sind am proximalen und distalen Knochenende mit einem kleinen Kreis markiert. (C) Kaudale Ansicht nach Anbringen einer mit zwei Querstiften verankerten Kirschner-Schiene. (D) Bei Splitterbrüchen empfehlen sich vier Querstifte. Die Kirschner-Schiene gewährleistet so eine bessere Stabilität.

Die Wunde kann vor oder nach dem Anbringen der Kirschner-Schiene verschlossen werden. Erfolgt die Naht erst zum Schluß, bewahrt man sich eine Sichtkontrolle über die Fraktur.

Bei Splitterbrüchen sowie großen Hunden empfiehlt es sich, die Kirschner-Schiene mit zwei Querstiften in jedem Hauptfragment zu verankern (Abb. 6-14D).

Nachbehandlung. Während der Heilungsphase sollte der Patient ruhig gehalten werden. Die Kirschner-Schiene kann man im allgemeinen nach vier Wochen, sobald eine gute Kallusbildung eingetreten ist, entfernen. Der Marknagel wird bis zur Konsolidierung belassen.

Marknagel und Drahtcerclagen oder Zugschrauben. Bei langen Bruchflächen können auch Cerclagen und Zugschrauben als Hilfsfixation dienen.

Fall 1. In Abbildung 6-15A ist eine lange Femurschrägfraktur dargestellt. Nach Freilegung von lateral wurde ein Marknagel in das proximale Fragment eingeführt, die Fraktur reponiert, dann mit arretierbaren Knochenzangen in Position gehalten und der Nagel in das distale Fragment vorgeschoben. Um die Stabilität zu verbessern, wurden im Frakturbereich zwei Drahtcerclagen angebracht (Abb. 6-15B u. C). Der Marknagel wurde nach der Konsolidierung entfernt, während die Cerclagen verblieben.

Fall 2. Abbildung 6-16 zeigt wiederum eine lange Femurschrägfraktur, die nach Reposition und Einsetzen eines Marknagels mit zwei interfragmentären Zugschrauben komprimiert wurde (Abb. 6-16B u. C). In diesem Fall wurde ein Marknagel mit kleinerem Durchmesser verwendet. Die Zugschrauben wurden exzentrisch plaziert, da-

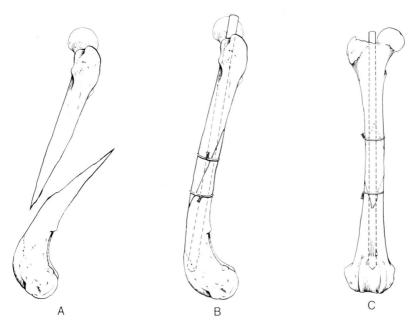

Abb. 6-15 (A) Lange Femurschrägfraktur. (B) Nach Freilegung von lateral wurde ein Marknagel in das proximale Fragment eingeführt, die Fraktur reponiert, dann mit arretierbaren Knochenzangen in Position gehalten und der Nagel in das distale Fragment vorgeschoben. (C) Um die Stabilität zu verbessern, brachte man im Frakturbereich zwei Drahtcerclagen an. Diese sollten mindestens 1 cm voneinander entfernt sein. Der Marknagel wird nach Konsolidierung der Fraktur entfernt, während die Cerclagen verbleiben können.

6. Frakturen des Femur und der Patella

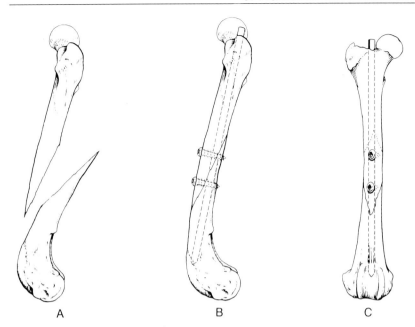

Abb. 6-16 (A) Lange Femurschrägfraktur. (B) Anstelle von Drahtcerclagen können in Verbindung mit der Marknagelung auch Zugschrauben verwendet werden. (C) Die Schrauben werden exzentrisch eingesetzt, damit sie nicht mit dem Nagel kollidieren. Der Marknagel wird nach Konsolidierung der Fraktur entfernt, während die Zugschrauben belassen werden können.

mit sie nicht mit dem Nagel kollidierten. Dieses Verfahren ist eher für mittelgroße und großwüchsige Hunde geeignet. Der Marknagel wurde nach der Konsolidierung entfernt, während die Zugschrauben belassen wurden.

Fall 3. Bei der in Abbildung 6-17 skizzierten Splitterfraktur wurde durch Verwendung eines Marknagels, dreier Drahtcerclagen und der Kirschner-Schiene eine ausreichende Stabilität erreicht. Die Kirschner-Schiene wurde nach einem Monat, der Marknagel nach der völligen Konsolidierung entfernt, während die Drahtcerclagen verblieben. Bei Frakturen dieser Art ist im allgemeinen eine Plattenosteosynthese vorzuziehen, insbesondere wenn es sich um einen mittelgroßen oder großwüchsigen Hund handelt.

Osteosynthese mit externer Fixation

Eine externe Fixation, wie mit der Kirschner-Schiene, wird bei richtiger Anwendung gut toleriert [2, 3, 49, 50]. Aufgrund ihrer Lage an der Lateralfläche des Femur neigt sie jedoch durch äußere Gewalteinwirkungen zur vorzeitigen Lockerung. Die Lockerungsrate liegt bei über 50%. Deshalb sollte dieses Verfahren für sich alleine bei Femurfrakturen nicht angewendet werden [51]. Es kommt allenfalls bei jungen Tieren kleiner Rassen oder bei offenen Frakturen in Betracht. Im übrigen empfiehlt sich die Kombination mit einem Marknagel. Bevor die externe Schiene angebracht wird, sollte die Fraktur reponiert oder zumindest die normale Knochenlänge wiederhergestellt werden. Die Schiene kann ohne und mit Öffnen der Frakturstelle angebracht werden. Letzteres Vorgehen ist vorzuziehen, weil man hierbei die Lage der Fragmente kontrollieren kann. Beim Aufsuchen der Eintrittsstellen für die Querstifte ist der Operateur auf seinen Tastsinn angewiesen. Es werden jeweils zwei Stifte in das proximale und distale Fragment eingesetzt.

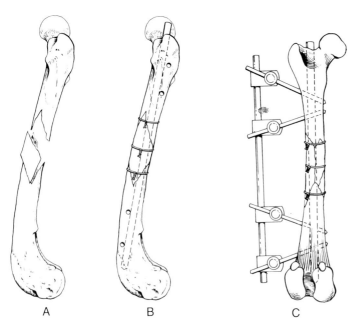

Abb. 6-17 (A) Femursplitterfraktur. (B u. C) Osteosynthese mit einem Marknagel, drei Drahtcerclagen und einer Kirschner-Schiene.

Abbildung 6-18 zeigt eine Schußverletzung mit zahlreichen Knochensplittern im Frakturbereich. In derartigen Fällen empfiehlt es sich, die Reposition und Fixation gedeckt vorzunehmen. Knochen und Weichteile werden noch vor dem Einsetzen der Querstifte auf ihre normale Länge gedehnt. Wenn möglich, werden die Stifte ober- und unterhalb des Frakturhämatoms eingebohrt. Sie lassen sich üblicherweise so ausrichten, daß man sie an einer Verbindungsstange befestigen kann.

Plattenosteosynthese

Knochenplatten eignen sich praktisch für alle diaphysären Femurfrakturen. Sie bieten optimale Stabilität und sind insbesondere bei großwüchsigen Hunden das Mittel der Wahl [27, 28]. Die Platte wird in der Regel an der lateralen Femurfläche angebracht und ihr durch Biegen angepaßt. Dabei kann man sich nach der Röntgenaufnahme des unverletzten Femur richten oder sich bei der Rekonstruktion direkt am Knochen orientieren. Für die Anbringung der Platte ist eine großzügige Freilegung notwendig. Das Periost wird hierbei nicht vom Knochen gelöst.

Die Platte sollte mit mindestens zwei, besser jedoch drei und mehr Schrauben an jedem Hauptfragment befestigt sein. Wenn möglich, ist die Fraktur unter Kompression zu setzen, da hiermit eine bessere Stabilität erzielt wird. In den meisten Fällen sollte die Platte nach der Heilung entfernt werden.

Fall 1. Abbildung 6-19 zeigt eine Femurschaftfraktur mit einem Biegungskeil. Zuerst wurde der Splitter reponiert und mit einer interfragmentären Zugschraube fixiert (Abb. 6-19B). Es entstand so ein Querbruch, der anschließend durch eine Kompressionsplatte mit axialem Druck stabilisiert wurde (Abb. 6-19C u. D).

Fall 2. In Abbildung 6-20 ist eine Splitterfraktur des Femurschaftes mit zahlreichen Fissuren dargestellt. Die Knochenteile wurden nacheinander reponiert und der Fe-

6. Frakturen des Femur und der Patella 101

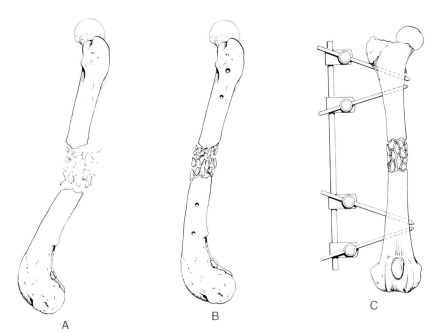

Abb. 6-18 Externe Fixation mit einer Kirschner-Schiene. (A) Schußverletzung mit zahlreichen Knochensplittern im Frakturbereich. (B) Die Eintrittslöcher der Querstifte sind mit kleinen Kreisen markiert. (C) Situation nach Einsetzen der Querstifte und Anbringen der Verbindungsstange.

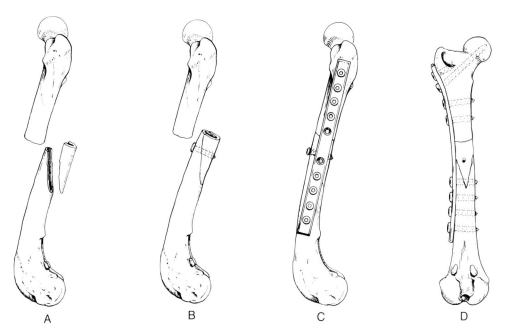

Abb. 6-19 (A) Femurschaftfraktur mit Biegungskeil. (B) Zuerst wurde der Splitter reponiert und mit einer interfragmentären Zugschraube fixiert. (C u. D) Der verbliebene Querbruch konnte durch eine der lateralen Femurfläche angepaßte Kompressionsplatte mit axialem Druck stabilisiert werden.

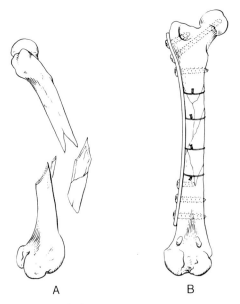

Abb. 6-20 (A) Femursplitterfraktur mit zahlreichen Fissuren. (B) Die Knochenteile wurden nacheinander reponiert und der Femur mit Hilfe von Drahtcerclagen rekonstruiert. Dann wurde eine Neutralisationsplatte angebracht, ohne die über Frakturlinien liegenden Plattenlöcher mit einer Schraube zu besetzen.

mur mit Hilfe von Drahtcerclagen rekonstruiert. Dann wurde eine Neutralisationsplatte angebracht, die zuerst mit einer schräg in den Femurkopf und -hals gesetzten Schraube und am untersten Plattenloch befestigt wurde. Die über den Frakturlinien liegenden Plattenlöcher blieben frei.

Fall 3. Abbildung 6-21 zeigt einen Splitterbruch mit vier Fragmenten. Er wurde mit Hilfe von Zugschrauben zunächst in einen Drei-, dann Zweifragmentbruch umgewandelt, und schließlich vollständig rekonstruiert. In solchen Fällen ist es günstig, einige der Zugschrauben durch die Neutralisationsplatte zu setzen. Die Frakturlinie kreuzende Schrauben sollten stets als Zugschrauben angelegt werden.

Interfragmentäre Zugschrauben können entweder nur in den Knochen oder auch durch die Platte gesetzt werden (Abb. 6-21B). Die Neutralisationsplatte schützt vor Rotations-, Biege- und Scherkräften. Im vorliegenden Falle erschien es entgegen dem üblichen Verfahren vorteilhaft, die Platte an der Kranialfläche des Femur zu befestigen.

Fall 4. In Abbildung 6-22 ist eine diaphysäre Femurstückfraktur mit begleitendem Schenkelhalsbruch skizziert. Der Patient war ein einjähriger Border-Collie. Bei der Darstellung wurden zahlreiche Fissuren in den verschiedenen Fragmenten entdeckt (Abb. 6-22A). Zuerst wurde der Femurschaft rekonstruiert und durch eine Zugschraube und fünf Drahtcerclagen zusammengehalten. Dann wurde eine Neutralisationsplatte angebracht, durch die zur Fixation der Collumfraktur eine 4,5-mm-Zugschraube in den Femurkopf und -hals ge-

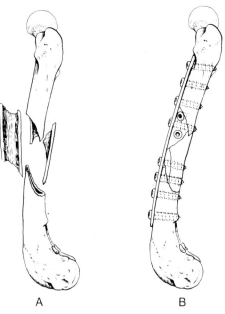

Abb. 6-21 (A) Femursplitterbruch mit vier Fragmenten. (B) Situation nach Reposition und interfragmentärer Kompression mit Zugschrauben, die zum Teil nur in den Knochen, zum Teil auch durch die Platte gesetzt wurden. Die Neutralisationsplatte wurde zum Schutz der Fraktur vor Rotations-, Biege- und Scherkräften angebracht.

6. Frakturen des Femur und der Patella

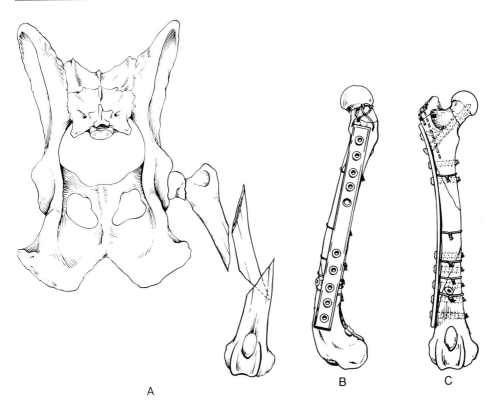

Abb. 6-22 Diaphysäre Femurstückfraktur mit begleitendem Schenkelhalsbruch. (A) Bei der Darstellung wurden zahlreiche Fissuren in den verschiedenen Fragmenten entdeckt. (B u. C) Zuerst wurde der Femurschaft rekonstruiert und durch eine Zugschraube und fünf Drahtcerclagen zusammengehalten. Dann brachte man eine Neutralisationsplatte an, durch die zur Fixation der Collumfraktur eine Zugschraube in den Femurkopf und -hals gesetzt wurde. Die Platte wurde nach sieben Monaten entfernt, während man die Zugschraube und Drahtcerclagen beließ.

setzt wurde (Abb. 6-22B u. C). Die Platte wurde nach sieben Monaten entfernt, während man die Zugschraube und Drahtcerclagen beließ.

Schraubenosteosynthese

Bei Schaftfrakturen an Röhrenknochen werden Schrauben alleine nur selten verwendet. Sie eignen sich zur interfragmentären Kompression einer Schräg- oder Spiralfraktur sowie zur Befestigung von Biegungs- und Drehkeilen bzw. anderen Fragmenten. Bei ausreichend großen Bruchstücken werden Zugschrauben einer Drahtcerclage vorgezogen. Richtig angewendet bewirken Schrauben eine bessere Kompression und Fixation.

Distale Frakturen

Suprakondyläre Frakturen und distale Epiphysenlösung

Diese Verletzungen kommen relativ häufig vor [2, 3], insbesondere bei Jungtieren im Alter zwischen vier und elf Monaten (52–54). Das distale Fragment ist gewöhn-

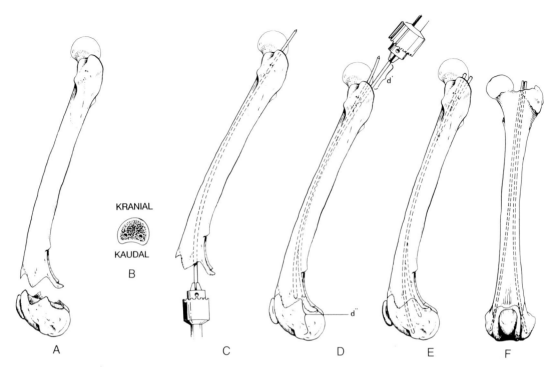

Abb. 6-23 Intramedulläre Fixation einer distalen Femurepiphysenlösung mit zwei Bohrdrähten. (A) Epiphysenfugenfraktur vom Typ Salter-Harris 1. (B) Ein Querschnitt durch die distale Femurmetaphyse zeigt die Lage der Bohrdrähte. (C) Retrograde Technik. (D) Am proximalen Bohrdrahtende wird in einem der Epiphysenlänge entsprechenden Abstand von der Haut (d' u. d") das Spannbohrfutter angesetzt. (E u. F) Die Drähte werden weit in die reponierte Epiphyse vorgeschoben und proximal abgeschnitten.

lich nach kaudal verlagert; es besteht ein relativ umfangreiches Hämatom (Abb. 6-23A). Man strebt eine stabile, die Epiphyse in anatomisch korrekter oder leicht überstreckter Position haltende Fixation an, die dem Tier unmittelbar postoperativ eine freie Bewegung des Kniegelenkes erlaubt. Die im folgenden beschriebenen Behandlungsverfahren bedienen sich eines oder zweier Bohrdrähte bzw. Steinmann-Nägel oder Rush-Pins.

Operationszugang

Der Patient ist in Rückenlage ausgebunden. Parallel zum lateralen Rand des Lig. patellae wird ein Hautschnitt gelegt, der nach proximal soweit wie nötig verlängert wird. Die Inzision zur Eröffnung der Gelenkkapsel verläuft in gleicher Richtung, wenige Millimeter vom lateralen Rand des Kniescheibenbandes und der Patella entfernt.

Reposition

Die Fragmente werden im allgemeinen durch Hebeln in ihre ursprüngliche Position gebracht und mit einer spitzen, kranial am Ursprung des hinteren Kreuzbandes sowie oberhalb der Fraktur angesetzten Repositionszange temporär fixiert [55].

Liegt die Fraktur länger als eine Woche zurück, muß gelegentlich am distalen Ende des oberen Fragmentes etwas Knochengewebe entfernt werden. Ist keine anatomisch korrekte Reposition möglich, darf man das distale Fragment vermehrt aufrichten und leicht nach kranial versetzen. In dieser Position wird das Gleiten der Patella auch in der Streckphase des Kniegelenkes nicht gestört.

Fixation mit zwei Bohrdrähten

Retrograde Technik. Hierbei werden zwei Bohrdrähte in das distale Ende des proximalen Bruchstückes eingeführt; einer nahe des kaudomedialen, der andere nahe des kaudolateralen Randes, bis sie am Trochanter major wieder zum Vorschein kommen (Abb. 6-23B u. C). Es können auch dünne Steinmann-Nägel verwendet werden, die sich der Krümmung des Knochens anpassen lassen.

Unter Streckung des Kniegelenks wird die Fraktur reponiert (Abb. 6-23D). Dann wird am proximalen Bohrdrahtende, in einem der Epiphysenlänge entsprechenden Abstand von der Haut (Abb. 6-23D, d' u. d") ein Spannbohrfutter angesetzt und der Draht bis zum subchondralen Knochen der Epiphyse vorgeschoben. Dasselbe geschieht mit dem zweiten Bohrdraht (Abb. 6-23D–F).

Normograde Technik. Alternativ können zwei Bohrdrähte in Verlängerung der Rollkämme 1–2 cm oberhalb der Fraktur durch die kraniale Kortikalis des Femur gebohrt und dann in distaler Richtung, gering divergierend, bis an die Kompakta der Epiphyse eingedreht werden. Ihre proximal aus dem Knochen ragenden Enden werden etwas aufgebogen, abgeschnitten und durch Drehen dem Knochen angelegt [56].

Die Fraktur wird durch Belastung und Muskelzug physiologisch komprimiert. Mit zwei Bohrdrähten schützt man sie vor Rotationsbewegungen. Aus diesem Grunde ist die Verwendung von zwei Bohrdrähten der Technik mit einem Draht oder Nagel vorzuziehen.

Nachbehandlung. Der Patient sollte für die Dauer der Heilung ruhig gehalten werden. Eine zusätzliche Fixation ist nicht nötig. Nach der Frakturkonsolidierung (vier bis sechs Wochen) werden die Implantate entfernt.

Fixation mit einem Marknagel

Ein flexibler, der Biegung des Knochens anzupassender Steinmann-Nagel oder Bohrdraht wird retrograd am distalen Ende des oberen Fragmentes, nahe seiner kaudalen Kortikalis, eingebohrt bis er am Trochanter major wieder zum Vorschein kommt (Abb. 6-24). Dann wird die Fraktur unter Streckung des Kniegelenkes reponiert und der Nagel mit einem Spannbohrfutter, das proximal in einem der Epiphysenlänge entsprechenden Abstand von der Haut angesetzt wird, bis an den subchondralen Knochen der Epiphyse vorgeschoben. Der Nagel darf den Gelenkknorpel nicht perforieren. Wenn dies versehentlich erfolgt ist, sollte man ihn bis in Höhe der Fraktur zurückziehen und die Epiphyse etwas »überreponieren«, so daß der Nagel beim erneuten Einbohren nicht in das vorherige Loch gerät. Die Fixation mit einem Marknagel wird hauptsächlich bei sehr kleinen Hunden und Katzen verwendet; dabei sind Rotationsbewegungen möglich. Wenn dies der Fall ist, muß man sich einer Hilfsfixation bedienen (z. B. zusätzlicher Bohrdraht oder Kirschner-Schiene). Frakturen in diesem Bereich heilen schnell, so daß der Nagel meist schon nach fünf Wochen entfernt werden kann.

Fixation mit zwei Rush-Nägeln [56]

Nach Präparation eines Einschlagloches auf der medialen und lateralen Seite der Epiphyse (Abb. 6-25B u. C), werden zwei vorgebogene Rush-Nägel bis zur Fraktur eingeführt und im Wechsel bei reponierter Epiphyse in die Markhöhle des proximalen Fragments vorgetrieben (Abb. 6-25D u. E) [57]. Dabei ist Vorsicht geboten, damit die Einschlaglöcher nicht ausbrechen. Eine zu-

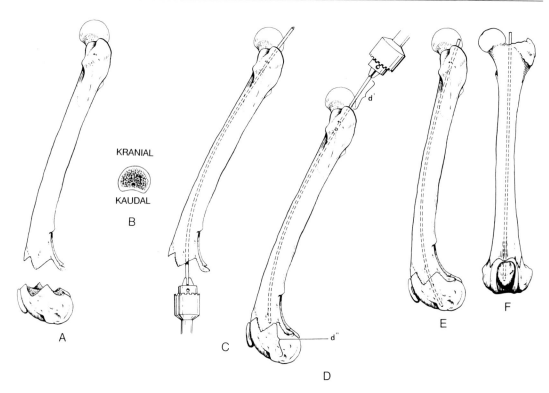

Abb. 6-24 Fixation einer distalen Fugenlösung des Femur mit einem dünnen Marknagel. (A) Fugenfraktur vom Typ Salter-Harris 1. (B) Ein Querschnitt durch die distale Metaphyse zeigt die Lage des Nagels. (C) Retrograde Technik. (D) Am Proximalende des Nagels wird in einem der Epiphysenlänge entsprechenden Abstand von der Haut (d' u. d") das Spannbohrfutter angesetzt. (E u. F) Der Nagel wird in die reponierte Epiphyse vorgeschoben und proximal abgeschnitten.

sätzliche Fixation ist in den meisten Fällen nicht erforderlich. Die Heilung erfolgt rasch, so daß die Implantate meist schon nach drei bis fünf Wochen entfernt werden können.

Konservative Therapie

In manchen Fällen kann man die Fraktur durch Beugen des Kniegelenks bei gestrecktem Tarsus und durch distal gerichteten Zug am kaudalen Rand des Tibiaplateaus reponieren. Die Beugung des Kniegelenks erhält gewöhnlich die Reposition aufrecht, wenn es sich um eine stabile Fraktur handelt. Zur Immobilisierung kommt dann eine das Kniegelenk in gebeugter Position haltende Thomas-Schiene oder die Ehmer-Schlinge in Betracht.

Die Reposition sollte man allerdings in kurzen Intervallen röntgenologisch kontrollieren. Durch intra- und extraartikuläre Adhäsionen kann es zu einer Versteifung des Kniegelenkes kommen.

Bikondyläre (T- und Y-)Frakturen

Diese Verletzung ist eine Kombination von supra- und interkondylärer Fraktur. Die Bruchlinie verläuft einerseits zwischen Epiphyse und Schaft, zum anderen zwischen beiden Kondylen (Abb. 6-26A). Frakturen

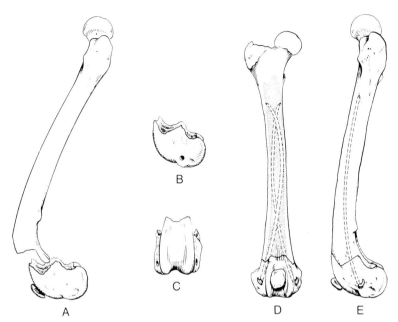

Abb. 6-25 Fixation einer distalen Femurepiphysenlösung mit zwei Rush-Nägeln. (A) Fugenfraktur vom Typ Salter-Harris 1. (B u. C) Lage der Eintrittslöcher für die Rush-Pins an den Femurkondylen. Diese Löcher sollten dem Durchmesser der Rush-Nägel entsprechen und in der kaudalen Epiphysenhälfte (Kondylusbereich) liegen. (D u. E) Die Pins werden zunächst bis zur Fraktur eingeführt, dann im Wechsel bei reponierter Epiphyse in die Markhöhle des proximalen Fragments vorgetrieben. Die Nagellänge sollte zweidrittel bis dreiviertel der Länge des Femurs betragen. Durch die Auflage der gebogenen Nägel an drei Stellen entsteht eine rotationsstabile, elastische Verspannung mit dynamischer Frakturkompression.

dieser Art sind relativ selten und gewöhnlich von einer deutlichen Dislokation, einem ausgedehnten Weichteiltrauma und einem Hämarthros begleitet. Das Gelenk sollte auch auf Band- und Meniskusschäden untersucht werden. Um ein gutes funktionelles Resultat zu erzielen, müssen die Fragmente anatomisch korrekt reponiert und stabil fixiert werden.

Operative Therapie

Der Zugang erfolgt wie für die suprakondyläre Fraktur beschrieben. Zunächst wird die interkondyläre Fraktur reponiert, wobei man die beiden Kondylen durch eine spitze Repositionszange zusammenhält. Da diese Fraktur in der Gelenkfläche verläuft, ist eine stufenlose Reposition erforderlich. Die Kondylen werden quer durchbohrt und mit einer Zugschraube aneinander fixiert. Hierfür kann sowohl eine Spongiosa- als auch eine Kortikalisschraube dienen (Abb. 6-26B).

Die Fixation der rekonstruierten Epiphyse an das proximale Fragment erfolgt mit zwei Bohrdrähten oder durch Rush-Nagelung. Bohrdrähte sind im allgemeinen vorteilhafter, da hiermit die Gefahr einer Sprengung der Kondylen geringer ist (Abb. 6-26C u. D).

Nachbehandlung. Gelegentlich ist für etwa zwei Wochen eine zusätzliche Immobilisierung des Kniegelenks mit einer Thomas-Schiene oder einem Robert-Jones-Verband angebracht. Der Patient sollte bis zur Kon-

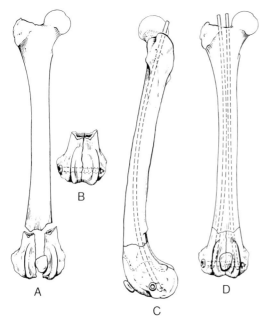

Abb. 6-26 Fixation einer bikondylären (T- oder Y-)Femurfraktur. (A) Kombination von supra- und interkondylärer Fraktur. (B) Zuerst wird eine transkondyläre Zugschraube angebracht. (C u. D) Die suprakondyläre Fraktur wird mit zwei Bohrdrähten fixiert (s. auch Abb. 6-23).

solidierung der Fraktur ruhig gehalten werden. Wenn Marknägel verwendet wurden, empfiehlt es sich, sie zu entfernen.

Kondylusfrakturen

Kondylusfrakturen (Abb. 6-27A) sind relativ selten. Sie betreffen vorwiegend den medialen Condylus, der in der Regel mit dem kaudalen Kreuzband und dem medialen Kollateralband in Verbindung bleibt. Der isolierte Condylus kann auch mehrfach gebrochen sein. Ein gutes Heilungsergebnis setzt perfekte Reposition und stabile Fixation mit frühzeitiger Bewegung des Kniegelenkes voraus.

Operative Therapie

Zur Darstellung wird der für suprakondyläre Frakturen empfohlene Zugang gewählt. Die Reposition erfolgt im allgemeinen mit einem Haken, der den abgebrochenen Condylus nach kranial zieht, und durch Hebeln des Fragmentes in seine korrekte Lage.

Eine schräg von proximal in den frakturierten Condylus eingedrehte Spongiosaschraube mit Zugeffekt ergibt eine gute Fixation (Abb. 6-27B–D). Wenn das Fragment groß genug ist, kann die Schraube auch transkondylär geführt werden (Abb. 6-27E). Bei Rotationsinstabilität empfiehlt sich ein zusätzlicher Bohrdraht oder eine zweite Zugschraube. Vor dem Wundverschluß ist das Gelenk nach losen Knochen- und Knorpelteilchen abzusuchen.

Nachbehandlung. Eine kurzfristige Entlastung kann, wenn nötig, mit einer Thomas-Schiene oder einem Robert-Jones-Verband erreicht werden. Der Patient sollte während der Heilungsphase (ca. sechs Wochen) ruhig gehalten werden.

Patellafrakturen

Frakturen der Patella kommen beim Kleintier selten vor. Die Zuggurtung mit Draht ist das Behandlungsverfahren der Wahl, weil sie unter Umwandlung von Zug- in Druckkraft eine frühzeitige Bewegung des Kniegelenks erlaubt. Wenn möglich, sollten zusätzlich Kirschner-Bohrdrähte verwendet werden. Sie gewährleisten eine stabilere Fixation. Splitterfrakturen lassen sich mitunter nicht zufriedenstellend rekonstruieren und erfordern dann eine Patellektomie.

Behandlung

Querfrakturen

Abbildung 6-28 zeigt eine Querfraktur, die mit einem Kirschner-Bohrdraht und einer

6. Frakturen des Femur und der Patella

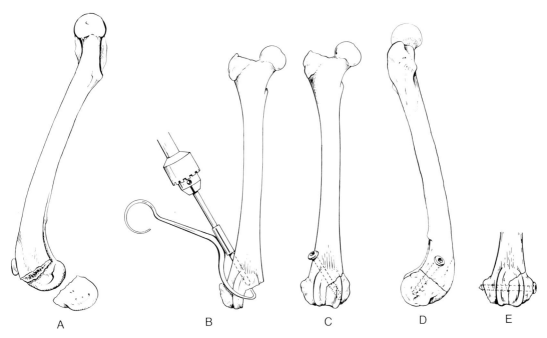

Abb. 6-27 (A) Femurkondylusfraktur. (B) Fixation mit einer schräg von proximal in den frakturierten Kondylus eingedrehten Spongiosaschraube. (C u. D) Lage der Zugschraube in der kranialen und seitlichen Ansicht. (E) Wenn das Fragment ausreichend groß ist, kann die Schraube auch transkondylär verlaufen.

Zuggurtungsdrahtschlinge fixiert werden kann. Das Gelenk wird mit einer parapatellaren Inzision medial oder lateral geöffnet, um die Lage der Fragmente an der Gelenkfläche überprüfen zu können (Abb. 6-28A). Mit einem 1,5-mm-Bohrer wird das proximale Kniescheibenfragment retrograd durchbohrt (Abb. 6-28B). Dann wird die Fraktur reponiert und mit einer oder zwei spitzen Repositionszangen in korrekter Lage gehalten, während man die Bohrung in das distale Fragment fortsetzt und einen Kirschner-Draht einführt (Abb. 6-28C). Schließlich wird der Zuggurtungsdraht angebracht, festgezogen und der Bohrdraht gekürzt. Der Wundverschluß erfolgt durch Naht der Gelenkkapsel, der tiefen wie oberflächlichen Faszie und der Haut (Abb. 6-28D u. E).

Fissur

In Abbildung 6-29 ist eine mit zwei Zuggurtungsdrahtschlingen fixierte Patellafissur dargestellt.

Die erste Drahtschlinge liegt nahe der Patella in der Endsehne des M. quadriceps femoris und dem Lig. patellae. Mit Hilfe einer gebogenen, für den Draht passierbaren Kanüle läßt sich der Draht schonend durch das Gewebe führen. Die zweite Drahtschlinge verläuft ähnlich oder in Achtertour, jedoch weiter kranial. Abschließend werden beide Zuggurtungsdrähte festgezogen (Abb. 6-29B).

Splitterfrakturen

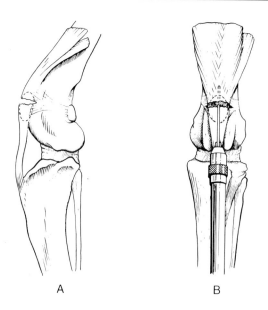

Abbildung 6-30 zeigt eine Patellasplitterfraktur, die mit einem Bohrdraht und zwei Zuggurtungsdrahtschlingen fixiert wurde. Kleine Splitter müssen in derartigen Fällen meist entfernt werden. Nach Vorbohrung mit einem 1,5-mm-Bohrer wird der Kirschner-Draht eingeführt, dann die Zuggurtungsdrahtschlinge angebracht und festgezogen (Abb. 6-30A u. B). Mit der zweiten, durch die Sehne des M. quadriceps femoris und das Lig. patellae geführten Drahtschlinge erreicht man eine zusätzliche Stabilität.

Bei irreparablen Splitterfrakturen kommt eine Patellektomie in Betracht (s. hierzu auch S. 318).

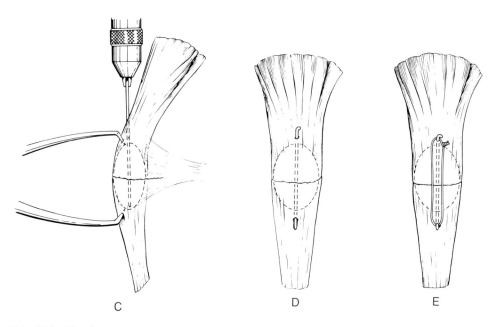

Abb. 6-28 Fixation einer Patellaquerfraktur mit einem Kirschner-Bohrdraht und einer Zuggurtungsdrahtschlinge. (A) Das Gelenk wird mit einer parapatellaren Inzision medial oder lateral geöffnet, um die Fragmentlage an der Gelenkfläche zu überprüfen. (B) Mit einem 1,5-mm-Bohrer wird das proximale Kniescheibenfragment retrograd durchbohrt. (C) Die Fraktur wird reponiert und mit einer oder zwei spitzen Repositionszangen in korrekter Lage gehalten, während man die Bohrung in das distale Fragment fortsetzt und einen Kirschner-Draht einführt. (D u. E) Schließlich wird der Zuggurtungsdraht angebracht und festgezogen sowie der Bohrdraht gekürzt. Der Wundverschluß erfolgt durch Naht der Gelenkkapsel, der tiefen wie oberflächlichen Faszie und der Haut.

6. Frakturen des Femur und der Patella 111

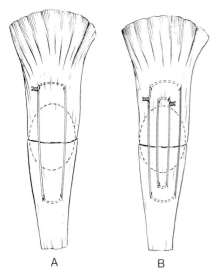

Abb. 6-29 Fixation einer Patellafissur mit zwei Zuggurtungsdrahtschlingen. (A) Die erste Drahtschlinge liegt nahe der Patella in der Endsehne des M. quadriceps femoris und dem Lig. patellae. Mit Hilfe einer gebogenen, für den Draht passierbaren Kanüle läßt sich der Draht schonend durch das Gewebe führen. (B) Die zweite Drahtschlinge verläuft ähnlich oder in Achtertour, jedoch weiter kranial. Abschließend werden beide Zuggurtungsdrähte festgezogen.

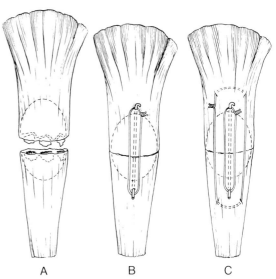

Abb. 6-30 Fixation einer Patellasplitterfraktur mit einem Bohrdraht und zwei Zuggurtungsdrahtschlingen. (A u. B) Kleine Splitter werden ggf. entfernt. Nach Vorbohrung mit einem 1,5-mm-Bohrer wird der Kirschner-Draht eingeführt, dann die Zuggurtungsdrahtschlinge angebracht und festgezogen. (C) Mit der zweiten, durch die Sehnen des M. quadriceps femoris und des Lig. patellae geführten Drahtschlinge erreicht man eine zusätzliche Stabilität.

Nachbehandlung

In den meisten Fällen ist eine Immobilisierung des Kniegelenkes, beispielsweise mit einer Thomas-Schiene, für drei bis vier Wochen erforderlich, um das Operationsgebiet in der ersten Heilungsphase vor starkem Zug zu schützen. Der Patient sollte bis zur Konsolidierung ruhiggehalten werden. Die Implantate müssen danach meist entfernt werden.

Literatur

1. Matis U, Waibl H: Proximale Femurfrakturen bei Katze und Hund. Tierärztl Prax Suppl 1: 159–178, 1985.
2. Brinker WO: Fractures in Canine Surgery, 2nd Archibald ed. Santa Barbara, American Veterinary Publications, 1974, pp 949–1048.
3. Brinker WO: Small Animal Fractures. East Lansing, Mich., Department of Continuing Education, Michigan State University, 1978.
4. Brinker WO: Some troublesome lesions of the coxofemoral joint amenable to surgery. Vet Med 50: 77, 1955.
5. Brown SG, Rosen H: Craniolateral approach to the canine hip: A modified Watson-Jones approach. J Am Vet Med Assoc 159: 1117–1122, 1971.
6. Toree FB, Gendren E: The use of radioactive phosphorus in the determination of the

viability of the femoral head in dogs after subcapital fractures. J Bone Joint Surg 36-A: 185, 1954.
7. Fitzgerald TC: Blood supply of the femoral head of the canine femur. Vet Med 56: 389, 1961.
8. Brindley HH: Avascular necrosis of the head of the femur. An experimental study. J Bone Joint Surg 45-A: 1541, 1963.
9. Brinker WO: Factors influencing the results in fractures of the femoral neck. J Am Anim Hosp Assoc 2: 160, 1966.
10. Calandtruccio RA: Comparisons of specimens from nonunion of the neck of the femur with fresh fractures and avascular necrosis specimens. J Bone Joint Surg 49-A: 1471, 1967.
11. Müller ME, Allgöwer M, Schneider R, et al: Manual der Osteosynthese. AO-Technik. 2. Aufl. Springer, Berlin, Heidelberg, New York, 1977.
12. Nunamaker DM: Repair of femoral head and neck fractures by interfragmentary compression. J Am Vet Med Assoc 162: 569, 1973.
13. Aron DN, et al: A review of reduction and internal fixation of proximal femoral fractures in the dog and man. J Am Anim Hosp Assoc 15: 455–462, 1979.
14. Daly WR: Femoral head and neck fractures in the dog and cat: A review of 115 cases. Vet Surg 7: 29–38, 1978.
15. Cawley AJ, et al: A technique for repair of fractures for the femoral neck. J Am Vet Med Assoc 129: 354, 1956.
16. Nilsson F: Operative treatment of fractures of the neck of the femur and epiphyseal separation of the head of the femur in the dog (Abstr). North Am Vet 22: 557, 1941.
17. Anderson WD, et al: Method for treatment of fractures of the femoral neck in the dog: An experimental study. J Am Vet Med Assoc 122: 155, 1953.
18a. Zugänge zum Skelettsystem von Hund und Katze. Atlas mit Operationsbeschreibung. Schattauer, Stuttgart, New York 1975.
18b. Piermattei DL, Greeley RG: An Atlas of Surgical Approaches to the Bones of the Dog and Cat, 2nd ed. Philadelphia, Saunders, 1979.
19. Lewis DD, Bellah JR: Use of a double-hook plate to repair a subtrochanteric femoral fracture in an immature dog. J Am Vet Med Assoc 191: 440, 1987.
20. Spreull JSA: Excision arthroplasty as a method of treatment of hip diseases in the dog. Vet Rec 73: 573, 1961.
21. Ormond AN: Treatment of hip lameness in the dog by excision of the femoral head. Vet Rec 73: 576, 1961.
22. Piermattei DL: Femoral head osteotomy in the dog: Indications, techniques and results in ten cases. J Am Anim Hosp Assoc 1: 180, 1965.
23. Junggren VS: A comparative study of conservative and surgical treatment of Legg-Perthes disease in the dog. J Am Anim Hosp Assoc 2: 6, 1966.
24. Gaby CH, Chambers AR: Simultaneous femoral head osteotomy. Vet Med 61: 876, 1966.
25. Lee R, Fry PD: Some observations on the occurrence of Legg-Calvé-Perthes disease in the dog and an evaluation of excision arthroplasty. J Sm Anim Pract 10: 309, 1969.
26. Matis U: Persönliche Mitteilung, 1987.
27. Schürrle G: Femurschaftfrakturen beim Hund. Behandlung und Ergebnisse in den Jahren 1970–1977. Vet Med Diss München, 1979.
28. Fuchs R: Femurschaftfrakturen bei der Katze. Behandlung und Ergebnisse in den Jahren 1970–1977. Vet Med Diss München, 1978.
29. Schroeder EF: Fractures of the femoral shaft of dogs. North Am Vet 14: 38, 1933.
30. Schroeder EF: The traction principle in treating fractures and dislocations in the dog and cat. North Am Vet 14: 32, 1933.
31. Schroeder EF: The treatment of fractures in dogs. North Am Vet 14: 27, 1933.
32. Schroeder EF: Fractures of the humerus in dogs. North Am Vet 14: 31, 1934.
33. Leonard EP: Feline therapeutics and hospitalization. North Am Vet 19: 58, 1938.
34. Schroeder EF: Recent progress in canine orthopaedic surgery. North Am Vet 20: 54, 1939.
35. Frick EJ, et al: Treatment of fractures by intramedullary pinning. North Am Vet 29: 95, 1948.
36. Brinker WO: The use of intramedullary pins in small animal fractures: A preliminary report. North Am Vet 29: 292, 1948.
37. Bernard BW: Methods of repair of femoral and humeral fractures. J Am Vet Med Assoc 113: 134, 1948.

38. Carney JP: Rush intramedullary fixation of long bones as applied to veterinary surgery. Vet Med 47: 43, 1952.
39. Jenny J: Küntscher's medullary nailing in femur fracture of the dog. J Am Vet Med Assoc 117: 381, 1950.
40. Leighton RL: Permanent intramedullary pinning of the femur in dogs and cats. J Am Vet Med Assoc 121: 347, 1952.
41. Lawson DD: The technic of Rush pinning in fracture repair. Mod Vet Pract 40: 32, 1959.
42. Street DM, et al: The medullary nail. Arch Surg 55: 423, 1947.
43. Green JF, et al: The indications and limitations of the medullary nail in small animals. Cornell Vet 40: 331, 1950.
44. Rudy RL: Principles of intramedullary pinning. Vet Clin North Am 5: 209–228, 1975.
45. Eisenmenger E, et al: 10 Jahre Bündelnagelung nach Hackethal – ein kritischer Rückblick. Kleintierpraxis 29: 283, 1984.
46. Müller H: Anatomische Grundlagen und Klinik der stabilen Osteosynthese: Marknagelung nach Küntscher bei Hund und Katze. Zbl Vet Med 2: 1 und 105, 1955.
47. Thimel H: Die Femurfraktur beim Hund, Behandlung, Komplikationen und Ergebnisse in den Jahren 1959–1969. Vet Med Diss München, 1971.
48. Braden TD, Brinker WO: Effect of certain internal fixation devices on functional limb usage in dogs. J Am Vet Med Assoc 162: 642–646, 1973.
49. Ehmer FA: Bone pinning in fractures of small animals. J Am Vet Med Assoc 110: 14, 1947.
50. Brinker WO, Flo GL: Principles and application of external skeletal fixation. Vet Clin North Am 5: 197–208, 1975.
51. Brinker WO: Fracture Documentation Studies at Michigan State University. Unpublished material, 1971–1978.
52. Fritsch R, Zedler W: Die suprakondyläre Femurfraktur bei Hund und Katze. Berl Münch Tierärztl Wschr 76: 41, 1963.
53. Eisenmenger E: Die distale Epiphysenloreißung und suprakondyläre Fraktur des Femur bei Hund und Katze. Wien Tierärztl Mschr 56: 12 und 356, 1969.
54. Köstlin RG: Kniegelenk(nahe) Frakturen des Femur bei Hund und Katze. Behandlung und Ergebnis in den Jahren 1970–1972. Vet Med Diss München, 1973.
55. Matis U: Zur Drahtzuggurtung distaler Epiphysiolysen bzw. suprakondylärer Frakturen des Femur bei Katze und Hund. Berl Münch Tierärztl Wschr 90: 240–243, 1977.
56. Matis U, Schebitz H: Zugang zum Os femoris im distalen Drittel. In Schebitz H, Brass W (eds): Operationen an Hund und Katze, Parey, Berlin, Hamburg, 1985.
57. Suppinger FX: Intramedulläre Frakturfixation nach Rush bei Hund und Katze. Zbl Vet Med 4: 907, 1957.

7 Frakturen der Tibia und Fibula

Einteilung

Frakturen der Tibia und Fibula [1, 2] können wie folgt klassifiziert werden:
1. Proximale Frakturen.
   a) Abrißfraktur der Tuberositas tibiae (Abb. 7-1A).
   b) Frakturen der proximalen Tibiaepiphysenfuge (Abb. 7-2A u. B).
   c) Proximale Metaphysenfrakturen (Abb. 7-3A und 7-4A).
2. Schaftfrakturen (Abb. 7-6–7-11).
3. Distale Frakturen.
   a) Frakturen der distalen Tibiaepiphysenfuge (Abb. 7-12).
   b) Frakturen des medialen und lateralen Malleolus (Abb. 7-14).

Proximale Frakturen

Abrißfrakturen der Tuberositas tibiae

Diese Verletzung entsteht relativ selten und vorwiegend bei Jungtieren unter zehn Monaten, da die Tuberositas tibiae einen eigenen Ossifikationskern besitzt und bis zum achten Lebensmonat durch die Apophysenfuge von der Epiphyse und bis zum ersten Lebensjahr von der Metaphyse getrennt ist [3]. Im allgemeinen kann man den abgerissenen Knochenfortsatz bei der klinischen Untersuchung palpieren. Er findet sich wie auch die Patella, nach proximal verschoben. Wenn die Tuberositas tibiae nicht in ihre ursprüngliche Lage gebracht wird, bleibt ein Patellahochstand mit reduzierter Quadrizepsfunktion und unvollständiger Streckbarkeit des Kniegelenkes zurück. Das Fragment sollte möglichst frühzeitig reponiert und fixiert werden.

Operative Therapie

Die Darstellung erfolgt mit einem Längsschnitt, der medial oder lateral der Patella, des Lig. patellae und der Tuberositas tibiae verläuft (Abb. 7-1A).

Das Lig. patellae wird mit einem Haken oder einer Tuchklemme oberhalb des Fragments gefaßt und die Tuberositas tibiae langsam und vorsichtig in ihre Position gezogen. Zug ist notwendig, um den M. quadriceps zu ermüden und seine spastische Kontraktion zu überwinden. Hierbei darf die Tuberositas tibiae nicht zerbrechen.

Zur Fixation kommen verschiedene Möglichkeiten in Betracht (Abb. 7-1):

1. Band- und Knochennaht mit nichtresorbierbarem Nahtmaterial (Abb. 7-1B u. C) [4].

2. Zwei Kirschner-Bohrdrähte (Abb. 7-1D).

3. Zwei Knochendrahtnähte (Abb. 7-1E).

4. Spongiosaschraube und Bohrdraht (Abb. 7-1F).

5. Zuggurtung mit Draht [5, 6] (Abb. 7-1G).

Bei Jungtieren sollte man ausschließlich Bohrdrähte verwenden. Dabei empfiehlt es sich, den Draht in distaler Richtung einzudrehen (s. Abb. 14-7), so daß die Tuberositas tibiae dem Knochenwachstum folgen kann [7].

Nachbehandlung

In den ersten zwei Wochen wird die Beugung des Kniegelenkes mit einem ruhigstellenden Verband oder einer Thomas-Schiene verhindert. Der Patient sollte darüber hinaus noch zwei bis drei Wochen ruhiggehalten werden.

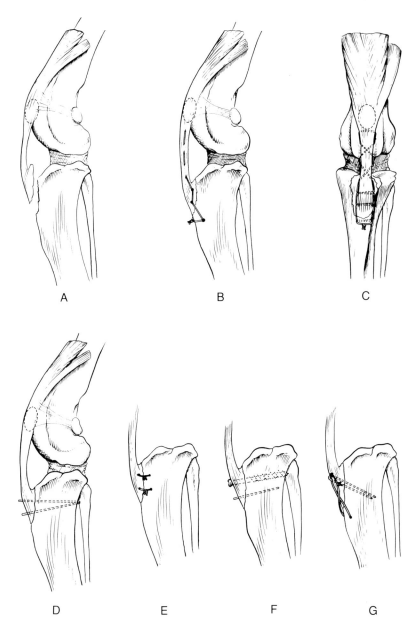

Abb. 7-1 Fixation der Tuberositas tibiae. (A) Abrißfraktur. (B u. C) Band- und Knochennaht mit nicht resorbierbarem Nahtmaterial. (D) Adaptation mit Kirschner-Bohrdrähten. (E) Knochennaht mit Draht. (F) Fixation mit einer Zugschraube und einem Spickdraht. (G) Zuggurtung mit Draht.

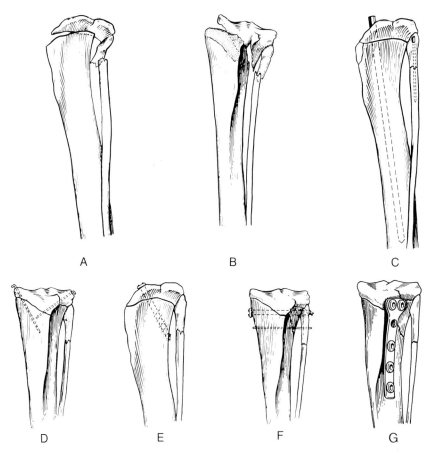

Abb. 7-2 Fixationsverfahren. (A) Proximale Epiphysenlösung der Tibia und Fibulafraktur. (B) Tibiafraktur in der proximalen Epiphysenfuge mit metaphysärem Biegungskeil und Fibulabruch. (C u. D) Adaptation der Epiphyse mit einem Marknagel oder zwei diagonalen Spickdrähten. Wenn die Fibula instabil ist, kann auch sie intramedullär fixiert werden. (E) Interfragmentäre Kompression mit einer schräg gesetzten Spongiosaschraube. (F) Interfragmentäre Kompression mit einer unterhalb der Wachstumsfuge in den Metaphysenkeil gesetzten Zugschraube. (G) Anhebung des Tibiaplateau mit einer Abstützplatte.

Frakturen der proximalen Tibiaepiphysenfuge

Kondylusfrakturen sind an der Tibia außerordentlich selten [1]. Meist ist die ganze Epiphyse in der Fuge gelöst mit der Tendenz, sich nach kaudolateral zu verlagern. Als Begleitverletzungen können Bandläsionen vorliegen, insbesondere finden sich die Kollateralbänder gezerrt oder sogar vollständig rupturiert. Wenn die Fraktur nicht reponiert wird, müssen funktionelle Beschwerden und Formveränderungen in Kauf genommen werden.

Konservative Therapie

Gelegentlich kann die Fraktur, falls repositionsbedürftig, gedeckt eingerichtet und mit einer Thomas-Schiene reteniert werden. Die Gliedmaße wird für drei Wochen in normaler Standposition immobilisiert. Dabei sollte zur Aufrechterhaltung der Reposition etwas Druck von außen auf die mediale Fläche des Kniegelenks ausgeübt werden. Die Schiene muß zu diesem Zweck relativ fest angebracht und gut überwacht werden. Wenn sie sich lockert, kann eine Gliedmaßenverkrümmung entstehen.

Operative Therapie

Zugang und Reposition. In den meisten Fällen muß die Epiphyse offen reponiert werden (Abb. 7-2A u. B). Der Hautschnitt verläuft kraniomedial über das Kniegelenk und den proximalen Tibiabereich. Mitunter empfiehlt es sich, ihn in gleicher Länge auf der kraniolateralen Seite zu führen und den M. tibialis cran. nach kaudal zu ziehen.

Die Weichteile werden teils scharf, teils stumpf durchtrennt, bis die Fraktur ausreichend freiliegt. Durch leichtes Anheben der Epiphyse mit einem Raspatorium kann diese gewöhnlich in ihre Stellung zurückgehebelt werden. Manchmal muß sie aber zuerst weiter verlagert werden, um Koagula und Gewebereste aus dem Bruchspalt zu entfernen. Wenn auch die Fibula gebrochen ist, kann ihre Reposition und Fixation dabei helfen, den lateralen Stützpfeiler wiederherzustellen.

Fixation. Es gibt verschiedene Fixationsmöglichkeiten [6, 8, 9] (Abb. 7-2):
1. Einsetzen eines Steinmann-Nagels bis in die Markhöhle der Tibia (Abb. 7-2C) oder Spickung mit zwei diagonalen Kirschner-Bohrdrähten (Abb. 7-2D). Wenn die Fibula instabil ist, kann auch sie intramedullär fixiert werden.
2. Interfragmentäre Kompression mit einer schräg gesetzten Spongiosaschraube (Abb. 7-2E). Dieses Verfahren ist nur für fast ausgewachsene Patienten geeignet, da es einen vorzeitigen Schluß der Epiphysenfuge provoziert.
3. Interfragmentäre Kompression mit einer quer gesetzten Zugschraube unterhalb der Wachstumsfuge, wenn eine Epiphysiolyse mit großem metaphysären Biegungskeil vorliegt (Abb. 7-2F).
4. Anbringung einer Abstützplatte, sofern das Tibiaplateau angehoben werden muß (Abb. 7-2G). Splitterdefekte sollten hier mit autogener Spongiosa aufgefüllt werden.

Nachbehandlung. In vielen Fällen ist für zwei bis vier Wochen eine Immobilisierung der Gliedmaße erforderlich. Der Patient sollte zudem ruhiggehalten werden.

Frakturen der proximalen Tibiametaphyse

Gewöhnlich handelt es sich hier um Quer- oder kurze Schrägbrüche mit Abkippung des proximalen Fragments nach kaudal [6, 8]. Die Reposition kann oft gedeckt erfolgen. Zur Fixation kommt dann eine Thomas-Schiene oder ein gedeckt von proximal einzuführender Marknagel in Betracht.

Häufiger ist jedoch eine offene Reposition zu empfehlen. In diesen Fällen wird die Fixation meist mit einem Marknagel (Abb. 7-3), Rush-Pin(s), einer Knochenplatte oder einer Spongiosaschraube (Abb. 7-4) vorgenommen. Ob eine zusätzliche Immobilisierung mit einem ruhigstellenden Verband bzw. einer Thomas-Schiene angezeigt ist, hängt von der Stabilität der Osteosynthese ab.

Wenn die Fibula an ihrem proximalen Ende gebrochen und die Articulatio tibiofibularis getrennt ist, sollte man den Wadenbeinkopf mit einer Schraube an der Tibia befestigen, weil an seiner Außenfläche das laterale Kollateralband inseriert. Fibulaosteosynthesen bedürfen unabhängig von der Art der Fixation gewöhnlich keines zusätzlichen Verbandes.

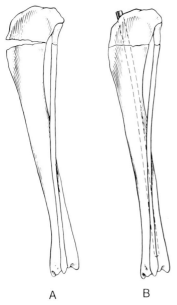

Abb. 7-3 (A) Proximale Metaphysenfraktur der Tibia und Fibula. (B) Situation nach Reposition und Fixation mit einem Marknagel.

Schaftfrakturen

Da die Fibuladiaphyse klein und als Stütze von untergeordneter Bedeutung ist, kann sie in praxi vernachlässigt werden. Bei kor-

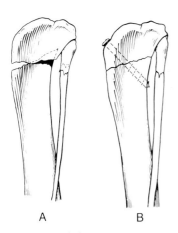

Abb. 7-4 (A) Kurzer Schrägbruch in der proximalen Tibia- und Fibulametaphyse. (B) Fixation mit einer Spongiosaschraube.

rekter Behandlung einer Tibiafraktur, heilt der Fibulabruch ohne besondere Maßnahmen. Die Fibula kann jedoch zur Orientierung hilfreich sein, wenn bei einem Trümmerbruch der Tibia die normale Knochenlänge wiederhergestellt werden soll.

Aufgrund der subkutanen Lage der Tibia, stellen Unterschenkelbrüche das größte Kontingent an offenen Frakturen. Richtig behandelt, heilen Tibiafrakturen aber in annähernd gleicher Zeit wie Brüche anderer Röhrenknochen, ohne Neigung zu verzögerter Konsolidierung oder Bildung einer Pseudarthrose.

Konservative Therapie

Grünholzfrakturen, einige stabile Brüche und Frakturen bei sehr jungen Tieren können mit einer Thomas-Schiene, einem ruhigstellenden Verband oder beidem behandelt werden. Gelegentlich benötigen diese Frakturen zudem eine interfragmentäre Kompression mit einer oder mehreren Zugschrauben.

Operative Therapie

In Abbildung 7-5 sind verschiedene Zugangswege zur Darstellung des Tibiaschaftes und der Malleoli skizziert [6, 8, 10]. Für Schaftfrakturen wird kraniomedial ein parallel zur Vorderkante der Tibia verlaufender Längsschnitt geführt. Nach Spreizen von Haut und oberflächlicher Faszie erkennt man die A. und V. saphena medialis mit dem sie begleitenden Ast des N. saphenus. Dieser schräg über das mittlere Drittel der Tibia verlaufende Gefäß-Nerven-Strang läßt sich mit einiger Vorsicht schonen. Der Zugang erlaubt eine Freilegung des Schienbeins in seiner gesamten Länge. Die Malleoli werden mit einem Schnitt durch Haut und oberflächliche Faszie dargestellt.

Eine stabile Osteosynthese bietet viele Vorteile, einschließlich einer freien Beweglichkeit der Gelenke während der Heilungsphase. Im folgenden werden die gebräuchlichsten Verfahren beschrieben.

7. Frakturen der Tibia und Fibula

Marknagelung. Hauptnachteil der Marknagelung [6, 8] ist eine meist unzureichende Rotationsstabilität. Man verwendet sie vorwiegend bei Quer- und kurzen Schrägbrüchen sowie Splitterfrakturen der Tibia. Der Nagel muß am proximalen Tibiaende eingesetzt werden. Dabei kann gedeckt vorgegangen werden, wenn sich die Fraktur ohne weichteilschädigende Manipulationen reponieren läßt. Andernfalls wäre eine offene Nagelung vorzuziehen. Bietet der Marknagel nicht genügend Stabilität, sind Hilfsfixationen mit einer Kirschner-Schiene, Drahtcerclagen oder Zugschrauben erforderlich (siehe unten).

Technik. Abbildung 7-6A zeigt eine kurze Tibiaschrägfraktur. Aus der proximalen Ansicht einer linken Tibia in Abbildung 7-6B sind die Menisken und Grenzen der Gelenkfläche ersichtlich. In der Regel empfiehlt es sich, das Kniegelenk im rechten Winkel gebeugt zu halten. Der Nagel wird dann am medialen Rand des Lig. patellae durch die Haut und 6–7 mm kaudal der Tuberositas tibiae in das Schienbein eingeführt (Abb. 7-6B u. C). Setzt man das Eintrittsloch zu weit kaudal, behindert der Nagel die Streckung des Kniegelenks.

In Abbildung 7-6C ist die Situation nach der Reposition und Einführung des Marknagels dargestellt. Der Nagel sollte möglichst weit in das distale Fragment reichen. Nach dem Anschlag wird er 6–7 mm (d′) wieder zurückgezogen, dann abgeschnitten (d″) und schließlich mit einem Vorschläger und Hammer erneut vorgetrieben. Damit liegt der Nagel so, daß sein proximales Ende die Bewegungen des Kniegelenkes nicht stört, aber zur Extraktion noch gefaßt werden kann (Abb. 7-6D u. E).

Marknagelung und Kirschner-Schiene. Bei instabilen Brüchen gewährleistet eine zusätzliche Kirschner-Schiene mit zwei Querstiften bessere Festigkeit und besseren Schutz vor Rotation. Diese Kombination kann für eine Vielzahl von Frakturen verwendet werden. Die Schiene wird an der medialen Unterschenkelseite angebracht (Abb. 7-7). Die Querstifte plaziert man jeweils am Knochenende. Sie werden in einem Winkel von 35–45° zueinander durch beide Kortikales gebohrt und mit einfachen Backen an der Verbindungsstange befestigt. Die Kirschner-Schiene kann nach etwa vier Wochen, sobald sich ein ausreichender Fixa-

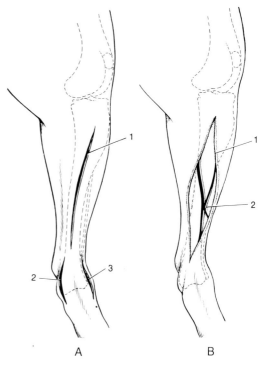

Abb. 7-5 Zugangswege zur Freilegung des Tibiaschaftes und der Malleoli. (A) 1 = Für Schaftfrakturen wird kraniomedial ein parallel zur Vorderkante der Tibia verlaufender Längsschnitt geführt. 2 = Schnittführung zur Freilegung des Malleolus medialis. 3 = Schnittführung zur Freilegung des distalen Abschnitts der Fibula mit dem Malleolus lateralis. (B) 1 = Zugang zum Tibiaschaft von kraniolateral mit Darstellung der A. und V. saphena med. sowie des N. saphenus. 2 = Der schräg über das mittlere Drittel der Tibia verlaufende Gefäß-Nerven-Strang kann mit Vorsicht geschont werden. Der kraniomediale Zugang erlaubt eine Freilegung der Tibia in ihrer ganzen Länge.

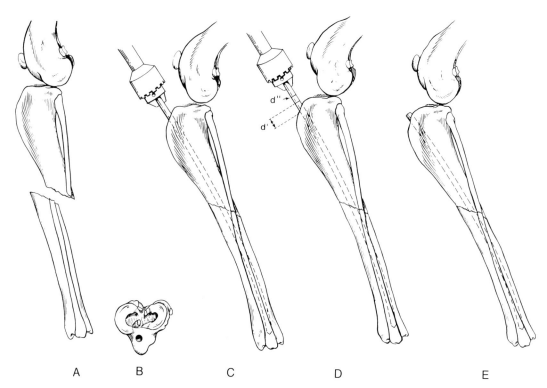

Abb. 7-6 Technik der Marknagelung der Tibia. (A) Kurze, gezackte Tibiaschrägfraktur. (B) Proximale Ansicht einer linken Tibia mit Darstellung der Menisken und Grenzen der Gelenkfläche. Der Kreis markiert das Einschlagloch für den Marknagel. Bei rechtwinkelig gebeugtem Kniegelenk wird der Nagel am medialen Rand des Lig. patellae durch die Haut und 6–7 mm kaudal der Tuberositas tibiae in den Knochen eingeführt. (C) Laterale Ansicht nach Reposition und Einsetzen des Marknagels. Er sollte möglichst weit in das distale Fragment reichen. (D) Vor dem Kürzen (d'') wird der Nagel 6–7 mm (d') wieder zurückgezogen. (E) Mit Vorschläger und Hammer wird er schließlich nochmals vorgetrieben.

tionskallus gebildet hat, entfernt werden. Der Marknagel verbleibt bis zum Abschluß der Konsolidierung.

Marknagelung und Drahtcerclagen oder Zugschrauben. Die Verbindung der Marknagelung mit Drahtcerclagen oder Zugschrauben eignet sich für lange Schräg- oder Spiralbrüche sowie bestimmte Frakturen mit Drehkeil. Diese Bruchformen können aber ebenso mit einer Plattenosteosynthese oder nur mit externer Fixation durch eine Kirschner-Schiene versorgt werden.

Die in Abbildung 7-8 dargestellte lange Schrägfraktur der Tibia wurde offen reponiert und zunächst mit selbsthaltenden Knochenzangen fixiert. Dann wurde der Marknagel am proximalen Ende der Tibia eingeführt und die Fraktur schließlich mit Drahtcerclagen gesichert. Abbildung 7-8C zeigt dieselbe Fraktur nach Einsetzen des Marknagels und interfragmentärer Kompression durch Zugschrauben, die exzentrisch plaziert wurden, um eine Kollision mit dem Nagel zu vermeiden. Dieses Vorgehen eignet sich mehr für großwüchsige Hunde. Der

7. Frakturen der Tibia und Fibula 121

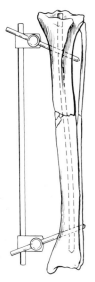

Abb. 7-7 Marknagel und Kirschner-Schiene mit zwei Querstiften für instabile Frakturen.

Schraubendurchmesser sollte relativ klein sein.

Bei beiden Versorgungsarten bedarf es meist keiner zusätzlichen äußeren Fixation. Der Marknagel wird nach der Konsolidierung der Fraktur entfernt, während die Cerclagen und Zugschrauben gewöhnlich verbleiben können.

Osteosynthese mit externer Fixation. Die perkutane Transfixation (Abb. 7-9) kann praktisch bei allen Tibiaschaftfrakturen, einschließlich Fällen mit verzögerter Heilung, Pseudarthrosenbildung oder für Korrekturosteotomien verwendet werden. Die Schiene wird auf der medialen Unterschenkelseite angebracht. In dieser Position stört sie nicht beim Gehen, stößt wenig an und verhakt sich nicht.

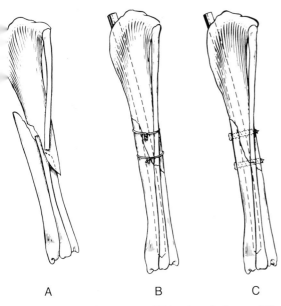

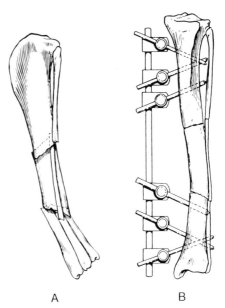

Abb. 7-8 (A) Lange Tibiaschrägfraktur. (B) Nach offener Reposition und temporärer Fixation mit arretierbaren Knochenzangen wurde vom Proximalende der Tibia ein Marknagel eingeführt, anschließend die Fraktur mit Drahtcerclagen gesichert. (C) Dieselbe Fraktur nach Marknagelung und interfragmentärer Kompression mit exzentrisch plazierten Zugschrauben.

Abb. 7-9 Kirschner-Schiene mit vier Querstiften. (A) Offene Tibiastückfraktur. (B) Die perkutane Transfixation gewährleistet eine gute Ruhigstellung der Fragmente ohne Invasion in das kontaminierte Gebiet.

Wenn immer möglich werden die Querstifte in derselben Ebene eingesetzt, so daß sie an einer einzigen Verbindungsstange befestigt werden können. Die externe Skelettfixation wird hauptsächlich bei offenen Frakturen verwendet, weil damit eine sichere Ruhigstellung der Fragmente ohne Implantation von Metall in das kontaminierte Wundgebiet möglich ist. Das Verfahren findet auch in Kombination mit Drahtcerclagen, Zugschrauben und Marknägeln Anwendung.

In Abbildung 7-9A ist eine Tibia- und Fibulastückfraktur dargestellt. Es handelte sich um einen offenen, drei Tage alten Bruch mit eitriger Sekretion. Die Körperinnentemperatur betrug 40° C bei schlechtem Allgemeinzustand des Patienten. Zu den wichtigsten Behandlungsprinzipien bei offenen Frakturen gehört eine ununterbrochen stabile Fixation der Fragmente (Abb. 7-9B). Dies läßt sich mit einer Kirschner-Schiene bei kurzer Operationsdauer und ohne Invasion in das infizierte Gewebe erreichen. Auch bleibt das offene Gebiet für eine lokale Behandlung zugänglich. Die Reposition braucht nicht ganz korrekt zu sein, jedoch sollte ein Achsenfehler vermieden werden. Mit der sofortigen Stabilisierung sowie einer systemischen und lokalen Chemotherapie können in derartigen Situationen gute Resultate erzielt werden.

Plattenosteosynthese. Platten können bei den meisten Tibiaschaftfrakturen verwendet werden, ebenso zur Behandlung von Pseudarthrosen und für Korrekturosteotomien. Bei Splitter- und Trümmerbrüchen ist die Plattenosteosynthese das Verfahren der Wahl, insbesondere wenn es sich um große Hunde oder temperamentvolle Tiere handelt. Die Anbringung erfolgt im allgemeinen auf der medialen Seite des Knochens. Dabei wird möglichst ein interfragmentärer Druck erzeugt.

Fall 1. Abbildung 7-10 zeigt eine Tibiaschaftfraktur mit Aussprengung eines Drehkeiles. Das Tier hatte zusätzlich einen Splitterbruch von Radius und Ulna. Wenn mehrere Gliedmaßen betroffen sind, ist eine stabile, die sofortige Belastung ermöglichende Fixation besonders wertvoll. Mit der Plattenosteosynthese erreicht man die beste Belastungsstabilität. Im vorliegenden Falle wurde zunächst der Drehkeil mit zwei Zugschrauben an die beiden Hauptfragmente fixiert und dann an der medialen Fläche der Tibia eine Neutralisationsplatte angebracht (Abb. 7-10B u. C). Der Radius wurde ebenfalls mit einer Platte stabilisiert.

Fall 2. In Abbildung 7-11A ist eine Tibiatrümmerfraktur mit Zersplitterung des mittleren Knochendrittels dargestellt. Der Patient war bereits zehn Jahre alt. Da eine anatomische Rekonstruktion weder möglich noch zweckmäßig erschien, wurde die Tibia in ursprünglicher Länge achsengerecht durch eine Abstützplatte fixiert und der Splitterbereich mit autogener Spongiosa aufgefüllt (Abb. 7-11B). Die Knochentrans-

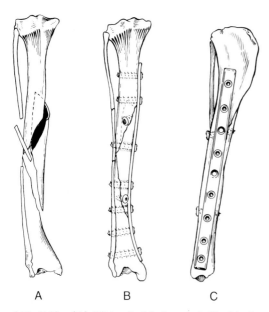

Abb. 7-10 (A) Tibiaschaftfraktur mit Drehkeil. (B u. C) Nach Rekonstruktion des Knochens mit zwei interfragmentären Zugschrauben wurde medial eine Neutralisationsplatte angebracht.

7. Frakturen der Tibia und Fibula 123

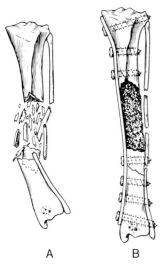

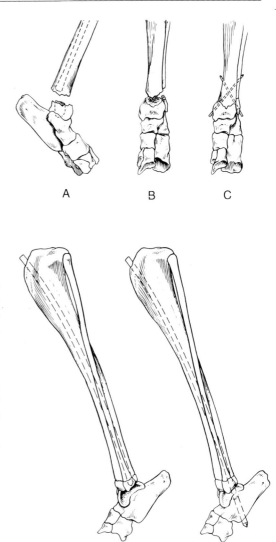

Abb. 7-11 (A) Tibiatrümmerfraktur mit multipler Zersplitterung des mittleren Knochendrittels. (B) Situation nach Anbringen einer Abstützplatte und Transplantation autogener Spongiosa.

plantate halfen den Defekt zu überbrücken und beschleunigten die Heilung. Unterschenkelbrüche dieser Art heilen bei älteren Patienten sehr langsam. Ohne Knochentransplantation erreicht man meist kein befriedigendes Resultat.

Distale Frakturen

Frakturen der distalen Tibiaepiphysenfuge

Diese Verletzung findet sich naturgemäß bei jungen Tieren [6, 8]. Sie kann als reine Epiphysenlösung vorliegen oder nur teilweise in der Wachstumsfuge lokalisiert sein (Abb. 7-12A u. B).

Konservative Therapie

Manchmal gelingt es, die Fragmente gedeckt durch Zug, Gegenzug und Verschieben einzurichten. Wenn danach schon eine gewisse Stabilität gegeben ist, kommen zur

Abb. 7-12 Fixation einer Fraktur der distalen Tibiaepiphysenfuge. (A u. B) Fugenverletzung vom Typ Salter-Harris I. (C) Kreuzspickung mit zwei Bohrdrähten, die vom medialen und lateralen Malleolus aus eingesetzt werden. Zusätzlich empfiehlt sich ein ruhigstellender Verband. (D) Der mit einem Marknagel erreichbare Halt genügt nur in Verbindung mit einem ruhigstellenden Verband. (E) Weniger empfehlenswert ist ein Marknagel, der das Tarsokruralgelenk miteinbezieht. Um den Schaden an der Gelenkfläche nicht zu vergrößern, muß das Sprunggelenk bis zur Implantatentfernung mit einem Verband ruhiggestellt bleiben.

Fixation ein ruhigstellender Verband und zusätzlich eine Thomas-Schiene in Betracht. Das Sprunggelenk sollte etwas mehr gebeugt werden als es dem physiologischen Standwinkel entspricht und der ruhigstellende Verband, die Pfote einschließend, bis zum Kniegelenk reichen. Mit der Beugung des Sprunggelenkes erhöht sich die Stabilität. Die Thomas-Schiene wird am Stützverband befestigt, der das Sprunggelenk immobilisiert, während die Schiene die ganze Gliedmaße ruhigstellt und dazu beiträgt, daß sich die Weichteile am proximalen Ende des Stützverbandes nicht wundscheuern. Es kann jedoch auch ein langer, das Kniegelenk einschließender Stützverband ohne Thomas-Schiene verwendet werden.

Operative Therapie

Gelegentlich muß man sich die Fraktur für eine befriedigende Reposition darstellen. Hierzu werden Haut und subkutane Fazie medial mit einem Längsschnitt durchtrennt. Wenn sich das Periost über der eingerichteten Fraktur gut vernähen läßt, kann zur Immobilisierung ein ruhigstellender Verband in der oben beschriebenen Form ausreichend sein.

Nicht selten ist jedoch eine Osteosynthese erforderlich. Eine Möglichkeit besteht in der Fixation mit zwei Bohrdrähten, die gekreuzt vom medialen und lateralen Malleolus aus eingesetzt werden. Zusätzlich sollte ein ruhigstellender Verband angelegt werden (Abb. 7-12C).

Eine andere Methode ist die Marknagelung. Der Nagel wird vom proximalen Tibiaende bis tief in die distale Epiphyse vorgetrieben (Abb. 7-12D). Der so erreichbare Halt ist zwar gering, jedoch in Verbindung mit einem immobilisierenden Verband ausreichend.

Weniger empfohlen werden kann ein Marknagel, der das Tarsokruralgelenk mit einbezieht. Das Sprunggelenk sollte sich hierbei in einer dem physiologischen Standwinkel entsprechenden Position befinden.

Hauptnachteil ist die Verletzung der Gelenkfläche, woraus eine schmerzhafte Arthropathia deformans resultieren kann. Das Sprunggelenk muß bis zur Entfernung des Nagels mit einem Verband ruhiggestellt bleiben (Abb. 7-12E).

Nachbehandlung. Unabhängig von der Art der Fixation sollte der Patient während der Heilung ruhiggehalten werden. Die Implantate können meist schon nach drei Wochen entfernt werden. Der ruhigstellende Verband sollte jedoch bis zum Abschluß der Konsolidierung verbleiben.

Abschliffverletzungen

Nach Autounfällen finden sich gelegentlich offene Verletzungen, die mit einem Abschliff des gesamten medialen oder lateralen Malleolus und Verlust von Weichteilen, einschließlich der hier inserierenden Seitenbänder, einhergehen. Zur Stabilisierung werden zwei kleine, mit einer in Achtertour geführten Drahtschlinge verbundene Schrauben verwendet. Die Schrauben sollten so plaziert werden, daß sie jeweils im Drehpunkt des Knochens liegen. Das Gebiet wird wie eine offene Wunde behandelt (Abb. 7-13). Nach der Heilung und Verfestigung des

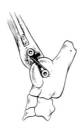

Abb. 7-13 Abschliffverletzung mit Verlust des Knöchels und seiner benachbarten Weichteile, einschließlich der hier inserierenden Kollateralbänder. Die Seitenstabilität wird mit zwei kleinen Schrauben und einer in Achtertour geführten Drahtschlinge wiederhergestellt, das Gebiet wie eine offene Wunde behandelt.

7. Frakturen der Tibia und Fibula

Gelenkes werden die Implantate gewöhnlich entfernt (Einzelheiten hierzu s. Kap. 20).

Frakturen des medialen und lateralen Malleolus

Frakturen eines oder beider Malleoli [11, 12] bewirken eine Instabilität mit Subluxation oder Luxation im Tarsokruralgelenk. Die wichtigsten Forderungen an die Behandlung dieses Gelenkes sind:
1. Erhaltung seiner Knochenführung.
2. Anatomische Rekonstruktion der belasteten Gelenkflächen von Tibia und Talus.

Funktionell entspricht das Sprunggelenk einem einachsigen Scharniergelenk, das nur Beuge- und Streckbewegungen zuläßt. Seine genaue Paßform verleiht ihm eine beträchtliche Stabilität. Die Knochenführung wird vor allem durch den Malleolus lateralis sive fibulae und den Malleolus medialis sive tibiae garantiert. Sie formen gemeinsam mit der Gelenkfläche der Tibia eine Gabel, die Trochlea und Corpus tali fest umgreift. Tibia und Fibula sind mit dem Talus über zahlreiche Gelenkbänder verbunden.

Therapie

Nicht dislozierte Malleolusfrakturen ohne Zerreißung des Periosts können konservativ, mit einem ruhigstellenden Verband behandelt werden. Dagegen ist es bei verschobenen Knöchelbrüchen praktisch unmöglich, die hier erforderliche exakte Reposition ohne operative Intervention zu erreichen und aufrechtzuerhalten.

Eine gute Stabilität gewährleisten Schrauben und Bohrdrähte mit Gewinde. Schrauben werden meist bei mittelgroßen und großwüchsigen Hunden, Gewindedrähte bei kleinen Hunden und Katzen verwendet. Beide sollten schräg nach proximal

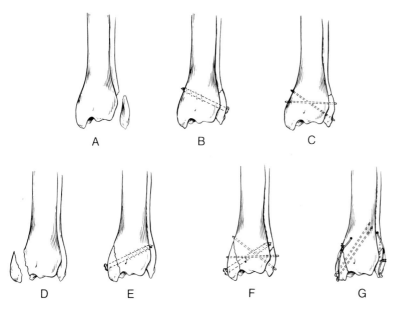

Abb. 7-14 Malleolusfraktur. (A) Fraktur des Malleolus lateralis (distales Ende der Fibula). (B) Fixation mit einer Zugschraube bzw. (C) zwei Bohrdrähten mit Gewinde. (D) Fraktur des Malleolus medialis. (E) Interfragmentäre Kompression mit einer Zugschraube. (F) Fraktur beider Malleoli mit Fixation. (G) Zuggurtung mit Draht als Methode der Wahl.

verlaufen und in der Gegenkortikalis verankert sein.

Da die Malleoli als Insertionsstelle der Seitenbänder einer ständigen Zugkraft ausgesetzt sind, bietet sich zudem die Drahtzuggurtung an. Hierbei wird der abgebrochene Knöchel mit einem oder besser zwei Bohrdrähten adaptiert, dann der Bandzug durch eine nach proximal gespannte Drahtschlinge in Achtertour neutralisiert.

Begleitende Bandverletzungen sollten stets mitversorgt und das Sprunggelenk bis zur Heilung mit einem Verband ruhiggestellt werden.

Fallbeispiel. Abbildung 7-14A zeigt eine Fraktur des Malleolus lateralis am distalen Ende der Fibula. Wichtig ist eine anatomisch korrekte Reposition des Knöchels. Die Fixation kann je nach Größe des Tieres mit einer Zugschraube oder zwei Bohrdrähten mit Gewinde erfolgen (Abb. 7-14B u. C). Zur Fixation des medialen Malleolus kann ebenfalls eine Zugschraube dienen, wenn eine relativ lange Bruchfläche vorliegt (Abb. 7-14D u. E).

In Abbildung 7-14F ist eine Fraktur beider Malleoli dargestellt mit Fixation des medialen Knöchels durch eine Zugschraube und des lateralen mit zwei Gewindedrähten. In einem derartigen Fall sollte das Sprunggelenk bis zur Heilung leicht überbeugt mit einem Verband immobilisiert werden. Beste Stabilität gewährleistet das Zuggurtungsverfahren mit Draht (Abb. 7-14G). Bei intaktem Kapsel-Band-Apparat kann hier auf eine zusätzliche Ruhigstellung verzichtet werden.

Literatur

1. Pfeiffer Ch: Unterschenkelfrakturen beim Hund. Behandlung und Ergebnisse in den Jahren 1970–1974. Vet Med Diss München, 1977.
2. Land B: Unterschenkelfrakturen bei der Katze. Behandlung und Ergebnisse in den Jahren 1970–1980. Vet Med Diss München, 1981.
3. Vollmerhaus B, Schebitz H, Roos H et al: Über die Entwicklung der Insertio ligamenti patellae. Berl Münch Tierärztl Wschr 94: 254, 1981.
4. Dingwall JS, Sumner Smith G: A technique for repair of avulsion of the tibial tubercle in the dog. J Sm Anim Pract 12: 665, 1971.
5. Pettit GD, Slatted DH: Tension-band wires for fixation of an avulsed canine tibial tuberosity. J Am Vet Med Assoc 163: 242, 1973.
6. Brinker WO: Small Animal Fractures. East Lansing, Mich., Department of Continuing Education Services, Michigan State University, 1978.
7. Schebitz H, Matis U, Brunnberg L: Zugang zur Tuberositas tibiae und zur Patella von kranial. In Operationen an Hund und Katze, S. 266, Parey, Berlin, Hamburg, 1985.
8. Brinker WO: Fractures in Canine Surgery, 2nd Archibald ed. Santa Barbara, American Veterinary Publications, 1974, pp. 949–1048.
9. Müller ME, Allgöwer M, Schneider R et al: Manual der Osteosynthese. AO-Technik. 2. Aufl. Springer, Berlin, Heidelberg, New York, 1977.
10a. Piermattei DL, Greeley RG: Zugänge zum Skelettsystem von Hund und Katze. Atlas mit Operationsbeschreibung. Schattauer, Stuttgart, New York, 1975.
10b. Piermattei DL, Greeley RG: An Atlas of Surgical Approaches to the Bones of the Dog and Cat. 2nd ed. Philadelphia, Saunders, 1979.
11. Gößmann M: Verletzungen der Articulatio tarsocruralis beim Hund. Behandlung und Ergebnisse in den Jahren 1970–1980. Vet Med Diss München, 1984.
12. Fischer H: Verletzungen des Sprunggelenkes der Katze. Behandlung und Ergebnisse in den Jahren 1970–1980. Vet Med Diss München, 1987.

8 Frakturen des Tarsus, Metatarsus und der Phalangen

Tarsus

Verletzungen des Tarsus betreffen meist einen oder mehrere Knochen, Bänder und gelegentlich beides [1, 2]. Im folgenden werden nur Frakturen behandelt; die anderen Sprunggelenksverletzungen finden sich in Kapitel 20.

In Abbildung 8-1 sind die Knochen des Tarsus und Metatarsus dargestellt. Die Bänder des Sprunggelenks zeigt Abbildung 20-32. Zu berücksichtigen ist, daß die Bezeichnungen »kranial« und »kaudal« ab dem Tarsus fußwärts durch »dorsal« und »plantar« ersetzt werden.

Der operative Zugang liegt im allgemeinen direkt über den verletzten Knochen, da es hier keine bedeckenden Muskeln gibt. Nerven, Gefäße und Sehnen werden, so weit es zur Freilegung nötig ist, beiseite gehalten. Es empfiehlt sich, in Blutleere zu operieren (Abb. 8-2). Vorteilhaft sind Abschnürbinden, die bei 120° C sterilisiert werden können.

Kalkaneusfrakturen

Fersenbeinbrüche beeinträchtigen die Gliedmaßenfunktion erheblich, da sie die Fähigkeit des M. gastrocnemius und der Achillessehne, einer Überbeugung des Sprunggelenkes entgegenzuwirken, weitgehend aufheben, so daß eine plantigrade Fußung resultiert. Durch den Muskel- und

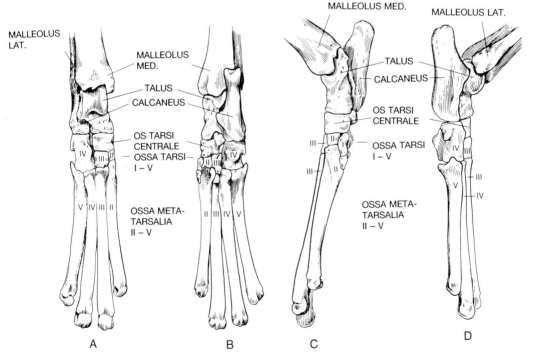

Abb. 8-1 Knochen des Tarsus und Metatarsus. (A) Dorsale Ansicht. (B) Plantare Ansicht. (C) Mediale Ansicht. (D) Laterale Ansicht.

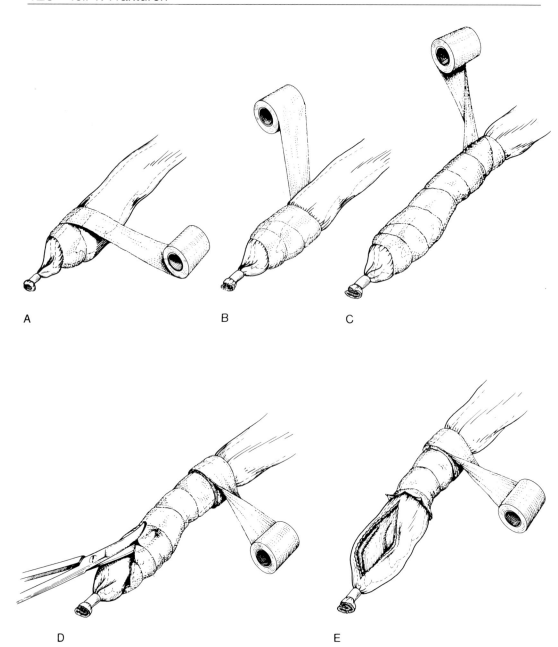

Abb. 8-2 Anlegen einer Abschnürbinde. (A) Nach Abdecken des zur Operation vorbereiteten Fußes mit einem sterilen Schlauchverband wird eine fünf Zentimeter breite, elastische Binde zirkulär an den Zehen befestigt. (B) Die Binde wird sehr fest nach proximal über den Wundbereich hinaus gewickelt. (C) Oben wird sie dann mehrmals um dieselbe Stelle geführt, wobei man die Binde wiederholt um 180° dreht, so daß eine Abschnürung erfolgt. (D u. E) Schlauchverband und elastische Binde werden schließlich über dem Operationsgebiet – in diesem Fall den Phalangen – aufgeschnitten.

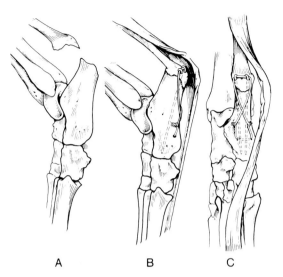

Abb. 8-3 (A) Abrißfraktur des Tuber calcanei. (B u. C) Es werden zwei Kirschner-Bohrdrähte mit einem Durchmesser von 1,2–1,6 mm möglichst seitlich eingesetzt. Dabei sollte die Sehne des M. flexor digit. supf. zur Seite verlagert sein. Die Querbohrung für den Zuggurtungsdraht liegt auf halber Höhe des Calcaneus oder, wie hier gezeigt, distal davon.

Sehnenzug wird das Abrißfragment beträchtlich verlagert. Die Frakturen liegen meist im Proximalteil bzw. am Fersenbeinhöcker (Abb. 8-3A u. 8-4A), seltener im basalen Bereich (Abb. 8-5A). Da das stärkste plantare Band des oberen Hinterfußwurzel-Mittelgelenkes an der Basis des Calcaneus entspringt, gehen Frakturen dieses Bereichs auch mit einer Hyperextension in der Articulatio talocalcaneocentralis et calcaneoquartalis einher (weitere Einzelheiten über Hyperextensionsverletzungen des Sprunggelenkes in Kap. 20).

Konservativ kann der Biege- und Zugbeanspruchung des Abrißfragments nicht ausreichend begegnet werden. Die Fixation mit einem Steinmann-Nagel oder einer Schraube ist ebenfalls unsicher, weil sich beide, selbst unter Verband, nicht selten verbiegen. Am besten eignet sich die Zuggurtung mit Draht, mit der Biege- und Zugkraft in Druck umgewandelt werden kann. Sie ist bei Tieren unterschiedlichster Größe anwendbar und kostengünstig. Eine besondere

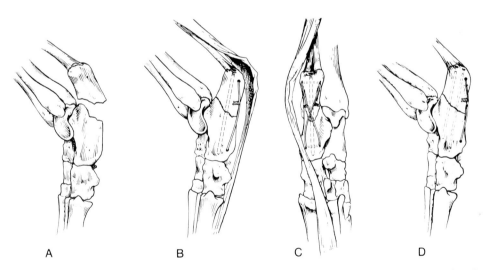

Abb. 8-4 (A) Fraktur in der Pars proximalis des Calcaneus. (B u. C) Ein 2–3 mm dicker Steinmann-Nagel wurde im Tuber calcanei versenkt. Bei dieser Nagelposition wird der Zuggurtungsdraht auch proximal durch einen Bohrkanal geführt. Die Sehne des M. flexor digit. supf. wird auf diese Weise nicht irritiert. Wenn es sich um einen rotationsstabilen Bruch handelt, genügt ein Nagel. (D) Bei glatten oder leicht gesplitterten Frakturen ergeben zwei dünne Nägel oder Kirschner-Bohrdrähte eine bessere Stabilität.

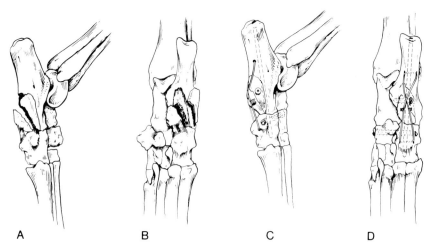

Abb. 8-5 (A u. B) Splitterfraktur im Basalteil des Calcaneus. In diesem Bereich besteht eine Hyperextension des Tarsus. Eine weitere Instabilität ist durch dorsomediale Luxation des Os tarsi centrale bedingt. Diese Begleitverletzung kommt relativ häufig bei distalen Calcaneusfrakturen vor. (C u. D) Zuerst wird das Os tarsi centrale reponiert, um die Stabilität im oberen Hinterfußwurzel-Mittelgelenk zu verbessern. Es wird mit einer 3,5-mm-Schraube an das Os tarsale quartum fixiert. Die Schraube wird nicht unter Zug, sondern als Stellschraube eingesetzt, wobei das Os tarsi centrale mit einer Repositionszange in korrekter Lage gehalten wird (weitere Einzelheiten s. Abb. 20-40). Das von der Lateralfläche des Calcaneus abgesprengte Fragment wird mit einer 2,7-mm-Zugschraube fixiert. Schließlich wird ein 4 mm dicker Steinmann-Nagel in den Calcaneus und das Os tarsale quartum eingesetzt. Der Zuggurtungsdraht verläuft unter der Sehne des M. flexor digit. supf. vom mittleren Bereich des Calcaneus zum plantaren Vorsprung des Os tarsale quartum. Er fixiert gleichzeitig den plantaren Kalkaneussplitter an seinem Platz.

Ausrüstung erfordert dieses Verfahren nicht (s. hierzu auch Abb. 1-16).

Fixation. Der Zugang zum Calcaneus erfolgt über eine lateroplantare Inzision und ist nicht kompliziert [3]. Um Reposition und Fixation zu erleichtern, wird die Sehne des M. flexor digitalis superficialis vom Tuber calcanei gelöst und beiseite gehalten. Der Zuggurtungsdraht soll dem Knochen, hingegen nicht der Sehne aufliegen (Abb. 8-3B u. C).

Es werden zwei Varianten der Drahtzuggurtung gezeigt. Die in Abbildung 8-3 dargestellte Möglichkeit entspricht der üblichen Anwendung. Nachteilig ist die Gefahr einer Sehnenirritation beim Gleiten der Sehne des M. flexor digitalis superficialis über den Fersenhöcker. Zur Vorbeugung sollte man deshalb die Bohrdrähte möglichst seitlich einsetzen und das gebogene Drahtende nach dem Kürzen dem Knochen eng anlegen. Wenn trotzdem eine schmerzhafte Weichteilirritation entsteht, müssen die Implantate nach der Konsolidierung entfernt werden.

Das in Abbildung 8-4 gezeigte Verfahren eliminiert dieses Problem durch Versenken der Bohrdrähte bzw. des Nagels. Es darf aber nur bei weiter distal gelegenen Brüchen verwendet werden. Der Zuggurtungsdraht muß entsprechend stark sein. Folgende Durchmesser gelten als Richtwert: bis 10 kg Körpermasse: 0,4 mm, 10–20 kg Körpermasse: 0,8 mm, über 20 kg Körpermasse: 1 mm.

Nachbehandlung. Ein ruhigstellender Verband ist nur bei Splitterbrüchen nötig. Es genügt ein kurzer Schienen- oder Schalenverband (Abb. 19-7) für etwa vier Wo-

8. Frakturen des Tarsus, Metatarsus und der Phalangen

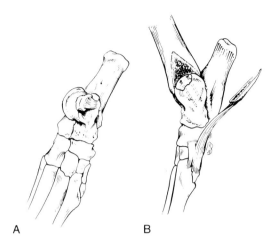

Abb. 8-6 (A) Fraktur am medialen Rollkamm der Trochlea tali. (B) Der Malleolus medialis wird osteotomiert und zur Seite verlagert, um das Talusfragment mit zwei im Gelenkknorpel versenkten Kirschner-Bohrdrähten fixieren zu können. Die Wiederbefestigung des Malleolus erfolgt mit einem oder zwei Bohrdrähten und einer Zuggurtungsdrahtschlinge (s. Abb. 1-16C).

chen. Bis zum Abklingen der Weichteilschwellung kann in den ersten postoperativen Tagen ein Robert-Jones-Verband zweckmäßig sein. Der Patient sollte bis zur Konsolidierung der Fraktur ruhiggehalten werden. Die Prognose ist vorsichtig zu stellen [1, 2].

Talusfrakturen

Rollbeinbrüche lassen sich in Frakturen des Corpus (Abb. 8-6 u. 8-7), des Collum (Abb. 8-8) und des Caput (Abb. 8-9) unterteilen. Korpusfrakturen sind insbesondere am lateralen Rollkamm röntgenologisch schwer darstellbar. Hierfür können dorsolaterale Schrägprojektionen in Beugung und Streckung am geeignetsten sein. Die Lahmheit ist sehr ausgeprägt und das Gelenk im allgemeinen vermehrt gefüllt. Schwere Splitterbrüche erfordern nicht selten eine Arthrodese (s. Kap. 20). Als Ursache wird meistens ein Fall oder Sprung angegeben, sofern das Trauma überhaupt beobachtet worden ist. Die Prognose hängt bei Korpusfrakturen im wesentlichen von einer präzisen Rekonstruktion der Gelenkfläche ab, bei Kollum- und Kaputfrakturen ist sie günstiger.

Frakturen des Corpus tali

Absprengungen an der Trochlea tali werden mit feinen, im Gelenkknorpel versenkten Bohrdrähten fixiert. Eine Zugschraubenosteosynthese wäre im Prinzip vorzuziehen, jedoch sind die Fragmente hierfür im allgemeinen zu klein. Zur Darstellung des medialen Rollkammes wird der Malleolus medialis [3] osteotomiert (Abb. 8-6). Der Zugang zum lateralen Rollkamm erfolgt dementsprechend durch Osteotomie des Malleolus lateralis (Abb. 8-7) [4].

Nachbehandlung. Da bei dieser Fraktur eine belastungsstabile Fixation nicht möglich ist, empfiehlt es sich, das Sprunggelenk mit einem kurzen Schienen- bzw. Schalenverband (Abb. 19-7) über vier Wochen ruhigzustellen und danach für weitere zwei Wochen einen leichten Stützverband anzulegen. Der Patient sollte sechs bis acht Wochen lang ruhiggehalten werden. Die Prognose ist schlecht bis gut, je nach Präzision der Reposition und Stabilität der Fixation. Wenn diese Gelenkfraktur nicht perfekt heilt, entstehen ausgeprägte arthrotische Veränderungen.

Frakturen des Collum tali

Frakturen des Talushalses (Abb. 8-8A u. B) werden meist von einer Luxation des Caput tali begleitet. Bei Katzen und kleinen Hunden kann im Falle einer frischen Verletzung die gedeckte Reposition gelingen und ein gut angepaßter, kurzer Zirkulärverband zur Fixation ausreichen. Bei den meisten Tieren ist jedoch eine operative Fixation erforderlich, um die Fragmente in korrekter Lage zu halten. Am besten wird das distale Bruchstück mit einer Schraube an den Basalteil

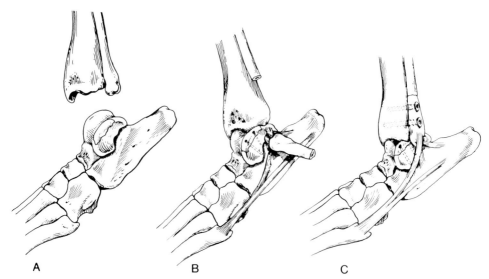

Abb. 8-7 (A) Fraktur des lateralen Rollkamms der Trochlea tali. (B) Die Fibula wird 1,5–2 cm oberhalb der Knöchelspitze osteotomiert, von der Tibia gelöst und nach kaudodistal auf den intakten kurzen Teil des Seitenbandes gedreht (weitere Einzelheiten s. Abb. 20–32). Um das abgesetzte Fibulaende ausreichend verlagern zu können, muß die straffe Verbindung in der Art. tibiofibularis distalis durchtrennt werden. Die Fraktur liegt frei, wenn der Fuß nach außen gedreht ist. Die Fixation erfolgt mit zwei oder drei im Gelenkknorpel versenkten Kirschner-Bohrdrähten. (C) Das distale Fibulaende wird mit zwei Zugschrauben oder Bohrdrähten in seiner ursprünglichen Lage an der Tibia befestigt.
Merke: Wenn der kaudale Bereich des Rollkamms betroffen ist, wird zur Darstellung das kurze Kollateralband nahe der Fibula durchtrennt. Es wird später mit einer transossär durch den Malleolus fibulae geführten Bandnaht reinseriert.

des Calcaneus fixiert. Die Darstellung der Kollumfraktur erfolgt durch eine Erweiterung des Zugangs zum Os tarsi centrale [3].

Nachbehandlung. Da die Schraube einen Spalt zwischen Talus und Calcaneus durchquert, kann sie sich verbiegen. Aus diesem Grunde sollte das Sprunggelenk vier Wochen mit einem kurzen Schienen- bzw. Schalenverband (Abb. 19-7) immobilisiert werden. Der Patient wird für sechs bis acht Wochen ruhiggehalten. Die Prognose ist gut.

Fraktur des Caput tali

Bei dieser Verletzung (Abb. 8-9A u. B) luxiert der Talus nicht, aber es besteht eine geringe Subluxation in der Articulatio talocalcanea. Die Fixation erfolgt durch mehrere Kirschner-Bohrdrähte, weil das distale Fragment in der Regel für eine Zugschraube zu klein ist. Ideal sind zwei gekreuzte Bohrdrähte. Die Darstellung erfolgt durch eine Kombination des Zuganges zum medialen Malleolus mit dem zum Os tarsi centrale [3].

Nachbehandlung. Da die Fixation nicht sehr stabil ist, sollte sie für vier bis sechs Wochen durch einen kurzen Schalenverband (Abb. 19-7) geschützt werden. Die Prognose ist im allgemeinen günstig.

Frakturen des Os tarsi centrale

Diese Frakturen [5] (Abb. 8-10 – 8-13) entstehen fast ausschließlich bei Greyhounds im Rennen und stets an der rechten, bahn-

8. Frakturen des Tarsus, Metatarsus und der Phalangen

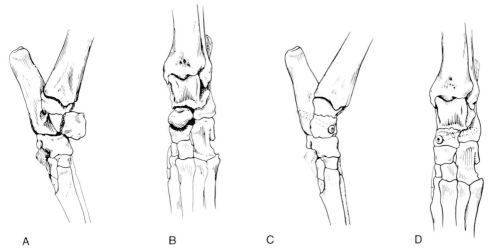

Abb. 8-8 (A u. B) Fraktur des Collum tali mit typischer Luxation des Rollbeinkopfes. (C u. D) Die Reposition erfolgt unter Beugung und lateralem Aufklappen des oberen Hinterfußwurzel-Mittelgelenkes und wird mit einer spitzen Repositionszange aufrechterhalten. Bei mittelgroßen und großwüchsigen Hunden wird eine 3,5-mm-Kortikalisschraube oder eine 4,0-mm-Spongiosaschraube verwendet. Die Schraube muß nicht als Zugschraube ausgelegt werden, wenn das Fragment korrekt reponiert und mit der Zange gut gehalten wird.

äußeren Gliedmaße. Der Knochen erfährt bei Wendungen eine erhebliche Druckbelastung. Diese Kräfte drücken ihn explosionsartig aus seiner Position zwischen den anderen Tarsalknochen und erzeugen hierbei eine Vielfalt von Fraktur- und Subluxationsformen. Bei nicht im Rennsport eingesetzten Hunden finden sich einfachere Verletzungen. Am häufigsten luxiert der Knochen ohne Begleitfraktur (s. Kap. 20).

Die operative Darstellung erfolgt in Blutleere über eine dorsomediale Inzision [3].

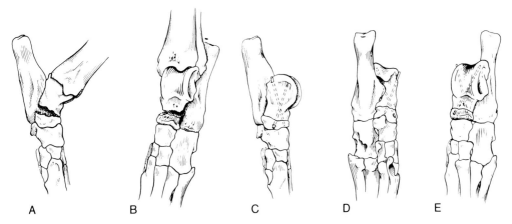

Abb. 8-9 (A u. B) Fraktur des Caput tali. (C–E) Zur Fixation werden zwei gekreuzte Kirschner-Bohrdrähte verwendet. Das medioproximal aus dem Knochen ragende Bohrdrahtende muß kurz abgeschnitten werden, um eine Irritation der Sehne des M. flexor digit. prof. zu vermeiden.

Zur Fixation dienen eine oder zwei Zugschrauben, unterstützt durch einen bis zum Kniegelenk reichenden ruhigstellenden Verband. Einzelheiten der Behandlung werden bei den verschiedenen Frakturtypen beschrieben.

Frakturtyp 1. Hierbei findet sich an der Dorsalfläche des Os tarsi centrale eine Transversalfraktur mit nur minimaler Dislokation des scheibchenförmigen Fragments (Abb. 8-10A). Früher wurden solche Fälle hauptsächlich konservativ, mit einem kurzen Schalenverband behandelt (Abb. 19-7). Damit ist im allgemeinen auch innerhalb von vier bis sechs Wochen eine Heilung zu erzielen, aber es kann bei Verschiebung des Fragments eine Inkongruenz im oberen Hinterfußwurzel-Mittelgelenk entstehen. Aus diesem Grunde zieht man heute wie bei Frakturtyp 2 eine operative Fixation mit Zugschrauben vor.

Frakturtyp 2 unterscheidet sich vom Frakturtyp 1 durch eine etwas größere Verschiebung des dorsalen Knochenscheibchens (Abb. 8-10B). Die Behandlung erfolgt mit einer 2,7- oder 3,5-mm-Zugschraube, die durch das Zentrum des Fragments in dorsoplantarer Richtung eingesetzt wird (Abb. 8-10C).

Frakturtyp 3. Hier ist ein Drittel oder die Hälfte des Os tarsi centrale durch eine Sagittalfraktur nach medial und dorsal verschoben (Abb. 8-11A u. B). Nach der Reposition wird eine 3,5- oder 4,0-mm-Zugschraube in mediolateraler und leicht plantarer Richtung bis in das Os tarsale quartum eingedreht. Die Schraube liegt direkt oberhalb vom Ursprung des Fußwurzelbandes zwischen dem Os tarsi centrale und Os tarsale tertium (Abb. 8-11C u. D).

Frakturtyp 4 ist eine Kombination von Typ 2 und 3 (Abb. 8-12A u. B). Der Gelenkspalt kann verengt sein, wenn die laterale, nicht verschobene Hälfte des Knochens zertrümmert ist. Hieraus resultiert eine leichte Hyperextension und Varusdeformität des Fußes (Zehen nach medial verschoben). Die Fixation besteht in einer Kombination von zwei Zugschrauben, wie sie für Frakturtyp 2 und 3 verwendet werden. Eine genaue Plazierung der Schrauben ist entscheidend, um sicherzustellen, daß beide in diesem kleinen Knochen Platz finden (Abb. 8-12C u. D). Zuerst muß die mediolaterale Schraube am Übergang vom mittleren in das distale Drittel des Knochens gesetzt werden. Die dorsoplantare Schraube wird dann zwischen proximalem und mittlerem

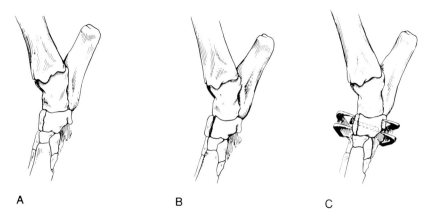

A   B   C

Abb. 8-10 (A) Transversalfraktur an der Dorsalfläche des Os tarsi centrale mit minimaler Verschiebung (Frakturtyp 1). (B) Dieselbe Fraktur etwas mehr disloziert (Frakturtyp 2). (C) Das Fragment wird mit einer spitzen Repositionszange in seine korrekte Lage gebracht und zentral mit einer 2,7-mm-Zugschraube fixiert.

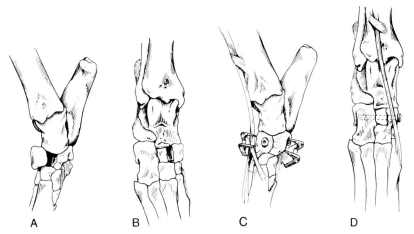

Abb. 8-11 (A u. B) Fraktur des Os tarsi centrale mit Verschiebung des medialen Fragments in dorsomedialer Richtung (Frakturtyp 3). (C u. D) Die Reposition erfolgt unter medialem Aufklappen und Beugen der Hinterfußwurzel-Mittelgelenke. Sie wird mit einer spitzen Repositionszange aufrechterhalten, während eine 3,5-mm-Kortikalisschraube oder eine 4,0-mm-Spongiosaschraube in mediolateraler Richtung eingesetzt wird.

Knochendrittel geführt. Bei der Bohrung ist zu beachten, daß die zweite Schraube oberhalb der ersten liegen muß, jedoch in das obere Hinterfußwurzel-Mittelgelenk nicht eindringen darf.

Frakturtyp 5. Hier besteht eine erhebliche Zersplitterung und Dislokation (Abb. 8-13A u. B) mit entsprechend ungünstiger Prognose für den Rennsport. Wenn das Tier nurmehr zur Zucht verwendet werden soll,

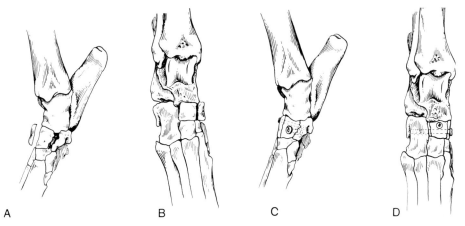

Abb. 8-12 (A u. B) Dorsale und mediale Verschiebung von zwei Fragmenten des Os tarsi centrale (Frakturtyp 4). Der zentrale Knochenteil kann zersplittert und der Fuß in einer Varusstellung sein. (C u. D) Zuerst wird das mediale Fragment reponiert und mit einer möglichst weit distal in mediolateraler Richtung geführten 4,0-mm-Zugschraube fixiert. Oberhalb dieser wird eine 2,7-mm-Schraube von dorsal nach plantar eingesetzt. Bei der Bohrung ist zu beachten, daß die zweite Schraube nicht in das obere Hinterfußwurzel-Mittelgelenk eindringt. Wird in mediolateraler Richtung eine 4,0-mm-Spongiosaschraube verwendet, gewinnt man durch deren gewindefreien Hals gegenüber der 3,5-mm-Kortikalisschraube einen Millimeter mehr Abstand zur zweiten Schraube.

genügt eine gedeckte Reposition und Ruhigstellung des Sprunggelenks für sechs Wochen mit einem kurzen Zirkulärverband. Dabei verbleibt eine geringe Hyperextension und Varusdeformität des Fußes. Für ein optimales Ergebnis empfiehlt sich eine am Talus und dem Os tarsale tertium befestigte Abstützplatte sowie die Transplantation autogener Spongiosa (s. Kap. 3) (Abb. 8-13C u. D). Ziel dieser Behandlung ist die Wiederherstellung der normalen Knochenlänge, um eine Deformierung des Fußes zu verhindern. Die Knochenfragmente werden belassen und die Frakturspalten mit Spongiosa aufgefüllt.

Nachbehandlung. Die Schraubenosteosynthese erlaubt in diesen Fällen keine frühzeitige Belastung, zumal Greyhounds Schmerzen sehr gut ertragen und die Gliedmaße selbst im Zwinger extrem belasten. Es empfiehlt sich daher, für vier Wochen einen kurzen Schalenverband (s. Abb. 19-7) anzulegen. Der Patient sollte acht Wochen lang konsequent ruhiggehalten und dann geröntgt werden. Wenn die Fraktur zufriedenstellend heilt, kann das Training langsam begonnen und nach 12 Wochen wieder voll aufgenommen werden.

Die Schrauben müssen nicht entfernt werden, es sei denn, daß Gewindetouren in das proximale Intertarsalgelenk ragen, wie es bei der dorsoplantaren Verschraubung des Frakturtyps 4 geschehen kann (Abb. 8-12C u. D). In solchen Fällen bleibt bis zur Implantatentfernung eine geringe Lahmheit bestehen. Eine intraartikuläre Schraube kann sich auch lockern, sogar wandern und deshalb zur Entfernung zwingen. Die bei Frakturen vom Typ 5 verwendete Platte muß meist nach drei bis sechs Monaten entfernt werden, insbesondere bei Hunden, die wieder auf die Rennbahn gehen sollen. Durch die Bewegung im Tarsus lockern sich die Plattenschrauben. Die hierdurch bedingten Schmerzen verhindern eine weitere Renntauglichkeit.

Prognose. Frakturen vom Typ 1–4 lassen bei anatomisch korrekter, stabiler Fixation eine gute Heilung und Funktion erwarten. Für Typ 5 muß im Hinblick auf den Rennsport eine vorsichtige Prognose gestellt werden, jedoch können die meisten Tiere für die Zucht erhalten werden. Bei einigen Verletzungen vom Typ 4 und 5 finden sich Begleitfrakturen an der Basis des Calcaneus oder Bandläsionen am proximalen Intertar-

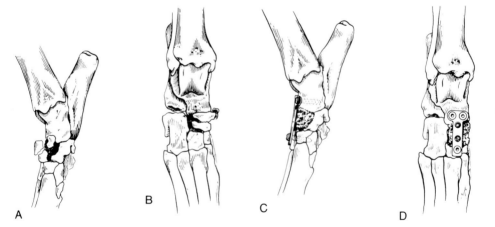

Abb. 8-13 (A u. B) Trümmerfraktur des Os tarsi centrale (Frakturtyp 5). Diese Verletzung geht mit einer Varusstellung des Fußes einher. (C u. D) Um die Fehlstellung zu beseitigen, wird eine Abstützplatte (Fingerplatte) kranial am Talus und Os tarsale tertium befestigt. Die Bruchstücke des Os tarsi centrale sind für eine Fixation zu klein. Sie werden lose adaptiert und mit autogener Spongiosa aus der proximalen Tibiametaphyse bedeckt.

8. Frakturen des Tarsus, Metatarsus und der Phalangen

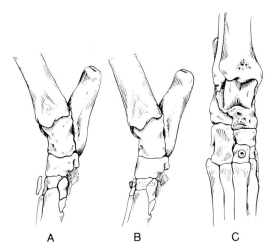

Abb. 8-14 (A) Transversalfraktur an der Dorsalfläche des Os tarsale tertium. (B u. C) Fixation mit einer zentralen 2,7-mm-Zugschraube.

Kalkaneusfrakturen und Hyperextensionsverletzungen im proximalen Intertarsalgelenk empfohlenen Verfahren.

Frakturen der Ossa tarsalia

Frakturen des ersten und zweiten Tarsalknochens sind unseres Wissens bislang nicht beschrieben. Am Os tarsale tertium entsteht gelegentlich bei Greyhounds im Rennen ein Abbruch der dorsalen Knochenfläche (Abb. 8-14A). Die Fraktur entspricht dem Verletzungstyp 1 oder 2 am Os tarsi centrale und kann entweder konservativ oder mit Zugschrauben versorgt werden (Abb. 8-14B u. C).

Frakturen des vierten Tarsalknochens kommen vereinzelt auch bei Hunden vor, die nicht im Rennsport eingesetzt werden. Sie sind nur selten verschoben und heilen gut unter Verband. Schwerere Verletzungen findet man dagegen bei Greyhounds in Verbindung mit Frakturen des Os tarsi centrale (Abb. 8-15A). Einige von ihnen müssen operativ fixiert werden, während bei anderen die Verbandbehandlung nach der Osteosynthese des Os tarsi centrale genügt. Die Entscheidung richtet sich vor allem

salgelenk mit Subluxation und Hyperextension dieses Gelenks (s. Kap. 20). Auch hier ist die Prognose hinsichtlich des Rennsports schlecht, doch kann eine für die Zucht ausreichende Wiederherstellung in Aussicht gestellt werden. Die Behandlung besteht in einer Kombination des oben beschriebenen Vorgehens mit den zur Versorgung von

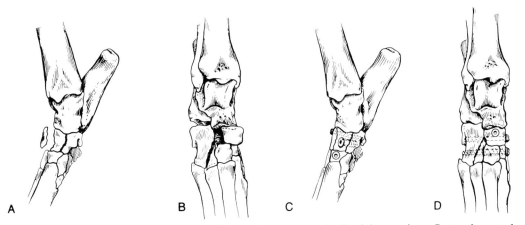

Abb. 8-15 (A u. B) Kaputfraktur des Os tarsale quartum in Begleitung einer Os tarsi centrale Fraktur vom Typ 4. (C u. D) Zuerst wird das Os tarsi centrale mit zwei Zugschrauben (4,0 und 2,7 mm) rekonstruiert. Die Fixation der Os-tarsale-quartum-Fraktur erfolgt mit einer 3,5-mm-Zugschraube, die von medial durch den zweiten und dritten Tarsalknochen hindurch eingesetzt wird.

nach dem Dislokationsgrad, wobei immer bedacht werden sollte, daß sich das Fragment auch unter dem Verband noch verschieben kann. Wenn ohnehin das Os tarsi centrale operativ fixiert werden muß, bedeutet es kaum mehr Aufwand, noch eine Schraube oder einen Bohrdraht in das Os tarsale quartum zu setzen (Abb. 8-15C u. D). Der dritte und vierte Tarsalknochen werden mit einem direkt darüberliegenden Schnitt freigelegt. Für das Os tarsale tertium kann gleichfalls der Zugang zum Os tarsi centrale nach distal verlängert werden [3].

Nachbehandlung. Es empfiehlt sich, für vier Wochen einen kurzen Schalenverband (Abb. 19-7) anzulegen. Bei Rennhunden erfolgt die Nachsorge wie für Frakturen des Os tarsi centrale empfohlen. Tiere, die nicht im sportlichen Einsatz stehen, sollten sechs Wochen lang ruhig gehalten und in den darauffolgenden vier Wochen langsam steigernd wieder bewegt werden.

Metatarsus, Phalangen und Sesambeine

Frakturen dieser Knochen entsprechen den Metakarpal- und Vorderfußbrüchen. Es wird deshalb auf Kapitel 12 verwiesen [6].

Literatur

1. Gößmann M: Verletzungen der Articulatio tarsocruralis beim Hund. Behandlung und Ergebnis in den Jahren 1970–1980. Vet Med Diss München, 1984.
2. Fischer H: Verletzungen des Sprunggelenkes der Katze. Behandlung und Ergebnisse in den Jahren 1970–1980. Vet Med Diss München, 1987.
3a. Piermattei DL, Greeley RG: Zugang zum Skelettsystem von Hund und Katze. Atlas mit Operationsbeschreibung. Schattauer, Stuttgart, New York 1975.
3b. Piermattei DL, Greeley RG: An Atlas of Surgical Approaches to the Bones of the Dog and Cat. 2nd ed. Philadelphia, Saunders, 1979.
4. Earley TD: Fractures of the Tarsus. Presented at Canine Carpus and Tarsus Short Course, University of Tennessee, Nov. 21–22, 1981.
5. Dee JF, Dee J, Piermattei DL: Classification, management, and repair of central tarsal fractures in the racing greyhound. J Am Anim Hosp Assoc 12: 398–405, 1976.
6. Lösslein LK: Metakarpal- und Metatarsalfrakturen bei Hund und Katze. Behandlung und Ergebnisse in den Jahren 1975–1981. Vet Med Diss München, 1982.

9 Frakturen der Scapula

Einteilung

Skapulafrakturen kommen relativ selten vor [1]. Man unterscheidet:
1. Frakturen des Schulterblattes.
2. Frakturen der Spina scapulae und des Akromions.
3. Frakturen des Collum scapulae (einschließlich Tuberculum supraglenoidale und Processus coracoideus) und der Cavitas glenoidalis.

Die häufigsten Begleitverletzungen sind Frakturen der Rippen, Pneumothorax, Läsionen des Plexus brachialis mit Lähmung der Schultergliedmaße sowie des N. suprascapularis. Als Spätfolge kann bei nicht reponierten Frakturen des Collum scapulae und der Cavitas glenoidalis eine bewegungseinschränkende Omarthrose entstehen.

Therapie

Konservative Therapie

Die meisten Skapulafrakturen sind durch den Schutz des Brustkorbes und der umgebenden Muskulatur nur wenig verschoben. Wenn keine Inkongruenz an der Gelenkfläche oder ausgeprägte Fehlstellung des Schultergelenkes besteht, kann konservativ behandelt werden. Bei vielen Frakturen genügt allein schon die Bewegungseinschränkung. In einigen Fällen trägt eine modifizierte Velpeau-Schlinge zum Wohlbehagen des Tieres bei. Mit ihr wird die Gliedmaße gebeugt an den Brustkorb fixiert (Abb. 19-10C).

Operationszugang

Die Freilegung richtet sich nach der Lokalisation der Verletzung [2–4]. In Abbildung 9-1A verläuft der Hautschnitt in Längsrichtung über der Spina scapulae und dem Schultergelenk. Nach Durchtrennen der oberflächlichen Faszie und des interfaszialen Fettgewebes wird der M. omotransversarius von seiner Insertion an der tiefen Faszie und der Spina scapulae getrennt und nach kranial gezogen.

Bei Frakturen des Schulterblattes werden die Mm. supraspinatus et infraspinatus von der Spina scapulae abgehoben und nach kranial bzw. kaudal verlagert (Abb. 9-1B). Besteht eine Kollumfraktur, empfiehlt es sich, das Acromion zu osteotomieren und mit der Pars acromialis des M. deltoideus nach distal umzuschlagen (Abb. 9-1C). Darüber hinaus kann zur weiteren Freilegung eine Tenotomie der Endsehne des M. supra- bzw. infraspinatus erforderlich sein. Der N. suprascapularis sollte aufgesucht und während der Osteosynthese im Auge behalten werden. Er verläuft distal des Akromion über das Collum scapulae. Zur Darstellung von intraartikulären Frakturen wird ferner die Gelenkkapsel in der Mitte zwischen Scapula und Humerus inzidiert.

Besteht eine Abrißfraktur des Tuberculum supraglenoidale oder ein Splitterbruch des Collum scapulae, ist der M. brachiocephalicus nach kranial zu verlagern. Zur besseren Übersicht kann zudem das Tuberculum majus des Humerus osteotomiert und mit dem M. supraspinatus nach proximal umgeschlagen werden (Abb. 9-1D).

Reposition und Fixation

Indikation für eine Osteosynthese sind auch hier Frakturen mit erheblicher Fragmentdislokation, Gelenkinkongruenz oder -fehlstellung und Abrißfrakturen [2–4].

Folgende Fixationsmöglichkeiten kommen in Betracht:

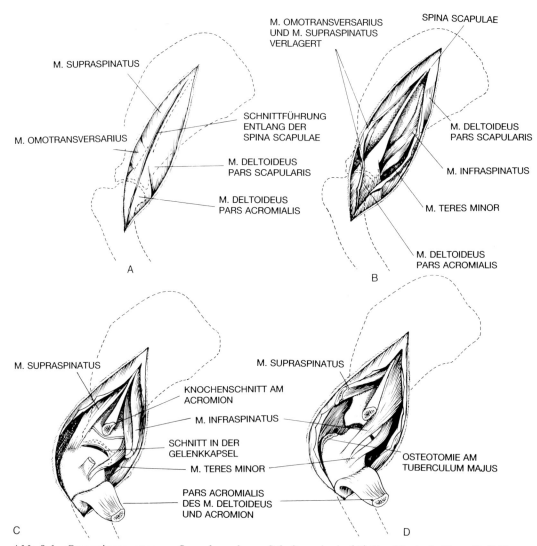

Abb. 9-1 Operationszugang zur Scapula und zum Schultergelenk. (A) Der Hautschnitt verläuft längs über der Spina scapulae und dem Schultergelenk. Nach Durchtrennen der oberflächlichen Faszie und des interfaszialen Fettgewebes wird der M. omotransversarius an seiner Insertion an der tiefen Faszie und der Spina scapulae getrennt und nach kranial gezogen. (B) Frakturen des Schulterblattes: Die Mm. supra- und infraspinatus werden von der Spina scapulae abgehoben und nach kranial bzw. kaudal verlagert. (C) Frakturen des Collum scapulae: Nach Osteotomie des Acromion wird dieses mit der Pars acromialis des M. deltoideus nach distal umgeschlagen. Die Mm. supra- und infraspinatus werden nach kranial bzw. kaudal gehalten. Wenn eine weitere Freilegung erforderlich ist, können die Endsehnen dieser Muskeln tenotomiert werden. Der unterhalb des Acromion über das Collum scapulae verlaufende N. suprascapularis sollte aufgesucht und während der Osteosynthese im Auge behalten werden. Zur Darstellung von intraartikulären Frakturen muß die Gelenkkapsel in der Mitte zwischen Scapula und Humerus inzidiert werden. (D) Bei Abrißfrakturen des Tuberculum supraglenoidale und Splitterbrüchen des Collum scapulae ist der M. brachiocephalicus nach kranial zu verlagern. Für eine großzügige Übersicht und viel Handlungsspielraum kann zudem das Tuberculum majus des Humerus osteotomiert und mit dem M. supraspinatus nach proximal umgeschlagen werden.

9. Frakturen der Scapula

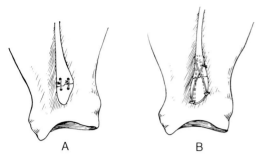

Abb. 9-2 Fixation des osteotomierten Acromion (A) mit zwei Drahtnähten oder (B) mit zwei Kirschner-Bohrdrähten und einer Zuggurtungsdrahtschlinge in Achtertour.

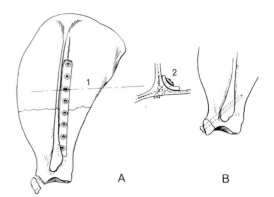

Abb. 9-3 Abrißfraktur des Tuberculum supraglenoidale und Schulterblattbruch. (A) Eine umgekehrt an der Basis der Spina scapulae befestigte Rohrplatte [1, 2] dient zur Rekonstruktion von Schulterblattfrakturen. (B) Das Tuberculum supraglenoidale kann mit einer Spongiosaschraube befestigt werden.

1. Knochennaht mit Draht.
2. Interfragmentäre Kompression mit Zugschraube(n).
3. Adaptation mit dünnen Steinmann-Nägeln oder Kirschner-Bohrdrähten.
4. Plattenosteosynthese.

Abbildung 9-2A zeigt die Wiederbefestigung eines osteotomierten Acromion mit zwei Drahtnähten. Stabiler ist das Zuggurtungsverfahren mit zwei Kirschner-Bohrdrähten und einer Drahtschlinge in Achtertour (Abb. 9-2B).

In Abbildung 9-3 ist eine Abrißfraktur des Tuberculum supraglenoidale dargestellt. Die Fixation kann hier mit einer Spongiosaschraube oder einer kleinen T-Platte erfolgen. Eine umgekehrt an der Basis der Spina scapulae befestigte Rohrplatte dient zur Rekonstruktion von Frakturen des Schulterblattes.

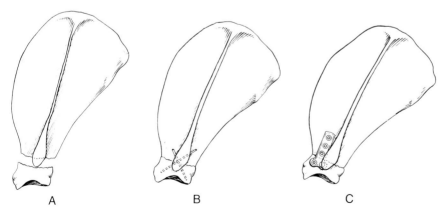

Abb. 9-4 (A) Querfraktur des Collum scapulae. (B) Adaptationsosteosynthese mit zwei gekreuzten Bohrdrähten. (C) Plattenosteosynthese; zur Befestigung der Platte muß der N. suprascapularis angehoben werden.

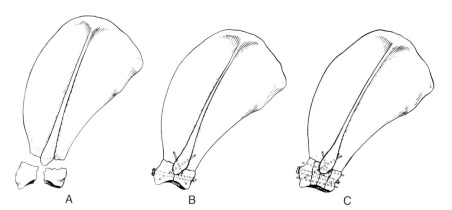

Abb. 9-5 (A) In die Cavitas glenoidalis ziehende T-Fraktur. (B) Fixation mit einer Spongiosaschraube und zwei gekreuzten Kirschner-Bohrdrähten. (C) Splitterfraktur des Collum und der Cavitas glenoidalis; Rekonstruktion mit Kirschner-Bohrdrähten und einer Zugschraube.

Bei Querfrakturen des Collum scapulae kommt entweder eine Kreuzspickung mit zwei Kirschner-Bohrdrähten oder die Verwendung von kleinen L- bzw. T-Platten in Frage (Abb. 9-4A–C). Der N. suprascapularis darf während der Reposition nicht zwischen die Fragmente eingeklemmt werden und sollte auch beim Anschrauben einer Platte angehoben werden.

In das Gelenk ziehende T-Frakturen (Abb. 9-5A) können mit einer Zugschraube und zwei gekreuzten Bohrdrähten stabilisiert werden. Bei Splitterfrakturen des Collum und der Cavitas glenoidalis bieten sich gleichfalls Bohrdrahtspickung und Schraubenosteosynthese an. Frakturen dieses Typs erfordern eine großzügige Freilegung wie sie in Abbildung 9-1D dargestellt ist. Dabei muß auch die Gelenkkapsel geöffnet werden, um die Reposition an der Gelenkfläche überprüfen zu können. Die Fixation erfolgt zunächst mit arretierbaren Repositionszangen und Kirschner-Bohrdrähten, danach wird die Zugschraube eingedreht. Wenn ausreichend Platz vorhanden ist, empfehlen sich zwei oder mehr Schrauben. Die Implantate werden nach der Konsolidierung nicht entfernt, sofern keine Indikation dafür besteht.

Literatur

1. Brunnberg L, Waibl H, Wiskott U: Zur Schulterblattfraktur des Hundes. Prakt Tierarzt 60: 960, 1979.
2a. Piermattei DL, Greeley RG: Zugänge zum Skelettsystem von Hund und Katze. Atlas mit Operationsbeschreibung. Schattauer, Stuttgart, New York 1975.
2b. Piermattei DL, Greeley RG: An Atlas of Surgical Approaches to the Bones of the Dog and Cat. 2nd ed. Philadelphia, Saunders, 1979.

10 Frakturen des Humerus

Humerusfrakturen treten vorwiegend im mittleren und distalen Oberarmdrittel auf. Sie sind gelegentlich von einer Lähmung der Vordergliedmaße begleitet, wobei die Nervenläsion an der Bruchstelle, im Plexus brachialis oder schon an der Wirbelsäule lokalisiert und vorübergehend oder permanent sein kann.

Einteilung

Nach der Lokalisation des Bruches unterscheidet man [1–3]:
1. Proximale Frakturen.
2. Schaftfrakturen.
3. Distale Frakturen.
   a) Suprakondyläre Frakturen.
   b) Mediale und laterale Kondylusfrakturen.
   c) Bikondyläre (Y- und T-)Frakturen.

Proximale Frakturen

Frakturen der proximalen Epiphysenfuge

Sie sind eine seltene Jungtierverletzung [4, 5], die durch direkte oder indirekte Gewalteinwirkung vor dem Fugenschluß entsteht (Abrißfraktur).

Therapie

Reposition und Fixation. In frischen Fällen kann eine gedeckte **Reposition** gelingen, so daß zur Immobilisierung eine modifizierte Velpeau-Schlinge genügt, mit der die Gliedmaße in gebeugter Stellung an den Thorax fixiert wird (Abb. 19-10).

Zur operativen Versorgung empfiehlt sich ein Zugang mit Längsinzision entlang der kraniolateralen Humerusfläche [4, 5]. Der M. brachiocephalicus wird nach kranial verlagert und die Dislokation durch Hebeln behoben.

Die **Fixation** kann wie folgt erreicht werden:
1. Naht der gerissenen Weichteile und Anlegen einer Velpeau-Schlinge.
2. Osteosynthese mit einem oder mehreren Steinmann-Nägeln, Kirschner-Bohrdrähten, Rush-Pins oder Zugschrauben, die von der Crista tuberculi majoris aus eingesetzt werden (Abb. 10-1 und 10-2).

Fall 1. Abbildung 10-1 zeigt eine proximale Epiphysenlösung vom Typ Salter-Harris 1. Bei relativ jungen Tieren ist die Fixation mit zwei Kirschner-Bohrdrähten das Verfahren der Wahl, weil es am wenigsten einen vorzeitigen Fugenschluß provoziert. Normalerweise ist es einfach, die Reposition aufrechtzuerhalten, so daß zwei verhältnismäßig dünne Bohrdrähte genügen.

In Abbildung 10-1C ist dieselbe Fraktur nach Fixation mit einer Spongiosaschraube dargestellt. Die Schraube wird ebenfalls vom Tuberculum majus aus eingesetzt und in der Spongiosa der proximalen Humerusmetaphyse verankert. Dieses Verfahren bewirkt eine Verknöcherung der Epiphysenfuge und ist somit weitgehend ausgewachsenen Tieren vorbehalten.

Fall 2. Eine Fugenfraktur vom Typ Salter-Harris 2 (Abb. 10-2) wird ebenfalls mit Kirschner-Bohrdrähten oder einer Spongiosaschraube fixiert.

Proximale Metaphysenfrakturen

Sie sollten bei einer Dislokation stets reponiert werden, weil Fragmentverschiebung

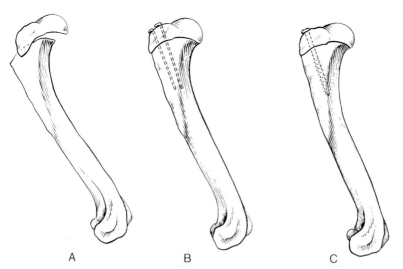

Abb. 10-1 (A) Lösung der proximalen Humerusepiphyse vom Typ Salter-Harris 1. (B) Fixation mit Kirschner-Bohrdrähten bzw. (C) einer Spongiosaschraube.

und Kallus das Gelenk oder den Plexus brachialis beeinträchtigen und dann eine bleibende Funktionsstörung nach sich ziehen können. Reposition und Immobilisation erfolgen wie bei der Epiphysiolysis proximalis, jedoch sollte man hier grundsätzlich operativ fixieren.

Bei fest verkeilten Fragmenten kann eine gedeckte Marknagelung ausreichend sein (Abb. 10-3). Der Nagel wird vom Tuberculum majus aus eingeschlagen.

Schaftfrakturen

Bei diesen Brüchen beobachtet man eine erhebliche Knochenverkürzung durch spastische Kontraktion der Oberarmmuskula-

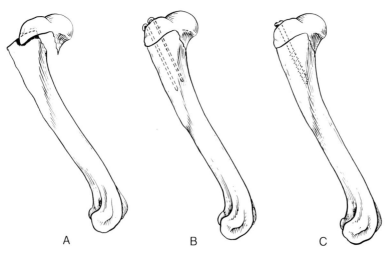

Abb. 10-2 (A) Lösung der proximalen Humerusepiphyse vom Typ Salter-Harris 2. (B) Fixation mit Kirschner-Bohrdrähten bzw. (C) einer Spongiosaschraube.

10. Frakturen des Humerus 145

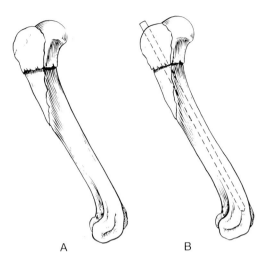

Abb. 10-3 (A) Stauchungsfraktur der proximalen Humerusmetaphyse. (B) Der Marknagel wurde gedeckt vom Tuberculum majus aus eingeschlagen.

tur [1, 2, 4–7]. Das distale Fragment ist gewöhnlich nach kranial gekippt.

Therapie

Gedeckte Reposition und Fixation. Bei Katzen und kleinen Hunden kann eine gedeckte Reposition gelingen, wenn es sich um eine gut palpierbare Quer- oder kurze Schrägfraktur handelt. Zur Immobilisation stehen dann folgende Verfahren zur Wahl:

Marknagelung. Der Nagel wird durch eine Stichinzision in der Haut am Tuberculum majus eingeführt und nach distal in den Schaft vorgetrieben. Bei ungenügender Stabilität kann zusätzlich eine mit zwei Querstiften verankerte Kirschner-Schiene angebracht werden (Abb. 10-6 u. 10-7F).

Ruhigstellender Kunststoffverband. Das Verbandmaterial sollte der Gliedmaße schalenförmig anmodelliert werden und die Schulter einschließen (Schulterverband).

Osteosynthese mit externer Fixation. In Abbildung 10-8A u. B ist eine externe Fixation mit der Kirschner-Schiene dargestellt.

Offene Reposition und Fixation. Die operative **Darstellung** kann über einen kraniolateralen oder einen medialen Zugang erfolgen [1, 2, 4–6, 8]. Der in Abbildung 10-4 gezeigte kraniolaterale Weg wird vor allem zur Freilegung von Frakturen im mittleren und proximalen Humerusbereich gewählt. Er beginnt mit einer längs über der kraniolateralen Humerusfläche geführten Hautinzision. Die den Schnitt kreuzenden Äste der V. cephalica humeri werden umgangen und der im distalen Humerusdrittel zwischen dem Caput laterale des M. triceps und dem M. brachialis in kraniodistaler Richtung ziehende N. radialis aufgesucht (Abb. 10-4B). Dieser Nerv muß unbedingt geschont werden. Wenn der M. brachialis nach kaudal und der M. brachiocephalicus nach kranial verlagert sind, liegt der Knochen frei (Abb. 10-4C). Der Wundverschluß erfolgt schichtweise durch Naht der tiefen und oberflächlichen Faszie sowie der Haut.

Zur Darstellung des mittleren und distalen Humerusbereichs bietet sich der Zugang von medial an. Der Hautschnitt verläuft längs über der medialen Humerusfläche. Nach Durchtrennen der oberflächlichen und tiefen Faszie wird die Präparation mit Vorsicht stumpf fortgesetzt und der M. biceps nach kranial, der M. triceps brachii nach kaudal verlagert (Abb. 10-5B u. C). Zwischen diesen beiden Muskeln finden sich die A. und V. brachialis mit dem N. medianus, N. ulnaris und N. musculocutaneus. Die Gefäße und Nerven werden mit den Muskeln nach kaudal bzw. kranial gehalten.

Zu den gebräuchlichsten **Fixationsverfahren** gehören die Marknagelung ohne und mit Hilfsfixation, die perkutane Transfixation und die Plattenosteosynthese. Selten wird eine Thomas-Schiene für sich allein oder in Kombination mit anderen Methoden verwendet, da ihr Ring wie ein Hypomochlion auf die Fraktur wirkt.

Marknagelung. Hauptindikation sind Quer- und kurze Schrägfrakturen zwischen dem mittleren und distalen Schaftdrittel. Der Steinmann-Nagel wird gewöhnlich vom

146 Teil 1: Frakturen

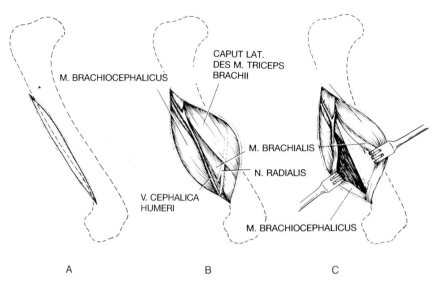

Abb. 10-4 Operationszugang zum Humerusschaft von kraniolateral. (A) Der Hautschnitt verläuft längs über der kraniolateralen Fläche des Humerus. (B) Im distalen Oberarmdrittel kreuzt der zwischen dem Caput laterale des M. triceps brachii und dem M. brachialis in kraniodistaler Richtung ziehende N. radialis das Operationsfeld; dieser Nerv muß unbedingt geschont werden. (C) Wenn der M. brachialis nach kaudal und der M. brachiocephalicus nach kranial verlagert sind, liegt der Knochen frei. Der Wundverschluß erfolgt schichtweise durch Naht der tiefen und oberflächlichen Faszie sowie der Haut.

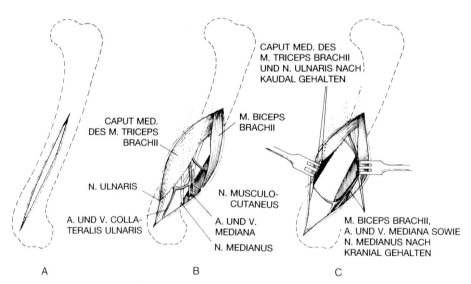

Abb. 10-5 Operationszugang zum Humerusschaft von medial. (A) Der Hautschnitt verläuft längs über der medialen Humerusfläche. (B u. C) Nach Durchtrennen der oberflächlichen und tiefen Faszie wird die Präparation mit Vorsicht stumpf fortgesetzt und der M. biceps nach kranial, der M. triceps brachii nach kaudal verlagert. Die dazwischen liegenden Gefäße und Nerven werden mit den Muskeln nach kaudal bzw. kranial gehalten.

10. Frakturen des Humerus

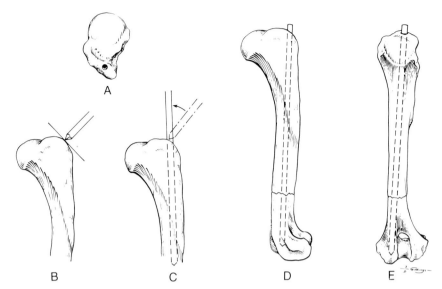

Abb. 10-6 Fixation mit einem Marknagel. (A u. B) Der Steinmann-Nagel wird gewöhnlich vom proximalen Ende aus über eine Stichinzision in der Haut an der Crista tuberculi majoris eingesetzt. Dabei wird er zunächst im vorderen Bereich des Tuberculum majus senkrecht auf eine Tangente an dessen Krümmung gerichtet. (C) Nach Durchbohren der Kortikalis wird er aufgerichtet, so daß er in die Markhöhle vordringen kann. (D u. E) Bei distal gelegenen Frakturen sollte der Nagel entlang der medialen Kortikalis vorgetrieben und fest im Condylus medialis verankert werden.

proximalen Ende aus über eine Stichinzision in der Haut an der Crista tuberculi majoris eingeführt. Dabei wird er zunächst im vorderen Bereich des Tuberculum majus, senkrecht auf eine Tangente an dessen Krümmung gerichtet, durch die Kortikalis gebohrt (Abb. 10-6A u. B) und dann aufgerichtet, so daß er in die Markhöhle vordringen kann (Abb. 10-6C). Bei distal gelegenen Frakturen sollte der Nagel entlang der medialen Kortikalis vorgetrieben und fest im Condylus medialis verankert werden (Abb. 10-6D u. E).

Marknagelung mit Hilfsfixation. Bei anderen Bruchformen kann die Marknagelung durch zusätzliche Fixationsmaßnahmen ergänzt werden. Nach Darstellung und Reposition der Fragmente wird der Nagel zuerst in das proximale Fragment eingesetzt, dann unter Aufrechterhaltung der Reposition mit zwei selbsthaltenden Knochenzangen in das distale Bruchstück vorgetrieben. Besteht eine Drehinstabilität bzw. sitzt der Nagel locker, wird anschließend eine der nachstehenden Hilfsfixationen angebracht:

1. Drahtcerclagen (Abb. 10-7A).
2. Hemicerclage (Abb. 10-7B).
3. Drahtnaht (Abb. 10-7C).
4. Zugschraube(n) (10-7D).
5. Zweiter Marknagel oder mehrere Bohrdrähte (Abb. 10-7E).
6. Kirschner-Schiene mit zwei oder vier Querstiften (Abb. 10-7F).

Osteosynthese mit externer Fixation. Die Kirschner-Schiene kann auch für sich allein verwendet werden, jedoch sind ihre Hauptindikationen Trümmerbrüche und offene Frakturen. Die Schiene wird an der kraniolateralen Seite des Knochens angebracht. Wenn das distale Fragment zu kurz ist, um oberhalb des Foramen supratrochleare zwei Querstifte zu setzen, kann man den untersten Stift auch transkondylär führen (Abb. 10-8B).

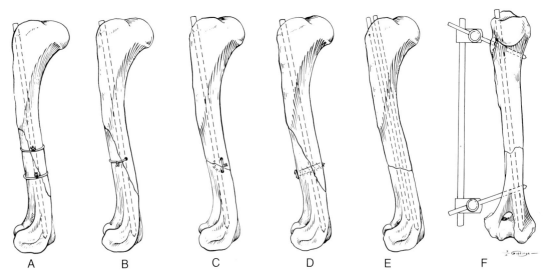

Abb. 10-7 Marknagelung mit Hilfsfixation. (A) Drahtcerclagen. (B) Hemicerclage. (C) Drahtnaht. (D) Zugschraube. (E) Zusätzlicher Marknagel. (F) Kirschner-Schiene mit zwei (oder vier) Querstiften.

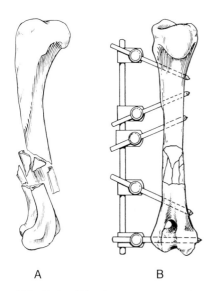

Abb. 10-8 (A) Humerustrümmerfraktur im distalen Schaftdrittel. (B) Fixation mit einer Kirschner-Schiene. Zuerst wird der distale Querstift (mit Gewinde) transkondylär eingesetzt, danach der oberste Querstift und die Verbindungsstange angebracht. Die mittleren Querstifte werden zuletzt, durch ihre Backen geführt, in den Knochen gebohrt.

Abbildung 10-8 zeigt eine Trümmerfraktur im distalen Drittel des Humerusschaftes vor und nach der perkutanen Transfixation. Der in der Regel zuerst plazierte transkondyläre Stift (mit oder ohne Gewinde) verläuft direkt unterhalb der seitlich an den Kondylen gut tastbaren Bandhöcker. Dann wird der oberste Querstift gesetzt und die Verbindungsstange angebracht. Die mittleren Querstifte bohrt man zuletzt, durch ihre Backen geführt, in den Knochen. So bleibt das Ellbogengelenk frei beweglich.

Plattenosteosynthese. Platten sind praktisch für alle Humerusschaftfrakturen geeignet, insbesondere bei großen Hunden. Zur Stabilisierung von proximalen Frakturen empfiehlt es sich, die Platte kranial anzubringen. Bei Brüchen des mittleren und distalen Bereichs kann sie an der medialen oder lateralen Humerusfläche befestigt werden. Die laterale Anbringung hat den Nachteil, daß der N. radialis das Operationsfeld kreuzt. Darüber hinaus gestaltet sich das Anmodellieren der Platte durch den hier

10. Frakturen des Humerus   149

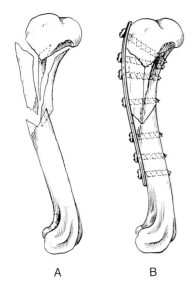

Abb. 10-9 (A) Humerussplitterfraktur im proximalen Schaftdrittel. (B) Fixation mit einer kranial befestigten Platte. Frakturlinien kreuzende Plattenschrauben wurden als Zugschrauben ausgelegt.

schraubig gewundenen Sulcus m. brachialis schwierig.

In Abbildung 10-9 ist eine proximale Humerussplitterfraktur dargestellt, die mit Hilfe einer kranial befestigten Platte rekonstruiert wurde. Frakturlinien kreuzende Plattenschrauben wurden als Zugschrauben ausgelegt.

Abbildung 10-10 zeigt eine Diaphysenfraktur im mittleren Humerusdrittel mit einem Drehkeil. Der Splitter wurde zuerst mit einer Zugschraube an das proximale Fragment fixiert. Nach Reposition des distalen Bruchstücks wurde auch dieses mit einer Zugschraube am Splitter befestigt und schließlich an der kranialen Humerusfläche eine Neutralisationsplatte angebracht (Abb. 10-10C). Die Neutralisationsplatte kann auch seitlich festgeschraubt werden (Abb. 10-10D).

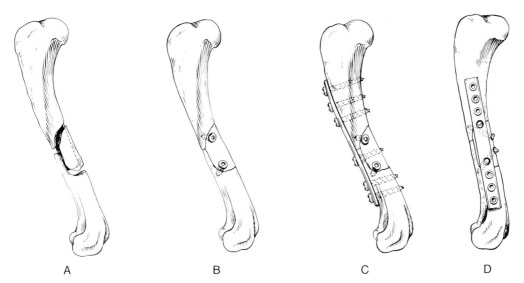

Abb. 10-10 (A) Humerusfraktur im mittleren Diaphysendrittel mit einem Drehkeil. (B u. C) Der Splitter wurde zunächst mit einer Zugschraube an das proximale Fragment fixiert. Nach Reposition des distalen Bruchstücks wurde auch dieses mit einer Zugschraube am Splitter befestigt und schließlich an der kranialen Humerusfläche eine Neutralisationsplatte angebracht. (D) Die Neutralisationsplatte kann auch an der medialen oder lateralen Seite festgeschraubt werden; lateral gestaltet sich das Anmodellieren der Platte durch den hier schraubig gewundenen Sulcus m. brachialis schwierig.

Distale Frakturen

Supraкondyläre Frakturen

Die Frakturlinie verläuft unterschiedlich, jedoch in aller Regel durch das Foramen supratrochleare [1, 2, 9]. Bei jungen Tieren kann die Verletzung eine Kombination aus Fraktur und Epiphysenlösung sein (Fugenverletzung vom Typ Salter-Harris 2). Obgleich eine gedeckte Reposition möglich ist, sollte die Fraktur im Hinblick auf eine operative Fixation stets freigelegt werden. Die besten Resultate gewährleistet eine stabile Osteosynthese mit freier Beweglichkeit im Ellbogengelenk.

Therapie

Offene Reposition und Fixation. Der Hautschnitt kann medial, lateral, auf beiden Seiten oder kaudal über das Ellbogengelenk geführt werden. In den meisten Fällen wird sowohl medial als auch lateral zugegangen. Bei einigen Splitterfrakturen bietet nur der kaudale Weg mit Osteotomie des Olecranon ausreichend Übersicht und Handlungsspielraum (Abb. 10-19).

Zugang von medial. Er dient auch zur Darstellung von medialen Kondylusfrakturen (Abb. 10-11). Haut-, oberflächliche und tiefe Faszie werden medial über dem distalen Humerusbereich durchtrennt. Dann wird zur Freilegung der Frakturstelle stumpf zwischen dem M. biceps und dem M. triceps brachii eingegangen. Die dazwischen liegenden Äste der A. und V. brachialis sowie der N. medianus und N. ulnaris müssen hierbei geschont werden (Abb. 10-11B).

Zugang von lateral. Mit geringen Veränderungen findet dieser Zugang gleichfalls Anwendung für Frakturen des Condylus lateralis und zur Entfernung eines isolierten Processus anconaeus (Abb. 10-12). Der Hautschnitt verläuft entlang der Crista epicondyli lateralis. Wenn das Caput laterale des M. triceps brachii nach kaudal verlagert ist, wird der Ursprung des M. extensor carpi radialis zur Darstellung der Fraktur am Knochen abgesetzt (Abb. 10-12B). Der Bruch verläuft, von wenigen Ausnahmen abgesehen, distal des N. radialis.

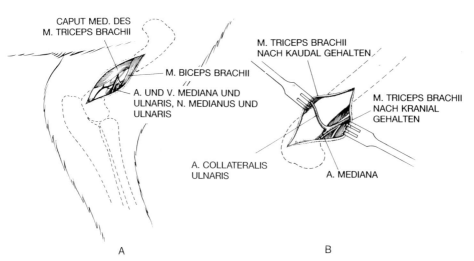

Abb. 10-11 Operative Darstellung einer suprakondylären Fraktur von medial. (A) Der Hautschnitt verläuft längs über der Medialfläche des Humerus. (B) Nach Durchtrennen der oberflächlichen und tiefen Faszie wird stumpf zwischen dem M. biceps und dem M. triceps brachii eingegangen.

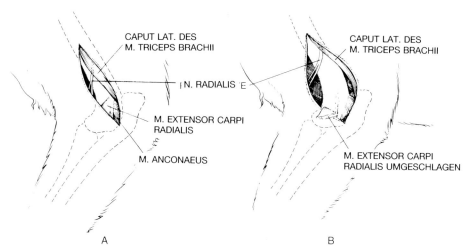

Abb. 10-12 Operative Darstellung einer suprakondylären Fraktur von lateral. (A) Der Hautschnitt verläuft entlang der Crista epicondyli lateralis. (B) Wenn das Caput laterale des M. triceps brachii nach kaudal verlagert ist, wird der Ursprung des M. extensor carpi radialis zur Darstellung der Fraktur am Knochen abgesetzt.

Das **Fixationsverfahren** richtet sich nach den Besonderheiten der Fraktur. Folgende Möglichkeiten werden vorgeschlagen:
1. Nagelung mit einem an beiden Enden zugespitzten Marknagel, der retrograd durch das proximale Fragment gebohrt und, nach Umsetzen des Spannbohrfutters, tief in den Condylus medialis vorgetrieben wird. Dieses Verfahren ist drehinstabil, wenn sich die Fragmente nicht fest miteinander verzahnen (Abb. 10-13).
2. Einsetzen eines Nagels in der oben beschriebenen Weise und zusätzlich Fixation des lateralen Frakturspalts mit einem vom Epicondylus lateralis bis in die mediale Kortikalis des Humerusschaftes eingedrillten Bohrdraht bzw. – bei Schrägfraktur – mit einer Zugschraube (Abb. 10-14A u. B).
3. Dynamische Verspannung mit zwei Rush-Pins, die am Epicondylus medialis und lateralis eingesetzt und im Wechsel in die Humerusdiaphyse vorgetrieben werden (Abb. 10-15).
4. Anbringung einer medial befestigten Platte, sofern das distale Fragment Platz für zwei und mehr Plattenschrauben bietet [9].

Merke: Bei jeder Fixation sollte die Beweglichkeit des Ellbogengelenks erhalten bleiben.

Nachbehandlung. Die Operationswunde wird mit einem gut gepolsterten Verband geschützt, bis die Fäden der Hautnaht zu entfernen sind. In den meisten Fällen ist eine zusätzliche Fixation nicht erforderlich, jedoch sollte der Patient bis zur Konsolidierung der Fraktur ruhiggehalten werden. Danach empfiehlt es sich, die Implantate, insbesondere Marknägel und Bohrdrähte, zu entfernen.

Kondylusfrakturen

Der laterale Condylus ist weit häufiger betroffen als der mediale [1, 2, 5, 9]. Welches Repositions- und Fixationsverfahren zur Anwendung kommt, hängt vom Alter der Verletzung, dem Grad der Schwellung und der Palpierbarkeit der Fragmente ab. Röntgenologisch findet sich der frakturierte Con-

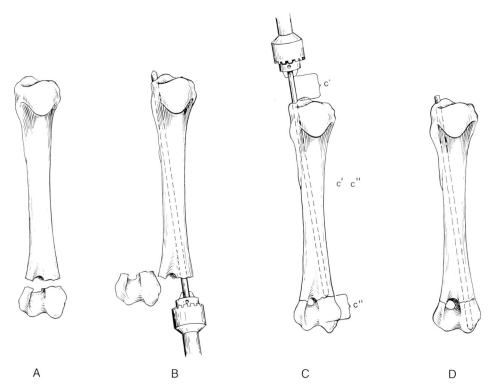

Abb. 10-13 Marknagelung einer suprakondylären Humerusfraktur. (A) Suprakondyläre Fraktur. (B) Nach Darstellung der Fraktur von medial wird ein an beiden Enden zugespitzter Marknagel, retrograd an der medialen Kortikalis beginnend, durch das proximale Fragment gebohrt. (C) Am proximalen Nagelende wird in einem der Kondyluslänge entsprechenden Abstand von der Haut (c′ u. c″) das Spannbohrfutter angesetzt. Unter Streckung des Ellbogengelenks wird dann die Fraktur reponiert und (D) der Nagel in den Condylus medialis vorgetrieben. Diese Fixation ist drehinstabil, wenn sich die Fragmente nicht fest miteinander verzahnen.

dylus lateralis durch den Muskelzug in proximaler Richtung verschoben und nach lateral und kranial gedreht. Der abgebrochene Condylus medialis ist gewöhnlich nach medial und kaudal verlagert. Es besteht eine Subluxation im Ellbogengelenk.

Die Abbildungen 10-16A und 10-17A zeigen frische Frakturen des lateralen und medialen Condylus. Innerhalb der ersten 36–48 Std. nach der Verletzung ist die Schwellung noch gering, so daß die Fragmente palpiert werden können.

Therapie

Reposition und Fixation. Die verletzte Gliedmaße wird für 10–15 Min. mit einem Distraktor (Abb. 1-5) gestreckt, um die Muskelkontraktion zu überwinden. Noch während der Distraktion Vorbereitung zur Operation. Die Darstellung der Fraktur erfolgt je nach Lokalisation über den Zugang von lateral oder medial (Abb. 10-12 u. 10-11). Der abgebrochene Condylus wird zunächst herausgeklappt und in seinem Zentrum von der Bruchfläche her aufgebohrt

10. Frakturen des Humerus

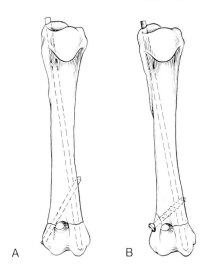

Abb. 10-14 Marknagelung und zusätzliche Fixation des lateralen Frakturspalts (A) mit einem vom Epicondylus lateralis bis in die mediale Kortikalis des Humerusschaftes eingedrillten Bohrdraht bzw. (B) bei Schrägfraktur mit einer Zugschraube.

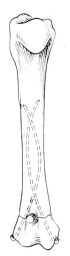

Abb. 10-15 Dynamische Verspannung mit zwei Rush-Pins.

[9]. Anschließend wird er reponiert und mit einer Kondylenklemme (Abb. 10-18) oder einer spitzen Repositionszange in korrekter Position gehalten. Die Kondylenklemme wird so angebracht, daß die am distalen Humerusende seitlich gut tastbaren Bandhöcker im Zentrum der Klemmenlöcher liegen. Ein- und Austrittsloch der zur Fixation vorgesehenen transkondylären Schraube sollten direkt unterhalb dieser Bandhöcker liegen.

Der im Durchmesser der Schraube entsprechende Bohrer wird nunmehr von außen in den retrograd gebohrten Kanal des einen Condylus eingeführt und die Bohrung durch den anderen Condylus fortgesetzt.

Man kann eine Spongiosaschraube oder eine Kortikalisschraube wählen. In jedem Fall sollte die Schraube als Zugschraube ausgelegt sein (Abb. 10-16C u. 10-17B). Bei älteren Frakturen, die mit der oben beschriebenen Technik nicht sicher korrekt reponiert werden können, empfiehlt sich der kaudale Zugang mit Osteotomie des Olecranon (Abb. 10-19). Nach Entfernen von Blutkoagula und Geweberesten werden die stufenlos einzurichtenden Fragmente mit einer spitzen Repositionszange so lange fixiert, bis die transkondyläre Zugschraube

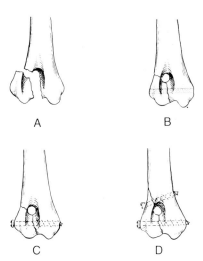

Abb. 10-16 (A) Fraktur des Condylus lateralis (Capitulum humeri). (B) Lage des Bohrkanals. (C) Situation nach Fixation mit einer transkondylären Zugschraube. (D) Ein diagonaler, den suprakondylären Frakturspalt kreuzender Bohrdraht oder eine zweite Zugschraube proximal des Foramen supratrochleare erhöhen die Stabilität.

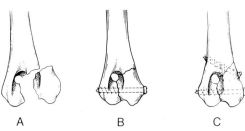

A B C

Abb. 10-17 (A) Fraktur des Condylus medialis (Trochlea humeri). (B) Situation nach Fixation mit transkondylärer Zugschraube. (C) Ein diagonaler, den suprakondylären Frakturspalt kreuzender Bohrdraht oder eine zweite Zugschraube proximal des Foramen supratrochleare erhöhen die Stabilität.

eingedreht worden ist. Ein diagonaler, den suprakondylären Frakturspalt kreuzender Bohrdraht oder eine zweite Zugschraube proximal des Foramen supratrochleare erhöht die Stabilität (Abb. 10-16D u. 10-17C).

Nachbehandlung. Wenn eine zusätzliche Immobilisierung notwendig ist, kann ein Robert-Jones-Verband angelegt werden. Der Patient sollte während der Heilung ruhiggehalten, das Ellbogengelenk jedoch bewegt werden. Bei jungen Tieren (bis zum vierten Lebensmonat) wird die Schraube im allgemeinen entfernt, während man sie bei älteren, von Gegenindikationen abgesehen, beläßt.

Bikondyläre (T- und Y-)Frakturen

Diese Frakturen entstehen bevorzugt bei ausgewachsenen Tieren und meist als Folge eines Torsiontraumas [1, 2, 7, 9, 10]. Radius und Ulna werden durch spastische Muskelkontraktion nach proximal zwischen die frakturierten Kondylen verlagert.

Therapie

Perfekte anatomische Reposition und stabile Fixationsverfahren, die das Ellbogengelenk beweglich halten, gewährleisten die besten funktionellen Ergebnisse. Unter konservativer Therapie heilen Frakturen dieser Art in Fehlstellung, woraus eine schmerzhafte Arthropathia deformans resultiert.

Operationszugang. Der kaudale Zugang mit Osteotomie des Olecranon bietet die beste Übersicht über das Frakturgebiet [8, 9, 11]. Er legt die kaudale Fläche des distalen Humerusendes einschließlich der Trochlea (Conylus medialis) und des Capitulum (Condylus lateralis) humeri sowie den Processus anconaeus frei und kann auch für Korrekturen in Fehlstellung fixierter Kondylusfrakturen oder bei einer Luxatio antebrachii gewählt werden.

Der Hautschnitt verläuft längs über die kaudolaterale Seite des Ellbogengelenks (Abb. 10-19A u. B). Nach Inzision der oberflächlichen Faszie und Mobilisieren der Wundränder sind das Olecranon mit der Endsehne des M. triceps brachii und der distale Humerusbereich freigelegt (Abb. 10-19C). Dann wird durch das Tuber olecrani bis in die Markhöhle der Ulna ein Bohrkanal angelegt, in dem man später, bei der Rekonstruktion des Olecranon, eine Schraube eindreht. Dies erlaubt eine perfekte Reposition des osteotomierten Kno-

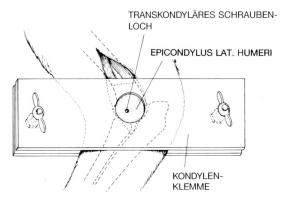

Abb. 10-18 Temporäre Fixation mit einer Kondylenklemme zur Aufrechterhaltung der Reposition. Die Klemme wird so angebracht, daß die am distalen Humerusende seitlich gut tastbaren Bandhöcker im Zentrum der Klemmenlöcher liegen.

10. Frakturen des Humerus

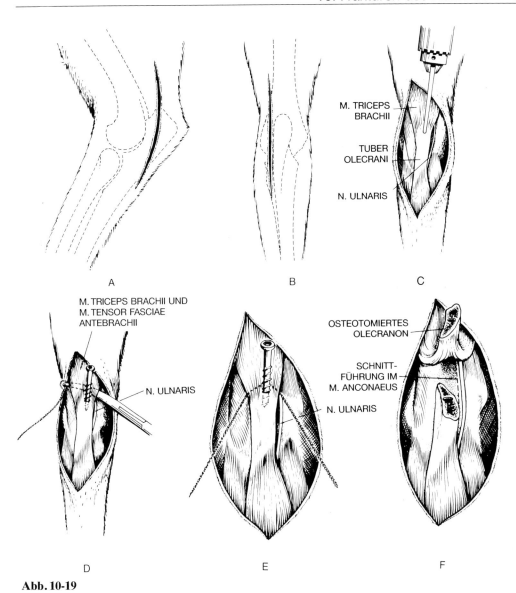

Abb. 10-19

chenfortsatzes und einen raschen Wundverschluß. Für das weitere Vorgehen empfiehlt es sich, den medial verlaufenden N. ulnaris darzustellen.

Die Mm. triceps brachii und tensor fasciae antebrachii sowie der M. anconaeus werden von medial her stumpf auseinandergedrängt (Abb. 10-19D). Zwischen diesen Muskeln erfolgt die Osteotomie des Tuber olecrani mit einem Gigli-Draht oder einer oszillierenden Knochensäge (Abb. 10-19E). Wenn der abgesetzte Knochenfortsatz mit den hier anheftenden Muskeln nach proximal umgeschlagen ist (Abb. 10-19F), werden der M. anconaeus und die darunter liegende Gelenkkapsel nahe ihrem Ansatz am Condylus medialis humeri durchtrennt und nach lateral umgeschlagen (Abb. 10-19G).

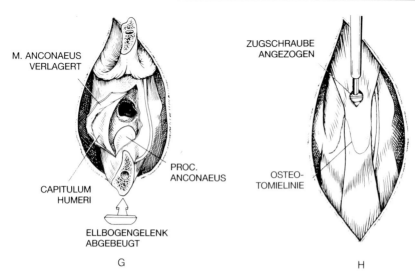

Abb. 10-19 Kaudaler Zugang mit Osteotomie des Olecranon zur Darstellung interkondylärer Frakturen. (A u. B) Der Hautschnitt verläuft längs über die kaudolaterale Seite des Ellbogengelenks. (C) Nach Inzision der oberflächlichen Faszie und Mobilisieren der Wundränder sind das Olecranon mit der Endsehne des M. triceps brachii und der distale Humerusbereich freigelegt. Dann wird durch das Tuber olecrani bis in die Markhöhle der Ulna ein Bohrkanal angelegt, in den man später, bei der Rekonstruktion der Ulna, eine Schraube eindreht. (D) Wenn der medial verlaufende N. ulnaris dargestellt ist, werden die Mm. triceps brachii und tensor fasciae antebrachii sowie der M. anconaeus von medial her stumpf auseinandergedrängt. (E) Zwischen diesen Muskeln erfolgt die Osteotomie des Olecranon mit einem Gigli-Draht oder einer oszillierenden Knochensäge. (F) Dann wird der abgesetzte Knochenfortsatz mit den hier anheftenden Muskeln nach proximal umgeschlagen. (G) Der M. anconaeus und die darunter liegende Gelenkkapsel werden nahe ihrem Ansatz am Condylus medialis humeri durchtrennt und nach lateral umgeschlagen. (H) Der Wundverschluß beginnt mit der Reinsertion des M. anconaeus. Anschließend wird das Olecranon rekonstruiert.

Der Wundverschluß beginnt mit der Reinsertion des M. anconaeus, sofern dieser für eine Naht ausreichend intakt geblieben ist. Dann wird das Olecranon mit einer Zugschraube, die in den vorbereiteten Bohrkanal eingedreht wird, rekonstruiert (Abb. 10-19H). Anstelle der Schraube können auch zwei Kirschner-Bohrdrähte und eine Zuggurtungsdrahtschlinge Anwendung finden. Schließlich werden die Wundränder der subkutanen Faszie und Haut adaptiert.

Reposition und Fixation. Nach Entfernen von Koagula und Geweberesten wird einer der beiden Kondylen zentral von der Bruchfläche her aufgebohrt [9]. Die Kondylen werden dann ohne Stufenbildung an der Gelenkfläche mit einer oder zwei spitzen Knochenzangen aneinander fixiert (Abb. 10-20A). Quer gesetzte Kirschner-Bohrdrähte helfen, die Reposition beim Vollenden des Bohrkanals für die transkondyläre Schraube aufrechtzuerhalten. Hierzu wird der Bohrer von außen in den retrograd angelegten Kanal des einen Condylus eingeführt und durch den anderen Condylus gedreht.

Noch vor der Bohrung sollte die Perfektion der Reposition auch an der suprakondylären Frakturlinie geprüft werden, da eine Fehlstellung in diesem Bereich die Bewegungsfreiheit des Processus anconaeus beeinträchtigen kann. Die transkondyläre Schraube muß als Zugschraube ausgelegt sein (Abb. 10-20B).

Zur Fixation der Kondylen an den Humerusschaft stehen verschiedene Methoden zur

10. Frakturen des Humerus   157

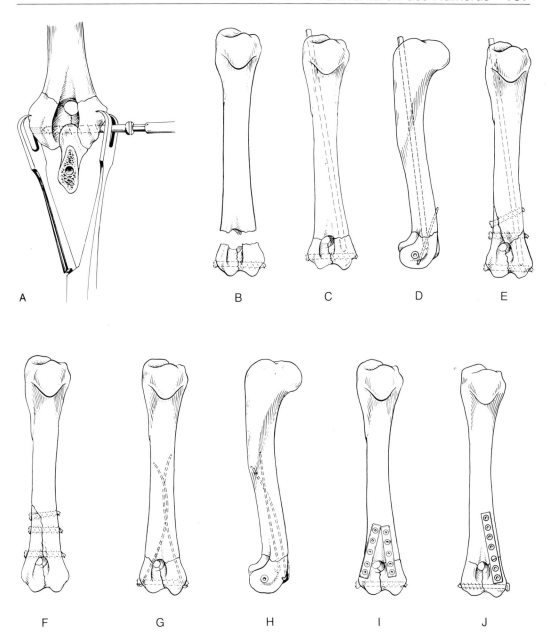

Abb. 10-20 Fixation bikondylärer (Y- oder T-)Frakturen. (A u. B) Adaptation der Kondylen mit einer spitzen Repositionszange und Einsetzen einer transkondylären Zugschraube. (C u. D) Marknagelung mit einem zunächst retrograd in das proximale Bruchstück eingeführten Steinmann-Nagel, der bis in den Condylus medialis vorgetrieben wird. Ein den lateralen Bruchspalt kreuzender, vom Epicondylus lateralis bis in die mediale Kortikalis des Humerusschaftes eingedrillter Bohrdraht bietet Stabilität. (E) Bei suprakondylärer Schrägfraktur kann die Stabilität der Marknagelung durch interfragmentäre Zugschrauben verbessert werden. (F) Zugschrauben allein eignen sich nur für Frakturen mit sehr langen Bruchflächen. (G u. H) Fixation mit zwei Rush-Pins. (I) Osteosynthese mit zwei kleinen Platten an der kaudalen Knochenfläche. (J) Plattenfixation an der medialen Seite.

Wahl. Wichtig ist, daß die Montage bis zur knöchernen Konsolidierung der Fraktur stabil bleibt. Mißerfolge bei Y- und T-Frakturen des Humerus beruhen vorwiegend auf einer ungenügenden Fixation [12]. Mit der Plattenosteosynthese werden die besten Resultate erzielt [9, 12].

In den meisten Fällen empfiehlt sich zur Rekonstruktion das oben beschriebene Vorgehen. Gelegentlich kann es jedoch ratsam sein, zuerst einen Condylus in korrekter Stellung an den Humerusschaft zu fixieren, dann den zweiten zu reponieren und schließlich die transkondyläre Zugschraube einzusetzen.

In Abbildung 10-20 sind verschiedene Möglichkeiten zur Fixation der Kondylen an den Humerusschaft dargestellt. So kann zunächst ein retrograd in das proximale Bruchstück eingeführter Marknagel bis in den Condylus medialis vorgetrieben und dann durch den lateralen Bruchspalt ein Bohrdraht gesetzt werden (Abb. 10-20C u. D). Bei ausreichend langer Bruchfläche bietet es sich an, die Marknagelung mit interfragmentären Zugschrauben zu kombinieren, wodurch eine bessere Stabilität erreicht wird (Abb. 10-20E). Zugschrauben allein eignen sich nur für Frakturen mit sehr langen Bruchflächen (Abb. 10-20F). Anderenfalls bieten sich auch zwei in der Markhöhle verspannte Rush-Pins (Abb. 10-20G u. H) oder eine Plattenfixation an. Dabei können entweder zwei kleine Platten an der kaudalen Knochenfläche oder eine kräftigere und längere Platte an der medialen Seite befestigt werden (Abb. 10-20J). Im allgemeinen ist die Verwendung nur einer Platte vorzuziehen.

Nachbehandlung. Für drei bis sieben Tage wird bei einer der Standposition entsprechenden Gelenkwinkelung ein modifizierter Robert-Jones-Verband angelegt. Der Patient sollte bis zur Heilung ruhiggehalten, das Ellbogengelenk jedoch bewegt werden. Marknägel, Bohrdrähte und Platten werden nach der Konsolidierung der Fraktur entfernt. Einzelne Schrauben können – von Gegenindikationen abgesehen – verbleiben.

Literatur

1. Brinker WO: Fractures in Canine Surgery, 2nd Archibald ed. Santa Barbara, American Veterinary Publications, 1974, pp 949–1084.
2. Brinker WO: Small Animal Fractures. East Lansing, Mich., Department of Continuing Education Services, Michigan State University, 1978.
3. Dameron JG, Riebel DB: Fractures involving the proximal humeral epiphyseal plate. J Bone Joint Surg 51-A: 289, 1969.
4. Schebitz H, Brunnberg L, Vollmerhaus B, et al: Zur Verletzung des Humerus im proximalen Drittel beim Hund. Kleintierpraxis 26: 107, 1981.
5. Staimer MS: Humerusfrakturen bei der Katze. Behandlung und Ergebnisse in den Jahren 1970–1978. Vet Med Diss München, 1980.
6. Brunnberg L, Schebitz H, Vollmerhaus S, et al: Zur Humerusfraktur im mittleren und distalen Schaftdrittel beim Hund. Kleintierpraxis 26: 103, 1981.
7. Müller ME, Allgöwer M, Schneider R, et al: Manual der Osteosynthese. AO-Technik. Springer, Berlin, Heidelberg, New York, 1977.
8a. Piermattei DL, Greeley RG: Zugänge zum Skelettsystem von Hund und Katze. Atlas mit Operationsbeschreibung. Schattauer, Stuttgart, New York, 1975.
8b. Piermattei DL, Greeley RG: An Atlas of Surgical Approaches to the Bones of the Dog and Cat. 2nd ed. Philadelphia, Saunders, 1979.
9. Schebitz H, Brunnberg L, Vollmerhaus B, et al: Zur Versorgung der Frakturen am Condylus humeri des Hundes. Berl Münch Tierärztl Wschr 89: 826, 1975.
10. Brinker WO: Fractures of the distal end of the humerus in small animals. Vet Med 50: 235, 1955.
11. Mostosky UV et al: Transolecranon approach to the elbow joint. Vet Med 54: 560, 1959.
12. Brinker WO: Fracture Documentation Studies at Michigan State University. Unpublished data, 1971–1978.

11 Frakturen des Radius und der Ulna

An Radius und/oder Ulna kommen alle Frakturformen vor. Achsenknickung, Rotationsfehler und verzögerte Heilung oder Pseudarthrosenbildung sind hier keine seltenen Komplikationen, an die man stets denken sollte.

Einteilung

Radius- und Ulnafrakturen lassen sich wie folgt klassifizieren [1, 2]:
1. Proximale Frakturen.
   a) Olekranonfrakturen.
   b) Frakturen der proximalen Radiusepiphysenfuge.
2. Ulnafrakturen mit Luxation des Radius.
   a) Ulnafraktur und Luxation des Radius in Verbindung mit dem distalen Ulnafragment.
   b) Ulnafraktur und Luxation des Radius mit Ruptur des Lig. anulare radii (Monteggia-Fraktur).
3. Schaftfrakturen.
4. Distale Frakturen.
   a) Frakturen der distalen Radius- und Ulnaepiphysenfuge.
   b) Frakturen an der Trochlea radii und den Procc. styloidei radii et ulnae.

Proximale Frakturen

Olekranonfrakturen

Diese Frakturen entstehen bei Überstreckung des Ellbogengelenkes meist in der Incisura trochlearis [3, 4]. Das proximale Fragment wird durch den Zug der Trizepsmuskulatur gekippt und in Richtung des Humerusschaftes verlagert (Abb. 11-1A). Um ein optimales Heilungsergebnis zu erreichen, muß die Zugkraft nach dem Zuggurtungsprinzip neutralisiert werden. In den meisten Fällen gelingt dies durch Zuggurtung mit Draht.

Operative Therapie

Der Hautschnitt verläuft gering paramedian über die kaudale Fläche des Ellbogengelenkes, entlang der hinteren Ulnakante. Nach Inzision der oberflächlichen und tiefen Faszie werden der M. extensor carpi ulnaris und der M. flexor carpi ulnaris bis etwa 3 cm distal der Fraktur subperiostal vom Knochen abgehoben und gespreizt. Es folgt die Reposition, die bei intraartikulärem Frakturverlauf anatomisch perfekt sein muß.

Zur Fixation werden zunächst zwei Kirschner-Bohrdrähte vom proximalen Ende des Olecranon aus eingedrillt. Diese sollten so geführt werden, daß ihre Spitzen in die kraniale Kortikalis der Ulna eindringen. Man erreicht so eine bessere Rotationsstabilität als bei intramedullärem Bohrdrahtverlauf (Abb. 11-1B).

Um die proximalen Enden der Bohrdrähte und durch einen Bohrkanal im distalen Fragment wird eine Drahtschlinge in Achtertour geführt und durch Verdrillen gespannt. Die aus dem Knochen ragenden Bohrdrahtenden werden hakenförmig umgebogen, gekürzt und nach kranial gedreht, bis sie in die Endsehne des M. biceps brachii versenkt sind. Bei dieser Fixationsart bewirken die Kirschner-Bohrdrähte eine rotationsstabile Fragmentadaptation, während man mit der achterförmigen Drahtschlinge die hier wirksamen Zugkräfte in Druck umwandelt. Bei großwüchsigen Hunden und insbesondere bei Splitterbrüchen kann die Zuggurtung auch mit einer Platte erfolgen (Abb. 11-1F).

Nachbehandlung. In den meisten Fällen ist keine zusätzliche Immobilisierung nötig.

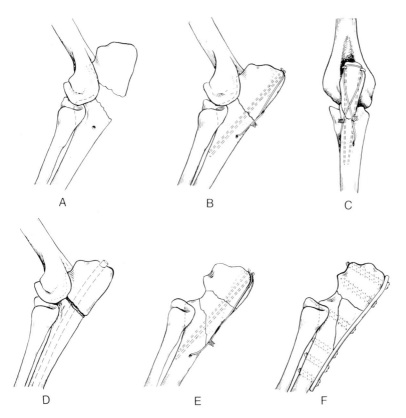

Abb. 11-1 (A) Querfraktur des Olecranon. (B u. C) Fixation mit zwei Kirschner-Bohrdrähten und einer Zuggurtungsdrahtschlinge in Achtertour. (D) Die Fixation mit einem Marknagel ohne Gewinde genügt nicht; das proximale Fragment gleitet nach oben, so daß sich an der Fraktur ein Spalt bildet und eine Pseudarthrose entstehen kann. Werden bei diesen Frakturen ausschließlich Nägel oder Schrauben verwendet, besteht die Gefahr einer Implantatverbiegung oder -fraktur infolge Ermüdung des Metalls. (E) Intraartikuläre Frakturen müssen anatomisch perfekt reponiert und stabil fixiert werden. In den meisten Fällen gelingt dies mit einer Drahtzuggurtung. (F) Bei großwüchsigen Hunden kann die Zuggurtung mit einer Spanngleitloch- oder Rohrplatte erfolgen.

Der Patient sollte während der Heilung ruhiggehalten werden. Gelockerte oder irritierende Implantate werden nach Konsolidierung der Fraktur entfernt.

Frakturen der proximalen Radiusepiphysenfuge

Diese seltene Verletzung [5, 6] kann mit einer Luxation im Ellbogengelenk einhergehen. Die Anamnese läßt im allgemeinen auf eine traumatische Ursache schließen. Wie bei jeder Fugenverletzung besteht die Gefahr einer Wachstumsstörung durch vorzeitigen Fugenschluß (s. Kap. 14). Die Epiphyse sollte anatomisch korrekt reponiert und operativ fixiert werden. In Abbildung 11-2 ist eine Fugenlösung des Caput radii dargestellt. Zur Fixation genügen zwei Bohrdrähte. Wenn eine gedeckte Reposition nicht gelingt, wird die Fraktur über einen kraniolateralen Zugang freigelegt. Die Heilung erfolgt rasch, so daß die Bohrdrähte schon nach zwei bis drei Wochen wieder entfernt werden können. Ein leichter Robert-Jones-Verband kann vorübergehend als zusätzliche Stütze angezeigt sein. Man sollte auf einen vorzeitigen Fugenschluß mit Verkürzung des Radius gefaßt sein.

Ulnafrakturen mit Luxation des Radius

Ulnafraktur und Luxation des Radius in Verbindung mit dem distalen Ulnafragment

Hier findet sich das distale Ulnafragment gewöhnlich mit dem Radius nach kranial und proximal verschoben. Wenn die Verletzung relativ frisch ist, kann eine gedeckte Reposition unter Zug, Gegenzug und kaudal gerichteten Druck auf den Radius gelingen. Es kann dann vom proximalen Ende des Olecranon aus eine gedeckte Marknagelung erfolgen. Gelegentlich muß man die Fraktur operativ darstellen, um eine korrekte Reposition zu erreichen. In derartigen Fällen kann der Nagel entweder von proximal oder retrograd, von der Frakturstelle aus, in die Ulna eingeführt werden (Abb. 11-3). Sofern eine zusätzliche Stütze notwendig erscheint, wird für einige Tage ein leichter Robert-Jones-Verband angelegt. Der Patient sollte bis zur Konsolidierung der Fraktur ruhiggehalten werden.

Ulnafraktur und Luxation des Radius mit Ruptur des Lig. anulare radii (Monteggia-Fraktur)

Radius und proximales Ulnafragment sind durch Ruptur des Lig. anulare radii und der Membrana interossea antebrachii voneinander getrennt. Häufig finden sich Weichteile, insbesondere Streckmuskeln zwischen den beiden Knochen interponiert, so daß für die

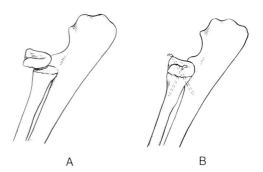

Abb. 11-2 (A) Fraktur der proximalen Radiusepiphysenfuge. (B) Adaptationsosteosynthese mit zwei Kirschner-Bohrdrähten.

Reposition operativ vorgegangen werden muß. Im allgemeinen wird zunächst die Ulna mit einer Platte fixiert, und dann zur Wiederherstellung der Verbindung von Radius und Ulna das Lig. anulare genäht (Abb. 11-4A u. B). Nur wenn sich das Band nicht mehr rekonstruieren läßt, kommt eine Verschraubung von Radius und Ulna in Betracht (Abb. 11-4C). Dieses Verfahren sollte allerdings nicht bei Jungtieren ver-

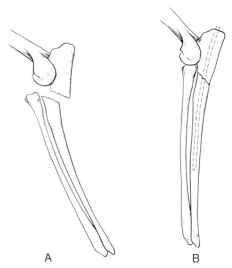

Abb. 11-3 (A) Ulnafraktur und Luxation des Radius in Verbindung mit dem distalen Ulnafragment. (B) Fixation mit einem Marknagel in der Ulna und einem Robert-Jones-Verband.

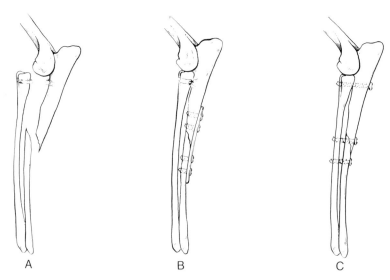

Abb. 11-4 (A) Monteggia-Fraktur. (B) Rekonstruktion der Ulna mit einer Platte und des Lig. anulare radii durch Naht. (C) Fixation der Ulna mit Schrauben an den Radius.

wendet werden, weil es die normale Längsverschiebung zwischen den Unterarmknochen während des Wachstums verhindern und so eine Radiusverkrümmung und Inkongruenz des Ellbogengelenkes provozieren kann.

Schaftfrakturen

Unterarmschaftfrakturen betreffen meist beide Ossa antebrachii und sind überwiegend im mittleren und distalen Diaphysendrittel lokalisiert [1, 2, 6–9]. Es können jedoch auch andere Abschnitte einbezogen und gelegentlich nur der Radius oder die Ulna gebrochen sein.

Durch unsachgemäße Behandlung kommen hier nicht selten Achsenknickungen, Rotationsfehler, Heilungsverzögerungen und sogar Pseudarthrosen vor. Häufigste Fehler sind die Anwendung von Fixationsmethoden, die Drehbewegungen an der Bruchstelle erlauben und ein Entfernen der Fixationsvorrichtung, bevor sich ein belastungsstabiler Kallus gebildet hat. Bei Frakturen des proximalen und distalen Schaftdrittels empfiehlt es sich, operativ zu fixieren, da Instabilitäten und sekundäre Achsenfehler in diesem Bereich mit einem ruhigstellenden Verband nicht sicher vermeidbar sind.

Konservative Therapie

Grünholzfrakturen und nicht dislozierte Brüche eignen sich gut für einen Gips-, Kunststoff- oder Schienenverband bzw. eine Thomas-Schiene. Der ruhigstellende Verband muß regelmäßig kontrolliert und das Tier ruhiggehalten werden, damit der Verband nicht abrutscht und keine Drucknekrosen hervorruft.

Stabile Frakturen eignen sich für die konservative Therapie. Das Einrichten erfolgt gewöhnlich durch Ziehen, Schieben, Drehen und Hebeln. In vielen Fällen ist jedoch eine offene Reposition vorzuziehen, zumal die gedeckten Manipulationen nicht selten ein erhebliches Weichteiltrauma mit sich bringen.

Es besteht eine Tendenz zur Hyperextension, Valgusstellung und Außenrotation im Karpalgelenk, da die Streckmuskeln unter der Ruhigstellung an Tonus verlieren. Auch begünstigt die abnorme Fußung in der Entlastungsphase eine solche Abnormität. Zur Vorbeugung sollte der ruhigstellende Verband deshalb bei leichter Varusstellung, Beugung und Einwärtsdrehung des Fußes angelegt werden, am besten in Form eines Schalen- oder Zirkulärverbandes.

Schienen. Als alleinige Fixation sind Thomas-, Mason- und andere Schienen nur für weitgehend stabile Frakturen (Grünholz- und einige nicht dislozierte Frakturen) geeignet. Schienen können sich lockern und abrutschen, so daß man ständig überprüfen muß, ob sie ihren Zweck noch erfüllen. Darüber hinaus ist es mit ihnen schwierig, den Fuß in einer leichten Varusstellung, Beugung sowie Einwärtsrotation zu halten und die der Fraktur benachbarten Gelenke ausreichend zu immobilisieren.

Ruhigstellende Verbände. Bei stabilen Brüchen können Longuetten und Zirkulärverbände aus Gips oder Kunststoff als alleinige Fixation genügen, während sich bei instabilen Frakturen die Fragmente unter diesen nicht selten verschieben. Vor allem ermöglichen stark gepolsterte Verbände Drehbewegungen an der Frakturstelle, so daß eine Heilungsverzögerung und sogar eine Pseudarthrose entstehen kann.

Wenn der Verband bei noch geschwollener Gliedmaße angelegt wird, muß er innerhalb weniger Tage korrigiert werden. Häufig dienen ruhigstellende Verbände als zusätzliche Fixation nach einer Osteosynthese. In Abbildung 11-5 sind Anwendungsbereiche für Gips- und Kunststoffverbände dargestellt.

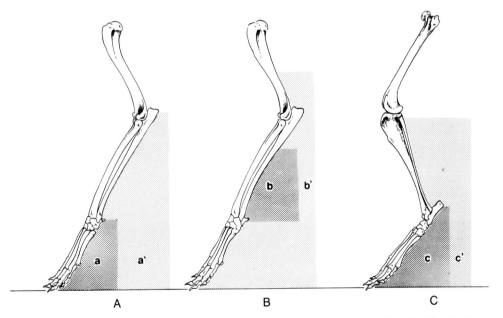

Abb. 11-5 Anwendungsbereiche für Gips- und Kunststoffverbände. (A) Stabile Frakturen des Carpus und Vorderfußes (a) werden mit einem Verband ruhiggestellt, der kaudal bis zum Olecranon reicht und kranial unterhalb des Ellbogengelenks endet, so daß das Ellbogengelenk bewegt werden kann (a'). (B) Bei stabilen Frakturen des Radius und der Ulna (b) wird ein Fixationsverband angelegt, der bis zur Humerusmitte reicht (b'). (C) Stabile Frakturen des Tarsus (c) können mit einem Verband immobilisiert werden, der unterhalb des Kniegelenkes endet (c').

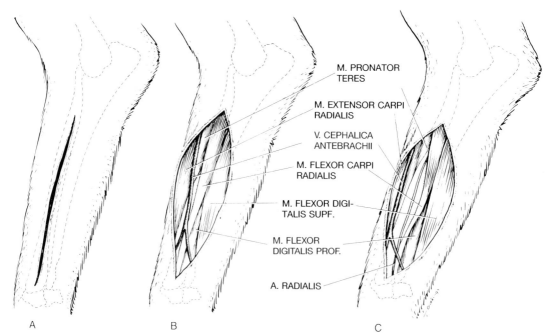

Abb. 11-6 Zugang zur Radiusdiaphyse von kraniomedial, an einem rechten Unterarm dargestellt. (A) Die Haut wird längs am kraniomedialen Rand des Radius inzidiert. (B u. C) Kranial verläuft die relativ große V. cephalica antebrachii, am kaudalen Rand des Radius die kleinere A. und V. radialis; diese Gefäße sollten geschont werden. Die tiefe Faszie wird zwischen dem M. extensor carpi radialis und M. pronator teres einerseits sowie dem M. flexor carpi radialis andererseits durchtrennt.

Operative Therapie

Hauptindikationen für eine operative Darstellung [1, 2, 10, 11] sind:
1. Frakturen, die sich nicht oder nur unter Schwierigkeiten gedeckt reponieren lassen.
2. Frakturen, deren Reposition während des Anlegens eines ruhigstellenden Verbandes nicht aufrechterhalten werden kann (Durchleuchtungskontrollen erleichtern eine frühzeitige Erkennung).
3. Frakturen, die ohnedies operativ fixiert werden müssen.

Zugang zum Radius von kraniomedial. Er wird am häufigsten gewählt, da der Radius in diesem Bereich unmittelbar unter der Haut liegt und mit nur geringer Blutung freigelegt werden kann. Die einzelnen Schritte sind der Abbildung 11-6 zu entnehmen.

Zugang zum Radius und der Ulna von kraniolateral. Wenn beide Ossa antebrachii dargestellt werden sollen, bietet sich dieser Zugangsweg an. Weitere Einzelheiten siehe Abbildung 11-7.

Zugang zur Ulna von kaudal. Haut, oberflächliche sowie tiefe Faszie werden entlang der tastbaren Hinterkante der Ulna inzidiert. Durch subperiostales Abheben der Mm. extensor et flexor carpi ulnaris oder durch Trennen des inneren Ellbogenmuskels vom tiefen Zehenbeuger kann die Frakturstelle freigelegt werden. Zur Darstellung der Incisura trochlearis wird das Caput ulnare des M. flexor carpi ulnaris subperiostal vom Knochen gelöst.

11. Frakturen des Radius und der Ulna

Fixation. Einige stabile Brüche können nach der offenen Reposition mit einem Verband retiniert werden. Alle instabilen Frakturen wie auch die Mehrzahl der stabilen sind jedoch am besten mit einer operativen Fixation versorgt. Es kommen herkömmliche oder modifizierte Kirschner-Schienen, Marknägel, Platten, Schrauben und verschiedene Kombinationsosteosynthesen in Betracht.

Perkutane Transfixation. Die Kirschner-Schiene eignet sich für die meisten Schaftfrakturen von Radius und Ulna. Sie ist hauptsächlich bei offenen Frakturen, verzögerter Heilung und Pseudarthrosen sowie für Korrekturosteotomien indiziert. Das Verfahren hat sich besonders bei kleinen Hunden gut bewährt. In den meisten Fällen empfiehlt es sich, die Querstifte am kraniomedialen Rand des Radius einzusetzen, weil hier der Knochen sehr oberflächlich liegt und die Schiene am wenigsten stört.

Die Schienung kann mit einer oder mehreren Verbindungsstangen erfolgen. Meist wird nur eine an vier einfachen Backen befestigte Verbindungsstange verwendet. Dies setzt voraus, daß die Querstifte in einer Ebene liegen (Abb. 11-8). In Abbildung 11-9 ist eine so fixierte, kurze Schrägfraktur von Radius und Ulna dargestellt.

Marknagelung. Da der Radius relativ gerade ist und beide Enden völlig mit Gelenkknorpel überzogen sind, ist er nicht so für eine Marknagelung geeignet wie andere Röhrenknochen. Bei stabilen Frakturen kleinwüchsiger Hunde können Nägel die Erhaltung der Achsenlage unterstützen, jedoch gibt es hierfür bessere Methoden, zumal ein Nagel die querovale Markhöhle des Radius nicht ausfüllen und dementsprechend keine stabile Verklemmung bewirken kann [11]. Es gibt verschiedene Insertionsverfahren:

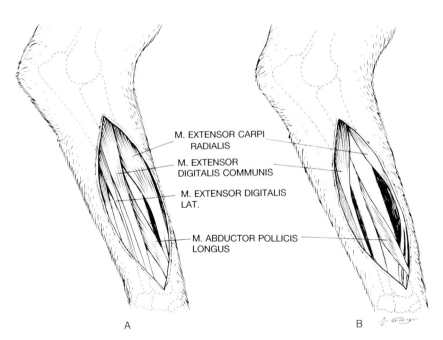

Abb. 11-7 Zugang zur Radius- und Ulnadiaphyse von kraniolateral, an einem rechten Unterarm dargestellt. (A) Die Haut wird längs am kraniolateralen Rand des Radius inzidiert. (B) Nach Spreizen der Mm. extensor digitalis communis et lateralis liegen Radius und Ulna frei.

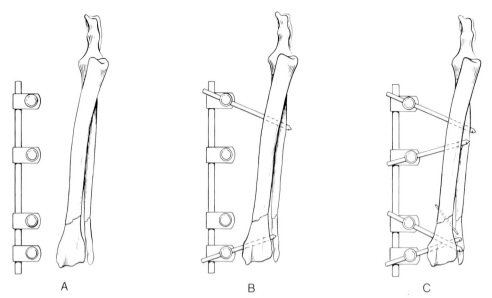

Abb. 11-8 Kirschner-Schiene mit einer Verbindungsstange. (A) Die Fraktur wird offen reponiert und mit arretierbaren Zangen in Position gehalten; eine Verbindungsstange mit vier Backen ist vorbereitet. (B) Nach Einsetzen des obersten und untersten Querstifts in derselben Ebene wird die Verbindungsstange mit den äußeren Backen befestigt. (C) Jetzt plaziert man die mittleren Querstifte; sie werden durch die Löcher der mittleren Backen geführt. Alle Backen sind fest anzuziehen. Um eine bessere Stabilität zu erreichen, kann ein die Fraktur kreuzender diagonaler Kirschner-Bohrdraht gesetzt werden. Wenn es sich um eine lange Schrägfraktur handelt, ist eine Zugschraube indiziert.

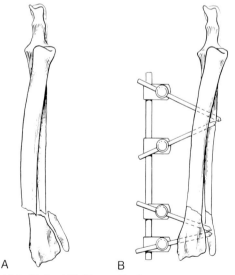

Abb. 11-9 (A) Kurze Radius- und Ulnaschrägfraktur. (B) Eine aus vier Querstiften und einer Verbindungsstange bestehende Kirschner-Schiene bietet eine feste Fixation und wird gut toleriert.

1. Der Nagel wird, wie ein Rush-Pin gekrümmt, vom Proc. styloideus radii in die Markhöhle vorgetrieben (Abb. 11-10A).
2. Der Nagel wird, wie ein Rush-Pin gebogen, durch die kraniale Kortikalis des distalen Fragments eingeführt und entlang der Markhöhle in das proximale Bruchstück vorgeschoben (Abb. 11-10B).
3. Der Nagel wird zunächst von der Bruchfläche her im proximalen Fragment verankert und 6–7 mm distal der Fraktur gekürzt. Auf das aus dem Knochen ragende Nagelende wird dann das distale Bruchstück gestülpt. Dieses Verfahren ist im allgemeinen nur für kleine Tiere geeignet (Abb. 11-10C) und mit dem Nachteil behaftet, daß sich die Nagelentfernung sehr schwierig gestaltet, wenn sie, z.B. bei einer Infektion, angezeigt ist.

11. Frakturen des Radius und der Ulna

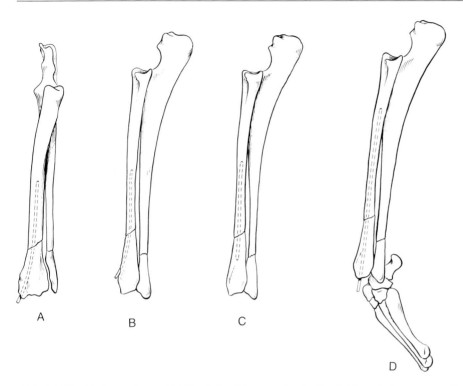

Abb. 11-10 Marknagelung. (A) Der Nagel kann, wie ein Rush-Pin gekrümmt, vom Proc. styloideus radii in die Markhöhle vorgetrieben werden. (B) Er kann als gebogener Nagel auch durch die kraniale Kortikalis des distalen Fragments eingeführt und entlang der Markhöhle in das proximale Bruchstück vorgeschoben werden. (C) Von der Bruchfläche aus eingeführt wird der Nagel zuerst im proximalen Fragment verankert und auf 6–7 mm distal der Fraktur gekürzt. Auf das aus dem Knochen ragende Nagelende wird dann das distale Bruchstück aufgestülpt. (D) Das Einführen des Nagels am distalen Gelenkrand unter Beugung des Karpalgelenks kann nicht empfohlen werden.

4. Der Nagel wird bei gebeugtem Karpalgelenk vom distalen Ende des Radius aus eingesetzt (Abb. 11-11C u. D). Dieses Vorgehen kann nicht empfohlen werden, weil der Nagel am Gelenkrand eingetrieben werden muß. Streckhemmung und arthrotische Veränderungen im Karpalgelenk sind häufige Spätkomplikationen. Unabhängig von der Nagelungstechnik ist bis zur Konsolidierung der Fraktur eine zusätzliche Verbandtherapie notwendig.

Schraubenosteosynthese. Lange Schräg- und Spiralfrakturen des Radius und der Ulna können mit Zugschrauben versorgt werden, um die Fragmente in achsengerechter Lage zu halten und eine interfragmentäre Kompression zu erzeugen (Abb. 11-11A). Diese Fixation muß entweder mit einem ruhigstellenden Verband oder einer zusätzlichen Osteosynthese verstärkt werden. Die operative Stabilisierung kann mit einer Platte (Abb. 11-11B), einer Kirschner-Schiene (Abb. 11-11C) oder einem Marknagel in der Ulna (Abb. 11-11D) erfolgen. Bei Nagelung der Ulna bedarf es zusätzlich eines ruhigstellenden Verbands.

Plattenosteosynthese. Platten eignen sich für die meisten Radius- und Ulnaschaftfrakturen [12, 13]. Üblicherweise wird die Platte am Radius befestigt. Wenn dieser gut stabi-

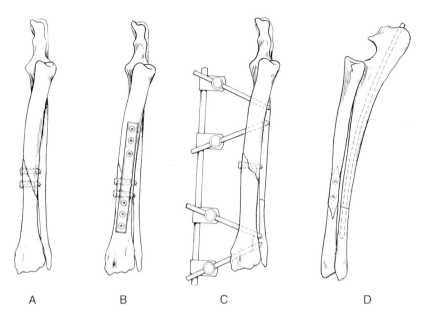

Abb. 11-11 Schraubenosteosynthese. (A) Lange Schräg- und Spiralfrakturen können mit Zugschrauben in achsengerechter Lage gehalten werden. Als zusätzliche Fixation kommt (B) eine Neutralisationsplatte, (C) eine Kirschner-Schiene oder (D) ein die Ulnafraktur stabilisierender Marknagel in Frage.

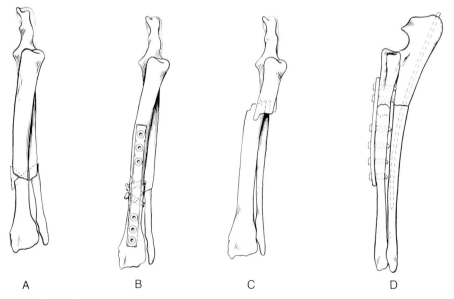

Abb. 11-12 (A) Radius- und Ulnafraktur mit Drehkeil. (B) Fixation des Radius mit zwei Zugschrauben und einer Neutralisationsplatte. (C) Kurze Schrägfraktur im proximalen Schaftdrittel von Radius und Ulna. (D) Fixation des Radius mit einer Kompressionsplatte, der Ulna mit einem Marknagel.

11. Frakturen des Radius und der Ulna 169

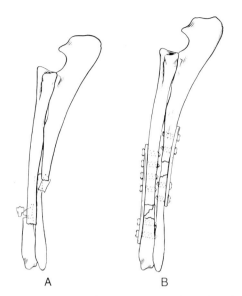

Abb. 11-13 (A) Radius- und Ulnasplitterfraktur bei einem großwüchsigen Hund. (B) Fixation mit zwei Abstützplatten.

Ulna gesplittert. Hier wurden beide Knochen mit einer Platte versehen. Dieses Verfahren erscheint bei großwüchsigen Hunden vorteilhafter als die Anwendung einer großen Platte am Radius.

Distale Frakturen

Frakturen der distalen Radius- und Ulnaepiphysenfuge

Die distale **Radius**fuge ist häufiger von Frakturen betroffen als die proximale [5, 6, 9].

In den meisten Fällen kann hier konservativ behandelt werden. Wenn eine stabile Reposition nicht gelingt, sollte die Fraktur operativ dargestellt werden. Manchmal genügt es, das Periost über der Fraktur zu nähen. Bleibt eine Dislokationsneigung bestehen, empfiehlt es sich, die korrekte Frag-

lisiert ist, erübrigt sich meist eine Ulnafixation. Bei großen Hunden empfiehlt es sich allerdings, anstelle einer großen Platte am Radius zwei kleine Platten an beiden Unterarmknochen zu befestigen. Große Platten haben am Radius den Nachteil, daß sie die Weichteilabdeckung erschweren und die Bewegung der Strecksehnen beeinträchtigen.

Es können Rundlochplatten, Spanngleitlochplatten und Rohrplatten verwendet werden. Da bei den meisten Radius- und Ulnaschaftfrakturen eine axiale Kompression angezeigt ist, werden im allgemeinen Spanngleitloch- und Rohrplatten bevorzugt. Die Rohrplatten dürfen nicht zu klein und nur gering gebogen sein, um sich dem Knochen anpassen zu können.

Abbildung 11-12 zeigt eine Radiusfraktur mit Aussprengung eines Torsionskeiles und eine Ulnaquerfraktur, bei der nur der Radius mit Hilfe von zwei Zugschrauben und einer Neutralisationsplatte stabilisiert wurde. In Abbildung 11-13 sind Radius und

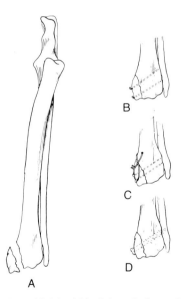

Abb. 11-14 (A) Schrägfraktur des Proc. styloideus radii. Fixation mit (B) zwei Kirschner-Bohrdrähten, (C) zwei Bohrdrähten und einer Zuggurtungsdrahtschlinge, (D) einer Zugschraube.

mentlage mit einem oder zwei diagonalen Kirschner-Bohrdrähten zu sichern (s. Abb. 14-7L). In jedem Fall ist zusätzlich eine Verbandtherapie angezeigt. Die Fraktur verheilt rasch, innerhalb von drei bis vier Wochen. Da sie nicht selten zu einer Wachstumsstörung führt, sollte der Patient in kurzen Zeitabständen (zwei bis drei Wochen) röntgenologisch kontrolliert und, wenn nötig, eine Korrekturosteotomie vorgenommen werden (s. Kap. 14).

Verletzungen der distalen **Ulna**fuge gehen vergleichsweise selten mit einer Fragmentverschiebung einher, weil Epi- und Metaphyse in diesem Bereich fest miteinander verzahnt sind. Häufiger kommt es zu einer Fugenstauchung mit vorzeitigem Fugenschluß. Die Folge ist eine Verkürzung der Ulna, die mit einer kranialen Verbiegung des Radius, Valgusstellung und Außenrotation des Fußes sowie einer Inkongruenz im Ellbogengelenk verbunden sein kann und dann eine Korrekturosteotomie erfordert (s. Kap. 14). Besteht eine instabile Fugenlösung, wird die Ulnaepiphyse mit einem intramedullären Bohrdraht in korrekter Lage gehalten und ein ruhigstellender Verband angelegt.

Fraktur des Proc. styloideus radii

Styloidfrakturen bedingen eine Instabilität im Karpalgelenk. Sie müssen offen reponiert und operativ fixiert werden. In den meisten Fällen ist bis zur Heilung eine zusätzliche Ruhigstellung mit einem Verband angezeigt.

In Abbildung 11-14 ist eine Schrägfraktur des Proc. styloideus radii mit verschiedenen Fixationsmöglichkeiten dargestellt. Es können zwei Kirschner-Bohrdrähte allein oder in Kombination mit einem Zuggurtungsdraht sowie eine Zugschraube verwendet werden.

Fraktur der Trochlea radii

Gelegentlich verläuft die Fraktur durch das Zentrum der distalen Radiusgelenkfläche. Entsprechend den Behandlungsprinzipien intraartikulärer Frakturen müssen die Fragmente operativ dargestellt, anatomisch korrekt reponiert und stabil fixiert werden. Bei Fragmenten, die dafür zu klein sind, kommen Kirschner-Bohrdrähte in Betracht.

Abbildung 11-15 zeigt eine distale Radius- und Ulnafraktur mit Dislokation der

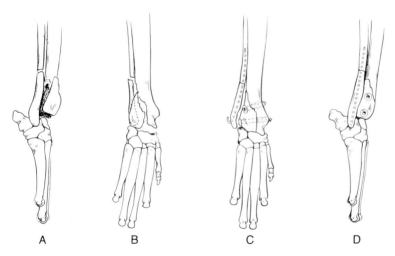

Abb. 11-15 (A u. B) Fraktur der Trochlea radii und distale Ulnafraktur. (C u. D) Fixation des Radiusfragments mit zwei Zugschrauben, der Ulnafraktur mit einem intramedullären Kirschner-Bohrdraht.

11. Frakturen des Radius und der Ulna 171

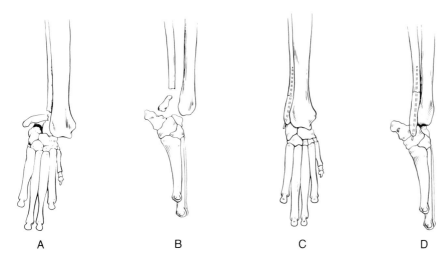

Abb. 11-16 (A u. B) Fraktur des Proc. styloideus ulnae mit Luxation in der Art. antebrachiocarpea. (C u. D) Intramedulläre Fixation der Ulna.

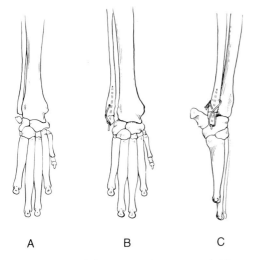

Abb. 11-17 (A) Fraktur des Proc. styloideus ulnae. (B u. C) Fixation mit einem Kirschner-Bohrdraht und einer Zuggurtungsdrahtschlinge; kein ruhigstellender Verband.

Fraktur des Proc. styloideus ulnae

Diese Fraktur kann in Verbindung mit einer (Sub)luxation in der Art. antebrachiocarpea (Abb. 11-16) oder als isolierte Verletzung (Abb. 11-17) vorkommen. Da an diesem Knochenfortsatz das laterale Kollateralband entspringt, trägt die operative Fixation auch zur Stabilisierung des Gelenkes bei. Bei proximalen Frakturen kommt eine intramedulläre Bohrdrahtfixation oder eine Plattenosteosynthese in Betracht. Für distale Brüche eignet sich die Zuggurtung mit Draht.

Literatur

1. Brinker WO: Fractures in Canine Surgery, 2nd Archibald ed. Santa Barbara. American Veterinary Publications, 1974.
2. Brinker WO: Small Animal Fractures. East Lansing, Mich., Department of Continuing Education Services, Michigan State University, 1978.
3. Brunnberg L, Schebitz H, Vollmerhaus B, et al: Olekranonfraktur beim Hund – Therapie und Ergebnis. Kleintierpraxis 28: 17–22, 1983.
4. Vollmerhaus B, Schebitz B, Roos H, et al: Anatomische Grundlagen und funktionelle

lateralen Trochleahälfte. Das Radiusfragment wurde mit Zugschrauben befestigt, die Ulnafraktur mit einem intramedullären Kischner-Bohrdraht stabilisiert.

Betrachtungen zur Olekranonfraktur beim Hund. Kleintierpraxis 28: 17–22, 1983.
5. Kammermeier Ch: Wachstumsstörungen nach Verletzungen im Bereich der Epiphysenfugen beim Hund. Vet Med Diss München, 1981.
6. Mayer J: Unterarmfrakturen des Hundes. Behandlung und Ergebnis (1970–1974). Vet Med Diss München, 1977.
7. Müller ME, Allgöwer M, Schneider R, et al: Manual der Osteosynthese. AO-Technik. Springer, Berlin, Heidelberg, New York, 1977.
8. De Angelis M, et al: Repair of fractures of the radius and ulna in small dogs. J Am Anim Hosp Assoc 9: 436–441, 1973.
9. Euler B: Unterarmfrakturen bei der Katze. Behandlung und Ergebnisse in den Jahren 1970–1978. Vet Med Diss München, 1979.
10a. Piermattei DL, Greely RG: Zugänge zum Skelettsystem von Hund und Katze. Atlas mit Operationsbeschreibung. Schattauer, Stuttgart, New York 1975.
10b. Piermattei DL, Greely RG: An Atlas of Surgical Approaches to the Bones of the Dog and Cat, 2nd ed. Philadelphia, Saunders, 1979.
11. Kasa F, Kasa G: Lagerung und Zugang zur operativen Versorgung von Radius-Ulnafrakturen beim Hund. Berl Münch Tierärztl Wschr 91: 148, 1978.
12. Kasa F, Kasa G: Zur Versorgung von distalen Radius-Ulnafrakturen bei Kleinsthunden. Kleintierpraxis 31: 109–116, 1986.
13. Hutter H: Operative Versorgung der distalen Radius-Ulnafraktur beim Hund mit einer T-Platte. Kleintierpraxis 29: 111, 1984.

12 Frakturen des Carpus, Metacarpus und der Phalangen

Carpus

Wie am Tarsus bestehen Verletzungen des Carpus aus Frakturen, Bandläsionen oder einer Kombination von beiden [1, 2]. In diesem Kapitel werden nur Frakturen behandelt; Verletzungen der Bänder siehe Kapitel 21.

Es gibt sechs Karpalknochen, die in zwei Reihen angeordnet sind und mit den Ossa cruris und metacarpalia drei Gelenkspalten bilden. Abbildung 12-1 zeigt den knöchernen Aufbau des Vorderfußes; der Bandapparat des Carpus ist in Abbildung 21-27 dargestellt. Die Bezeichnungen **kranial** und **kaudal** werden distal des Unterarms durch **dorsal** und **palmar** ersetzt.

Frakturen des Os carpi intermedioradiale

Frakturen dieses mit dem Radius in der Articulatio antebrachiocarpea artikulierenden Knochens manifestieren sich meist als Absplitterungen an den Gelenkflächen

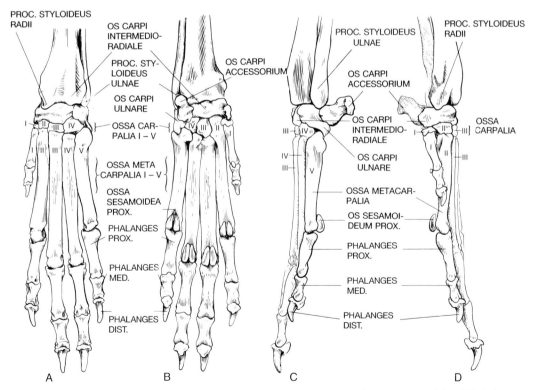

Abb. 12-1 Knochen des Carpus, Metacarpus und der Phalangen. (A) Dorsale Ansicht. (B) Palmare Ansicht. (C) Laterale Ansicht. (D) Mediale Ansicht.

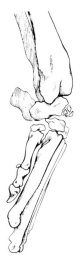

Abb. 12-2 Dorsale Absplitterungen am Os carpi intermedioradiale. Bei diesem Verletzungstyp werden die Fragmente entfernt.

(Abb. 12-2, 12-3A u. 12-4). Es sind vorwiegend Sprung- und Sturzverletzungen stark beanspruchter Gebrauchshunde, wie z. B. Schlittenhunde, Schutzhunde und dergleichen.

Die Fragmente entstehen wahrscheinlich durch Verkanten oder Kompression in Verbindung mit Scherkräften. Sie neigen weniger zur Spontanheilung, eher zur Bildung von Gelenkmäusen, die eine Synovitis hervorrufen und eine Arthropathia deformans nach sich ziehen. Die Lahmheit ist sehr ausgeprägt, läßt jedoch bald nach. Unter Bewegungseinschränkung können die Symptome verschwinden, bei körperlicher Aktivität treten sie aber erneut auf. Nach wenigen Wochen kann als Folge der entzündlichen Gelenkreaktion eine Weichteilschwellung im Karpalbereich auftreten.

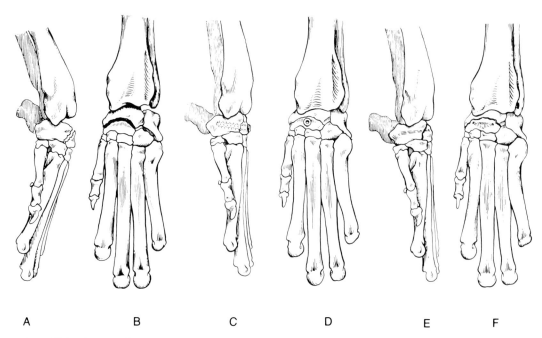

A B C D E F

Abb. 12-3 (A u. B) Dorsale Transversalfraktur des Os carpi intermedioradiale. (C u. D) Die Fixation erfolgte mit einer 2,7-mm-Zugschraube. Diese wird so plaziert, daß ihr Kopf bei gestrecktem Karpalgelenk nicht den Radius berührt. (E u. F) Die Fragmente können auch mit zwei und mehr im Gelenkknorpel oder der Knochenoberfläche versenkten Kirschner-Bohrdrähten adaptiert werden.

12. Frakturen des Carpus, Metacarpus und der Phalangen 175

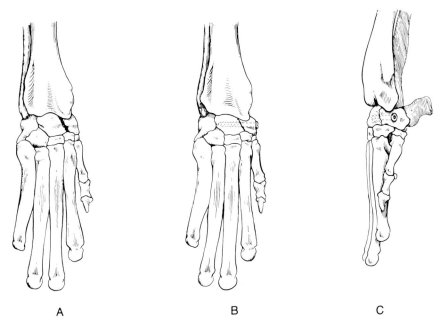

Abb. 12-4 (A) Sagittalfraktur des Os carpi intermedioradiale. (B u. C) Fixation mit einer von medial eingedrehten Zugschraube, je nach Knochengröße der 2,7-, 3,5- oder 4,0-mm-Dimension. Die Schraube wird an der Insertionsstelle des medialen Kollateralbandes eingesetzt (s. Abb. 21-27). In dieser Position stört der Schraubenkopf die Gelenkbewegung nicht.

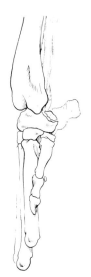

Abb. 12-5 Mediopalmare Fraktur des Os carpi intermedioradiale (mediale Ansicht). Das abgesprengte Knochenstück liegt außerhalb der belasteten Zone und kann deshalb entfernt werden.

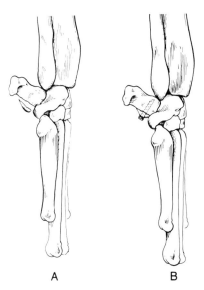

Abb. 12-6 (A) Typische Fraktur distal an der Basis des Os carpi accessorium. (B) Fixation mit einer 2,0-mm-Schraube.

Die Diagnose ist schwierig. Um die Fraktur nachweisen zu können, müssen Röntgenaufnahmen (folienloser Film oder mit feinzeichnender Folie) in Beugung und Streckung sowie Schrägprojektion angefertigt werden. Gelegentlich findet man nur eine einseitige Karpalarthrose. Wenn die Anamnese auf ein Trauma hinweist, ist es zur Sicherung der Diagnose gerechtfertigt, zu arthrotomieren. Nichtverschobene Fragmente können unter vierwöchiger Ruhigstellung des Gelenks wieder anheilen. Die Prognose ist allerdings unsicher. In vielen Fällen muß später doch noch operiert werden.

Der Eingriff erfolgt in Blutleere (siehe Abb. 8-2) und meist über einen kranialen Zugang [3]. Die Darstellung kann wegen der entzündlichen Proliferation der Synovialis schwierig sein. Wenn das Fragment gefunden ist, gilt es zu entscheiden, ob es noch befestigt werden kann oder ob es entfernt werden sollte. Zur Fixation muß das Bruchstück ausreichend groß sein. Überdies sollten die Bruchflächen nicht, wie bei alten Frakturen möglich, zu sehr abgeschliffen sein. Werden kleine Schrauben verwendet, dürfen ihre Köpfe mit keiner anderen Struktur in Berührung kommen (Abb. 12-3C u. D u. 12-4B u. C). Kirschner-Bohrdrähte können im Gelenkknorpel versenkt werden (Abb. 12-13E u. F). Manchmal dienen auch Drahtnähte zur Adaptation der Fragmente. Oftmals müssen die Bruchstücke aber entfernt werden, weil sie nicht zu befestigen sind (Abb. 12-5). Es besteht dann die Möglichkeit, daß der Defekt mit Bindegewebsknorpel ausgefüllt wird. Die Prognose ist im allgemeinen gut, sofern das Os intermedioradiale nicht gesplittert ist. Diese Situation erfordert meist eine Arthrodese (siehe Abb. 21-37).

Nachbehandlung. Nach einer Fragmentfixation wird für drei bis vier Wochen ein kurzer Schalenverband angelegt (siehe Kap. 19), und der Patient bis zur röntgenologischen Konsolidierung für sechs bis acht Wochen ruhiggehalten. Bei Fragmententfernung wird das Gelenk über 10 Tage ruhiggestellt, danach eine bis zur vierten Woche dosierte Bewegung erlaubt.

Frakturen des Os carpi accessorium

Absprengungen von der distalen Fläche des Os carpi accessorium, die über die Knochenbasis in das Karpalgelenk ziehen, entstehen vorwiegend an der rechten Vordergliedmaße bei Greyhounds im Rennen (Abb. 12-6A). Diese Verletzung wurde als knöcherner Ausriß des M. abductor digiti V angesehen [4]. In Übereinstimmung mit anderen Beobachtern [5] handelt es sich aber nach unserer Auffassung um einen Ausriß von zwei hier inserierenden Bändern, da der Muskel mehr am freien Ende des Knochens seinen Ursprung nimmt. Das eine Band endet lateropalmar am Proximalende des fünften Metakarpalknochens, das andere palmar am Os metacarpale quartum [6]. Man kann diese Abrißfraktur somit als eine Hyperextensionsverletzung des Karpalgelenks interpretieren.

Die klinischen Symptome treten meist erst am Tage nach der Verletzung als geringe Lahmheit und Schwellung im Bereich des Os carpi accessorium auf. Bei Ruhe verringern sie sich, jedoch entsteht eine chronische Lahmheit, wenn die Bewegung wieder aufgenommen wird. Unter konservativer Behandlung mit ruhigstellenden Verbänden besteht nur geringe Heilungstendenz.

Obgleich eine einfache Exzision des Fragments befürwortet wurde [4], haben weniger als 50% der so von uns behandelten Tiere jemals ein Rennen gewonnen. Der Erfolg dieser Technik scheint von einer narbigen Verbindung des abgerissenen Bandes mit dem Knochen abzuhängen. Mißerfolge resultieren aus einer Instabilität des Os carpi accessorium, die zu entzündlichen Reaktionen und arthrotischen Veränderungen führt. Da Narbengewebe nicht annähernd dieselbe Zugkraft besitzt wie ein gesundes

12. Frakturen des Carpus, Metacarpus und der Phalangen

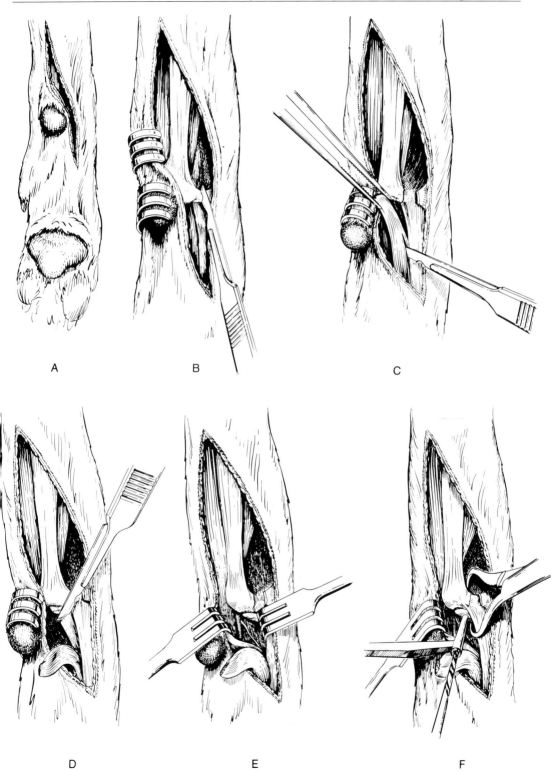

A B C

D E F

178 Teil 1: Frakturen

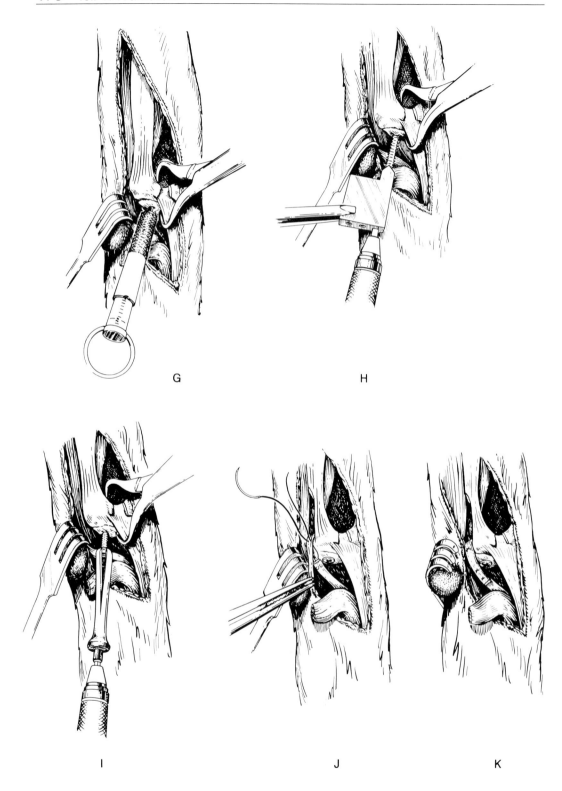

12. Frakturen des Carpus, Metacarpus und der Phalangen

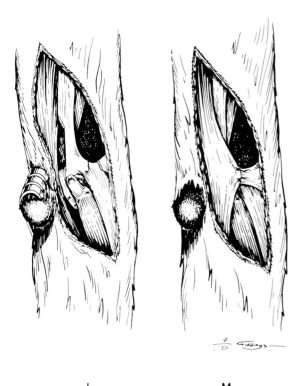

L   M

Abb. 12-7 Operative Darstellung und Schraubenfixation einer Fraktur des Os carpi accessorium. (A) Rechter Carpus, palmare Ansicht. Der Hautschnitt reicht vom distalen Drittel des Radius bis zur Basis des Metacarpus. (B) Nach Inzision der Fascia antebrachii kommt eine zum freien Ende des Os carpi accessorium ziehende Abspaltung der Endsehne des M. extensor carpi ulnaris zum Vorschein, die durchschnitten wird. (C) Der M. abductor digiti V wird scharf vom Knochen und dem Lig. accessoriometacarpeum getrennt (s. Abb. 21-27). Wenn der zum vierten Metakarpalknochen ziehende Schenkel dieses Bandes am Os carpi accessorium abgesetzt (D) und zur Seite gehalten ist (E), liegt die Fraktur frei. Der jetzt sichtbare tiefe Ast des N. ulnaris muß geschont werden. (F) Das Fragment wird reponiert und mit einer kleinen spitzen Repositionszange oder einer Tuchklemme in seiner Lage gehalten. Es wird zentral mit einem 1,5-mm-Bohrer durchbohrt. Dabei ist der Bohrer parallel zum Metacarpus zu halten, so daß er nicht im Gelenk mündet. (G) Mit dem Meßgerät bestimmt man die Schraubenlänge, die im allgemeinen 12 mm beträgt. (H u. I) Nach dem Gewindeschneiden wird die Schraube unter Fixation des Fragments mit der Tuchklemme oder Repositionszange eingesetzt. Sie ist nicht als Zugschraube ausgelegt. Die Kompression erfolgt mit der Zange. (J) Aus dem oberflächlichen Anteil der Endsehne des M. flexor carpi ulnaris wird medial ein 4–5 mm breiter und 2,5 cm langer Stiel präpariert, der am Os carpi accessorium angeheftet bleibt und nach distal umgeschlagen wird. Er dient zur Reinsertion des beim Zugang abgesetzten Bandes. Dabei wird der Bandstumpf mit einer modifizierten Kessler-Naht (s. Abb. 19-1) an die Basis des Sehnenstiels fixiert und (K) das freie Stielende durch weitere Nähte mit dem Band verbunden. (L) Der M. abductor digiti V wird an seine ursprüngliche Position genäht. (M) Schließlich werden die Wundränder der Abspaltung von der Endsehne des M. extensor carpi ulnaris, der Fascia antebrachii und der Haut durch Naht adaptiert.

Band, kann es in Bereichen hoher Zugbelastung keinen adäquaten Ersatz bieten.

Alternativ besteht die Möglichkeit, das Fragment mit einer Zugschraube zu fixieren (Abb. 12-6B). Die hiermit gesammelten Erfahrungen reichen für eine endgültige Beurteilung zwar noch nicht aus, jedoch sind die ersten Resultate ermutigend, so daß dieses Verfahren sinnvoller erscheint. Der Zugang erfolgt von palmar, wobei das vom Os carpi accessorium zum vierten Metakarpalknochen ziehende Band nahe dem freien Ende des Os carpi accessorium abgesetzt wird (Abb. 12-7A–E). Das Fragment wird reponiert und mit einer Tuchklemme oder einer spitzen Repositionszange in korrekter Lage gehalten (Abb. 12-7F). Zur Fixation dient eine 2,0-mm-Schraube, die nicht als Zugschraube ausgelegt wird, um eine Zersplitterung des Bruchstücks beim Aufbohren zum Gleitloch zu vermeiden (Abb. 12-7G–I). Mit einem Teil der Sehne des M. flexor carpi ulnaris als Unterlage wird das abgesetzte Band am Os carpi accessorium reinseriert (Abb. 12-7J u. K).

Bei Tieren, die nicht im Rennsport eingesetzt sind, finden sich Abrißfrakturen am freien Knochenende (Abb. 12-8) und Splitterbrüche verschiedener Schweregrade (Abb. 12-9). Der Abriß ist an der Insertion des M. flexor carpi ulnaris lokalisiert und verursacht eine leichte, aber ständige Irritation, bis das Fragment entfernt wird (Abb. 12-8B–D). Bei Splitterbrüchen ist ei-

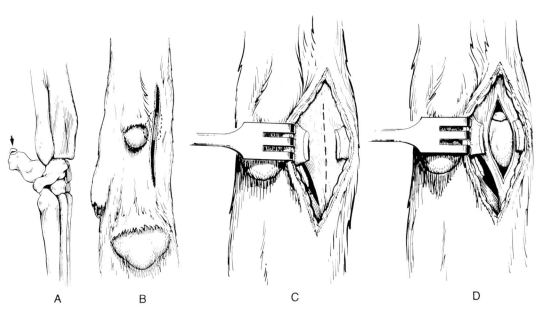

Abb. 12-8 (A) Abriß eines kleinen Fragments im Bereich der Insertion des M. flexor carpi ulnaris am freien Ende des rechten Os carpi accessorium. (B) Haut und Fascia antebrachii werden zur Entfernung des abgerissenen Knochenstücks über oder unmittelbar lateral des Os carpi accessorium inzidiert. (C) Über dem freien Ende dieses Knochens durchtrennt man die sehnige Abspaltung des M. extensor carpi ulnaris. Danach wird die Endsehne des M. flexor carpi ulnaris mit einem Längsschnitt in der Mitte geteilt. (D) Durch vorsichtiges Spreizen der Sehnenfasern erreicht man das Abrißfragment, das jetzt freipräpariert werden kann. Dabei müssen unnötige Verletzungen der Sehnen vermieden werden. Der Sehnenschnitt wird mit Knopfheften verschlossen, ebenso werden die Abspaltung von der Endsehne des M. extensor carpi ulnaris über dem freien Knochenende, die Fascia antebrachii und die Haut vernäht.

12. Frakturen des Carpus, Metacarpus und der Phalangen

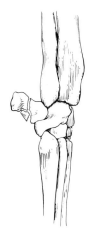

Abb. 12-9 Splitterfraktur des Os carpi accessorium. Diese Verletzung wurde erfolgreich mit einem ruhigstellenden Verband versorgt, der das Karpalgelenk in einer Beugestellung von 20° fixierte.

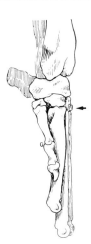

Abb. 12-10 Absprengfraktur an der dorsalen Fläche des Os carpale tertium. Das kleine Fragment wurde exzidiert.

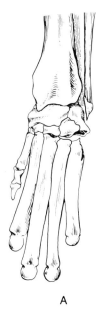
A

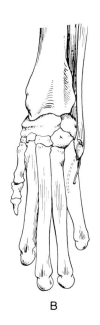
B

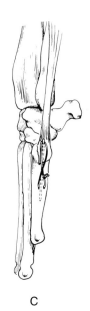
C

Abb. 12-11 (A) Fraktur an der Basis des Os metacarpale quintum. Die Endsehne des M. extensor carpi ulnaris verlagert das abgerissene Fragment nach oben. Darüber hinaus kann eine leichte Varusfehlstellung des Fußes bestehen. (B u. C) Die Fixation erfolgt durch Zuggurtung mit Draht. Bei ausreichend langen Bruchflächen kommt auch die Verwendung einer Zugschraube in Betracht.

ne Osteosynthese in der Regel nicht durchführbar, weshalb man sich auf eine Ruhigstellung des Karpalgelenks in 20° Beugestellung beschränkt.

Nachbehandlung. Nach der Schraubenfixation wird eine palmar anmodellierte Schiene oder Schale (s. Kap. 19) bei einer Beugung des Carpus von 20° angebracht. Die Ruhigstellung erfolgt über vier Wochen. Darüber hinaus wird eine strikte Bewegungseinschränkung bis zur achten postoperativen Woche verordnet, gefolgt von vier Wochen mit sich langsam steigernder Aktivität. In der zwölften Woche kann mit einem regulären Training begonnen werden.

Nach Fragmententfernung verbleibt die Schiene zwei Wochen, anschließend elastische Bandage für weitere zwei Wochen. Die Bewegung bleibt bis zur sechsten Woche eingeschränkt. Eine Splitterfraktur wird etwa sechs Wochen, bis zur röntgenologisch nachgewiesenen Durchbauung, geschient.

Das Training kann frühestens drei bis vier Wochen nach Entfernen der Schiene beginnen.

Fraktur des Os carpi ulnare und der Ossa carpalia

Frakturen des Os carpi ulnare sind selten. In der distalen Karpalreihe kommen Frakturen ebenfalls nur vereinzelt und meist in Form kleiner, dorsaler Absplitterungen vor (Abb. 12-10). Die klinischen Symptome bestehen in einer geringen, intermittierenden Lahmheit und einer vermehrten Füllung des Gelenkes. Bei diesen kleinen Knochen bereiten Röntgendiagnose und Fixation der Fragmente besondere Schwierigkeiten. Nicht selten sind für den Nachweis der Verletzung zahlreiche Schrägaufnahmen erforderlich. Aufgrund des direkten Kontakts mit der Synovialis bilden sich rasch Adhäsionen zwischen den Fragmenten oder Gelenkflächendefekten und der Synovialmembran aus. Die Fragmente werden in den meisten Fällen exzidiert und Knorpeldefekte kürettiert, um die Bildung von Faserknorpel anzuregen.

Metacarpus

Mittelfußfrakturen kommen in allen drei anatomischen Abschnitten der Ossa metacarpalia vor, an der Basis (proximales Ende), dem Corpus (Schaft) und dem Caput (distales Ende) [7].

Frakturen der Basis

Der mediale (zweite) und laterale (fünfte) Strahl sind am häufigsten betroffen (Abb. 12-11A u. 12-12). Da hier Bänder inserieren, entsteht bei Fraktur des zweiten Metakarpalknochens eine Valgusfehlstel-

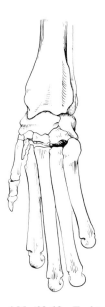

Abb. 12-12 Fraktur an der Basis des Os metacarpale secundum. Sie wird gewöhnlich von einer Valgusfehlstellung des Fußes begleitet. Die Fixation entspricht der in Abbildung 12-11B u. C gezeigten.

12. Frakturen des Carpus, Metacarpus und der Phalangen

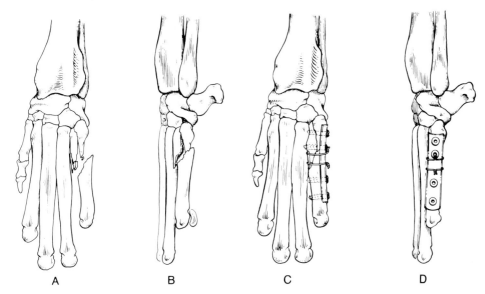

Abb. 12-13 (A u. B) Splitterfraktur im proximalen Bereich der Diaphyse und an der Basis des Os metacarpale quintum. (C u. D) Der Aufbau erfolgte mit einer Rohrplatte, 2,7-mm-Schrauben und Drahtcerclagen. Die beiden proximalen Schrauben wurden als Zugschrauben ausgelegt.

lung (Lateralverschiebung), bei Verletzung des Os metacarpale quintum eine Varusdeformität (Medialverschiebung) des Fußes. Darüber hinaus kann eine Hyperextensionsverletzung der palmaren Bänder in der Articulatio carpometacarpea vorliegen (s. auch Kap. 21).

Die Fixation erfolgt im allgemeinen durch Zuggurtung mit Draht (Abb. 12-11B u. C). In einigen Fällen kommen Zugschrauben in Betracht. Frakturen ohne Dislokation können konservativ behandelt werden, jedoch muß eine geringe Fragmentverschiebung während der Heilung in Kauf genommen werden. Es sollte ein sehr gut fixierender Schalen- oder Zirkulärverband (s. Kap. 19) angebracht werden.

Bei Splitterfrakturen großer Hunde können in Kombination mit Zugschrauben und Cerclagedrähten kleine Platten verwendet werden (Abb. 12-13).

Bei Greyhounds kann während des Rennens eine Ermüdungsfraktur des zweiten Metakarpal- (und Metatarsal-)Knochens am rechten Fuß auftreten. Diese Frakturen weisen keine Dislokation, jedoch eine Kallusbildung auf (Abb. 12-14). Zur Fixation wird für vier Wochen ein ruhigstellender Verband angelegt.

Nachbehandlung. Bei konservativer Behandlung muß, mit Ausnahme der nur für vier Wochen ruhigzustellenden Ermüdungsfrakturen, sechs Wochen lang ein immobilisierender Verband angelegt werden. Im Anschluß an eine Osteosynthese wird eine drei- bis vierwöchige Verbandtherapie verordnet. Die Bewegung sollte auch nach der Verbandentfernung noch drei bis vier Wochen eingeschränkt bleiben.

Frakturen des Corpus

Frakturen dieses Bereichs sind keine schwere Verletzung, vor allem, wenn die beiden mittleren Metakarpalknochen nicht betroffen sind. Sie heilen problemlos unter einem ruhigstellenden Verband durch den Schie-

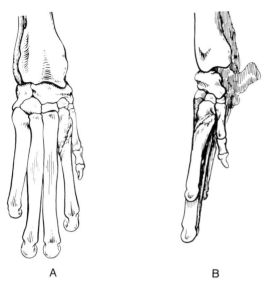

nungseffekt der unversehrten Knochen. Sind drei oder alle vier Ossa metacarpalia gebrochen (Abb. 12-15A), treten speziell bei großwüchsigen und sehr großen Hunden nicht selten Probleme in Form einer Achsenknickung, verzögerten Heilung oder sogar Pseudarthrosenbildung auf. Besonders bei Verwendung vorgeformter Löffelschienen kommt es zu einer Valgusdeformierung und palmaren Verbiegung der Knochen, da sie in der Löffelschiene nicht ausreichend gestützt werden (Abb. 12-15B u. C).

Wenn konservativ behandelt werden soll, empfehlen sich Verbände aus Gips oder Kunststoff, die nach dem Fuß geformt werden (s. Kap. 19). Sind die beiden mittleren und mehr Metakarpalknochen betroffen, werden kleine Marknägel verwendet. Es

Abb. 12-14 (A u. B) Ermüdungsfraktur des Os metacarpale secundum am rechten Vorderfuß. Diese Fraktur entsteht bei Greyhounds während des Rennens. Sie ist in der Regel unvollständig und nicht disloziert. Ältere Frakturen erkennt man an der Bildung eines periostalen Kallus, der im allgemeinen palpiert werden kann.

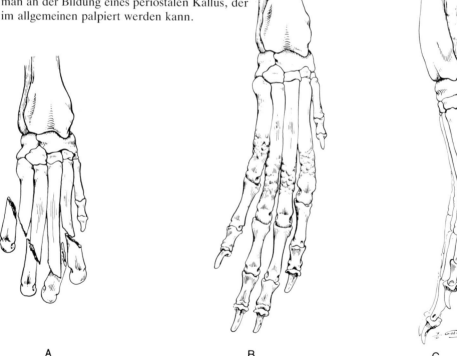

Abb. 12-15 (A) Metakarpalserienfraktur im Schaftbereich. (B u. C) Valgusdeformität und palmare Verbiegung des Mittelfußes nach gedeckter Reposition und unsachgemäßer Verbandtherapie.

werden mindestens zwei Knochen intramedullär fixiert, um eine korrekte Achsenlage zu erhalten. Zusätzlich wird der Fuß mit einem Verband immobilisiert, bis sich röntgenologisch Kallusbildung nachweisen läßt.

Die Nägel können auf verschiedene Art und Weise eingesetzt werden. Bei der Markraumbolzung werden die Bruchenden nach der Freilegung [3] zunächst gewinkelt, so daß ein Steinmann-Nagel oder Kirschner-Bohrdraht von der Bruchfläche her in das eine Fragment eingeführt werden kann. Der Nagel wird dort fest verankert, dann 10–15 mm von der Fraktur entfernt gekürzt.

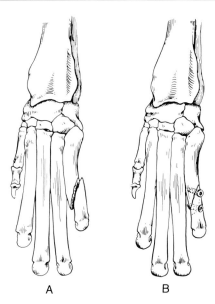

Abb. 12-17 (A) Diaphysäre Schrägfraktur des Os metacarpale V bei einem Greyhound. (B) Fixation mit zwei Zugschrauben. Diese Methode wurde hier der Marknagelung oder der Umschlingung mit einer Drahtcerclage vorgezogen, da sie die Weichteile weniger irritiert und eine primäre Frakturheilung ermöglicht.

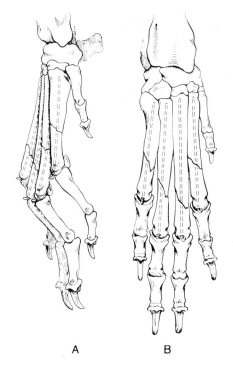

Abb. 12-16 (A u. B) Intramedulläre Fixation einer Metakarpalserienfraktur. Die in Form eines Rush-Pins vorgebogenen Kirschner-Bohrdrähte werden jeweils wenige Millimeter oberhalb des Caput in die Markhöhle eingeführt und nach der Reposition bis zur Basis des proximalen Fragmentes vorgetrieben. Das distale Bohrdrahtende wird hakenförmig aufgebogen, gekürzt und durch Drehen dem Knochen angelegt.

Auf sein aus dem Knochen ragendes kurzes Ende stülpt man bei der Reposition das andere Fragment. Wenn mehrere Knochen so fixiert werden, erfolgt das Aufstülpen simultan. Die im Markraum eingeschlossenen Implantate werden im allgemeinen belassen. Eine spätere Entfernung gestaltet sich ggf. sehr schwierig.

Alternativ kommt eine intramedulläre Fixation in Frage, bei der man den Nagel bzw. Bohrdraht wenige Millimeter oberhalb des Caput in die Markhöhle einführt und nach der Reposition in das proximale Fragment vortreibt. Der Nagel muß in der Art eines Rush-Pins vorgebogen werden und im Durchmesser kleiner als der Markraum sein, damit er oberhalb des Gelenks eingesetzt werden kann. Er darf die Articulatio metacarpophalangea nicht verletzen, weshalb man ihn hier auch nicht retrograd einsetzen sollte. Das distale Nagelende wird

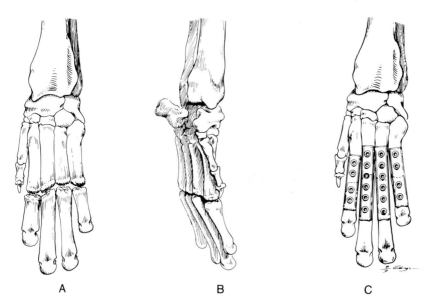

Abb. 12-18 (A u. B) Pseudarthrose neun Monate nach Metakarpalserienfraktur. (C) Plattenosteosynthese. Je nach Größe des Tieres werden Platten der 2,0- bis 3,5-mm-Schraubendimension verwendet. Die Heilung war im vorliegenden Fall gut.

hakenförmig aufgebogen, gekürzt und durch Drehen dem Knochen angelegt (Abb. 12-16). Bis zur Konsolidierung wird ein ruhigstellender Verband angelegt. Die Implantate werden nach der Heilung entfernt.

Ungünstig liegende Frakturen nur eines Metakarpalknochens, die gedeckt nicht reponierbar sind, stellen ebenfalls eine Osteosyntheseindikation dar. Bei Schräg- und Spiralfrakturen können Cerclagen oder Zugschrauben verwendet werden (Abb. 12-

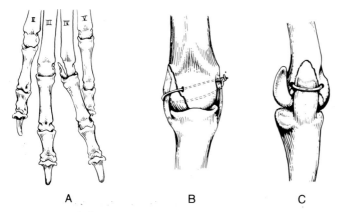

Abb. 12-19 (A) Fraktur im medialen Trochleabereich mit Valgusfehlstellung der Zehe. (B u. C) Fixation mit einem transossär geführten Draht. Um eine Durchbohrung des kleinen Fragments zu vermeiden, wird der Draht um dieses und durch zwei Bohrkanäle im großen Bruchstück geführt. Wenn der Draht durch das Band gezogen werden kann, neigt er weniger dazu, vom Fragment abzurutschen.

12. Frakturen des Carpus, Metacarpus und der Phalangen

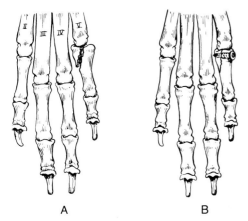

Abb. 12-20 (A) Fraktur an der Basis der Phalanx proximalis. (B) Fixation mit einer 2,0- oder 2,7-mm-Zugschraube.

17). Für große Hunde und insbesondere bei Pseudarthrosen empfiehlt sich eine Plattenfixation (Abb. 12-18).

Nachbehandlung. Bei konservativer Behandlung muß für ca. sechs bis acht Wochen ein ruhigstellender Verband getragen werden, bis sich röntgenologisch eine weit fortgeschrittene Kallusbildung zeigt. Nach der Osteosynthese wird der Fuß etwa für drei bis vier Wochen mit einem geformten Schalenverband geschient. Extrahierbare Marknägel werden möglichst frühzeitig, nach der klinischen Konsolidierung, Platten im allgemeinen nach drei bis vier Monaten entfernt. Schrauben können verbleiben, sofern sie keine Beschwerden hervorrufen.

Frakturen des Caput

Zu den häufigsten Verletzungen gehören Trochleafrakturen. Sie bedingen eine Instabilität und (Sub-)Luxation in der Articulatio metacarpophalangea (Abb. 12-19), da hier Kollateralbänder inserieren. Das Trochleafragment kann klein sein (Abb. 12-19A), aber auch die Hälfte des Caput umfassen.

Die Osteosynthese bietet beste Aussichten auf eine uneingeschränkte funktionelle Wiederherstellung, insbesondere bei sportlich trainierten Hunden, während bei konservativer Therapie meist ein instabiles Gelenk verbleibt oder durch unkorrekte Fragmentlage eine sekundäre Arthropathia deformans entsteht. Die Fixation kann mit einer Drahtnaht (Abb. 12-19B u. C) oder einer interfragmentären Zugschraube erfolgen (ähnlich wie in Abb. 12-20 bei einer Fraktur der Phalanx proximalis gezeigt). Wenn die Rekonstruktion der Gelenkfläche nicht gelingt, ist insbesondere bei sportlich trainierten Hunden am dritten und vierten Strahl eine Amputation der Zehe in der Articulatio metacarpophalangea zu erwägen (weitere Einzelheiten s. Kap. 21).

Nachbehandlung. Es wird für vier Wochen ein Schalenverband angebracht und der Patient sechs bis acht Wochen lang ruhiggehalten.

Phalangen

Frakturen des Caput und der Basis werden wie die entsprechenden Metakarpalfrakturen versorgt, jedoch sind die Fragmente

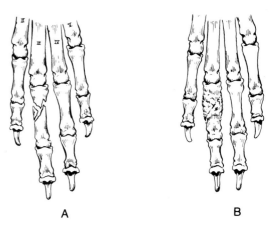

Abb. 12-21 (A) Splitterfraktur der Phalanx proximalis. (B) Situation nach vierwöchiger Immobilisierung mit einem Verband. Der Bruch ist bei deutlicher Kallusbildung in achsengerechter Lage verheilt.

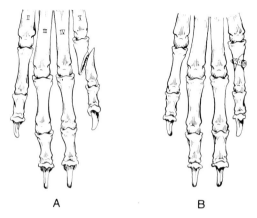

Abb. 12-22 (A) Schrägfraktur der Phalanx proximalis bei einem Greyhound. (B) Um eine frühzeitige Rückkehr zum Rennsport zu ermöglichen, wurde der Bruch mit einer 2,7-mm-Zugschraube fixiert.

meist kleiner und schwieriger zu fixieren (Abb. 12-20). Aus diesem Grunde ist des öfteren eine Amputation in Betracht zu ziehen. Frakturen des Corpus werden im allgemeinen konservativ versorgt (Abb. 12-21), wenngleich bei Leistungstieren auch hier eine Osteosynthese in Frage kommt (Abb. 12-22 u. 12-23). Die operative Darstellung ist einfach, da der Knochen direkt unter der Haut liegt [3].

Nachbehandlung. Es wird eine U-förmige, dorsal und palmar anmodellierte Schiene angebracht (s. Kap. 19). Der ruhigstellende Verband verbleibt bei konservativer Therapie etwa sechs Wochen, während nach operativer Fixation drei bis vier Wochen genügen.

Palmare Sesambeine

Frakturen der früher auch als Gleichbeine bezeichneten Ossa sesamoidea proximalia kommen vorwiegend bei großwüchsigen Hunden vor [8]. Die längsovalen Sesambeine können durch übermäßigen Zug an den Sehnen der Zehenbeuger im mittleren Bereich zerbrechen. Sie werden von medial nach lateral mit eins bis acht beziffert, da sich palmar am Grundgelenk jeder Zehe zwei Ossa sesamoidea finden (Abb. 12-24A). Am häufigsten betroffen sind das zweite und siebte Sesambein (Abb. 12-24B u. C). Diese Frakturen treten sowohl an den Schulter- als auch Beckengliedmaßen auf.

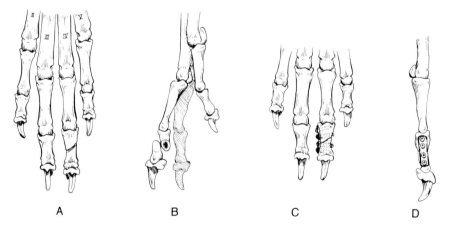

Abb. 12-23 (A u. B) Kurze Schrägfraktur der Phalanx media bei einem Greyhound. (C u. D) Da die Bruchflächen zu kurz für eine Zugschraube waren, wurde eine Miniplatte gewählt, die mit 2,0-mm-Schrauben befestigt wurde. Das funktionelle Resultat war ausgezeichnet. Die Platte wurde belassen, weil sie die Leistung des Hundes nicht beeinträchtigte.

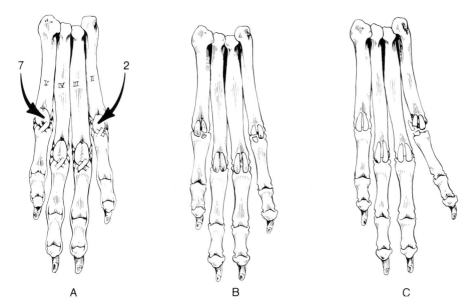

Abb. 12-24 (A) Bänder der Ossa sesamoidea proximalia palmaria an den Zehengrundgelenken. Die Sesambeine werden von medial nach lateral mit 1–8 beziffert; am häufigsten betroffen sind das zweite und siebte Sesambein. (B) Fraktur des siebten Sesambeins im distalen Drittel und des zweiten im mittleren Bereich. Beträgt das kleinere Bruchstück, wie am siebten, nicht mehr als ein Drittel des Sesambeins, entfernt man nur das kleine Fragment, während bei Frakturen im Mittelteil beide Bruchstücke exzidiert werden. (C) Fraktur des zweiten Sesambeins mit Trochleafraktur des Os metacarpale secundum. Das Sesambein wird entfernt und die Metakarpalfraktur, wie in Abbildung 12-19 dargestellt, mit einem transossär geführten Draht fixiert.

Sie verursachen eine plötzliche Lahmheit, begleitet von einer lokalen Schwellung, Schmerzen bei Palpation und Krepitation. Die Lahmheit verschwindet rasch und kehrt dann nur nach starker Belastung zurück. Nicht selten findet man bilaterale Verletzungen.

Für die Diagnostik empfehlen sich Röntgenaufnahmen auf folienlosen Filmen oder mit feinzeichnenden Folien. Die Behandlung besteht im akuten Stadium in einer Ruhigstellung unter Verband. Einige Frakturen heilen auf diese Weise zufriedenstellend, jedoch erfordern viele eine spätere Exzision der Fragmente. Alle chronisch schmerzhaften Fälle sollten operativ versorgt werden.

Die Darstellung erfolgt mit einem Längsschnitt, der medial oder lateral des Sohlenballens über das Gelenk zieht [3]. Zur Fragmententfernung werden die hier anheftenden Bänder durchschnitten. Gelegentlich ist nur ein kleines Bruchstück isoliert. Beträgt dieses nicht mehr als ein Drittel des Sesambeins, entfernt man nur das kleine Fragment, während das große verbleibt. Wenn die Fraktur im Mittelteil liegt, werden beide Bruchstücke exzidiert. Anschließend wird für sieben bis zehn Tage ein Stützverband angelegt. Die Prognose ist bei operativer Intervention gut.

Literatur

1. Piermattei DL, Wind A: Orthopedic problems of the lower limbs. Proc Am Anim Hosp Assoc 341–350, 1977.
2. Wernitz U: Knochen-, Band- und Gelenkkapselverletzungen im Bereich des Karpalgelen-

kes beim Hund. Vet Med Diss München, 1987.
3a. Piermattei DL, Greeley RG: Zugänge zum Skelettsystem von Hund und Katze. Atlas mit Operationsbeschreibung. Schattauer, Stuttgart, New York, 1975.
3b. Piermattei DL, Greeley RG: An Atlas of Surgical Approaches to the Bones of the Dog and Cat. 2nd ed. Philadelphia, Saunders, 1979.
4. Bateman JK: The racing greyhound. Vet Rec 72: 893, 1960.
5. Dee J: Personal communication, 1980.
6. Evans HE, Christensen GC: Miller's Anatomy of the Dog, 2nd ed. Philadelphia, Saunders, 1979, p 253.
7. Lösslein LK: Metakarpal- und Metatarsalfrakturen bei Hund und Katze. Behandlung und Ergebnisse in den Jahren 1975–1981. Vet Med Diss München, 1983.
8. Berg JA: Fractures of the palmar and plantar sesamoid bones as a cause of lameness in the dog. J Am Vet Med Assoc 163: 968, 1973.

13 Frakturen und Luxationen des Ober- und Unterkiefers

Kieferfrakturen [1, 2] gehen mit Schwellung, Knochenverschiebung, fehlerhaftem Kieferschluß und blutigem Speichel einher. Von wenigen Ausnahmen abgesehen, sind es offene, kontaminierte oder infizierte Frakturen. Sie können uni- und bilateral als einfache oder gesplitterte Brüche vorkommen. Die Heilung erfolgt rascher als bei Röhrenknochen, sie dauert meist drei bis fünf Wochen.

Diagnose und Allgemeines zur Therapie

Die Diagnose basiert gewöhnlich auf der Angabe eines Traumas, der plötzlichen Entstehung, den sichtbaren Merkmalen und dem Palpationsbefund einer Fraktur. Mit Hilfe der Röntgenuntersuchung können die Frakturlinien und Fragmentverschiebungen weiter definiert werden.

Ziel der Behandlung ist, die Bruchstücke in korrekter Lage so zu fixieren, daß das Tier ausreichend Wasser und Futter aufnehmen kann. In den meisten Fällen gelingt dies auch. Die operative Versorgung gestaltet sich sehr unterschiedlich; jedoch ist in praktisch allen Fällen irgendeine Fixation erforderlich. Da die Zugseite des Knochens am Alveolarrand liegt, sollte sie möglichst dort erfolgen.

Knochensplitter werden mit wenigen Ausnahmen reponiert, nicht entfernt. Die korrekte Fragmentlage wird am besten bei geschlossenem Fang geprüft. Nach der Osteosynthese vernäht man das Zahnfleisch, um Futterreste und andere Kontaminationsursachen von der Wunde fernzuhalten. Die Gingivanaht hilft überdies die Fragmente in ihrer Position zu halten und die offene Fraktur in eine gedeckte zu verwandeln.

Obgleich die Mundschleimhaut vor Infektionen gut schützt und chronische Osteomyelitiden als Folge von Kieferfrakturen selten vorkommen, ist eine systemische Antibiotikabehandlung ratsam. Während der Fixation empfiehlt es sich, insbesondere in schwierigeren Fällen, die Anästhesie über eine Tracheotomie oder noch besser eine Pharyngotomie zu steuern. Mit dieser Technik bleibt der Atemweg offen, während der Fang des Tieres zur Sicherung der Reposition geschlossen wird: Sobald der Patient unter der Inhalationsnarkose das Toleranzstadium erreicht hat, wird der zuvor in der üblichen Weise eingeführte Trachealtubus nochmals entfernt und durch die Öffnung im Pharynx geführt. Die Fixation kann dann bei geschlossenem Fang erfolgen (Abb. 13-1). Ein korrekter Kieferschluß muß immer gewährleistet sein. Wenn die Operation beendet ist, wird der Trachealtubus entfernt und die Pharyngotomie der Selbstheilung überlassen.

Frakturen des Unterkiefers

Fixation der Mandibulasymphyse

Die Immobilisierungsart hängt von der Stabilität der Fraktur nach der Reposition und davon ab, ob Zähne fehlen [3]. Sind die Schneidezähne vorhanden und beide Mandibulahälften stabil adaptierbar, genügt eine einfache Drahtumschlingung (Abb. 13-2A). Dabei wird zur Führung des Cerclagendrahtes mit dem Handbohrfutter und einem Kirschner-Bohrdraht ein Loch zwischen dem dritten Incisivus und dem Caninus

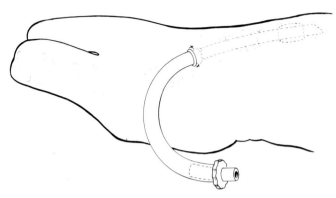

Abb. 13-1 Intubation über Pharyngotomie. Sobald der Patient unter der Intubationsnarkose das Toleranzstadium erreicht hat, wird der zuvor in der üblichen Weise eingeführte Trachealtubus entfernt und durch die Öffnung im Pharynx geführt. Dies erlaubt eine Fixation bei geschlossenem Fang und korrektem Kieferschluß.

gebohrt, sofern ihre Zahnhälse eng beieinander stehen (Abb. 13-2B).

Mitunter erreicht man eine bessere Stabilität, wenn man die Drahtcerclage kaudal der Canini führt (Abb. 13-2C u. D) oder dort beide Unterkieferhälften mit einem Bohrdraht (ohne oder mit Gewinde) bzw. einer Schraube verbindet (Abb. 13-2E u. F). Abbildung 13-2G zeigt die Insertionsstelle der Schraube bzw. des Bohrdrahtes an der lateralen Unterkieferfläche, die im allgemeinen direkt rostral des Foramen mentale liegt. Häufig müssen verschiedene Fixationsverfahren kombiniert werden.

Normalerweise heilen Frakturen dieses Bereichs schnell, so daß die Fixation nach drei bis fünf Wochen entfernt werden kann.

Fixation von Frakturen des Corpus mandibulae

Am Mandibulakörper kommen sehr unterschiedliche Frakturen vor; man muß deshalb etwas erfinderisch sein, um die beste Fixationsart herauszufinden. Es stehen zur Wahl:
1. Eine okklusale Drahtcerclage, die als Zuggurtung wirkend um die der Fraktur benachbarten Zähne gelegt wird.
2. Edelstahldraht, der in Form einer Knochennaht die Mandibulafragmente adaptiert.
3. Bohrdrähte bzw. Marknägel.
4. Kirschner-Schienen.
5. Platten.
6. Kombinationen.

Zuggurtung mit okklusalem Draht um die Zahnhälse. Diese Methode wirkt am besten, wenn die der Fraktur benachbarten Zähne noch fest sitzen und der Bruch relativ stabil ist (Abb. 13-3A u. B u. 13-4F). Gelegentlich wird der Draht auch zwischen den Wurzeln der angrenzenden Zähne geführt (Abb. 13-3C). Hierfür wird der Knochen wenige Millimeter unterhalb des Gingivaansatzes in der Mitte des Zahnes mit einem Kirschner-Draht durchbohrt.

Knochennaht. Einige Schrägfrakturen und Splitterbrüche eignen sich für eine Knochennaht. Die Freilegung erfolgt mit einem Längsschnitt über dem ventralen Rand der Mandibula und Spreizen der Weichteile. Dann wird der Knochen beiderseits der Fraktur mit einem Kirschner-Draht durchbohrt und durch diese Löcher die Drahtnaht geführt. Sie sollte senkrecht zur Frakturlinie verlaufen (Abb. 13-4) und wird belassen, sofern keine Indikation für ihre Entfernung besteht.

13. Frakturen und Luxationen des Ober- und Unterkiefers

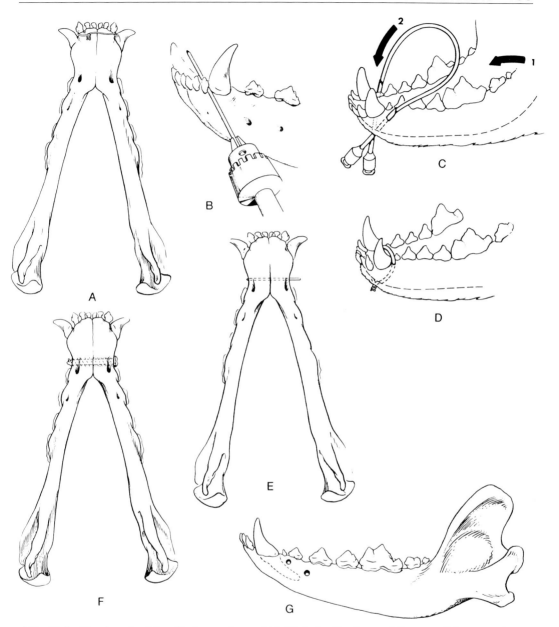

Abb. 13-2 Fixation der Mandibulasymphyse. (A) Einfache Drahtumschlingung. (B) Zur Führung des Cerclagendrahtes wird mit dem Handbohrfutter und einem Kirschner-Bohrdraht ein Loch zwischen den Zahnhälsen des dritten Incisivus und Caninus gebohrt. (C u. D) Umschlingung mit einem Cerclagendraht kaudal der Canini. Der Draht wird mit Hilfe von Kanülen durch die Weichteile geführt und bei korrekter Okklusion verdrillt. (E) Stabilisierung mit einem transmandibulären Bohrdraht (mit oder ohne Gewinde) bzw. (F) einer Schraube. (G) Empfohlene Insertionsstelle an der Lateralfläche der Mandibula unmittelbar rostral des Foramen mentale. (F u. G) Umschlingung mit einem Cerclagendraht (F, Querschnitt; G, ventrale Ansicht) der subgingival verläuft, median zwischen den Kieferhälften geführt und nach Durchstoßen der Weichteile ventral über einem Knopf gespannt wird.

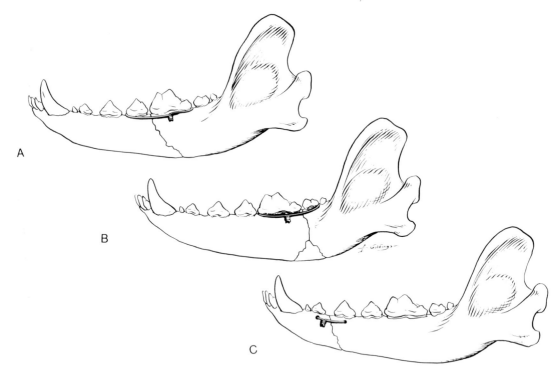

Abb. 13-3 Fixation von Frakturen des Corpus mandibulae. (A) Okklusaler Zuggurtungsdraht um die Zahnhälse des 4. Prämolaren und 1. Molaren. (B) Okklusaler Zuggurtungsdraht um die Zahnhälse des 1. und 2. Molaren. (C) Modifizierte Technik mit Führung des Drahtes durch Bohrlöcher zwischen den Wurzeln der angrenzenden Zähne.

Marknagelung. Der Nageldurchmesser reicht von 0,9–1,6 mm, je nach Größe der Mandibula. Auch die Eintrittsstelle variiert. Meist wird der Nagel jedoch von der Bruchfläche her zunächst durch das kürzere Fragment getrieben und nahe des ventralen Randes geführt, um nicht mit den Zahnwurzeln zu kollidieren oder in den Canalis mandibularis vorzudringen (Abb. 13-5). Da die Mandibula kompakt ist, gestaltet sich die Implantation schwierig, es sei denn, der Nagel verläuft im Unterkieferkanal. Dort verlaufende Nerven und Gefäße können dabei jedoch verletzt werden. Aus klinischer Sicht ergeben sich hieraus offenbar keine gravierenden Folgen. Nägel und Bohrdrähte werden nach der Konsolidierung der Fraktur entfernt.

Osteosynthese mit externer Fixation. Sie empfiehlt sich bei [2, 4]:
1. Pseudarthrosen; hier ist in aller Regel auch eine Knochentransplantation indiziert (s. Kap. 3).
2. Splitterfrakturen (Abb. 13-6A u. B).
3. Bilateralen Frakturen (Abb. 13-6C).
4. Instabilen Brüchen mit Knochensubstanzverlust. Der Defekt wird im Anschluß an die Fixation mit Gingiva übernäht. Sofern Splitter und Periost noch vorhanden sind, wird er während der Heilung mit Knochengewebe ausgefüllt. Andernfalls ist eine Knochentransplantation angezeigt (Abb. 13-6D).

Gewöhnlich werden zwei Querstifte in jedes Hauptfragment gesetzt, jedoch kann im rostralen Bruchstück ein Stift genügen,

13. Frakturen und Luxationen des Ober- und Unterkiefers

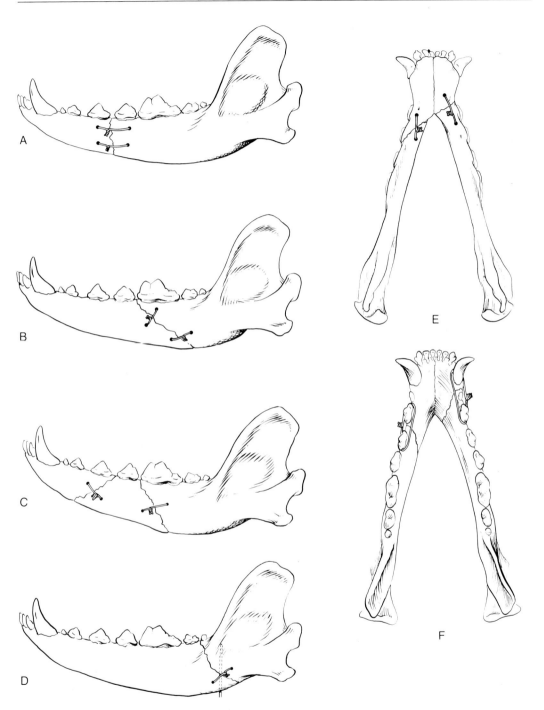

Abb. 13-4 (A–C) Knochennaht mit Draht in verschiedenen Bereichen. (D) Knochennaht in Verbindung mit einem kurzen Marknagel oder Kirschner-Bohrdraht. (E u. F) Ventrale und dorsale Ansicht bei einer stabilen bilateralen Korpusfraktur im rostralen Bereich, die mit Knochennaht und okklusalen Zuggurtungsdrähten versorgt wurde.

wenn er durch beide Mandibulahälften verläuft (Abb. 13-6B–D). Es wird so vorgegangen:
- Schließen des Fanges unter Reposition der Fragmente.
- Einsetzen des rostralen und aboralen Querstiftes.
- Anbringen der Verbindungsstange mit einer noch freien Backe in ihrer Mitte.
- Einsetzen des dritten Querstiftes durch die zentrale Backe. Auf diese Weise werden die Stifte so ausgerichtet, daß zur Befestigung eine Verbindungsstange genügt.

Gelegentlich muß die Stabilität mit einer okklusalen Drahtschlinge um die der Fraktur benachbarten Zähne verbessert werden. Die externe Fixation wird im allgemeinen gut toleriert. Anstelle der Stange können die Querstifte auch mit selbsthärtendem Kunststoff verbunden werden.

Plattenosteosynthese. Sie ist vor allem bei gesplitterten und bilateralen Frakturen zu empfehlen, da sie dank guter Stabilisierung eine frühzeitige Kieferbelastung erlaubt.

Zunächst erfolgt eine Pharyngotomie (Abb. 13-1) und das Einführen eines Trachealtubus zur Freihaltung der Atemwege. Unter Reposition der Fragmente wird der Fang geschlossen, so daß sich die Zähne in korrekter Stellung befinden. Dann wird die Fraktur von ventral her freigelegt (Abb. 13-7D). Mit Hilfe von Repositionszangen werden die Fragmente unter Kompression des Bruchspalts in ihrer korrekten Lage gehalten, während man die Platte mit Sorgfalt dem Knochen anmodelliert. Die Plattenform hat einen großen Einfluß auf den Kieferschluß. Schließlich wird die Platte lateral nahe dem ventralen Knochenrand befestigt, ohne daß ihre Schrauben den Canalis mandibulae durchqueren.

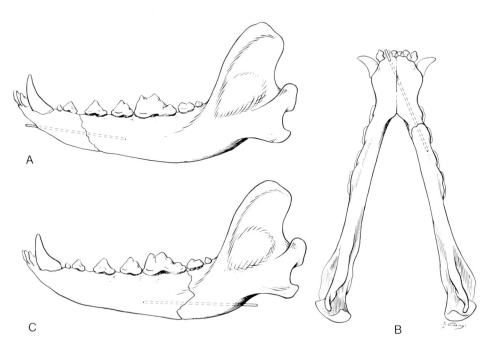

Abb. 13-5 (A u. B) Fixation einer kranialen Korpusfraktur mit einem Nagel, der die Mandibulasymphyse rostral kreuzt. (C) Marknagelung einer kaudalen Korpusfraktur; der Nagel durchdringt die Kortikalis rostral und ventral des Proc. angularis.

13. Frakturen und Luxationen des Ober- und Unterkiefers

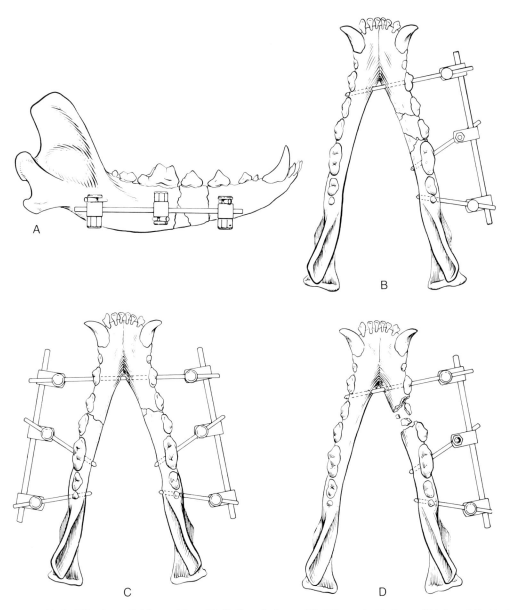

Abb. 13-6 Kirschner-Schiene. (A u. B) Splitterfraktur. (C) Bilaterale Fraktur. (D) Instabile Fraktur mit Knochensubstanzverlust.

Abbildung 13-7A und B zeigt eine Mandibulafraktur, die mit einer Mini-Spanngleitlochplatte fixiert wurde. In Abbildung 13-7C ist eine bilaterale, mit zwei Mini-Spanngleitlochplatten stabilisierte Fraktur dargestellt. Der ventrale Zugang zum Corpus mandibulae ist aus Abbildung 13-7D ersichtlich.

Nachbehandlung. Die postoperative Behandlung besteht hauptsächlich darin, die

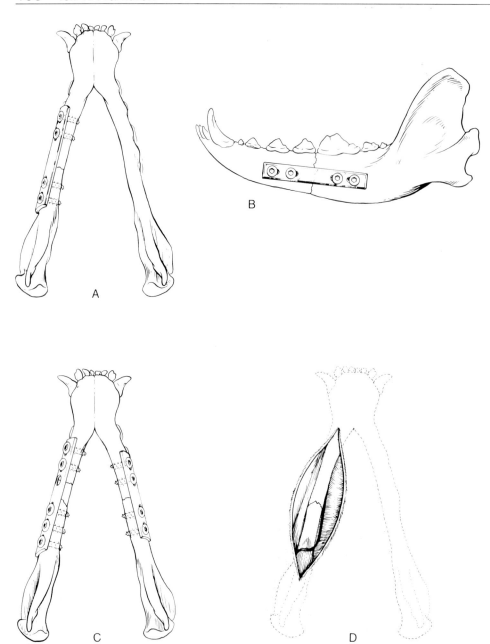

Abb. 13-7 (A) Fixation einer Mandibulafraktur mit einer Mini-Spanngleitlochplatte, ventrale Ansicht; (B) laterale Ansicht. (C) Bilaterale Fraktur mit zwei Mini-Spanngleitlochplatten immobilisiert, ventrale Ansicht. (D) Ventraler Zugang zum Corpus mandibulae zwischen dem Platysma (lateral), dem M. mylohyoideus (medial) und dem M. digastricus (kaudal). Ein Ast der V. facialis kreuzt den M. digastricus.

13. Frakturen und Luxationen des Ober- und Unterkiefers

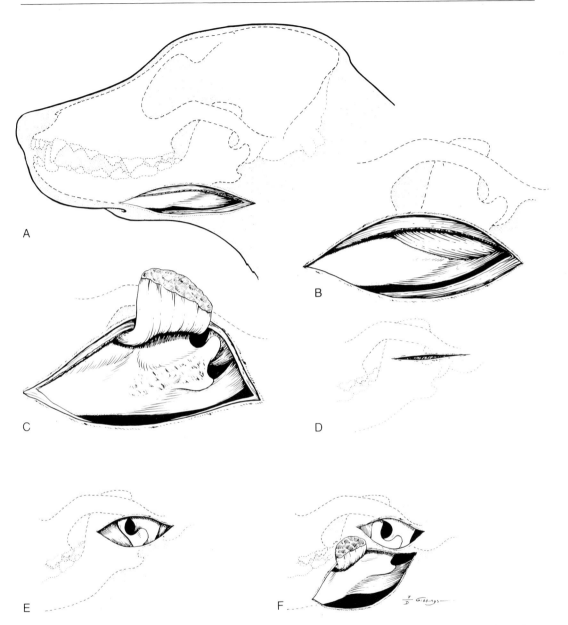

Abb. 13-8 Operationszugang zum Ramus mandibulae und Kiefergelenk. (A) Ventrolateraler Zugang zum kaudalen Bereich des Kieferwinkels. Der Hautschnitt verläuft entlang des ventrolateralen Randes; nach Spalten des Platysmas liegt der M. digastricus frei. (B) Durch weitere Weichteiltrennung werden Teile der Mandibula, des M. masseter und des M. digastricus dargestellt. (C) Die Procc. angularis und condylaris sowie die Fossa masseterica werden durch subperiostales Abheben des M. masseter freigelegt. (D) Hautschnitt entlang des ventralen Randes des Arcus zygomaticus und des Kiefergelenks. (E) Platysma und Faszie werden mit derselben Schnittführung durchtrennt. Wenn dieses Gewebe nach ventral verlagert ist, liegen die laterale Gelenkfläche und der obere Bereich des Proc. condylaris frei. (F) Die zwischen den beiden Schnitten verbliebene Gewebebrücke wird zur Darstellung, Reposition und Fixation der Fraktur unterminiert.

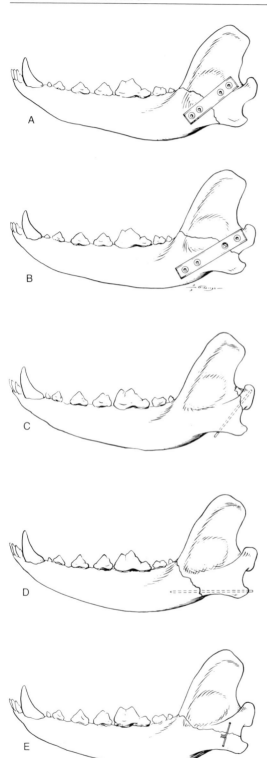

Kieferbeanspruchung durch Ernährung mit weichem, zerkleinertem Futter einzuschränken. Spielzeug oder Spiele, die die Kiefer belasten können, sollten bis zur Konsolidierung der Fraktur vermieden werden.

Fixation von Frakturen des Ramus mandibulae

In diesem Bereich können Kirschner-Bohrdrähte, Drahtnähte und Miniplatten zur Fixation verwendet werden. Abbildung 13-8 zeigt die operative Darstellung des Unterkiefcrastes und Kiefergelenks mit einem Zugang von lateral. Die verschiedenen Fixationsmöglichkeiten bei Frakturen des Ramus mandibulae sind in Abbildung 13-9 dargestellt.

Frakturen des Oberkiefers

Frakturen im Bereich des Os incisivum und der Maxilla [2, 5, 6] lassen sich gewöhnlich durch Adspektion und Palpation diagnostizieren. Sie sind von Blutungen aus der Nasen- und Mundhöhle sowie einer Fehlstellung der Zähne begleitet, die in unterschiedlichem Maße das Tier entstellt.

Hauptziel der Behandlung ist die Wiederherstellung eines korrekten Kieferschlusses. Wenn dies gelingt, erscheinen auch die Nase, der Oberkiefer und das Gesicht weitgehend normal.

Abb. 13-9 Fixationsverfahren bei Frakturen des Ramus mandibulae. (A) Plattenosteosynthese einer Fraktur direkt rostral des Proc. angularis. (B) Plattenosteosynthese einer Fraktur zwischen dem Proc. angularis und dem Proc. condylaris. (C) Nagelung einer Fraktur des Proc. condylaris vom ventralen Mandibularand aus. (D) Nagelung einer Fraktur rostral des Proc. angularis vom Proc. angularis aus. (E) Knochennaht einer Fraktur zwischen dem Proc. angularis und dem Proc. condylaris.

Fixation

Sie gelingt oft schon mit okklusalen Drahtcerclagen, die im Bereich des Zahnhalses um die der Fraktur benachbarten Zähne gelegt werden. Der Riß im Gaumendach und der Gingiva wird durch Naht verschlossen (Abb. 13-10A u. B). Wenn der harte Gaumen gesplittert ist, kann als zusätzliche Maßnahme eine rückläufige Drahtnaht angezeigt sein, die auf beiden Oberkieferseiten an einem Zahn verankert wird und unter der Gaumendachschleimhaut verläuft (Abb. 13-10C).

Einige Brüche des Os incisivum und der Maxilla eignen sich auch für eine Plattenfixation (Abb. 13-10D). Zur Freilegung des Frakturbereichs wird die Gingiva am Alveolarrand inzidiert und vom Knochen abgehoben.

Gelegentlich finden sich bilaterale Frakturen, die das Nasenbein mit einbeziehen. Die Rekonstruktion und Immobilisierung erfordern dann mitunter eine Verriegelung der Mundspalte. Dies kann durch Verbindung von Ober- und Unterkieferzähnen mit Adhäsiv-Kunststoff oder über Drahtösen erfolgen [7, 9]. Der Patient wird unterdes-

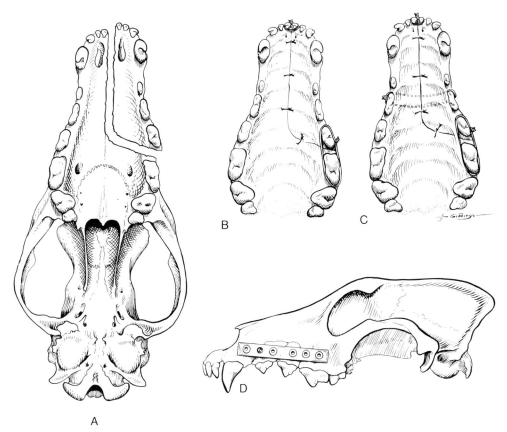

Abb. 13-10 Fixation bei Oberkieferfrakturen. (A u. B) Naht der gerissenen Gingiva und des Gaumendaches in Verbindung mit okklusalen Zuggurtungsdrähten um die Zahnhälse der frakturnahen Zähne. (C) Zusätzliche Stabilisierung mit einer subgingivalen Drahtnaht, die auf beiden Oberkieferseiten an einem Zahn verankert ist und den harten Gaumen abstützt. (D) Plattenfixation.

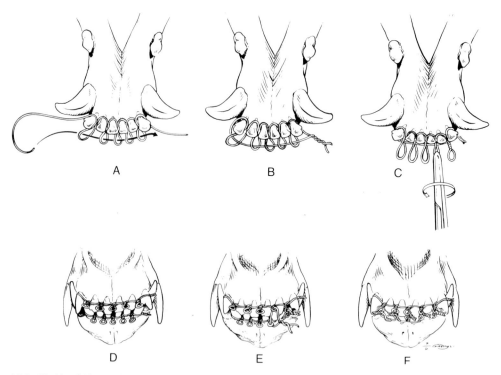

Abb. 13-11 (A) Verriegelung der Mundspalte. (A–F) Vorgehen bei der Drahtösenmethode.

sen parenteral oder über eine Magensonde ernährt, die nach Pharyngotomie kaudal des Kieferwinkels eingeführt wird.

Verriegelung der Mundspalte mit Draht

Der Eingriff erfolgt in Inhalationsnarkose über eine Pharyngotomie. Zunächst werden die Fragmente reponiert und wo immer möglich durch Drahtnähte adaptiert. Desgleichen werden der gespaltene Gaumen und die Gingiva genäht. Dann führt man zur Nahrungszufuhr eine Magensonde durch eine zweite Pharyngotomie auf der anderen Seite ein. Schließlich wird die Mundspalte bei korrektem Kieferschluß verriegelt. Die Drahtösenmethode ist in Abbildung 13-11 dargestellt. Da die Heilung im allgemeinen rasch erfolgt, kann man den Verschluß nach drei bis sechs Wochen wieder entfernen. Bis dahin wird der Patient über die Sonde ernährt.

Die Verriegelung der Mundspalte wird auch bei Mandibulafrakturen angewendet, die eine Immobilisierung des gesamten Unterkiefers erfordern.

Literatur

1. Brinker WO: Fractures in Canine Surgery, 2nd Archibald ed. Santa Barbara, American Veterinary Publications, 1974, pp 949–1048.
2. Brinker WO: Small Animal Fractures. East Lansing, Mich., Department of Continuing Education Services, Michigan State University, 1978.
3. Schebitz H, Köstlin RG, Matis U et al: Zur Kieferfraktur beim Hund – Frakturen im Bereich der Pars incisiva mandibulae und des Proc. alveolaris ossis incisivi. Kleintierpraxis 28: 285, 1983.

4. Brinker WO: Treatment of a compound fracture of the mandible. East Lansing, Mich., Michigan State University, Veterinarian 8: 153, 1945.
5. Merkley DF, Brinker WO: Facial reconstruction following massive bilateral maxillary fracture in the dog. J Am Anim Hosp Assoc 12: 831–833, 1976.
6. Juy RH, Curtis L: Fractures of the Jaw. Philadelphia, Lea and Febiger, 1945.
7. Schebitz H, Köstlin R: Unterkiefer und Oberkiefer. In Schebitz H, Brass W: Operationen an Hund und Katze. Parey, Berlin, Hamburg, 1985, pp 115–119.
8. Eisenmenger E, Zetner K: Tierärztliche Zahnheilkunde. Parey, Berlin, Hamburg, 1982, pp 97–101.
9. Zetner K: Fortschritte in der Zahnheilkunde, Report, Nr. 18, 9–16, 1984 (Effem Forschung für Kleintiernahrung, Heimhuder Straße 70, W-2000 Hamburg 13).

14 Frakturen und Korrekturosteotomien bei Tieren im Wachstumsalter

Dieses Kapitel befaßt sich mit Verletzungen der Wachstumsfugen und diaphysären Frakturen bei Jungtieren bis zum fünften Lebensmonat [1]. Danach entspricht die Behandlung von Schaftbrüchen der bei erwachsenen Tieren.

Frakturen wachsender Knochen

Knochen junger Tiere sind elastischer als Knochen erwachsener und widerstehen deshalb größerer Biegungsbeanspruchung ohne Fraktur. Das Periost ist zerreißfester und noch locker mit der Diaphyse verbunden. Es reißt unter traumatischen Einflüssen nur zum Teil ein, löst sich aber auf weiter Strecke vom Knochen, so daß sich darunter Blut sammelt und ein subperiostales Hämatom entsteht, das bald in Kallus umgewandelt wird.

Die Frakturheilung erfolgt rasch, je nach Alter in zwei bis vier Wochen. Es wird im Übermaß Kallus produziert, der aber schnell und vollständig wieder applaniert wird. Deshalb braucht eine Schaftfraktur schon nach kurzer Zeit nicht mehr nachweisbar zu sein.

Gelenkfrakturen müssen zur Wiederherstellung einer uneingeschränkten Funktion anatomisch korrekt und stabil fixiert werden [2]. Verletzungen der Epi- und Apophysenfugen können Wachstumsstörungen hervorrufen, die zu einer Gliedmaßenverkürzung und Fehlstellung führen. Pseudarthrosen kommen beim Jungtier außerordentlich selten vor.

Fixation

Einige Frakturen können konservativ mit einem ruhigstellenden Verband, einer Thomas-Schiene oder dergleichen behandelt werden (Abb. 14-1). Eine operative Fixation wird hauptsächlich bei folgenden frischen Frakturen erwogen:
1. Frakturen mit Rotationsfehler oder erheblicher Knochenverkürzung.
2. Frakturen mit Gelenkinkongruenz.
3. Frakturen in der Wachstumsfuge, die gedeckt nicht ausreichend korrekt reponiert und/oder immobilisiert werden können.

Schaftfrakturen mit Rotationsfehler oder erheblicher Knochenverkürzung

Es kommen folgende Fixationsarten in Betracht:

Marknagelung. Beim Jungtier werden dünnere Nägel verwendet, als es für adulte Tiere empfohlen wird. Da der wachsende Knochen einen höheren Anteil an Spongiosa besitzt, findet der Nagel hier besseren Halt.

Osteosynthese mit externer Fixation. Die Anwendungsprinzipien für eine Kirschner-Schiene sind bei jungen und erwachsenen Tieren gleich. Wachstumsfugen sollten allerdings nicht überbrückt oder durchquert werden.

Plattenosteosynthese. Wenn Platten verwendet werden, dürfen sie nicht zu kurz, aber auch nicht zu breit sein und sollten möglichst frühzeitig entfernt werden (abhängig vom Alter und der Situation etwa nach einem Monat).

14. Frakturen und Korrekturosteotomien bei Tieren im Wachstumsalter

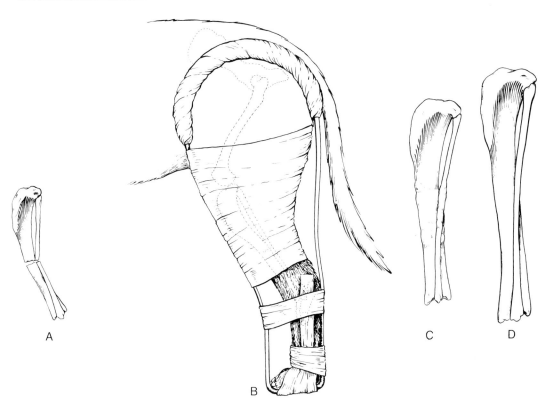

Abb. 14-1 (A) Querfraktur der Tibia und Fibula bei einem acht Wochen alten Toy-Pudel. (B) Ruhigstellung der reponierten Fraktur mit einer modifizierten Thomas-Schiene. (C) Nach zwei Wochen wurde die Schiene wieder entfernt. (D) Der Knochen war vier Monate später remodelliert.

Fallbeispiele

Fall 1. Tibia- und Fibulaquerfraktur bei einem acht Wochen alten Toy-Pudel. Sie wurde für zwei Wochen mit einer modifizierten Thomas-Schiene ruhiggestellt (Abb. 14-1). Nach vier Monaten war der Kallus applaniert und der Knochen remodelliert.

Fall 2. Schrägfraktur im distalen Drittel des Humerus, die mit einem Steinmann-Nagel fixiert wurde (Abb. 14-2). Bereits zwei Wochen später wurde der Nagel entfernt, vier Monate post operationem war die Fraktur applaniert und der Knochen remodelliert.

Fall 3. Tibia- und Fibulasplitterfraktur bei einem neun Wochen alten Welpen. Der Bruch war nach zweieinhalb Wochen klinisch fest (Abb. 14-3). Zu diesem Zeitpunkt wurde die Kirschner-Schiene entfernt.

Fall 4. Femurschaftschrägfraktur mit deutlicher Kontraktur bei einem elf Wochen alten Dobermann. Die Fixation erfolgte mit einer Platte und Schrauben (Abb. 14-4). Vier Wochen nach der Operation wurden die Implantate entfernt.

Frakturen mit Gelenkinkongruenz

Gelenkfrakturen müssen operativ versorgt werden, wenn die Kongruenz der Gelenkflächen mit konservativen Maßnahmen nicht sichergestellt werden kann. Beim

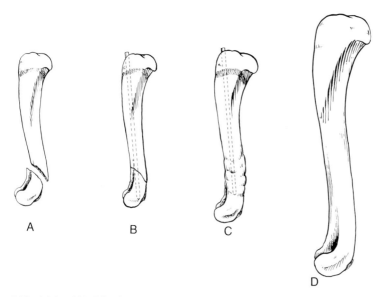

Abb. 14-2 (A) Distale Humerusschrägfraktur bei einem sieben Wochen alten Tier. (B) Fixation mit einem Steinmann-Nagel, postoperative Situation. (C) Der Nagel wurde zwei Wochen später wieder entfernt. (D) Vier Monate post operationem war der Knochen remodelliert.

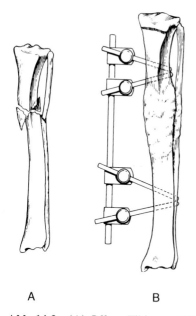

Abb. 14-3 (A) Offene Tibia- und Fibulasplitterfraktur bei einem neun Wochen alten Tier. (B) Der mit einer Kirschner-Schiene fixierte Bruch war nach zweieinhalb Wochen ausreichend konsolidiert, so daß die Implantate entfernt werden konnten.

Kleintier erfordert die Mehrzahl solcher Frakturen eine Osteosynthese [1]. Zur Fragmentfixation sind besonders Kirschner-Bohrdrähte geeignet. Die Heilung geht rasch vonstatten, so daß die Bohrdrähte meist schon bald wieder entfernt werden können [3]. Wo mehr Stabilität notwendig ist, kommen Bohrdrähte mit Gewinde oder Schrauben in Betracht.

Reposition und Fixation sollten so bald wie möglich erfolgen, da frühzeitig eine reichliche Kallusbildung einsetzt und der Knochen auf die veränderten Belastungsverhältnisse rasch mit einer Wachstumsänderung reagiert. Störungen des Knochenwachstums können ihrerseits eine Verkürzung, Achsenfehlstellung oder sogar beides nach sich ziehen [4]. Das Ausmaß der Verkürzung und Fehlstellung richtet sich nach der Art der Verletzung, der zum Zeitpunkt des Traumas noch vorhandenen Wachstumspotenz und den Eigenschaften der betroffenen Fuge. Da die Widerstandskraft der Gelenkkapsel und -bänder zwei- bis fünfmal größer ist als die der Verbindung zwischen Metaphyse und Fugenscheibe, treten Verletzungen bevorzugt im Bereich der Wachstumsfugen auf.

Frakturen mit Beteiligung der Wachstumsfuge

Man unterscheidet Epi- und Apophysenfugen [3]:

Epiphysenfugen sind an den Enden der Röhrenknochen lokalisiert und übertragen somit den Kraftfluß auf die benachbarten Gelenke. Das Längenwachstum geht zum größten Teil von diesen Fugen aus.

Apophysenfugen finden sich an Knochenfortsätzen, die dem Ursprung oder Ansatz von Sehnen und Bändern dienen (z. B. Tuberositas tibiae). Ihr Anteil am Längenwachstum ist gering.

Einteilung der Fugenverletzungen nach Salter und Harris

Die von Salter und Harris vorgeschlagene Einteilung der Fugenlösungen und -frakturen in fünf Verletzungsformen [5] ist Tabelle 14-1 zu entnehmen; typische Beispiele dafür sind in Abbildung 14-5 dargestellt. Die Abbildungen 14-6 und 14-7 zeigen operativ fixierte Fugenfrakturen.

Die Freilegung erfolgt wie bei Frakturen erwachsener Tiere in der entsprechenden Region, jedoch bleibt sie auf ein notwendiges Minimum beschränkt. Zur Fixation eignen sich am besten dünne, die Fuge senkrecht kreuzende Bohrdrähte ohne Gewinde, die dank der raschen Heilung im allgemeinen schon nach zwei bis vier Wochen wieder entfernt werden können. Schrauben sollten nur in der Epi- oder Metaphyse, keinesfalls durch die Wachstumszone verlaufen. Auch sind Verletzungen durch dicke Nägel und jede Kompression der Fuge zu vermeiden,

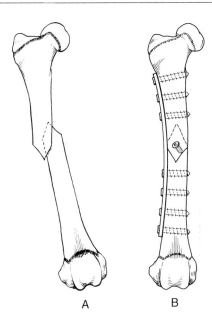

Abb. 14-4 (A) Femurschaftschrägfraktur mit erheblicher Kontraktur bei einem 11 Wochen alten Dobermann. (B) Fixation mit Zugschraube und Neutralisationsplatte, postoperative Situation. (Die Platte wurde vier Wochen später wieder entfernt.)

da so ein vorzeitiger Fugenschluß provoziert wird [2, 3].

Deformierende Fugenverletzungen

Fugenverletzung vom Typ Salter-Harris 5

Diese Stauchungsverletzung der Fuge kann eine vorübergehende Wachstumsverzögerung, ein Fehlwachstum oder einen frühzeitigen Fugenschluß mit Wachstumsstop nach sich ziehen. Dabei kann sich die ganze Fuge oder nur ein umschriebenes Gebiet vorzeitig schließen. Besonders problematisch sind Wachstumsstörungen bei paarig angelegten Knochen, die an einem oder beiden Knochen auftreten können [2–5].

Das Ausmaß der entstehenden Achsenfehlstellung und/oder Knochenverkürzung ist proportional der zum Zeitpunkt des Traumas vorhandenen Wachstumspotenz. Bei der Untersuchung sollte der Patient im Stand und in der Bewegung beobachtet, die Beweglichkeit der Gelenke palpiert und der betroffene Bereich einschließlich seiner benachbarten Gelenke in zwei Ebenen geröntgt werden. Gelenkinkongruenz und Achsenfehlstellung sollten operativ korrigiert werden.

Vorkommen und Therapie
Einige Wachstumsstörungen sind so deformierend, daß sie eine Korrektur erfordern [6, 10].

Achsenfehlstellung der Beckengliedmaße mit und ohne Rotation. Deformitäten dieses Bereichs zwingen vor allem bei weitgehend ausgewachsenen und adulten Tieren, die keine Spontankorrektur mehr vollbringen können, zu einer Osteotomie.

Vorzeitiger Schluß der distalen oder proximalen Radiusfuge. Hier wird im allgemei-

Tab. 14-1 Einteilung der Epiphysenfugenverletzungen nach Salter und Harris

Verletzungsform	Röntgenbefund	Häufigste Lokalisation	Prognose für normales Wachstum
Typ 1 (Abb. 14-5A)	Fugenlösung; die Epiphyse ist in der Wachstumsfuge von der Metaphyse getrennt und verschoben	Humerus proximal, Femur proximal und distal	Günstig bei frühzeitiger Reposition und Fixation
Typ 2 (Abb. 14-5B)	Metaphysäre Epiphysenfugenfraktur; die Bruchlinie verläuft teils in der Fuge und teils in der Metaphyse, die Epiphyse ist in Verbindung mit einem Metaphysenkeil verschoben	Femur distal, Tibia proximal, Humerus proximal	Günstig bei frühzeitiger Reposition und Fixation
Typ 3 (Abb. 14-5C)	Epiphysäre Epiphysenfugenfraktur; die Bruchlinie verläuft teils in der Fuge, teils in der Epiphyse, die Metaphyse ist nicht betroffen	Humerus distal, Femur distal	Vorsichtig bis günstig bei frühzeitiger, anatomisch korrekter Reposition und Fixation
Typ 4 (Abb. 14-5D)	Epi- und metaphysäre Epiphysenfugenfraktur; die Frakturlinie verläuft, die Wachstumsfuge durchquerend, in der Epi- und Metaphyse	Humerus distal, Femur distal	Günstig bei frühzeitiger, anatomisch korrekter Reposition und Fixation; sonst ungünstig
Typ 5 (Abb. 14-5E)	Weichteilschwellung, aber keine knöchernen Veränderungen nach der Verletzung	Ulna distal, Radius distal, Femur distal	Ungünstig
(Abb. 14-5F)	Zwei Monate nach dem Trauma, Verkürzung der Ulna und teilweiser Verschluß der distalen Radiusfuge mit entsprechender Fehlstellung		

14. Frakturen und Korrekturosteotomien bei Tieren im Wachstumsalter

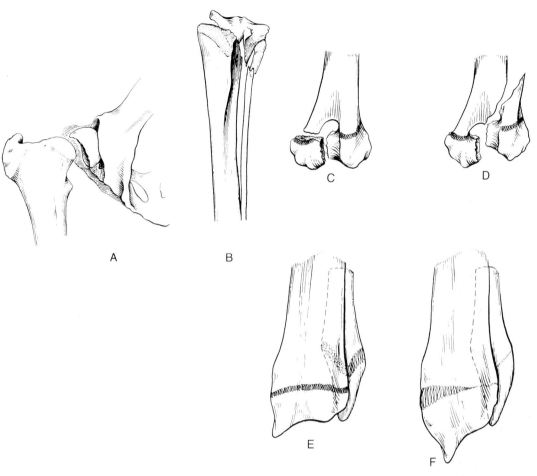

Abb. 14-5 (A) Fugenverletzungstyp 1; Lösung der Epiphyse von der Metaphyse in der Wachstumsfuge. (B) Verletzungstyp 2; Verlagerung der in der Wachstumsfuge von der Metaphyse getrennten Epiphyse in Verbindung mit einem Metaphysenkeil. (C) Verletzungstyp 3; intraartikuläre Fraktur durch die Epiphyse und einen Teil der Wachstumsfuge ohne Beteiligung der Metaphyse. (D) Verletzungstyp 4; intraartikuläre, die Wachstumsfuge kreuzende Fraktur der Epi- und Metaphyse. (E) Verletzungstyp 5; Fugenstauchung mit Weichteilschwellung, jedoch ohne röntgenologisch nachweisbare Knochenveränderungen nach dem Trauma. (F) Verletzungstyp 5 zwei Monate nach der Verletzung; Verkürzung der Ulna und teilweiser Schluß der distalen Radiusfuge mit entsprechender Deformität.

nen am Radius eine Verlängerungsosteotomie durchgeführt, um die normale Knochenlänge und Kongruenz des Ellbogengelenks wiederherzustellen. Bei ausgewachsenen Patienten kann der durchtrennte Radius mit einer Abstützplatte fixiert werden. Hingegen sollte bei jüngeren Tieren eine externe Skelettfixation mit Distraktionsvorrichtung gewählt werden, um wiederholte Korrekturosteotomien zu vermeiden. Wenn die Knochenverkürzung mit einer Achsenknickung einhergeht, wird diese gleichzeitig begradigt. Wenn die Wachstumsretardierung des Radius geringfügig ist, kann alternativ

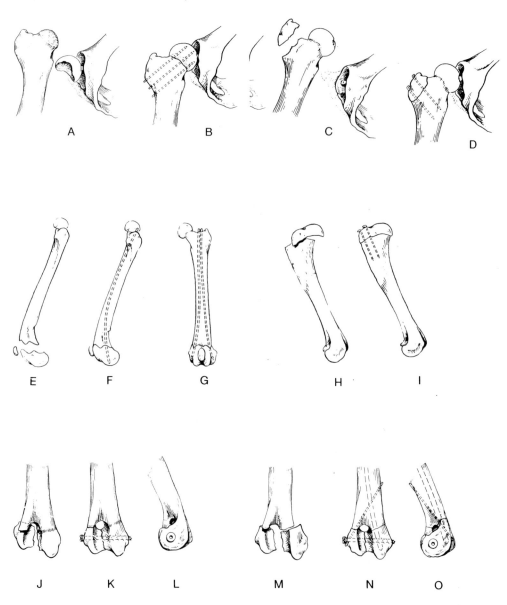

Abb. 14-6 Fugenverletzungen des Femur und Humerus. (A) Epiphysenfugenlösung des Caput ossis femoris (Verletzungstyp 1). (B) Fixation mit drei Kirschner-Bohrdrähten (ohne Gewinde). (C) Apophysenlösung des Trochanter major (Verletzungstyp 1) und Femurluxation (D). Der Trochanter major wurde nach dem Einrenken des Hüftgelenkes reponiert und mit zwei Kirschner-Bohrdrähten fixiert. (E) Distale Epiphysenfugenlösung des Femur (Verletzungstyp 1). (F u. G) Fixation der reponierten Epiphyse mit zwei intramedullären Bohrdrähten. (H u. E) Proximale Epiphysenfugenlösung des Humerus (Verletzungstyp 1) vor und nach der Fixation mit zwei Kirschner-Bohrdrähten vom Kamm des Tuberculum majus aus. (I–L) Fraktur des Condylus lat. humeri, Epiphysenfugenfraktur (Verletzungstyp 3) vor und nach Fixation mit einer transkondylären Zugschraube. (M–O) Bikondyläre Humerusfraktur, epiphysäre Epiphysenfugenfraktur (Verletzungstyp 3) vor und nach Fixation mit einer transkondylären Zugschraube, einem Marknagel und einem Bohrdraht.

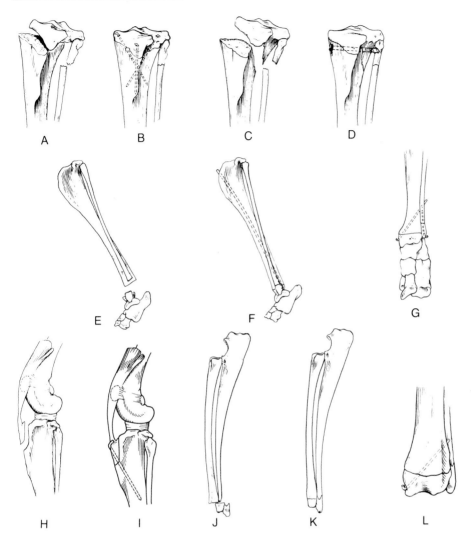

Abb. 14-7 Fugenverletzungen der Ossa cruris und Ossa antebrachii. (A u. B) Proximale Epiphysenfugenlösungen der Tibia (Verletzungstyp 1) mit begleitender Fibulafraktur vor und nach Fixation mit drei diagonalen Kirschner-Bohrdrähten. (C u. D) Proximale metaphysäre Epiphysenfugenfraktur der Tibia (Verletzungstyp 2) mit begleitender Fibulafraktur vor und nach Fixation mit einer querverlaufenden Zugschraube unterhalb der Fuge. (E–G) Distale Epiphysenfugenlösung der Tibia und Fibula (Verletzungstyp 1). Wenn die Fragmente nach der Reposition stabil aneinander liegen, wird das Sprunggelenk im rechten Winkel gebeugt und in dieser Position für ein bis zwei Wochen ein ruhigstellender Verband angelegt. Der rechte Winkel hält die Fragmente in der stabilsten Position. Bleibt die Fugenlösung nach der Reposition instabil, wird ein dünner Kirschner-Draht vom Proximalende der Tibia bis in die Epiphyse gebohrt oder es werden zwei kurze Bohrdrähte durch beide Malleoli geführt. (H u. I) Apophysenfugenlösung der Tuberositas tibiae (Verletzungstyp 1) vor und nach Fixation mit einem Kirschner-Bohrdraht. (J–L) Distale Epiphysenfugenlösung des Radius und der Ulna (Verletzungstyp 1). Diese Verletzung kann im allgemeinen stabil reponiert werden (K), erfordert jedoch einen ruhigstellenden Verband. Wenn die Fragmente nach der Reposition nicht ausreichend stabil erscheinen, sollte ein Kirschner-Bohrdraht diagonal durch den Proc. styloideus medialis in die Radiusdiaphyse gesetzt werden.

auch eine Verkürzung der Ulna durchgeführt werden (s. hierzu Seite 420).

Vorzeitiger Schluß der distalen Ulnafuge. Ein Sistieren des Wachstums mit Verkürzung der Ulna zwingt den Radius, sich nach kraniomedial zu verbiegen [2]. Darüber hinaus entstehen eine Valgusstellung und Auswärtsdrehung der Pfote (einschließlich der distalen Ulna- und Radiusepiphyse) und meist auch eine Inkongruenz im Ellbogengelenk. Durch Entfernen eines 1–4 cm langen Knochenstücks und seines Periosts aus dem distalen Bereich der Ulna wird ihr Bogen-Sehnen-Effekt aufgehoben und die Kongruenz des Ellbogengelenkes wiederhergestellt. Die Verkrümmung des Radius kann bei noch vorhandener Wachstumspotenz durch Klammerung seiner distalen Fuge an der kraniomedialen Seite allmählich behoben werden. Bei ausgeprägter Deformität und bei Tieren, die älter als fünfeinhalb Monate sind, empfiehlt es sich, auch den Radius zu osteotomieren, um die Stellung des Fußes zu korrigieren. Der Radius wird bevorzugt perkutan fixiert.

Partieller oder vollständiger Schluß der distalen Radius- und Ulnafuge. Hier ist das Hauptziel der Korrekturosteotomie, die Inkongruenz im Ellbogengelenk zu beseitigen und den Fuß geradezustellen. Im übrigen richtet sich die Behandlung nach der individuellen Situation. Da die Gliedmaße gegenüber der anderen Seite bereits verkürzt ist, sollte die Korrektur so geplant werden, daß sie das Bein verlängert und nicht weiter verkürzt.

Korrekturosteotomien

Als Osteotomie bezeichnet man eine Knochendurchtrennung zur Korrektur von Achsenknicken und Rotationsfehlern.

Osteotomieverfahren

Querosteotomie. Diese Technik wird zur Korrektur von Rotationsfehlern und/oder Achsenknicken verwendet. Noch vor der Durchtrennung sollte auf beiden Seiten der Osteotomiestelle ein Kirschner-Bohrdraht eingesetzt werden, um den Rotationsgrad messen zu können. In Abbildung 14-8 ist dieses Verfahren dargestellt.

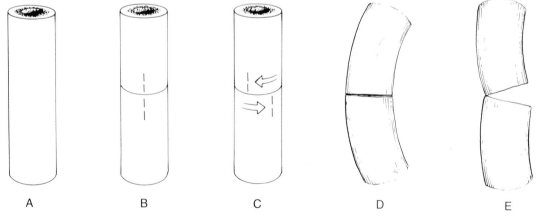

Abb. 14-8 Querosteotomie. (A–C) Korrektur eines vorher bestimmten Rotationsfehlers. (D u. E) Keildefektosteotomie. Der Knochen wird mit einem Querschnitt durchtrennt und geradegerichtet. Dabei entsteht ein keilförmiger Defekt, der mit Knochentransplantaten ausgefüllt wird. Dieses Verfahren kann somit bei Rotationsfehlern und/oder Achsenknicken angewendet werden.

14. Frakturen und Korrekturosteotomien bei Tieren im Wachstumsalter

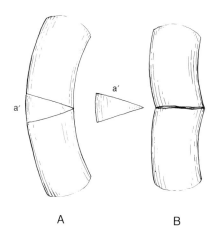

Abb. 14-9 Keilosteotomie. (A u. B) Bei der Keilresektionsosteotomie wird der Knochen durch Entnahme eines vorher bestimmten Keils an der stärksten Krümmung geradegerichtet.

Keilosteotomie. Sie kann in Form einer Keilresektions- oder Keilumkehrosteotomie durchgeführt werden. Bei der Keilresektionsosteotomie wird der Knochen durch Entnahme eines vorher bestimmten Keils an der stärksten Krümmung geradegerichtet (Abb. 14-9). Dabei entsteht ein guter Flächenkontakt, der eine rasche Konsolidierung ermöglicht. Der hiermit verbundene Längenverlust läßt sich durch eine Keilumkehrosteotomie vermeiden. Bei diesem Verfahren wird an der konvexen Knochenseite ein nur halb so hoher Keil entnommen und umgekehrt an der konkaven Seite wieder eingesetzt (Abb. 14-10). Ähnlich wird bei der intertrochantären Varisationsosteotomie des Femur vorgegangen (Abb. 14-11).

Schrägosteotomie. Ein Schrägschnitt erfolgt meist am distalen Radiusende, parallel zur schrägstehenden Gelenkfläche. Die Spitze des Radiusschaftes kann dann in die Markhöhle des distalen Knochenstücks eingesetzt werden. Auf diese Weise läßt sich die Knochenlänge weitgehend erhalten, während man die Rotations- und Varus- oder Valgusfehlstellung korrigiert (Abb. 14-12).

Fallbeispiele

Fall 1. Abbildung 14-12 zeigt eine Verletzung, die zu einem vorzeitigen Schluß der distalen Ulnafuge und einer partiellen Verknöcherung der benachbarten Radiusfuge auf der lateralen Seite geführt hatte. Es bestand eine Verkürzung der Extremität mit Valgusstellung und Außenrotation des Fu-

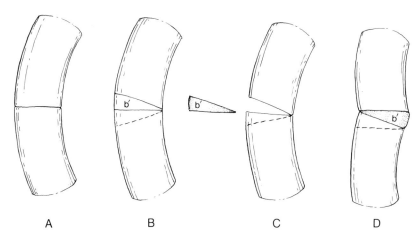

Abb. 14-10 Keilosteotomie. (A–D) Bei der Keilumkehrosteotomie wird an der konvexen Knochenseite ein nur halb so hoher Keil entnommen und umgekehrt an der konkaven Seite wieder eingesetzt.

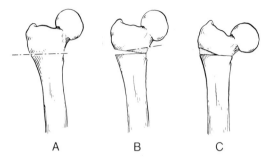

Abb. 14-11 Keilosteotomie. (A–C) Bei der intertrochantären Varisationsosteotomie des Femur wird der medial entnommene Keil lateral eingesetzt.

ßes. Das Ellbogengelenk war nicht betroffen.

Zuerst wurde die Ulna durchtrennt, dann eine Schrägosteotomie des Radius parallel zu dessen distaler Gelenkfläche durchgeführt. Nach der Achsenbegradigung und Derotation brachte man zur Fixation eine Kirschner-Schiene an.

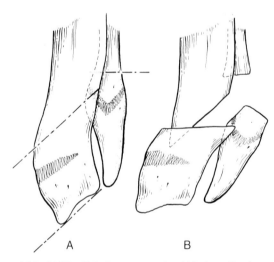

Abb. 14-12 Schrägosteotomie. (A) Am distalen Radiusende wird der Schrägschnitt parallel zur schrägstehenden Gelenkfläche geführt. (B) Nach Osteotomie der Ulna und Korrektur der Fehlstellung wird zur Fixation eine Kirschner-Schiene angebracht.

Fall 2. Aus Abbildung 14-13 ist eine Valgusdeformität des Hinterfußes ersichtlich, die durch einen vorzeitigen Schluß auf der lateralen Seite der distalen Tibiaepiphysenfuge entstand. Die Tibia war gegenüber dem Schienbein der anderen Seite um 10 mm verkürzt. Das Alter des Tieres betrug siebeneinhalb Monate. Da Verkürzungen dieses Ausmaßes an der Hintergliedmaße durch Öffnen der Hüft-, Knie- und Sprunggelenkswinkel gut kompensiert werden können, entschied man sich für eine Keilresektionsosteotomie. Die Fixation erfolgte mit zwei gekreuzten Bohrdrähten und einem ruhigstellenden Verband, nachdem zur Anregung der Knochenheilung autogene Spongiosa transplantiert worden war. Sieben Wochen später wurde röntgenologisch eine solide Durchbauung festgestellt, so daß Verband und Implantate entfernt werden konnten.

Fall 3. In Abbildung 14-14 ist der Verlauf bei einer isolierten Radiusfraktur eines vier Monate alten Afghanen dargestellt. Die Fraktur war mit einem ruhigstellenden Verband versorgt worden. Drei Wochen nach der Verletzung wurden Röntgenaufnahmen angefertigt, die eine Verkürzung der Extremität um 10 mm, einen vorzeitigen Schluß der distalen Ulnafuge, eine leichte Valgusstellung des Fußes und erste Anzeichen einer Stufenbildung im Ellbogengelenk erkennen ließen.

Hauptziel der Behandlung war die Beseitigung der Ellbogeninkongruenz sowie der kranialen Verbiegung des Radius und Valgusstellung des Fußes. Mit einer Defektosteotomie der Ulna wurde ihr Bogensehneneffekt aufgehoben. Damit korrigiert sich in den meisten Fällen auch die Inkongruenz im Ellbogengelenk. Um die Verdrehung des Fußes zu beheben und den Radius geradezurichten, erfolgte zudem in Höhe der alten Fraktur eine Radiusosteotomie [6–8].

Abbildung 14-14C zeigt die Situation nach Entnahme eines Ulnasegments, Korrekturosteotomie des Radius und Anbringen einer Kirschner-Schiene. Viereinhalb Wochen nach der Operation war der Radius

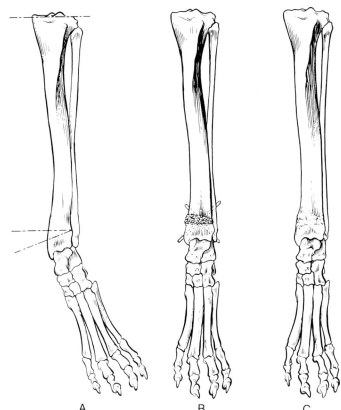

Abb. 14-13 Keilosteotomie. (A) Präoperative Situation in der kranialen Ansicht. Der zu entfernende Keil wurde durch Linien markiert. (B) Im Anschluß an die Korrekturosteotomie erfolgte eine Fixation mit zwei gekreuzten Bohrdrähten. Darüber hinaus wurde autogene Spongiosa transplantiert und ein ruhigstellender Verband angelegt. (C) Sieben Wochen später konnten der Verband und die Implantate entfernt werden.

verheilt, das Ellbogengelenk kongruent und frei beweglich. Die Kirschner-Schiene wurde zu diesem Zeitpunkt entfernt (Abb. 14-14D).

Merke: Das Längenwachstum des Radius erfolgt zu 40% aus seiner proximalen und zu 60% aus seiner distalen Epiphysenfuge, während der gesamte interartikuläre Längenschub der monepiphysären Ulna von distal ausgeht. Deshalb besteht zwischen diesen beiden Knochen während des Wachstums eine kontinuierliche Längsverschiebung. Wird diese physiologische Verschiebung beim Jungtier durch eine frakturbedingte Synostose oder operative Fixation des einen Knochens an den anderen behindert, muß mit einer Inkongruenz im Ellbogengelenk gerechnet werden [9, 10].

Fall 4. Ein sechseinhalb Monate alter Dobermann wurde, acht Wochen nachdem er eine Verletzung an der Vordergliedmaße erlitten hatte, zur Behandlung vorgestellt (Abb. 14-15). Laut Vorbericht war die Lahmheit zu Beginn intermittierend, wurde dann aber im Verlauf von drei Wochen permanent und immer deutlicher. Röntgenologisch war ein vorzeitiger Schluß der proximalen Radiusfuge mit Radiusverkürzung und Inkongruenz des Ellbogengelenkes erkennbar. Auch die distale Radiusfuge war in Mitleidenschaft gezogen, woraus eine nach Angaben des Besitzers immer offensichtlicher werdende Valgusstellung und Auswärtsdrehung des Fußes resultierte.

Primäres Ziel war eine Verlängerung des Radius, um die Stufe im Ellbogengelenk zu

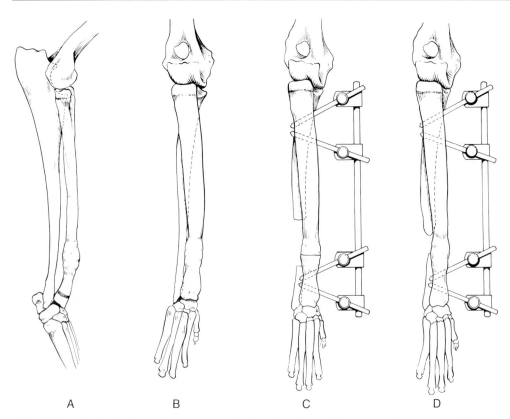

A B C D

Abb. 14-14 Radiusfraktur mit vorzeitigem Schluß der distalen Ulnafuge bei einem vier Monate alten Afghanen. (A u. B) Präoperative Situation in der seitlichen und kranialen Ansicht. Um die Verdrehung des Fußes zu beheben und den Radius geradezurichten, wurde in Höhe der alten Fraktur eine Querosteotomie durchgeführt. (C) Postoperative Situation. Die Fixation erfolgte mit einer Kirschner-Schiene. Darüber hinaus wurde aus der Ulna ein Segment entfernt. (D) Viereinhalb Wochen nach der Operation war der Radius verheilt, das Ellbogengelenk kongruent und frei beweglich. Die Kirschner-Schiene wurde zu diesem Zeitpunkt entfernt.

Abb. 14-15 Fugenstauchung. (A u. B) Eine acht Wochen alte Verletzung der Vordergliedmaße bei einem sechs Monate alten Dobermann mit Lahmheit, vorzeitigem Schluß der proximalen Radiusfuge, Radiusverkürzung und Inkongruenz im Ellbogengelenk. Auch die distale Radiusfuge war in Mitleidenschaft gezogen, woraus eine Valgusfehlstellung und Auswärtsdrehung des Fußes resultierte. (C) Laterale Ansicht nach der Verlängerungsosteotomie. Nach Durchtrennung des Radius wurden die Osteotomieflächen 11 mm auseinandergedrängt, bis sich der Radiuskopf auf korrekter Höhe befand und das Ellbogengelenk wieder kongruent war. Dann wurde zur Fixation eine der Abstützung dienende Rohrplatte angebracht. (D u. E) Nach einem Monat war eine gute Heilungstendenz an der Osteotomiestelle zu verzeichnen; das Ellbogengelenk erschien in Ordnung, die Gliedmaßenfunktion hatte sich gebessert. Zu diesem Zeitpunkt wurden Radius und Ulna im distalen Bereich osteotomiert und nach Korrektur der Fußstellung eine Kirschner-Schiene angebracht. (F) Sieben Wochen später waren beide Osteotomien gut durchbaut, so daß Platte und Kirschner-Schiene entfernt werden konnten. (G u. H) Das Tier zeigte im Alter von einem Jahr eine gute Gliedmaßenfunktion, das Bein erschien sowohl von der Seite als auch in der kranialen Ansicht gerade. Die Beugung im Ellbogengelenk war um 7° reduziert und der betroffene Radius im Seitenvergleich geringfügig verkürzt.

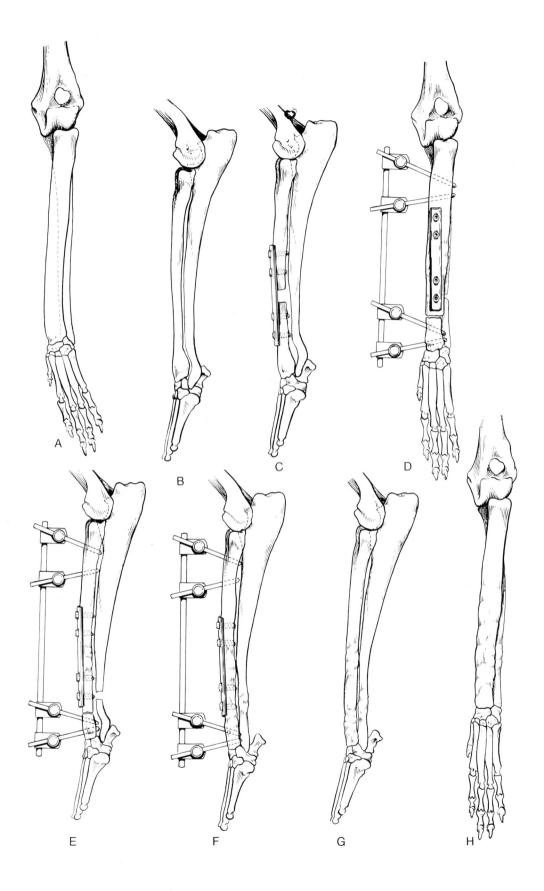

beseitigen. Die Fehlstellung des Fußes sollte erst zu einem späteren Zeitpunkt korrigiert werden.

Zunächst wurden nach der Durchtrennung des Radius die Osteotomieflächen 11 mm auseinandergedrängt, bis sich der Radiuskopf auf korrekter Höhe befand, dann zur Fixation eine der Abstützung dienende Rohrplatte angebracht (Abb. 14-15C). Nach einem Monat war eine gute Heilungstendenz an der Osteotomiestelle zu verzeichnen und der Ellbogen erschien in Ordnung. Die Gliedmaßenfunktion hatte sich merklich gebessert. Zu diesem Zeitpunkt wurden Radius und Ulna im distalen Bereich osteotomiert und nach Korrektur der Fußstellung eine Kirschner-Schiene angebracht (Abb. 14-15D u. E). Sieben Wochen später waren beide Osteotomien gut durchgebaut, so daß Platte und Kirschner-Schiene entfernt werden konnten. Das Tier zeigte im Alter von einem Jahr eine gute Gliedmaßenfunktion, das Bein erschien sowohl von der Seite als auch in der kranialen Ansicht gerade (Abb. 14-15G u. H). Die Beugung im Ellbogengelenk war um 10° reduziert und der betroffene Radius im Seitenvergleich geringfügig verkürzt. Das Tier konnte diese Verkürzung aber durch eine weder im Stand noch bei der Bewegung erkennbare Überstreckung des Schulter- und Ellbogengelenks kompensieren.

Fall 5. Abbildung 14-16 zeigt eine Inkongruenz im Ellbogengelenk durch Radiusverkürzung [11] infolge einer vorzeitigen Durchbauung seiner distalen Fuge. Das Tier war zum Zeitpunkt der Vorstellung vier Monate alt und seit zwei Wochen lahm. Die Extremität erschien sowohl in der Ansicht von kranial als auch von der Seite gerade.

Ziel war die Wiederherstellung einer normalen Radiuslänge mit Beseitigung der Ellbogeninkongruenz. Da man davon ausgehen mußte, daß das Wachstum des Tieres weitere vier Monate anhalten werde, war von vornherein mit der Notwendigkeit einer wiederholten Verlängerungsosteotomie zu rechnen.

Der Radius wurde in Schaftmitte quer durchtrennt, dann durch Auseinanderdrängen seiner Segmente um 15 mm verlängert und mit einer Rohrplatte fixiert (Abb. 14-16B). Das Ellbogengelenk war nun kongruent. Bei der Kontrolluntersuchung drei Monate später fand sich der Osteotomiespalt mit Knochen ausgefüllt. Es war erneut eine Radiusverkürzung mit Stufe im Ellbogenlenk entstanden und die Lahmheit etwa drei Wochen vor dieser Kontrolle zurückgekehrt. Zwischen den Procc. coronoidei ulnae und der Gelenkfläche des Radius bestand ein deutlicher Abstand (Abb. 14-16C).

Nach Entfernen der Platte wurde der Radius nochmals osteotomiert und um 10 mm verlängert. Die Fixation erfolgte wiederum mit einer Rohrplatte (Abb. 14-16D). Bei der nächsten Kontrolle nach zwei

---

Abb. 14-16 Verletzung der Wachstumszone. (A) Inkongruenz im Ellbogengelenk durch Radiusverkürzung infolge einer vorzeitigen Durchbauung seiner distalen Fuge bei einem vier Monate alten Hund. (B) Der Radius wurde in seiner Schaftmitte quer durchtrennt, dann durch Auseinanderdrängen der Segmente um 15 mm verlängert und mit einer Rohrplatte fixiert. Das Ellbogengelenk war nun kongruent. (C) Bei der Kontrolluntersuchung drei Monate später fand sich der Osteotomiespalt mit Knochen ausgefüllt. Es waren erneut eine Radiusverkürzung mit Stufe im Ellbogengelenk entstanden und die Lahmheit zurückgekehrt. Zwischen dem Proc. coronoideus ulnae und der Gelenkfläche des Radius bestand wieder ein deutlicher Abstand. (D) Nach Entfernen der Platte wurde der Radius nochmals osteotomiert und um 10 mm verlängert. Die Fixation erfolgte wiederum mit einer Rohrplatte. (E) Bei der nächsten Kontrolle nach zwei Monaten waren die Gliedmaße gerade und der Bewegungsradius im Ellbogengelenk normal. Die Längenmessung ergab im Seitenvergleich eine Unterarmverkürzung um 16 mm, die jedoch weder im Stand noch bei der Bewegung auffällig war. Die Platte wurde entfernt. (F) Normal entwickelter Unterarm der anderen Seite.

14. Frakturen und Korrekturosteotomien bei Tieren im Wachstumsalter 219

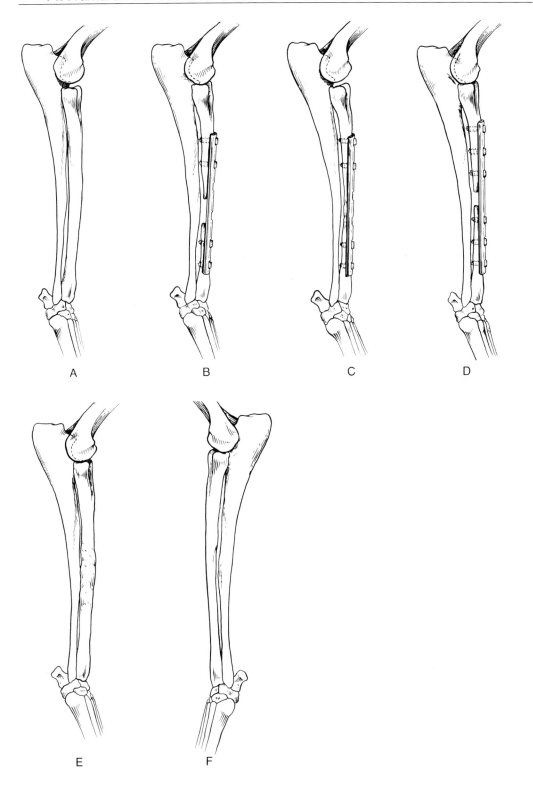

Monaten erschien die Gliedmaße gerade, der Bewegungsradius im Ellbogengelenk normal, und die Funktion war gut. Die Längenmessung ergab im Seitenvergleich eine Unterarmverkürzung um 16 mm, die jedoch weder im Stand noch bei der Bewegung auffällig war (Abb. 14-16E u. F).

Literatur

1. Brinker WO: Small Animal Fractures. East Lansing, Mich. Department of Continuing Education, Michigan State University, 1978.
2. Schebitz H, Vollmerhaus B, Brunnberg L et al: Zur Frakturbehandlung beim jungen Hund. Kleintierpraxis 26: 63–72, 1981.
3. Kammermaier Ch: Wachstumsstörungen nach Verletzungen im Bereich der Epiphysenfugen beim Hund. Vet Med Diss München, 1981.
4. O'Brien T: A radiographic study of growth disturbances in the forelimb. J Sm Anim Pract 12: 19, 1961.
5. Salter RB, Harris WR: Injuries involving the epiphyseal plate. J Bone Joint Surg 45-A: 587, 1963.
6. Decamp CE, Hauptmann J, Knolen G, Reindl JF: Periostum and the healing of partial ulnar osteotomy in radius curvus of dogs. Vet Surg 15: 185–190, 1986.
7. Rudy RL: Corrective osteotomy for angular deformities. Vet Clin North Am 1: 549, 1971.
8. Olsen N, Brinker WO, Carring C: Asynchronous growth of canine radius and ulna: Effect of longitudinal growth of radius. Am J Vet Res 40: 3, 1979.
9. Newton CD, Nunamaker DM, Dickinson CR: Surgical management of radial physeal growth disturbances of dogs. J Am Vet Med Assoc 167: 1011–1018, 1975.
10. Noser GA: A synchronous growth of the canine radius and ulna: Effects of cross pinning the radius to the ulna. Am J Vet Res 38: 601–610, 1977.
11. Clayton-Jones DA, Vaughan LC: Disturbance in the growth of the radius in dogs. J Small Anim Pract 11: 453–468, 1970.

Teil 2

Lahmheit und Gelenkchirurgie

15 Lahmheitsuntersuchung

Allgemeinuntersuchung

Der praktizierende Tierarzt hat es häufig mit Patienten zu tun, die wegen einer Lahmheit oder Schmerzen unbekannter Ursache vorgestellt werden. Im Behandlungsraum wird eine chronische Lahmheit durch Aufregung und Furcht oftmals verdrängt, oder es werden schmerzhafte Manipulationen vom Tier scheinbar nicht wahrgenommen. Demzufolge sind eine sorgfältig erhobene Anamnese, eine ebenso sorgfältige und gründliche Adspektion und Palpation sowie korrekte Röntgenaufnahmen äußerst wichtig im Hinblick auf Diagnose und Entscheidung für eine geeignete Therapie. Nicht jeder Fall erfordert eine so umfassende Untersuchung, wie sie in diesem Kapitel beschrieben wird. Wirtschaftliche Gesichtspunkte, der weitere Einsatz des Tieres und seine Kooperation sind Aspekte, die der Tierarzt berücksichtigen muß.

Wenn durch diagnostische Manipulationen mit ungerechtfertigten Schmerzen oder gar einer weiteren Schädigung zu rechnen ist, sollte die Untersuchung zunächst unvollständig bleiben bzw. erst zu einem späteren Zeitpunkt in Narkose fortgesetzt werden.

Anamnese

Der Vorbericht liefert im allgemeinen Informationen über Alter, Rasse und Geschlecht des Tieres, ob eine oder mehrere Gliedmaßen betroffen sind, über den Schweregrad der Schmerzen bzw. Lahmheit und die Lahmheitsdauer, ob Wetterfühligkeit besteht, bei welcher Belastung und zu welcher Tageszeit Beschwerden auftreten und ob sie sich nach Ruhephasen verstärken, ferner über Traumaursachen und Vorbehandlungen. Weitere Angaben, wie z. B. Anorexie, gestörtes Allgemeinbefinden, Fieber, Beteiligung mehrerer Gliedmaßen, können gleichermaßen von Bedeutung sein.

Beobachtung in der Bewegung

Zu den ersten diagnostischen Aufgaben gehört die Beobachtung des Tieres im Schritt und im Trab. Der Galopp ist gewöhnlich nicht so aufschlußreich. Ist die Lahmheit nicht eindeutig, sollte das Tier bei kurzgefaßter Leine rechts- und linksherum im Kreise oder treppauf und treppab geführt werden, um etwaige Auffälligkeiten erkennen zu lassen. Dabei achtet man auf eventuelle Schrittverkürzungen, Schleifen der Krallen, Einwärts- oder Auswärtsdrehen der Zehenspitzen, Hypermetrie, hüpfenden Gang, Stolpern, Ataxie, Überkreuzen der Beckengliedmaßen, Asymmetrie im Gehen bzw. abnorme Geräusche während der Bewegung.

Anschließend wird das Tier zunächst im Stehen beobachtet, um Symptome wie Schwäche, Zittern einer Gliedmaße, Spasmen, asymmetrische Haltung des Kopfes und Halses oder der Extremitäten, ungleichmäßige Belastung, O- bzw. X-Beinigkeit, Muskelatrophie und Bevorzugung einer Gliedmaße festzustellen. Weitergehende Lahmheitsuntersuchungen sollten erst nach einer routinemäßigen Prüfung von Herz, Lunge und Lymphknoten sowie des Abdomens erfolgen.

Neurologische Untersuchung

Am stehenden Tier wird die Propriozeption an den Schulter- und Beckenextremitäten geprüft. Die Gliedmaßen des Tieres sollten sich hierzu in normaler Stellung befinden

(Abb. 15-1). Während die eine Hand des Untersuchers den Patienten in der Brust- bzw. Leistengegend stützt, werden die Zehen mit der anderen Hand sanft und langsam abgebogen, so daß die Belastung auf der dorsalen Fläche der Pfoten erfolgt. Das Tier muß diese Fehlstellung sofort korrigieren. Eine Verzögerung von mehr als einer Sekunde oder sogar fehlende Wahrnehmung und Reaktion lassen eher auf eine Beeinträchtigung des Nerven- als des Skelett- und Muskelsystems schließen.

Dieser Test ist äußerst wichtig bei älteren Deutschen Schäferhunden mit nachgewiesener oder vermuteter Hüftgelenksdysplasie, deren Symptome sich verstärkt haben sollen. In diesen Fällen handelt es sich jedoch nicht selten um spinale Prozesse, die an der abnormen propriozeptiven Reaktion erkannt werden können. Die Hüftgelenksdysplasie, selbst schwerster Grade, verursacht keine neurologischen Ausfallserscheinungen. Andererseits können neurologische Ausfälle aber auch ohne neurogene Ursachen vorkommen, wenn eine Dämpfung des Sensoriums oder ein sehr ausgeprägter akuter Schmerz (z. B. bei einer frischen Fraktur) besteht.

Bei Patienten, die unmittelbar im Anschluß an einen Unfall zur Untersuchung kommen, wird der neurologische Status in Seitenlage anhand des Zwischenzehen-, des Patellarsehnen- und des Analreflexes beurteilt und auf Spontanbewegungen geachtet. Wenn die Ursache für den Schmerz unklar ist, empfiehlt es sich insbesondere bei Hunderassen, die für eine Bandscheibenerkrankung prädisponiert sind, auch Hals und Rücken durch Beugung, Streckung und Palpation zu prüfen.

Palpation und Prüfung auf Asymmetrie

Bevor die einzelnen Gliedmaßen untersucht werden, sollten die Hände des Untersuchers zugleich auf beide Schultern, beidseits auf den Rücken und auf beide Beine des Tieres

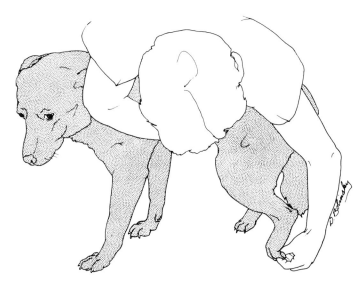

Abb. 15-1 Die Propriozeption wird am stehenden Tier bei physiologischer Gliedmaßenstellung geprüft. Während die eine Hand den Patienten unterstützt, werden dessen Zehen mit der anderen Hand kurzfristig gebeugt. Diese Fehlstellung muß spontan korrigiert werden. Eine Verzögerung von mehr als einer Sekunde oder sogar fehlende Reaktion lassen eher auf ein neurologisches als ein orthopädisches Problem schließen.

gelegt werden, um etwaige Seitenunterschiede (Asymmetrie) bezüglich Größe, Form, Wärme und Sensibilität wahrzunehmen. Dies ist besonders bei langhaarigen Tieren zur Feststellung von Tumoren, Abszessen oder Atrophien sehr hilfreich.

Die Beckengliedmaßen werden auf Asymmetrie geprüft, indem der Untersucher hinter dem Patienten steht. Dabei werden Glutäalmuskulatur, Trochanter major, kranialer Oberschenkelbereich, Kniescheibe, Lig. patellae, Tuberositas tibiae, kraniale Tibiakante und dorsale Tarsometatarsalregion rasch palpiert und mit der gegenüberliegenden Seite verglichen.

Die kaudalen bzw. plantaren Strukturen, wie z. B. hinterer Oberschenkelbereich, Kniekehle, Popliteallymphknoten, M. gastrocnemius, Achillessehne und die kaudale Sprunggelenkregion werden auf dieselbe Weise untersucht. Durch vergleichende Palpation der gegenüberliegenden Gliedmaße können kleinste Abnormitäten entdeckt und so z. B. eine Luxatio ossis femoris oder eine Fraktur, Schwellungen des Kniegelenkes, eine Ruptur des M. gastrocnemius u. a. m. diagnostiziert werden.

Die Schulterextremität wird in ähnlicher Weise untersucht. Muskelatrophien im Bereich des Schulterblattes lassen sich am einfachsten durch die vergleichende Palpation der Spina scapulae wahrnehmen. Eine abnorme Entfernung zwischen dem Acromion und dem Tuberculum majus des Humerus kann auf eine Luxatio humeri hinweisen. Die Palpation entlang des Epicondylus lateralis humeri, des M. anconaeus und des Olecranon läßt eine vermehrte Füllung des Ellbogengelenkes erkennen bzw. feststellen.

Weitergehende Untersuchungen der Gliedmaßen werden dann in Seitenlage vorgenommen. In dieser Position läßt sich der Patient besser fixieren und zugleich entspannen. Eine erhöhte Muskelspannung kann Instabilitäten verschleiern.

Sedation

Es ist am besten, wenn die Erstuntersuchung ohne Sedation erfolgt, damit sensible Bereiche besser ermittelt werden können. Ist das Tier sehr verspannt oder nicht zu untersuchen, muß es u. U. sediert werden. Doch ist dann die Beurteilung von Reflexen sowie des Schmerzes (z. B. bei eosinophiler Panostitis) und die Wahrnehmung abnormer Geräusche (z. B. Meniskusklick) erschwert. Der verdächtige Bereich sollte möglichst zuletzt untersucht werden, um einen frühzeitigen Schmerz zu vermeiden, der andere betroffene Stellen eventuell übersehen läßt. Gelegentlich ist es besser, zuerst die nicht erkrankte Gliedmaße zu untersuchen, damit sich das Tier entspannt und die normalen, individuellen Reaktionen auf die Manipulationen ermittelt werden können.

Untersuchung eines Gelenkes

Gelenke werden auf Instabilität, Inkongruenz, Luxation oder Subluxation, Schmerzen, Bewegungseinschränkungen und abnorme Geräusche untersucht. Man sollte immer daran denken, daß die Palpation des erkrankten Bereiches auch ohne Schmerzäußerung verlaufen kann. Ebenso kommen Schmerzreaktionen und Krepitationen vor, deren Ursache fernab des Untersuchungsbereichs liegt.

Schultergliedmaße

Distale Gelenke

Die Schultergliedmaße muß von der Zehe bis zur Schulter gründlich untersucht werden. Die Zehen werden gespreizt, die Krallen, Zwischenzehenräume und Ballen inspiziert und palpiert.

Das Karpalgelenk wird gebeugt, gestreckt und auf Schwellungen untersucht; das Ellbogengelenk prüft man auf dieselbe Art und Weise. Eine Vorwölbung zwischen dem Epicondylus lateralis humeri und dem proximalen Bereich des Olecranon kann Ausdruck vermehrter Gelenkfüllung als Folge einer Ellbogengelenkerkrankung sein. Ist die Hyperextension des Ellbogengelenkes schmerzhaft, kann ein isolierter Proc. anconaeus die Ursache sein.

Schultergelenk

Das Schultergelenk wird sanft gebeugt, gestreckt und rotiert. Dann prüft man es in Hyperextension und Hyperflexion, wobei eine Hand das Schulterblatt fixiert. Wenn eine (Osteo)chondrosis dissecans vorliegt, zeigt der Patient besonders bei der Hyperextension Abwehrbewegungen und Schmerzäußerungen. Um (Sub)luxationen festzustellen hält die eine Hand das Akromion, während die andere den Humerus am Schaft drückt, zieht, adduziert und abduziert. Dabei kann ein »knallendes« oder »klickendes« Geräusch auftreten, das jedoch keine pathologische Bedeutung hat. Für eine genauere Untersuchung ist mitunter eine Sedation erforderlich.

Palpation der Knochen

Knochen- und Periostschmerzen (z. B. bei eosinophiler Panostitis, traumatischer Periostitis, Tumoren usw.) werden durch sanften Druck auf die distalen, mittleren oder proximalen Abschnitte der langen Röhrenknochen ausgelöst. Da Druck auf die Muskulatur ebenfalls Schmerzen hervorrufen kann, sollten Muskeln möglichst zur Seite verlagert werden, bevor der Knochen palpiert wird. Zuerst drückt man auf Radius, Ulna und Humerus der gesunden Gliedmaße. Bei Berührung eines an eosinophiler Panostitis erkrankten Bereichs reagiert selbst der ruhigste Patient mit plötzlichem Winseln, Wegziehen der Gliedmaße oder Jaulen und manchmal sogar mit Beißen. Einfaches Zurückziehen der Extremität wird auch bei Tieren beobachtet, die durch die Untersuchung irritiert sind. Deshalb sollte die Schmerzreaktion reproduzierbar sein, bevor sie als positives Ergebnis gewertet wird.

Beckengliedmaße

Die Untersuchung der Beckengliedmaße und speziell die der Zehen, erfolgt wie für die Schultergliedmaße beschrieben. Das Sprunggelenk wird einer Valgus- und Varusknickung unterzogen, insbesondere bei frischen Verletzungen, da hier nicht selten partielle Instabilitäten nachweisbar sind.

Kniegelenk

Das Kniegelenk wird mehrmals sanft gebeugt und gestreckt, wobei die Fläche der einen Hand dem Gelenk kranial aufliegt, um Krepitation, Reibung, Klicken oder Schnalzen wahrzunehmen. Diese Manipulation ist meist (ausgenommen bei einer Fraktur) nicht schmerzhaft, so daß sich das Tier hierbei entspannt. Bei jungen Hunden großwüchsiger Rassen wird der kraniolaterale Gelenkbereich auf Zubildungen palpiert. Im positiven Falle könnte der lange Zehenstrecker an seinem Ursprung ausgerissen sein. Das Gebiet unmittelbar seitlich der Patella und der Rollkämme wird auf Umfang und Oberflächenbeschaffenheit abgetastet. Erscheinen die Kondylen verbreitert und uneben, kann dies ein Hinweis auf Osteophyten sein.

Patellaluxation. Der Sitz der Kniescheibe läßt sich relativ schmerzlos untersuchen, weshalb er vor einer Kreuzbandinstabilität geprüft werden sollte. Um festzustellen, ob die Patella sich nach medial verlagern läßt, werden das Kniegelenk gestreckt und die Gliedmaße distal nach innen gedreht, während man mit dem Daumen auf die Lateralfläche der Patella drückt (Abb. 15-2). Umgekehrt wird zur Prüfung einer lateralen Patellaluxation das Kniegelenk leicht ge-

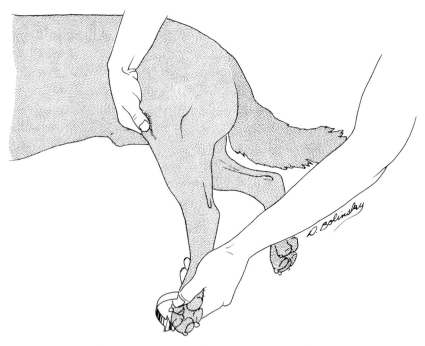

Abb. 15-2 Zur Überprüfung einer medialen Patellaluxation wird das Kniegelenk gestreckt und die Gliedmaßenspitze nach innen rotiert, während die Patella nach medial gedrückt wird.

beugt, die Gliedmaße distal nach außen rotiert und mit dem Zeige- und Mittelfinger auf die mediale Seite der Patella gedrückt (Abb. 15-3). Normalerweise kann die Kniescheibe nur geringfügig nach medial und lateral bewegt werden. Wenn sie jedoch aus der Trochlea herausspringt, ist das ein pathologischer Befund. Ob diese Abnormität die Lahmheitsursache ist oder nicht, hängt von der Art und dem Schweregrad der Lahmheit ab, ferner, ob die Patella stationär luxiert ist (Patellaektopie), Erosionen an den Gelenkflächen der Patella und Femurkondylen bestehen und, ob andere Erkrankungen an der betroffenen Gliedmaße sowie an der Wirbelsäule ausgeschlossen werden können.

Bei kleinen Welpen mit einer Patellaektopie oder stark geschwollenen Kniegelenken kann die Kniescheibe schwierig zu palpieren sein. Die Tuberositas tibiae ist jedoch im allgemeinen leicht identifizierbar.

Man merkt sich ihre kraniale, mediale oder laterale Position. Dann verfolgt man das Lig. patellae nach proximal, in dem je nach Größe des Tieres 2,5–5,0 cm von der Insertionsstelle entfernt die Kniescheibe als eine erbsengroße Verhärtung palpiert werden kann.

Kollateralbandinstabilität. Eine mediale Gelenkinstabilität besteht, wenn sich der Gelenkspalt bei entsprechendem Druck medial öffnen läßt. Sie wird in Streckstellung des Kniegelenkes geprüft, wobei Zeige- und Mittelfinger der einen Hand senkrecht über dem medialen Gelenkspalt liegen, während die Tibia mit der anderen Hand distal gefaßt und abduziert wird. Normalerweise verhindern das straffe mediale Kollateralband, die Kreuzbänder und die Gelenkkapsel ein Auseinanderweichen von Tibia und Femur.

Verletzungen des lateralen Kollateralbandes werden in ähnlicher Weise diagnostiziert. Der Daumen wird senkrecht, in Höhe

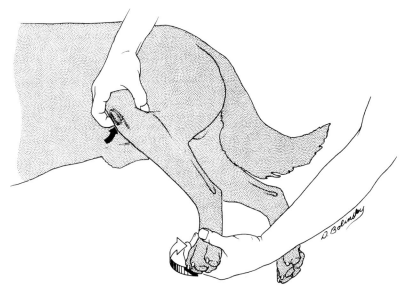

Abb. 15-3 Um eine laterale Patellaluxation auszulösen, dreht man die Gliedmaßenspitze bei leichter Beugehaltung des Kniegelenkes nach außen, während die Patella nach lateral gedrückt wird.

des Fibulakopfes, auf den lateralen Gelenkspalt gelegt und durch Adduzieren der Tibia das Kniegelenk lateral aufgeklappt.

Kreuzbandinstabilität. Schließlich wird geprüft, ob als pathognostisches Zeichen für eine Kreuzbandinsuffizienz eine kraniokaudale Instabilität des Kniegelenkes vorliegt. Diese Untersuchung verursacht beim gesunden Tier keine Schmerzen; bei einer Ruptur kann sie jedoch unangenehm sein und zu Verspannungen führen, so daß der Test in Sedation erfolgen muß. Im allgemeinen läßt sich die Instabilität jedoch auch ohne diese nachweisen, wenn sanft und geduldig vorgegangen wird. Existenz und Ausmaß der sogenannten »Schubladenbewegung« hängen neben der Muskelspannung auch von der Größe des Tieres, der Dauer des Prozesses und der Art der Kreuzbanderkrankung ab. Von Jungtieren abgesehen, darf bei gesunden Hunden und Katzen die Tibia in kraniokaudaler Richtung nicht verschiebbar sein. Bei einer vorderen Kreuzbandruptur läßt sich ferner die Tibia vermehrt nach innen rotieren. Falls eine Operation geplant ist, sollte die Instabilität in Narkose nochmals genau überprüft werden.

Zum Auslösen der Schubladenbewegung steht der Untersuchende kaudal vom Tier. Femur und Tibia werden möglichst fest gefaßt, damit sich Haut und Muskeln nicht über den Knochen verschieben können. Der Zeigefinger der einen Hand wird auf das Proximalende der Patella gelegt, während der Daumen sich im Bereich der lateralen Fabella befindet. Der Zeigefinger der anderen Hand liegt der Crista tibiae, ihr Daumen kaudal des Fibulakopfes an (Abb. 15-4). Nunmehr wird die Tibia bei leicht gebeugtem Kniegelenk sanft, aber rasch und ohne sie zu verdrehen in kraniokaudaler Richtung verschoben. Erfolgt diese Manipulation zu langsam, verliert der Untersuchende das Gefühl für das Ausmaß der Instabilität. Bei zusätzlicher Patellaluxation muß die Kniescheibe zuvor reponiert und während der Schubladenbewegungen in situ gehalten werden.

Bei den meisten Tieren mit Instabilität im Kniegelenk besteht eine Ruptur des vorderen Kreuzbandes, so daß die Tibia vermehrt nach kranial geschoben werden kann. Diese »vordere Schublade« ist am besten bei annähernd gestrecktem Kniegelenk auslösbar. Erscheint sie unvollständig (geringer als bei einem relaxierten Patienten mit frischer Ruptur des vorderen Kreuzbandes zu erwarten), kann

1. eine partielle Ruptur oder Überdehnung des vorderen Kreuzbandes,
2. eine komplette Ruptur des vorderen Kreuzbandes in Verbindung mit einem eingerissenen, zwischen Tibia und Femur inkarzerierten Meniskus, und
3. eine alte Ruptur des vorderen Kreuzbandes mit bereits ausgeprägter Gelenkkapselfibrose vorliegen. Gesondert zu bewerten sind Kreuzbandrupturen bei großwüchsigen Hunderassen.

Hier ist die kraniale Schubladenbewegung oft weniger ausgeprägt als bei kleinwüchsigen Hunden, jedoch die Tibia deutlich nach innen rotierbar (»Rotationsschublade«).

Isolierte Rupturen des hinteren Kreuzbandes kommen weitaus seltener vor (etwa 2%). Ihr Nachweis gelingt mit der »hinteren Schublade«, die im Gegensatz zur vorderen bei gebeugtem Kniegelenk ausgelöst wird. Die hier nach kaudal verschiebbare Tibia wird in kranialer Position durch Spannung des hinteren Kreuzbandes plötzlich gestoppt, während ein solch abrupter Stop bei Riß des vorderen Kreuzbandes fehlt. Jedoch ist das sicherste Unterscheidungsmerkmal, ob die Schublade am besten bei gestrecktem (Ruptur des vorderen Kreuzbandes) oder gebeugtem Kniegelenk (Ruptur des hinteren Kreuzbandes) nachgewiesen werden kann.

Meniskusschäden sind zu vermuten, wenn die pathologische Gleitbewegung ruckartig erfolgt oder während der Beugung, Streckung und Schubladenbewegung

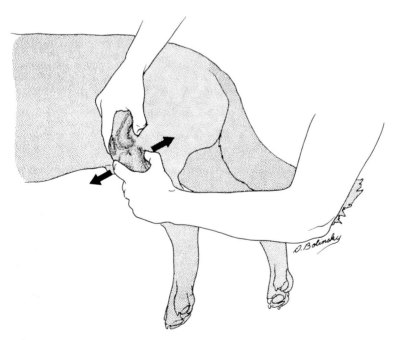

Abb. 15-4 Zum Auslösen des Schubladenphänomens wird das distale Femurende mit dem Daumen auf der Fabella und dem Zeigefinger auf der Patella fixiert. Die andere Hand umfaßt das proximale Tibiaende mit dem Zeigefinger auf der Crista tibiae und dem Daumen hinter den Kondylen. Dann wird die Tibia bei leicht gebeugtem Kniegelenk rasch, aber sanft nach kranial und kaudal geschoben.

bzw. beim Gehen des Tieres ein »Klicken« wahrnehmbar ist. In Sedation lassen sich diese Zeichen meist nicht mehr reproduzieren.

Becken und Hüftgelenk

Nach dem Kniegelenk werden Becken und Hüftgelenk untersucht. Eine rektale Exploration kommt in Betracht, wenn Beckenfrakturen oder schmerzhafte, mit Nachhandschwäche bzw. -lahmheit verbundene Prozesse im Bereich der Prostata zu vermuten sind. Bei Traumatisierten prüft man, ob durch Zusammendrücken oder Auseinanderdrängen der Sitzbeinhöcker und Darmbeinflügel Instabilität, Krepitation bzw. Schmerzhaftigkeit nachweisbar sind.

Der Trochanter major wird zunächst am stehenden Tier seitenvergleichend palpiert. Dann achtet man auf seine Lagebeziehung zum gleichseitigen Darmbein und Sitzbein, wobei der dorsale Rand des Darmbeinflügels, der Sitzbeinhöcker und der Trochanter major mit imaginären Linien zu einem Dreieck verbunden werden (Abb. 15-5). Dieses unterscheidet sich von der gesunden kontralateralen Seite bei Muskelatrophie, einer Luxatio ossis femoris (Abb. 15-6), einer Subluxation infolge Hüftgelenksdysplasie (mit und ohne Koxarthrose), einer Femurhalsfraktur oder Epiphysiolyse des Femurkopfes bzw. einer Legg-Calvé-Perthes-Krankheit etc. Besonders beachtet man den Abstand des Trochanter major vom Sitzbeinhöcker, der bei einer kraniodorsalen Femurluxation stets vergrößert ist. Um das Hüftgelenk passiv zu bewegen, umfaßt eine Hand das Kniegelenk, während die andere dem Trochanter major aufliegt. Das Gelenk wird gebeugt, gestreckt und rotiert, wobei die Muskeln auch unter Normalbedingungen ruckartig über den prominenten Stellen gleiten. Schwere Knorpelerosionen äußern sich in Krepitation. Allerdings können Krepitationen des Kniegelenkes auf das Hüftgelenk projiziert werden und umgekehrt, so daß Fehlinterpretationen möglich sind.

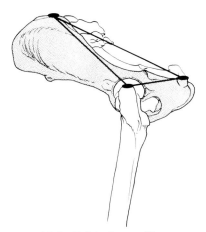

Abb. 15-5 Palpierbarer Vorsprung am Darmbeinflügel, Sitzbeinhöcker und Trochanter major. Werden diese Punkte bei einem normal ausgebildeten Hüftgelenk durch imaginäre Linien verbunden, entsteht ein Dreieck.

Lockerungen des Hüftgelenkes prüft man, indem eine Hand den mittleren Oberschenkelbereich mit dem Daumen lateral und den übrigen Fingern medial umfaßt. Der Zeigefinger der anderen Hand liegt auf dem Trochanter major, während die Handfläche den dorsalen Azetabulumbereich stabilisiert. Nunmehr wird der Oberschenkel angehoben, zunächst bis der Femur parallel

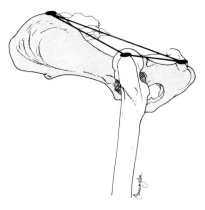

Abb. 15-6 Bei einer Femurluxation unterscheidet sich dieses Dreieck von der gesunden Seite (s. vergleichend Abb. 15-5).

zum Untersuchungstisch liegt, dann weiterhin abduziert und wieder adduziert. Der auf dem Trochanter major ruhende Zeigefinger der anderen Hand drückt unterdessen in medialer Richtung. Im positiven Falle fühlt man, wie der Femurkopf unter der Abduktion mit einem Geräusch ruckartig in das Azetabulum gleitet (Ortolani-Symptom), während er bei der Adduktion wieder subluxiert.

Bei vielen Hunderassen ist im Welpenalter kein Ortolani-Zeichen auslösbar, bei manchen hingegen eine geringe Lockerung im Hüftgelenk physiologisch. Deshalb wurde oft darüber diskutiert, ob man mit dieser Untersuchung schon bei Welpen im Alter von acht bis zehn Wochen eine Hüftgelenksdysplasie diagnostizieren kann. Bei annähernd ausgewachsenen Hunden im Alter von sechs bis neun Monaten ist jedoch eine Lockerung von ca. 6 mm wahrscheinlich gravierender zu bewerten als der Röntgenbefund. Der ältere dysplastische Hund hat selten diese Instabilität. Da die Untersuchung durch den digitalen Druck auf die mediale Oberschenkelseite auch für Hunde mit normalen Hüftgelenken schmerzhaft sein kann, wird das Ortolani-Zeichen oftmals durch Muskelspannungen verschleiert. Im Zweifelsfalle sollte die Prüfung deshalb in Sedation wiederholt werden.

Palpation der Knochen

Die Untersuchung auf Periostschmerz erfolgt an Tibia und Femur in derselben Weise, wie für die Schultergliedmaße beschrieben.

16 Gelenkaufbau und -funktion

Um Gelenkerkrankungen richtig diagnostizieren und behandeln zu können, müssen anatomische und physiologische Grundkenntnisse über den Bewegungsapparat vorhanden sein. Dank der jüngsten Fortschritte auf elektronenmikroskopischem, histochemischem und biochemischem Gebiet, beginnt man die Knorpelerkrankungen besser zu verstehen. Erste Möglichkeiten zur Eindämmung und Rückbildung von arthrotischen Veränderungen zeichnen sich ab. Dieses Kapitel soll Kliniker auf eine sinnvolle Behandlung hinführen und Wissenschaftler zur Erforschung klinischer Probleme anregen.

Bindegewebe

Im Bewegungsapparat leistet das Bindegewebe die meiste Arbeit. Seine Zusammensetzung ist aus Tabelle 16-1 ersichtlich. Die einzelnen Bestandteile werden zum besseren Verständnis der Zusammenhänge in den nächsten beiden Kapiteln ausführlich besprochen.

Einteilung der Gelenke

Gelenke können in Synarthrosen und Diarthrosen unterteilt werden [1, 2]. Beim Tier erkranken im allgemeinen Diarthrosen.

Fibröse Gelenke (Synarthrosen). Diese Gelenke sind spaltfrei und daher kaum beweglich. Man unterscheidet:
1. Syndesmose (Bandhaft). Die Verbindung erfolgt über Bindegewebe, z. B. an der Art. temporohyoidea.
2. Sutur (Knochennaht), z. B. an den Schädelknochen.
3. Gomphosis (Einkeilung), z. B. Verbindung zwischen Zahn und Zahnfach.

Knorpelgelenke. Ebenfalls eingeschränkt beweglich erlauben sie Kompression und Dehnung. Als Verbindungsmaterial dient:
1. Hyaliner Knorpel (Synchondrose), z. B. an den Rippenknorpelverbindungen und den Wachstumsfugen langer Röhrenknochen.
2. Faserknorpel (Amphiarthrose), z. B. an der Art. intermandibularis.

Synovialgelenke (Diarthrosen). Diese Gelenke bieten die größte Bewegungsmöglichkeit.

Aufbau von Synovialgelenken

Alle Synovialgelenke besitzen eine Gelenkhöhle, eine Gelenkkapsel, Gelenkflüssigkeit und Gelenkknorpel (Abb. 16-1). Einige weisen überdies intraartikuläre Bänder, Menisken und/oder ein Fettpolster auf.

Tab. 16-1 Zusammensetzung des Bindegewebes in Gelenken

Zellart	Fasern (Proteine)	Matrix (Grundsubstanz)
Fibroblast	Elastin	Proteine
Chondrozyt	Retikulin	Mukopolysaccharide (Proteoglykane),
Osteozyt	Kollagen (Hydroxypyrolin)	Hyaluronsäure, Chondroitinsulfat,
Synoviozyt		Keratosulfat
Myozyt		Wasser

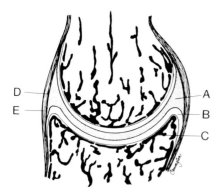

Abb. 16-1 Schematische Darstellung der Gelenkbestandteile. A= Gelenkhöhle mit Gelenkflüssigkeit. B = Gelenkknorpel. C = Subchondraler Knochen. D = Stratum synoviale. E = Stratum fibrosum.

Die Gelenkfläche ist gewöhnlich mit hyalinem Gelenkknorpel überzogen. Die einzelnen Knochen werden durch Gelenkbänder verbunden; ferner durch die Gelenkkapsel, deren innere Schicht (Stratum synoviale) Synovia produziert, während ihre äußere Schicht (Stratum fibrosum) zur Stabilität des Gelenkes beiträgt. Das Ausmaß der Bewegung in den einzelnen Gelenken wird durch Muskeln, Bänder, Gelenkkapsel und die Form der Knochenenden bestimmt.

Wie jedes mechanische System nutzen sich auch die Gelenke eines Tieres mit der Zeit ab. Der Verschleiß erfolgt mit dem Alter, er kann jedoch auch durch Verletzungen, Krankheiten sowie strukturelle und biochemische Veränderungen des Gelenkknorpels beschleunigt und verstärkt werden [2]. Um die »Maschine« in Gang zu halten, muß die Reibung durch ein Schmier- und Gleitmittel herabgesetzt werden. Dieses Schmieren wird durch die Beschaffenheit und räumliche Anordnung der artikulierenden Flächen, der Synovialmembran, durch die physikalischen und chemischen Eigenschaften der Synovia sowie durch die Gelenkbelastung und Art der Gelenkbewegung beeinflußt [2].

Synovialmembran

Die Synovialmembran ist gefäßreich; sie verbindet sich im Bereich ihrer Umschlagstelle am Knochen mit dem Periost und bedeckt alle Strukturen innerhalb des Gelenkes mit Ausnahme des Gelenkknorpels und der Menisken. Die synoviale Auskleidung kann sich über die fibröse Schicht hinaus erstrecken und unter Sehnen und Bändern Schleimbeutel bilden.

Die Synovialzellen haben zwei Hauptfunktionen: Phagozytose und Produktion der Synovia.

Gelenkflüssigkeit

Die Synovia kann als ein Blutdialysat angesehen werden, das von den Synovialzellen mit Mukoproteinen angereichert wird [2]. Als Schmier- und Gleitmittel mindert sie den Gelenkknorpelverschleiß. Ferner dient sie der Gelenkknorpelernährung sowie der Erhaltung des Stoffwechsel- und Elektrolytgleichgewichts.

Wichtigstes Mukoprotein der Synovia ist die Hyaluronsäure, die in stark polymerisierter Form vorliegend hochmolekulare Serumproteine daran hindert, in die Gelenkflüssigkeit überzutreten. Unter entzündlichen Bedingungen vermehren sich die Synovialproteine, sei es durch eine abnehmende Polymerisation der Hyaluronsäure oder als Folge einer vermehrten Kapillardurchlässigkeit in der subsynovialen Schicht. Beide Situationen führen klinisch zu einem Gelenkerguß. Kortikosteroide sollen die Produktion der Hyaluronsäure hemmen [3]. Durch eine Analyse der Gelenkflüssigkeit können entzündliche Gelenkprozesse von nicht entzündlichen unterschieden werden. Bei entzündlichen Vorgängen sind die Eiweißelektrophorese der Synovia verändert, der Zuckergehalt reduziert, die Zellzahl vermehrt und das Verhältnis der verschiedenen Zellarten verschoben. Der Polymerisationsstatus der Hyaluronsäure kann durch den Präzipitationstest mit Essigsäure bestimmt werden [3–5]. Bei einigen Infektionen nimmt die Muzinqualität sehr rasch ab, bei Arthrosen langsamer.

Die Viskosität der Gelenkflüssigkeit hängt von diesem Mukoprotein ab; sie ist in kleinen Gelenken höher als in großen, bei Bewegung und Belastung (Gehen und Stehen) geringer. Durch die Abnahme der Viskosität bei schnelleren Bewegungen reduziert sich die Reibung an den Gelenkflächen. Umgekehrt vermehrt sich die Reibung durch Ansteigen der Viskosität bei kalter Witterung. Dies erklärt teilweise die Notwendigkeit eines »Aufwärmens« vor sportlicher Betätigung.

Gelenkknorpel

Der Gelenkknorpel fängt die meisten auf das Gelenk einwirkenden Druck- und Stoßkräfte auf [6]. Er federt sie ab und beugt so Erosionen und Substanzverlusten am Knochen vor. Darüber hinaus ermöglicht er Gleitbewegungen im Gelenk. Normalerweise ist der Gelenkknorpel im Erwachsenenalter weiß, glatt, glänzend und durchscheinend. Nährstoffe müssen die Synovialschranke und Knorpelmatrix passieren, bevor sie Knorpelzellen erreichen. Blut- und Lymphgefäße fehlen im Gelenkknorpel, ebenso Nervenendfasern, weshalb eine mechanische oder chemische Gelenkschädigung vom Tier nicht wahrgenommen wird, bevor eine Gelenkkapselreaktion erfolgt. So sind einige Wirkstoffe, die zur Behandlung synovialer Erkrankungen verwendet werden, für den Gelenkknorpel schädlich (z. B. Kortikosteroide bei rheumatoider Arthritis), ohne daß dies wahrgenommen wird, da der Knorpel nicht innerviert ist. Auch unterbleiben durch das Fehlen von Blutgefäßen entzündliche Reparationsvorgänge, es sei denn, daß eine tiefe, bis in den subchondralen Knochen reichende Läsion vorliegt [8].

Der Gelenkknorpel ist im allgemeinen dicker, wenn:
1. die Gelenke groß sind,
2. die Gelenke unter erhöhtem funktionellen Druck stehen,
3. die Reibung vermehrt ist,
4. die Gelenke nicht ganz kongruent sind,
5. die Gelenke sehr beansprucht werden,
6. die Tiere jung sind und
7. die Gelenke trainiert werden [7].

Histologisch besteht der Gelenkknorpel aus Knorpelzellen, Fasern und Grundsubstanz. Er enthält 80% Wasser, 10% Kollagen und 10% Proteoglykane [8].

Je nach Faserverlauf und Form der Knorpelzellen werden mit Ausnahme der Oberflächenmembran (Lamina splendens) vier Schichten unterschieden:
1. Tangentialzone (Oberflächenschicht).
2. Übergangszone (mittlere Schicht).
3. Radiärzone (tiefe Schicht).
4. Mineralisierte Zone [7, 10, 11] (Abb. 16-2).

Die Ernährung des Gelenkknorpels erfolgt hauptsächlich über die Synovia, nur 7–10% über die Blutgefäße des subchondralen Knochens [9].

Zellen. Im reifen Knorpel finden sich wenig, jedoch metabolisch recht aktive Knorpelzellen. Die Zellen der Übergangszone synthetisieren Protein und andere Bestandteile der Matrix sowie Kollagen. Im unreifen Knorpel finden zur Vermehrung der Knorpelmasse im Wachstumsalter an der Oberfläche Mitosen statt, desgleichen in der Basalschicht für das Wachstum des epiphysären Knochens. Ist das Skelettwachstum abgeschlossen, schwinden auch die Mitosen und die Knorpelzellen können sich dann nicht mehr teilen. Es gibt jedoch neuere Erkenntnisse, nach denen die Knorpelzelle unter bestimmten Bedingungen, so z. B. nach Knorpelverletzungen und bei Arthrosen ihre synthetische Leistung reaktivieren und sich eine Einzelzelle multipel teilen kann (Klon) [8].

Fasern. Die Fasern sind in der Matrix eingebettet. Da ihr Refraktionsindex dem der Grundsubstanz entspricht, sind sie im Lichtmikroskop gewöhnlich nicht sichtbar [2]. Man kann sie aber mit einem Phasenkontrastmikroskop oder einem Elektronenmikroskop sehen [7]. Nach Freiberg bilden die Fasern Ringe und Bögen [6] (Abb. 16-2). Diese Anordnung bewirkt eine leicht unregelmäßige Oberfläche, so daß zwischen den mit Synovia benetzten Gelenkflächen keine Adhäsion entsteht [2]. Dank ihres dichten Fasergerüsts widersteht die Oberflächenschicht Scherkräften während der Gelenkbewegung [12]. Unter Druck weichen die Fasern auseinander und die Knorpeldicke nimmt ab. Läßt der Druck nach, nähern sich die Fasern infolge ihrer Elastizität wieder einander [6]. Die Elastizität nimmt aber bei ständigem Druck und mit dem Alter ab. Somit hängt die Federung des Knorpels auch von den Fasern ab, die an die Proteoglykane der Matrix gebunden sind [12]. Die Übergangszone besitzt die größte stoßabsorbierende Kapazität, da sie den höchsten Anteil an gebundenem Wasser enthält [12].

Wenn die mit Fasern durchsetzte Oberflächenschicht durch Erosion (Trauma) verloren geht, kommt die Matrix in engeren Kontakt mit den Gelenkenzymen, wodurch ein weiterer Abbau erfolgt. Diese Oberflächenzone ist wie ein Schutzschild, das die übrigen Knorpelschichten an der Front verteidigt.

Matrix. Die Grundsubstanz oder Matrix des Gelenkknorpels setzt sich aus gebundenem Wasser und Proteoglykanen zusammen. Bausteine der Proteoglykane sind Glukosaminoglykane, wie z. B. Chondroitin-6-Sulfat, Chondroitin-4-Sulfat und Keratosulfat. Diese Makromoleküle finden sich starr im Raum verteilt, da sie sich durch eine stark negative Ladung gegenseitig abstoßen. Sie sind hydrophil und an die Kollagenfasern gebunden, wodurch sie eine Barriere gegen die Absorption von Substanzen durch die Synovia bilden. Nur Substanzen mit einem niedrigen Molekulargewicht durchdringen den normalen Gelenkknorpel. Daß die organischen Bestandteile nicht nach außen abgegeben werden, gilt als Elastizitätsfaktor, der den Gelenkknorpel vor Deformationen schützt [8].

Die Unversehrtheit der Knorpelmatrix kann histochemisch durch metachromatische Farbstoffe wie Toluidinblau-0 oder Safranin-0 geprüft werden. Ein Verlust an Metachromasie (und damit an Chondroitin-

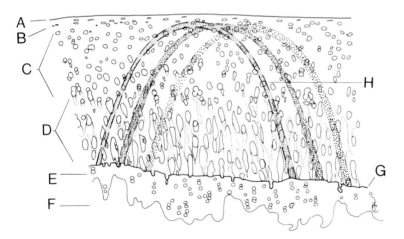

Abb. 16-2 Schematische Darstellung der Gelenkknorpelschichten und deren Faseranordnung. A = Oberflächenmembran. B = Tangentialzone. C = Übergangszone. D = Radiärzone. E = Mineralisierte Zone. F = Subchondrale Zone. G = Kittlinie. H = Arkadenförmige Fasertextur.

sulfat) ist charakteristisch für degenerierenden Knorpel [13] und direkt proportional zur Schwere der Erkrankung [14]. Die Färbung ist deshalb ein ausgezeichnetes Untersuchungsverfahren.

Sowohl die Matrix als auch die Fasern betreffende Krankheiten, Verletzungen oder toxische Wirkstoffe führen zu Veränderungen, die irreversibel, schmerzhaft und funktionell stark beeinträchtigend sein können. Der Gedanke an eine Heilung oder Regression dieser Veränderungen setzt das Verständnis dieser Mechanismen voraus [siehe hierzu auch 15, 16].

Heilungsvorgänge am Gelenkknorpel

Wie bereits erwähnt, finden im Gelenkknorpel erwachsener Tiere normalerweise keine Mitosen statt. Jedoch können die Knorpelzellen nach Verletzungen und bei Arthrosen ihre DNS-Synthese reaktivieren, die Zellen teilen sich wieder [8].

Wenn beim erwachsenen Tier die oberen gefäßlosen Schichten des Gelenkknorpels verletzt werden, erfolgt keine reparative Entzündung und damit Heilung. Die mitotische Aktivität kommt schon nach einer Woche wieder zum Stehen. An Kaninchen stellte man fest, daß diese oberflächlichen Verletzungen niemals heilen, jedoch innerhalb der Beobachtungszeit von einem Jahr auch keine Verschlechterung mehr eintrat. Bei tiefen, bis in den gefäßreichen subchondralen Knochen reichenden Läsionen füllte sich der Defekt mit Granulationsgewebe, das dann durch Metaplasie in Bindegewebsknorpel umgeformt wurde. Schließlich fand man Jahre später eine entfärbte, rauhe Vertiefung, die von glattem hyalinen Knorpel umgeben war [8]. Der Kürettage oder Aufbohrung eines Knorpeldefekts im Zusammenhang mit der (Osteo)chondrosis dissecans liegt die Annahme zugrunde, daß dadurch eine Vaskularisierung bis in die oberflächlichen Schichten des Gelenkknorpels ermöglicht werden würde.

Literatur

1. Evans HE, Christensen GC: Miller's Anatomy of the Dog. Philadelphia, Saunders, 1979, p 95.
2. Gardner E: Structure and function of joints. In Hollander JL (ed): Arthritis and Allied Conditions. Philadelphia, Lea & Febiger, 1972, pp 32–50.
3. Van Pelt RW, Connor GH: Anatomy and physiology of articular structures. Vet Med 57: 135–143, 1962.
4. Van Pelt RW: Arthrology Lecture Course. East Lansing, Mich., Michigan State University, 1967.
5. Hollander JL: The Arthritis Handbook. West Point, Pa. Merck, Sharp & Dome, 1974.
6. Freyberg RW: The joints. In Sodeman WA, Sodeman WA, Jr (eds): Pathologic Physiology: Mechanisms of Disease. Philadelphia, Saunders, 1967, Chapter 32.
7. Jaffee HL: Structure of joints, bursal mucosae, tendon sheaths. In Metabolic Degenerative and Inflammatory Diseases of Bones and Joints. Philadelphia, Lea & Febiger, 1972, pp 80–104.
8. Mankin HJ: The reaction of articular cartilage to injury and osteoarthritis. N Eng J Med 291: 1285–1292, 1974.
9. Moroudas A: Transport through articular cartilage and some physiological implications. In Ali SG, Elves MW, Leaback DH (eds): Proceedings of the Symposium on Normal and Osteoarthrotic Articular Cartilage. Middlesex, England, Institute of Orthopaedics, 1974, pp 33–40.
10. Wittberger H: Ultrastructure of canine articular cartilage: Comparison of normal and degenerative (osteoarthritic) hip joints. Am J Vet Res 36: 727–739, 1975.
11. Van Pelt RW: Pathologic findings associated with idiopathic arthritides in cattle. J Am Vet Med Assoc 149: 1283–1290, 1966.
12. Johnson LC: Joint remodeling as a basis for osteoarthritis. J Am Vet Med Assoc 141: 1237–1241, 1962.
13. Collins DH, McElligott JF: Sulfate (S35O4) uptake by chondrocytes in relation to histological changes in osteoarthritic human articular cartilage. Ann Rheum Dis 19: 318–330, 1960.

14. Mankin HJ, Dorfman H, Lippiello L: Biochemical and metabolic abnormalities in articular cartilage from osteo-arthritic human hips. II. Correlation of morphology with biochemical and metabolic data. J Bone Joint Surg 53: 523–537, 1971.
15. Hesse I, Mohr W, Hesse W: Morphologische Veränderungen in frühen Stadien der Arthrose. Orthopäde 19: 16–27, 1990.
16. Clark DM: The biochemistry of degenerative print disease and its treatment. Cont Educ 13: 275–282, 1991.

17 Knorpel- und Gelenkveränderungen

Viele akute Gelenkerkrankungen führen zu einer Arthropathie. Ziel der Behandlung ist eine Minimierung oder Unterbrechung dieser Veränderungen. Beschwerden sollten so begrenzt und die Gliedmaßenfunktion wieder hergestellt werden.

Entzündliche Gelenkerkrankungen:
1. infektiöse,
2. nichtinfektiöse,
   a) immunbedingt,
      – erosive,
      – nichterosive.

Definitionen

Arthritis. Im allgemeinen wird Arthritis als entzündliche Gelenkerkrankung, als Gelenkentzündung definiert. Diese kann akut oder chronisch verlaufen, unspezifisch oder spezifisch sein.

Arthrose. Beim Tier überwiegen nichtentzündliche, meist degenerative Gelenkerkrankungen, Arthrosen. Sie beginnen mit einer Knorpelläsion, gefolgt von einer reaktiven Synovialitis, die unter Bildung eines Reizergusses wiederum knorpelzerstörend wirkt. Schließlich kommen sklerosierende, zystische und deformierende Umbauprozesse des subchondralen Knochens hinzu, die der Arthrose ihr charakteristisches röntgenologisches Aussehen geben.

Einteilung der Gelenkerkrankungen

Unter ätiologischen Gesichtspunkten unterscheidet man:

Nichtentzündliche Gelenkerkrankungen:
1. degenerative (Arthrosen),
   a) primär,
   b) sekundär,
2. traumatische,
3. tumoröse.

Nichtentzündliche Gelenkerkrankungen

Arthrose

Primärarthrose. Bei der Primärarthrose entsteht die Knorpeldegeneration ohne ersichtlichen Grund. Sie betrifft zwar meist ältere Tiere, jedoch erscheinen Bezeichnungen wie Altersarthrose und Altersverschleiß nicht korrekt: Man hat nämlich festgestellt, daß sich der gealterte Knorpel von arthrotischem Knorpel unterscheidet [2]. Histo- und biochemische Untersuchungen erbrachten widersprüchliche Ergebnisse. Die Ursache ist deshalb nicht befriedigend geklärt.

Ab dem 40. Lebensjahr weisen die meisten Menschen arthrotische Veränderungen unterschiedlicher Grade im Hüft- bzw. Kniegelenk oder in den Interphalangealgelenken der Finger (Heberden-Knoten) auf. Diesem Phänomen wurde in der Humanmedizin sehr viel Aufmerksamkeit gewidmet. Beobachtungen an Tieren sind für die Arthroseforschung sehr nützlich sowohl hinsichtlich der Pathogenese als auch der Auswirkungen verschiedener Behandlungsmethoden [3]. Ideal sind Modelle, in denen es zunächst zu einem Matrixverlust kommt, gefolgt von subchondraler Sklerose, Osteophytenbildung und leichter Synovialitis.

Sekundärarthrose. Arthrosen können auch sekundär als Folge einer angeborenen

Tab. 17-1 Ursachen für Sekundärarthrosen (nach Pedersen, 1978) [1]

Erbliche
1. Achondroplasie oder Chondrodystrophie (generalisierter Minderwuchs der Gliedmaßen)
2. Lokalisierte Deformität bzw. Haltungsanomalie (z. B. O-Beinigkeit oder Steilstellung in den Sprunggelenken)
3. Rezidivierende Gelenkblutung bei Hämophilie

Entwicklungsstörungen
1. (Osteo)chondrosis dissecans
2. Fehlende Vereinigung von Ossifikationszentren (z. B. isolierter Proc. anconaeus oder isolierter Proc. coronoideus medialis ulnae)
3. Fehlentwicklung von Gelenken (z. B. Hüftgelenkdysplasie, kongenitale Luxation im Ellbogengelenk)
4. Unausgewogenes Längenwachstum von Radius und Ulna mit Inkongruenz und Fehlstellung im Ellbogen- bzw. Karpalgelenk (z. B. Radius curvus)
5. Andere (z. B. Luxatio patellae)

Erworbene
1. Schädigung der Gelenkflächen
   a) posttraumatisch (z. B. bei Gelenkfrakturen)
   b) als Folge entzündlicher Gelenkerkrankungen (z. B. bei rheumatoider Arthritis)
2. Schädigung von Sehnen, Bändern und Menisken
3. Aseptische Nekrose (z. B. des Femurkopfes und -halses nach proximaler Femurfraktur)
4. Neuropathien (z. B. mit abnormer Gelenkbewegung in Folge abnormer Schmerz- und Eigenempfindung)

oder erworbenen Gewebe-, vor allem Knorpelminderwertigkeit entstehen, bzw. hormonal bedingt oder durch Überbelastung, Arthritis, Trauma bzw. statische Störungen verursacht sein. Siehe hierzu Tabelle 17-1 [1].

Knorpeldegeneration

Zellschädigende Druck- und Scherkräfte führen zu einer Initialläsion des Gelenkknorpels mit Freisetzung von Kathepsin, Verlust an Proteoglykanen und Wasser. Kathepsin setzt die Widerstandsfähigkeit des Knorpels herab und Kollagen frei, so daß Fissuren (Auffaserungen) entstehen können [3]. Weitere Knorpelzellen zerfallen, wodurch erneut Kathepsin freigesetzt wird. Es entwickelt sich ein Circulus vitiosus.

Anderen Untersuchungen zufolge unterliegt geschädigter Knorpel schon bei Normalbelastung einer erheblichen Abnutzung. Die hierbei freiwerdenden Abbauprodukte rufen eine Synovialitis hervor [4]. Der chronische Prozeß erfährt einen entzündlichen Schub, das Gelenk ist schmerzhaft und vermehrt gefüllt [5] (aktivierte Arthrose). Reparationsversuche des Organismus in Form von Granulationsgewebsbildung, Chondrozytenproliferation, gesteigerter Mukopolysaccharidproduktion und Osteophytenformation haben aufgrund der immer wieder freigesetzten Abbauenzyme und der durch Fehlbelastung und Instabilität des Gelenkes verursachten Orientierungslosigkeit des neugebildeten Gewebes wenig Erfolg. Nur in zwei Fällen wurde allerdings von einer Rückbildung bereits nachweisbarer arthrotischer Veränderungen berichtet [6]: Bei einer Coxarthrose war nach Entfernen devitalisierten Gewebes eine Metallvorrichtung zwischen Azetabulum und Femurkopf implantiert worden. Unter dem Schutz dieser Prothese wurde eine – wenn auch nicht vollständige – Neubildung von hyalinem Gelenkknorpel beobachtet. In einem anderen Fall hatte eine Keilosteotomie mit Stellungskorrektur des Femurkopfes und -halses zu einer Regression der Coxarthrose geführt [6]. Wilson beobachtete eine Verbreiterung des Gelenkspaltes durch Gelenkknorpelregeneration [7].

Veränderungen am Knochen

Die ossären Veränderungen bestehen in einer marginalen Osteophytenbildung und subchondralen Sklerosierung.

Osteophyten. Diese marginalen Osteophyten können in das Gelenk eindringen oder sich auf die Insertionsbereiche der Gelenkkapsel und -bänder beschränken. Ihre Form wird von mechanischen Kräften und der Oberflächenbeschaffenheit des Entstehungsortes bestimmt [2]. McDevitt und Mitarbeiter wiesen bereits sieben Tage nach Durchtrennung des vorderen Kreuzbandes beim Hund erste Anzeichen einer Osteophytenbildung nach [8]. Zuerst war eine Akkumulation von fibroblastenähnlichen Zellen am Übergang des Gelenkknorpels in das Stratum synoviale erkennbar. Vier Wochen später hatte sich hier Geflechtknochen mit einigen Chondrozyten gebildet. Nach acht Wochen waren Knochenbälkchen erkennbar und es entstand an manchen Stellen eine Kommunikation mit der Markhöhle durch Resorption der angrenzenden Kortikalis des Femur. In der 16. Woche bestanden die Osteophyten aus von dickem Knorpel überzogenen Knochentrabekeln. Nach Ablauf von 48 Wochen fanden sich fließende Übergänge zwischen Knochenbälkchen bzw. -mark der Osteophyten und des distalen Femurendes. Anderen Untersuchungen zufolge entsteht der hyperplastische Knorpelrand durch Einsprossung gefäßreichen Granulationsgewebes und anschließende Ossifikation [9]. Die Ursache der Osteophytenbildung ist somit unklar, die Theorien darüber sind widersprüchlich [9–11].

Sklerose. Unter erodierten Knorpelarealen findet eine Sklerosierung des Knochengewebes (Eburnifikation) statt. Der entkleidete Knochen erinnert an Elfenbein oder Marmor, als Ausdruck einer weit fortgeschrittenen Knorpelzerstörung. Im Frühstadium erfolgt eine enchondrale Ossifikation in den tieferen Knorpelschichten, histologisch nachweisbar an einer doppelten Kittlinie (wellenförmige Hämatoxilinfärbelinie) als Grenze zwischen mineralisiertem und nichtmineralisiertem Knorpel [11].

Veränderungen an der Synovialmembran

Die Synovialmembran weist bei degenerativen Gelenkerkrankungen im allgemeinen keine Veränderungen auf. Die Oberfläche kann leicht hyperplastisch sein, zeigt aber nur wenig entzündliche Reaktion, ausgenommen bei einigen Formen der Coxarthrose des Menschen und beim Großtier.

Veränderungen am Gelenkknorpel

Hier zeigen sich erste Alterationen in Form einer umschriebenen Aufweichung des Gelenkknorpels, der ein samtartiges, schmutzig-weißes bis gelbliches Aussehen erhält. Die Oberfläche ist uneben, von kleinen Eindellungen und linearen Furchen durchsetzt. In fortgeschrittenen Stadien erscheint der Knorpel schwammig. An manchen Stellen liegt subchondraler Knochen frei, der an der Oberfläche im Zuge des Abriebs poliert wird und dann wie Elfenbein aussieht (siehe oben) [12]. In Gelenken mit aneinander liegenden Flächen entwickeln sich spiegelbildliche (Abklatsch-)Läsionen [12, 13]. Der Gelenkrand wird am Übergang des Knorpels in die Synovialmembran durch Bildung von Osteophyten hyperplastisch. Manchmal entstehen Osteophyten auch in einem Bereich, der nicht von Synovialis bedeckt ist.

Histologische Veränderungen. Collins hat die Arthroseentwicklung folgendermaßen definiert [14]:

1. Verlust der oberflächlichen Knorpelschichten.
2. Diffuse Zellvermehrung.
3. Verminderte metachromatische Anfärbbarkeit als Zeichen für einen Verlust an Proteoglykanen. Bei Hunden mit durchtrenntem vorderen Kreuzband wurde dieser Farbverlust nach 16 Wochen festgestellt [8].
4. Öffnung der Kittlinie (wellenförmige, hämatoxilingefärbte Grenzlinie zwischen mineralisiertem und nichtmineralisiertem, hyalinem Knorpel) durch Einsprossen subchondraler Gefäße.
5. Vertikale Spaltbildung, beginnend an der Oberfläche.

6. Auffaserung (Fibrillation) durch Ausdehnung der Spalten bis in die mineralisierte Knorpelzone.
7. Weiterer Verlust an metachromatischer Anfärbbarkeit.
8. Bildung nestförmiger Chondrozytenregenerate.
9. Knorpelulzerationen mit Freilegung subchondralen, sklerotischen Knochens.
10. Subchondrale Zystenbildung.
11. Bildung von Knorpelinseln im Bereich der Osteophyten und erodierten Areale.

Die aufgezählten Stadien sind nicht immer, auch nicht regelmäßig in dieser Reihenfolge vorhanden. Sokoloff [6] wies darauf hin, daß in manchen Fällen Randosteophyten trotz ausgedehnter Erosionen und Eburnifikation fehlen, in anderen wiederum zahlreiche Osteophyten ohne entsprechende Knorpelveränderungen nachweisbar sind, wie z.B. auch bei nichtexperimentellen Kreuzbandverletzungen des Hundes.

Biochemische Veränderungen. Im arthrotischen Gelenk produzieren die Chondrozyten des Gelenkknorpels Kollagen Typ I anstatt Kollagen Typ II. Die Synthese von Protein und Glykosaminoglykanen ist deutlich vermehrt, bei leichten und langsam verlaufenden Formen proportional zur Schwere der Erkrankung. In gravierenden Fällen versagt dieser Reparationsversuch. Demzufolge sollten therapeutische Bemühungen frühzeitig beginnen, solange nur kleine, noch durch Zellen und Grundsubstanz zu deckende Defekte vorliegen [15]. Lazerationen und chemisch hervorgerufene Verletzungen zeigen keine entsprechende Reparation. Es erscheint sinnvoll, Knorpelläsionen mit Wirkstoffen zu behandeln, die den enzymatischen Abbau vermindern oder die Heilung anzuregen vermögen (Salizylate, Uridin, Diphosphate) [15].

Symptome

Arthrose beim Menschen

Da Tiere ihre Empfindungen nicht mitteilen können, soll im nachfolgenden zunächst auf die klinische Symptomatik der Arthrose des Menschen eingegangen werden [16].

Schmerz. Leitsymptom der Arthrose sind Schmerzen während der Bewegung, die im Ruhezustand wieder vergehen. Der Schmerz wird als dumpf beschrieben und kann schwer lokalisiert werden. In fortgeschrittenen Stadien tritt er mitunter schon bei geringsten Aktivitäten und sogar während der Ruhe auf. Im Schlaf kann er durch Hin- und Herwälzen ausgelöst werden und den Patienten aufwecken. Während des Schlafes entfällt die muskuläre Gelenkschienung, die im wachen Zustand schmerzhafte Bewegungen vermeiden hilft. Temperatur-, Feuchtigkeits- oder Luftdruckschwankungen können Arthrosebeschwerden verstärken.

Folgende Veränderungen rufen Schmerzen hervor:
1. Abhebung des sensiblen Periosts durch die marginalen Osteophyten.
2. Druck auf den freiliegenden subchondralen Knochen.
3. Mikrofrakturen in den Knochenbälkchen.
4. Einklemmung und Verletzung der Synovialzotten.
5. Gelenkkapselentzündung.

Gelenkkapsel und -bänder werden durch Torsion und Dehnung gereizt [17]. Diese Strukturen sind sensibel innerviert. Das Stratum synoviale enthält allerdings nur wenige, vorwiegend in der Adventitia der Blutgefäße verlaufende Nervenfasern. Gardner führt die Wetterfühligkeit auf eine vermehrte Gelenkkapseldurchblutung zurück. Durch reflektorische Spasmen der Beugemuskulatur können Schmerzen auf andere Gliedmaßenregionen ausstrahlen.

Arthrosen sind nicht selten schmerzlos. In einer Untersuchung mit röntgenologisch dokumentierten Arthrosen gaben beispielsweise nur 30% der Patienten Beschwerden an [16]. Zwischen dem Schweregrad der pathologischen Gelenkveränderungen und der Schmerzhaftigkeit besteht oftmals wenig Korrelation.

Steifheit. Gelenksteifigkeit nach Ruhephasen ist ein häufiges Symptom. Sie vergeht meist innerhalb 15 Min. und beruht auf einem Elastizitätsverlust des periartikulären Gewebes. Darüber hinaus können Inkongruenzen der Gelenkflächen, Muskelspasmen und -kontrakturen sowie mechanische Behinderungen durch Osteophyten oder Gelenkmäuse die Beweglichkeit einschränken.

Krepitation. Beim Abtasten des Gelenkes kann eine lokale Empfindlichkeit vorliegen. Passive Bewegungen rufen meist ausgeprägte Schmerzen hervor. Dabei läßt sich als Folge von Erosion und Inkongruenz häufig auch Krepitation fühlen. Dieses Knistern und Knarren sollte nicht mit den springenden und schnappenden Bewegungen einer Sehne oder eines Bandes über Knochenvorsprüngen verwechselt werden [18]. Bewegungseinschränkungen kommen häufig vor, eine Ankylose (Gelenkfusion) ist bei Arthrosen hingegen selten. Aufgrund der reaktiven Synovialitis, einer vermehrten Gelenkfüllung und von Osteophyten sind die betroffenen Gelenke umfangsvermehrt.

Übergewicht. Es ist noch ungeklärt, ob Übergewicht einen wesentlichen Einfluß auf die Arthrose hat [16]. Einerseits erscheint es logisch, daß hohes Körpergewicht in geschädigten Gelenken eine rasche Abnutzung bewirkt. Andererseits konnte bei Mäusen mit genetischer Disposition für primäre Arthrosen keine entsprechende Auswirkung nachgewiesen werden. In der Humanmedizin haben epidemiologische Studien allerdings gezeigt, daß adipöse Menschen häufiger mit Arthrosen belastet sind als Normalgewichtige.

Arthrose bei Hunden
Die meisten Erfahrungen mit Arthrosen beim Kleintier beziehen sich auf den Hund. Katzen haben seltener arthrotisch veränderte Gelenke, es sei denn nach Verletzungen. Die Hüftgelenkdysplasie als häufige Arthroseursache wird beispielsweise bei Katzen selten diagnostiziert [19].

Schmerz. Im Gespräch mit Tierbesitzern stellt sich häufig die Frage, wie sehr ein Tier Schmerzen empfindet. Hunde verhalten sich meistens ruhig, sie jammern nicht und zeigen wenig Reaktion. Da sie uns ihr Empfinden nicht mitteilen können, andererseits manche Arthrosen auch keine Beschwerden hervorrufen, ist es sehr schwierig, den Arthroseschmerz eines Tieres zu ermessen.

Frakturen werden beispielsweise oft gelassen hingenommen, so daß bei vorsichtiger Palpation und Lagerung zur Röntgenuntersuchung kaum Reaktionen erfolgen. Dennoch ist davon auszugehen, daß das Tier Schmerzen hat.

Nervosität und Erregung können Schmerzempfindungen überlagern, Lahmheiten bei der Jagd nach einem Kaninchen oder auch durch Anwesenheit eines Tierarztes verschwinden lassen. **Lahmheit** ist das auffälligste Symptom einer schmerzhaften Arthrose. Zwar können Gangbildveränderungen auch auf nicht schmerzhaften Situationen, wie zum Beispiel einer Beinverkürzung, mechanischer Dysfunktion (z. B. Ectopia patellae, Kontraktur des M. infraspinatus, Gelenkversteifung nach Fraktur), neurologischen Problemen oder neuromuskulärer Schwäche beruhen, doch lassen sich diese im allgemeinen bei der klinischen Untersuchung von schmerzbedingten Bewegungsstörungen differenzieren. Viele Tierhalter vergegenwärtigen sich nicht, daß Lahmheit meistens ein Schmerzsymptom ist, sondern erwarten als Reaktion Aufschreien und Jaulen.

Weniger eindrückliche Anzeichen für Schmerzen sind allgemeine Bewegungsunlust, verminderte Spielfreude, Verweigerung, über Treppen zu gehen oder auf höhere Gegenstände zu springen. Bei Erkrankungen der Beckengliedmaßen hoppeln Hunde mitunter wie Hasen. Sie bewegen sich mit kurzen, abgehackten Schritten oder im Paßgang fort, sitzen schief, das schmerzhafte Bein nicht unter den Körper gezogen, sondern zur Seite gestreckt, und verhalten sich, vor allem Kindern gegenüber, oft gereizt und im Wesen verändert.

Anhand des Gangbildes allein lassen sich Schmerzen kaum lokalisieren. Manchmal wird man mit Patienten konfrontiert, deren Lahmheit bereits vom Besitzer oder einem voruntersuchenden Tierarzt klassifiziert worden ist. Das eigene Urteil sollte hiervon nicht beeinflußt werden.

Durch Palpation sind Schmerzen ebenfalls nicht immer zweifelsfrei lokalisierbar. Einerseits reagieren Tiere hierauf sehr unterschiedlich; zum anderen kann es schwierig sein, ein Gelenk isoliert zu untersuchen, ohne dabei sensible periartikuläre Bereiche miteinzubeziehen. Reagiert beispielsweise ein Hund mit eosinophiler Panostitis an Radius und Ulna beim Strecken der Schulter, muß der Schmerz nicht in diesem Bereich lokalisiert sein, da zugleich das Ellbogengelenk gestreckt und beim Manipulieren der Gliedmaße Druck auf die Unterarmknochen ausgeübt wird.

Ähnlich der Situation beim Menschen beobachtet man auch bei arthrotischen Tieren vermehrt Schmerzen bei kaltem, nebligem Wetter; ebenso nach außergewöhnlicher körperlicher Beanspruchung, wie zum Beispiel langen Spaziergängen, exzessivem Treppensteigen oder Ausgleiten auf Eis, wodurch eine Dehnung der kontrahierten Sehnen, Gelenkkapsel und anderer Strukturen erfolgt sein kann. Im allgemeinen hält die Verschlechterung nicht länger als ein bis zwei Wochen an. Andernfalls sollte überprüft werden, ob nicht andere Ursachen hinzugekommen sind, beispielsweise bei einem Hund mit Hüftgelenkdysplasie eine zusätzliche Kreuzbandruptur oder Osteophytenfraktur bzw. bei bestehendem Riß des vorderen Kreuzbandes eine sekundäre Meniskusläsion. Es gibt allerdings auch fortgeschrittene Arthrosen, die permanent schmerzhaft sind.

Wie beim Menschen korrelieren beim Tier die röntgenologischen Veränderungen nicht mit der klinischen Symptomatik. So gibt es beschwerdefreie Hunde mit schwersten Koxarthrosen und umgekehrt Gelenke, die trotz geringer Veränderungen im Röntgenbild sehr schmerzhaft sind.

Im Zusammenhang mit therapeutischen Überlegungen stehen immer wieder Fragen über die Ursachen arthrotischer Schmerzen zur Diskussion. Beispielsweise, ob die Entfernung von Osteophyten lindernd wirkt, wenn man davon ausgeht, daß diese Proliferationen das sensible Periost irritieren. Experimentelle Daten hierzu fehlen. Vom Menschen ist bekannt, daß reflektorische Muskelspasmen die Schmerzhaftigkeit verstärken. Läßt sich damit der wohltuende Effekt einer Pectineusmyotomie bei der Hüftgelenksdysplasie des Hundes erklären? Partielle und vollständige Rupturen des vorderen Kreuzbandes gehen häufig mit einer Rötung und Hyperplasie der Synovialmembran einher. Kann eine Synovektomie mit Entfernung der zur Einklemmung neigenden Synovialzotten den Schmerz verringern?

Steifheit. Tiere mit Arthrosen erheben sich steif aus ihrer Ruheposition. In Frühstadien der Krankheit verschwindet die Gelenksteifigkeit nach dem sog. Warmlaufen. Bei längerer Krankheitsdauer kann sie jedoch aufgrund der fibrotischen Veränderungen anhalten. Die Bewegungseinschränkung ist beim Tier im allgemeinen nicht so ausgeprägt wie beim Menschen, möglicherweise infolge einer größeren Schmerztoleranz.

Krepitation. Eine Krepitation läßt sich zumindest in fortgeschrittenen Arthrosestadien regelmäßig nachweisen. Sie kann bei ausgeprägter Knochenreibung auf die ganze Extremität fortgeleitet werden. Krepitationen des Hüftgelenkes etwa werden nicht selten auch am Kniegelenk palpiert, so daß der Eindruck einer Kniegelenkarthrose entstehen kann. Daran sollte zur Vermeidung von Fehlinterpretationen gedacht werden. Subkutane Nähte von früheren Operationen können ebenfalls das Gefühl einer Krepitation vermitteln. Dieses Knirschen unterscheidet sich jedoch in seiner Qualität von Reibegeräuschen durch Knochenkontakt.

Übergewicht. Die Frage nach der Bedeutung des Körpergewichtes spielt in der Tiermedizin eine große Rolle. Viele Hunde mit Arthrosen haben ein zu hohes Gewicht. Abrieb und Degeneration des Gelenkknorpels werden vermutlich durch diese Überbelastung beschleunigt. Beispielsweise zeigen dysplasieverdächtige Welpen, die überernährt wurden, mehr degenerative Gelenkveränderungen als mit einer Reduktionskost ernährte [20]. Bei großwüchsigen Hunden entwickeln sich nach Kreuzbandruptur rascher Osteophyten. Dies mag auch darauf beruhen, daß kleine Hunde erkrankte Gliedmaßen besser schonen. Mitunter kann bei chronischen Arthroseschmerzen allein schon durch Gewichtsreduktion eine Besserung erzielt werden.

Alter. Bei jugendlichen Tieren treten im Vergleich zu älteren – wenn man Entwicklungsstörungen wie die Perthes-Krankheit oder (Osteo)chondrosen ausschließt – Arthrosen seltener auf. Bei erwachsenen Hunden bilden sich nach einer Kreuzbandruptur bereits innerhalb von sieben bis zehn Tagen Osteophyten. Bei Junghunden mit Kreuzbandriß dagegen waren auch nach zwei und mehr Monaten kaum Knorpelveränderungen nachweisbar. Diese Beobachtungen beschränken sich allerdings auf wenige Fälle, da der Kreuzbandriß bei Jungtieren selten vorkommt.

Therapie

Die beste Therapie ist eine Prophylaxe – dies gilt auch für die Arthrosebehandlung (etwa Reduktionsdiät bei Übergewicht, Operation bei Kreuzbandruptur, Hochbinden der Gliedmaße bei Perthes-Krankheit). Bei Jugendlichen sollen exzessive sportliche Aktivitäten die Entstehung degenerativer Hüftgelenkveränderungen begünstigen [21]. Dagegen vertreten viele Tierärzte und Tierbesitzer die Ansicht, junge Hunde mit Hüftgelenkdysplasie oder einer Veranlagung dazu sollten trainiert werden, um der Arthrose mit einer gut entwickelten Muskulatur entgegenzuwirken.

Ziele. Alle therapeutischen Bemühungen haben zum Ziel, die Schmerzhaftigkeit der Arthrose zu bekämpfen sowie die Gelenkfunktion zu erhalten oder wiederherzustellen, es sei denn, daß eine Arthrodese unvermeidbar ist.

Konservative Maßnahmen

Ruhe. Aktivierte Arthrosen gehen mit einer leichten Entzündung einher, im Zuge derer Zelltrümmer resorbiert und über die Synovia entfernt werden. Belastung verstärkt und verlängert die entzündliche Reaktion [22]. Andererseits kann absolute Ruhe zu einer erheblichen Muskelatrophie und Gelenksteifigkeit führen. Bei den meisten Tieren tritt keine völlige Inaktivität ein. Wenn diese jedoch als Problem erscheinen, können passive Bewegungsübungen Abhilfe schaffen. In Frühstadien der Arthrose kommt bei rücksichtsloser Belastung für zwei bis drei Wochen ein ruhigstellender Verband oder eine Entlastungsschiene in Betracht.

Wärme. Muskelspasmen und Schmerzen können durch Wärmeapplikation gelindert werden: Das betroffene Gelenk wird zwei- bis dreimal täglich für 10 Min. mit feuchtwarmen Kompressen umwickelt. Auch Ultraschallanwendungen haben sich bewährt. Die Dosis richtet sich nach der erwünschten Tiefenwirkung. Sie liegt bei fünf bis zehn Watt (Gesamtdosis) zweimal täglich über fünf bis zehn Tage. Bei akuten Gelenkverletzungen sind zur Bekämpfung von Schmerzen, Schwellung und Hämatombildung kühlende (wärmeabführende) Maßnahmen, wie z. B. kalte Angußverbände, indiziert.

Bewegung. Während der akuten Phase sollte die Bewegung auf ein unvermeidbares Minimum reduziert werden. Im Stadium der Remission sind gemäßigte Aktivitäten erlaubt. Tiere finden meist selbst das richtige Maß. Keinesfalls sollte man sie beanspruchen, d. h. hinter einem Fahrrad, einem Wagen oder auf einem Laufband bewegen. Auch Spiele, Jagd und Rennen mit anderen Hunden sind zu vermeiden, da hierbei das Gefühl des Tieres für seine Behinderung oft verlorengeht. Demgegenüber wirken Schwimmübungen Kapseladhäsionen entgegen, ohne das Gelenk zu belasten.

Medikamente. Die meisten Medikamente können arthrotische Veränderungen nicht beseitigen. Die Ausschaltung von Schmerzen als wichtigem Schutzmechanismus führt beim Tier nicht selten zu Überbelastung und unter Umständen zur Verschlimmerung der Arthrose. Jede schmerzstillende Medikation sollte deshalb nur in Verbindung mit Ruhe und bei strenger Indikation – also nicht etwa nur zur Beruhigung des Tierbesitzers – erfolgen. Bei Operationsindikationen, wie zum Beispiel Kreuzbandinstabilität oder (Osteo)chondrosis dissecans des Ellbogen- und Schultergelenkes, darf die medikamentöse Schmerzbekämpfung nicht dazu führen, daß der Eingriff hinausgezögert wird. (Gepuffertes) Aspirin® (50 mg/kg KM, auf 3 Tagesdosen verteilt) ist das Mittel der Wahl, da wirksam, weitgehend frei von Nebenwirkungen und wirtschaftlich. Es sollte allerdings nicht auf nüchternen Magen verabreicht werden.

Der Wirkungsmechanismus von Aspirin® und aspirinähnlichen Medikamenten ist nicht in allen Details geklärt. Neueren Erkenntnissen zufolge hemmen sie die Synthese von Prostaglandinen als wichtigen Entzündungsmediatoren. Aspirin® soll darüber hinaus chondroprotektiv wirken [23].

Sehr beliebt zur Behandlung von Lahmheiten sind in der Tiermedizin Kortikosteroide. Kurzfristig werden sie gut toleriert, aber als Langzeittherapie haben sie unerwünschte Nebenwirkungen. Bei Kaninchen führten wiederholte Gelenkinjektionen von Kortikosteroiden zu einer herabgesetzten Proteoglykansynthese mit dem Bild einer Chondromalazie [24]. Die Veränderungen ähneln einer Arthropathia neuropathica [23] (s. Neurektomie). Gelegentliche Kortikosteroidapplikationen sollten stets von einer zwei- bis dreiwöchigen Ruhe begleitet sein. Über einen längeren Zeitraum kommt diese Therapie nur als ultima ratio bei Arthritiden in Betracht. Katzen erfordern glücklicherweise selten eine längerdauernde Schmerzbekämpfung. Sie sind andererseits resistenter gegenüber kortikosteroidalen Nebenwirkungen als Hunde und Menschen [25]. Auch hier sollte schmerzlindernde Medikation stets in Verbindung mit Ruhe erfolgen.

Neuere Wirkstoffe zur Arthrosebehandlung des Menschen zielen darauf ab, die Gelenksteifigkeit zu vermindern. Sie beruhen auf der Bildung eines Kollagens in der Gelenkkapsel mit instabiler kovalenter Molekularbindung. Diese Bindungen verlieren im Gegensatz zum normalen, ausgereiften Kollagen unter dem Einfluß von Wirkstoffen wie Penicillamin ihre Festigkeit [25]. Beim Tier liegen noch keine diesbezüglichen Erfahrungen vor. Andere Medikationen haben zum Ziel, die Proteoglykane zu vermehren (z. B. Uridin-diphosphat bei Kaninchen) [15], ihren Abbau zu vermindern, natürliche Proteoglykane durch synthetische zu ersetzen bzw. die limitierten Heilungseigenschaften des Gelenkknorpels zu verbessern [8]. Entsprechende Wirkstoffe sind in Entwicklung.

Ernährung. Obgleich die Bedeutung von Übergewicht für eine Arthrose an genetisch prädisponierten Mäusen nicht bewiesen werden konnte, sollte aufgrund klinischer Erfahrung bei adipösen Tieren eine Gewichtsreduktion empfohlen werden; mitunter lassen sich schon damit Erfolge erzielen.

Operative Maßnahmen

Operative Behandlungsmöglichkeiten sollten nur dann in Betracht gezogen werden, wenn konservative versagen. Sie umfassen Gelenkrevision (Entfernung der Osteophyten, Revision der Gelenkflächen), (Resektions-)Arthroplastik, Osteotomie, Neurektomie und letztlich Amputation [27].

Gelenkrevision. Durch Entfernen von Osteophyten sollen Irritationen der Gelenkkapsel reduziert werden. Der tatsächliche Effekt dieser Maßnahme ist nicht bekannt. Wenn die auslösende Ursache (z. B. Instabilität) nicht beseitigt wird, können sich neue Osteophyten bilden. Gelenkmäuse, Knorpelschuppen und hyperplastische Synovialzotten sollten stets entfernt werden. Oft wird die Gelenkrevision in Verbindung mit anderen Maßnahmen durchgeführt. Durch Glätten der Gelenkflächen können Inkongruenzen beseitigt sowie die Stabilität und Synoviaverteilung verbessert werden.

Muskeldurchtrennung. Muskelentspannungsoperationen werden in der Tiermedizin vorwiegend bei Hüftgelenkdysplasie als Pektineus-Myotomie (Myektomie) oder -Tenotomie (Tenektomie) durchgeführt. Man nimmt an, daß der schmerzlindernde Effekt auf der Beseitigung des Muskelspasmus, einer Druckminderung im Gelenk und Umverteilung der Kräfte von geschädigten Knorpelarealen auf weniger geschädigte beruht.

Arthrodese. Karpal- und Tarsalgelenkversteifungen sind beim Hund eine übliche und wirksame Maßnahme, um schmerzhafte Instabilitäten zu beseitigen. Die Gliedmaßenfunktion ist bei einer Arthrodese dieser Gelenke kaum beeinträchtigt. Schulter-, Ellbogen- und Kniegelenk werden aufgrund einer schlechteren Kompensation und größeren Komplikationsgefahr seltener versteift. Bei korrekter Durchführung können jedoch auch hier zufriedenstellende Ergebnisse erzielt werden.

Arthroplastik. Unter Arthroplastik versteht man gelenkerhaltende und -ersetzende Maßnahmen. Auch die Synovektomie zählt hierzu [28]. Bekanntestes Beispiel für eine Alloarthroplastik ist der Hüftgelenkersatz. Für andere Gelenke sind Prothesen bislang kommerziell nicht verfügbar.

Resektionsarthroplastik. Gelenkresektionen zur Entfernung erkrankter bzw. deformierter Knorpel-Knochen-Bereiche werden vor allem an der Hüfte in Form einer Exzision des Femurkopfes und -halses durchgeführt. Auch an Zehengelenken kommt dieses Verfahren zur Behandlung chronisch schmerzhafter Veränderungen in Betracht, wenn gelenkerhaltende Maßnahmen nicht mehr erfolgversprechend sind. Es entwickelt sich eine meist schmerzfreie Syndesmose, gelegentlich mit Funktionseinschränkungen.

Osteotomie. In der Humanmedizin werden zur Behandlung von Hüftgelenkarthrosen seit langem intertrochantere Varisationsosteotomien durchgeführt. Die neue Position des mit einem Nagel oder einer Platte fixierten Femurkopfes und -halses (s. Abb. 14-11) bewirkt eine sofortige Schmerzlinderung und eine röntgenologisch nachweisbare Verbreiterung des Gelenkspaltes als Ausdruck für Remodellierungsvorgänge an den Gelenkflächen [7]. Wilson vertrat die Ansicht, daß allein schon die Knochendurchtrennung schmerzlindernd wirke, vermutlich durch eine Reduzierung der entzündlichen Hyperämie als Folge der veränderten venösen Drainage. Auch eine Trochanterosteotomie vermag Schmerzen sofort zu lindern, ohne daß hierbei der Inklinationswinkel des Femurkopfes und -halses verändert wird [7]. Ob eine Knorpelneubildung möglich ist, konnte nicht sicher geklärt werden.

Bentley produzierte durch intraartikuläre Papaininjektionen bei Kaninchen arthrotische Veränderungen am Hüftgelenk [3]. Dann untersuchte er die Wirkung einer Osteotomie drei bis sechs Monate postoperativ. Es zeigte sich eine vermehrte Durchblutung des Femurkopfes und des Azetabulum mit Knochenneubildung im Hüftkopf und gesteigerter Knochenmarkaktivität. Hierbei können Knochenzysten und subchondrale Sklerosierungen wieder verschwinden. Subchondrale Knochenmarkzellen produzieren Bindegewebsknorpel, der in Verbindung mit einer günstigeren Kraftverteilung eine neue Oberflächenschicht entstehen läßt.

Intertrochantere Varisationsosteotomien des Femur werden auch an Hunden durchgeführt [29]. Nach bisheriger Erfahrung bewirken sie eine klinische Besserung, die arthrotischen Veränderungen schreiten jedoch fort [30]. Beckenosteotomien (s. Kap. 20) sind ein weiteres Beispiel für Korrekturbemühungen zur Vorbeugung einer Arthrose.

Neurektomie. Die Durchtrennung sensibler Nerven zur Schmerzbekämpfung wird hauptsächlich bei Großtieren, nicht hingegen beim Kleintier durchgeführt. Beim Hund sind Neurektomien im allgemeinen nicht erfolgreich, wahrscheinlich aufgrund der hier diffusen Innervation. Davon abgesehen kann eine fehlende Gelenkinnervation, wie sie beim Menschen im Zusammenhang mit Syphilis oder Diabetes vorkommt, durch Störung der natürlichen Gelenkschutzreflexe und entsprechender Überlastung, sowie der Neurotrophik, eventuell auch der Durchblutung, zu massiver Gelenkzerstörung führen (Arthropathia neuropathica) [11]. Neurektomien erscheinen daher nicht sinnvoll.

Amputation. Als »ultima ratio« kommt die Amputation einer Gliedmaße bzw. von Zehen in Betracht. Bei chronisch infizierten und durch resistente Keime zerstörten Gelenken kann diese Behandlung durchaus im Interesse des Patienten liegen.

Abschließend ist festzustellen, daß die Therapie von Arthrosen nicht nur Augenmaß in der Anwendung medikamentöser und operativer Maßnahmen erfordert. Die Aufklärung des Tierbesitzers hat ebenfalls einen hohen Stellenwert.

Traumatische Gelenkerkrankungen

Luxationen, Bandinstabilitäten und Gelenkfrakturen führen häufig zu einer Sekundärarthrose, die den erworbenen degenerativen Gelenkerkrankungen zuzuordnen ist. Bei der Wahl der Therapie sollten einige Richtlinien beachtet werden.

Luxation

Luxationen bewirken eine offensichtliche Dysfunktion. Die Ernährung des Gelenkknorpels ist gestört. Darüber hinaus werden die Knorpelflächen als Folge der Fehlbelastung traumatisiert. Offene Einrenkungsmanöver sind oft weniger schädlich als erfolglos wiederholte Versuche einer gedeckten Reposition (z. B. eines Ellbogengelenkes nach 5 Tage oder länger bestehender Luxation). Wichtig ist schonendes und frühzeitiges Einrenken, bevor Muskelkontrakturen hinderlich werden und das Gelenk in Fehlstellung belastet wird. Die meisten Gelenke müssen nach der Reposition für ein bis vier Wochen immobilisiert werden, abhängig von der verbliebenen Instabilität. Das Ellbogengelenk erfordert meist keine, das Sprunggelenk hingegen eine vierwöchige Ruhigstellung nach dem Einrenken. Kann die Reposition auch durch Immobilisierung nicht erhalten werden, sind operative Stabilisierungsmaßnahmen, wie beispielsweise die Rekonstruktion der Gelenkkapsel oder von Bändern, angezeigt.

Fraktur

Intraartikuläre Frakturen sind ernst zu nehmende Verletzungen, insbesondere wenn sie ein großes, sehr bewegliches Gelenk betreffen. Hüft- und Ellbogengelenkfrakturen kommen nicht selten vor. Um eine Sekundärarthrose zu verhindern, müssen die Fragmente stufenlos reponiert werden. Ferner ist eine stabile Fixation anzustreben, damit das Gelenk zur Bekämpfung der Steifigkeit frühzeitig bewegt und belastet werden kann. Nägel, Drähte und Schrauben sollten den Gelenkknorpel nach Möglichkeit nicht penetrieren, sofern unvermeidbar, allenfalls außerhalb belasteter Flächen.

Instabilität

Durch eine Bandruptur hervorgerufene Instabilitäten kommen vor allem am Kniegelenk häufig vor. Das verletzte Band bzw. dessen Funktion muß möglichst rasch wiederhergestellt werden, damit sich keine Osteophyten, Usuren oder andere Gelenkschäden bilden. Kongenital bedingte Gelenklaxitäten, wie bei der Hüftgelenksdysplasie, verursachen Mikrotraumen an den Gelenkflächen mit Deformierung der Knochenkontur und Knorpelerosionen bis hin zur Arthrose. Durch einfaches Raffen oder Einstülpen der Gelenkkapsel können diese Veränderungen nicht verhindert werden.

Zur Schadensbegrenzung müssen Gelenkläsionen grundsätzlich frühzeitig versorgt werden. Dennoch bildet sich in aller Regel eine Arthropathie. Die Aufgabe des Chirurgen besteht in einer Minimierung der Sekundärveränderungen, um dem Tier ein weitgehend beschwerdefreies Leben zu ermöglichen. Der Besitzer sollte darüber aufgeklärt werden, daß auch bei größten Anstrengungen eine »restitutio ad integrum« nicht erreicht werden kann. Dementsprechend müssen Leistungseinbußen akzeptiert, Gebrauchshunde unter Umständen vom Dienst befreit werden. Andererseits gibt es immer wieder Tiere, die trotzdem voll einsatzfähig sind.

Gelenktumoren

Gelenktumoren sind selten [31, 32]. Primäre Neoplasien liegen in Form von Synovialomen, Synovialsarkomen und Riesenzelltumoren vor. Sie fallen durch eine langsam zunehmende Umfangsvermehrung des Gelenkes mit gelegentlichen Bewegungsschmerzen auf. Anfangs kann röntgenologisch nur ein vergrößerter Weichteilschatten, gelegentlich mit Kalkeinlagerungen, festgestellt werden. Erst später finden sich Destruktionen in der angrenzenden Kortikalis, gefolgt von einer Zerstörung der Spongiosa. Der Tumor kann abgekapselt erscheinen, oft infiltriert er aber das umgebende Gewebe, so daß nach der Exstirpation eine hohe Rezidivgefahr besteht [31].

Es empfiehlt sich also, großzügig zu umschneiden. Erfahrungen mit postoperativer Bestrahlung liegen beim Hund nicht vor. Beim Menschen kann hierdurch die lokale Rezidivhäufigkeit gesenkt werden. Bei wiederholtem Tumorwachstum kommt eine Amputation in Frage.

Tab. 17-2 Veränderungen der Synovia bei verschiedenen Arthritisformen des Hundes (nach Pedersen, 1978) [1]

Gelenkbefund	Kernhaltige Zellen pro ml	Differentialblutbild Mononukleäre	Neutrophile
Normal	250– 3000	94–100	0– 6
Arthrose	1000– 5000	88–100	0–12
Erosive Arthritis (rheumatoide Arthritis)	8000– 38000	20– 80	20–80
Nichterosive Arthritis (alle Formen)	4400– 37100	5– 85	15–95
Septische Arthritis	40000–267000	1– 10	90–99

Entzündliche Gelenkerkrankungen

Durch Infektion oder immunologische Vorgänge verursachte entzündliche Gelenkerkrankungen kommen in der Kleintierpraxis weder häufig noch selten vor. Sie zeichnen sich durch eine Entzündung der Synovialmembran mit hieraus resultierenden Veränderungen der Gelenkflüssigkeit aus (Tab. 17-2) [1]. Lahmheit und Bewegungseinschränkung sind die am häufigsten beobachteten Symptome. Bei systemischer Erkrankung kann die Körpertemperatur erhöht, der Patient lethargisch und anorektisch sein. Ferner besteht häufig eine Leukozytose.

Infektionskrankheiten

Arthritis

Gelenkinfektionen beruhen im allgemeinen auf hämatogen oder über eine Wunde eingedrungenen Bakterien. Glücklicherweise kommen sie selten vor. Hat aber eine Infektion stattgefunden, können für das Gelenk verheerende Folgen entstehen. Die Schwere der Gelenkzerstörung hängt vom Keim und der Infektionsdauer ab. Infektionen durch Corynebacterium pyogenes gehen mit einer heftigen Pannusbildung (Granulation) auf den Knorpelflächen einher. Klostridien bilden Kollagenase. Streptokokken und Staphylokokken produzieren Kinasen, wodurch Plasminogen aktiviert wird. Es entsteht Plasmin, das Chondroprotein aus der Knorpelmatrix löst [33]. Diese Infektionen verursachen eine ausgedehnte Knorpelzerstörung.

Symptome. Schmerz und Lahmheit sind stets vorhandene Krankheitszeichen. Das Gelenk ist geschwollen, warm und druckempfindlich. Entsprechende Symptome können allerdings auch ohne Infektion bei einem massiven Weichteiltrauma vorliegen.

Diagnose. Es empfiehlt sich, Synovia zu gewinnen und nach Wright zu färben. Diese Technik ist zum Bakteriennachweis der Färbung nach Gram überlegen. Die bakteriologische Untersuchung der Gelenkflüssigkeit umfaßt auch eine Resistenzbestimmung. Noch besser eignet sich ein Synovialisbioptat zum Anlegen der Kultur [33]. Damit die der Synovialmembran fest anhaftenden Bakterien in die Synovia gelangen, sollte man das Gelenk vor dem Punktieren mit pumpenden Bewegungen massieren.

Röntgenologisch findet sich im Frühstadium eine Verbreiterung des Kapselschattens. Subchondrale Lysezonen treten erst zu einem späteren Zeitpunkt auf.

Therapie. Akute Arthritiden müssen sofort behandelt werden. Das Exsudat sollte durch Absaugen oder über eine Arthrotomie entfernt, die gewonnene Synovia sogleich auf einem Objektträger ausgestrichen und nach Wright gefärbt werden. Ferner wird eine Kultur angelegt. Anschließend systemische Gaben hoher Dosen eines wirksamen Antibiotikums. Vor dem Ansetzen der Kultur applizierte Antibiotika können natürlich das Bakterienwachstum hemmen. Andererseits sollte man das Testergebnis nicht abwarten, da jeder therapeutische Aufschub fatale Folgen haben kann. Schließlich kann das Antibiotikum noch gewechselt werden, wenn dies anhand des Resistenztestes erforderlich erscheint. Penicillin G in hohen Dosen (60000 IE/kg KM 2mal am Tag) ist für den Beginn gut geeignet. Ampicillin und Cephalosporin kommen ebenfalls in Frage. Die Antibiotika sollten zwei bis vier Wochen lang gegeben werden.

Im Frühstadium (innerhalb der ersten 24–28 Std.) kann allein schon durch Absaugen des Gelenkes eine Besserung erreicht werden. Vorteile einer Arthrotomie sind, daß Nekrosen und Fibringerinnsel als Nährboden für Bakterien entfernt werden können. Darüber hinaus besteht die Möglichkeit, bei bewegungseinschränkender Gelenkkapselhyperplasie mit Übergriffen auf den Gelenkknorpel eine Synovektomie durchzuführen [33]. Lokale Antibiotikaapplikation ist kontraindiziert, sie verstärkt durch Induktion einer Synovialitis die Entzündung. Mit systemisch applizierten Antibiotika erreicht man einen adäquaten Spiegel auch im veränderten Gelenk [34].

Anfangs sollte eine leichte Schiene oder ein Stützverband angelegt werden, um den Schmerz und die Entzündung zu reduzieren. Wenn die klinischen Symptome zurückgehen, sind leichte Bewegungsübungen und eine geringe Belastung erlaubt. Bei zerstörtem Gelenk kommt nach Abklingen der Infektion eine Arthrodese in Betracht.

Nichtinfektiöse Krankheiten

Immunbedingte Arthritis

Gelenkentzündungen, die vermutlich auf immunologischen Vorgängen beruhen, werden in erosive (rheumatoide Arthritis) und nichterosive Formen (systemischer Lupus erythematodes) unterschieden [1]. Seitdem klinische Fälle beim Tier beschrieben wurden, werden sie in der Veterinärmedizin zunehmend diagnostiziert. Die derzeitigen Kenntnisse stammen allerdings noch vorwiegend aus der Humanmedizin. Dort hat man es häufig mit diesen Krankheiten zu tun. Sie führen zu einer starken Beeinträchtigung des Patienten und können sogar lebensbedrohlich werden.

Erosive Entzündungen

Rheumatoide Arthritis

Rheumatoide Gelenkentzündung ist eine schwere, oft progressive Polyarthritis unbekannter Ätiologie [35]. Beim Hund wurde sie erstmals 1969 beschrieben [36]. Weitere Mitteilungen folgten [37–39].

Pathogenese. Die Krankheitsentstehung läßt sich, soweit bekannt, folgendermaßen zusammenfassen [40]. Aus unbekannten Gründen verändertes IgG-Protein stimuliert IgG- und IgM-Antikörper (genannt Rheumafaktoren), die sich im Gelenk zu Immunkomplexen verbinden. Diese Komplexe aktivieren das Komplementsystem, wodurch eine Leukotaxis ausgelöst wird. Leukozyten phagozytieren die Immunkomplexe unter Freisetzung gelenkverändernder lysosomaler Enzyme. Diese Enzyme enthalten Kollagenase und Kathepsine, die eine Zerstörung der Zellmembran bewirken, sowie Proteasen, die Glykoproteine spalten können [41]. Je länger die Synovialitis anhält, desto größer ist die Gelenkschädigung. Aufgrund dieser Ereigniskette werden antiphlogistische Medikamente eingesetzt. Im Frühstadium kann darüber hinaus die operative Entfernung der Immunkomplexe durch Synovektomie erfolgreich sein [43].

Symptome. Die klinischen Erscheinungen und der Krankheitsverlauf variieren. Mattigkeit, Fieber und Anorexie treten mit und ohne Lahmheit auf. Die Gelenkschwellung kann gering oder ausgeprägt sein. Meistens sind mehrere Gelenke betroffen. Bei schweren Veränderungen läßt sich die Erosion des Gelenkknorpels durch eine palpierbare Krepitation feststellen. Die Erosionen können auf einer von der Synovialmembran ausgehenden Bindegewebswucherung beruhen, die den Gelenkknorpel überzieht (Pannus) oder im Bereich des Kapselansatzes in den subchondralen Knochen eindringt. Ferner kommen Gelenkknorpeldefekte vor, die nicht von Pannus überzogen sind und durch Granulationsgewebe entstehen, das von der epiphysären Markhöhle her den subchondralen Knochen erodiert [44]. Bei Bewegung können an Carpus und Tarsus Gelenkinstabilitäten auffällig sein. Am Kniegelenk findet man durch Überdehnung bzw. Ruptur der Kreuzbänder nicht selten ein Schubladenphänomen. Spontane Verschlechterungen und Remissionen sind möglich.

Diagnose. Die Diagnose der rheumatoiden Arthritis ist nicht beweisbar. In der Humanmedizin gibt es keine pathognostischen Merkmale oder Proben. Die amerikanische Gesellschaft für Rheumatologie hat elf Kriterien aufgestellt (Tab. 17-3) [45]. Um den Verdacht einer rheumatoiden Arthritis aussprechen zu können, muß der Patient mindestens sieben erfüllen. Subkutane Knoten (Kriterium 6) wurden beim Hund bislang nicht beobachtet [39].

Die in der Humanmedizin übliche Rheumafaktorenbestimmung ergibt beim Tier falsch-positive und falsch-negative Resultate. Auch der Latexpartikel-Rheumafaktortest ist beim Hund nicht treffsicher, wenn IgG des Menschen verwendet wird [46]. Bei hohem Titer, klinischen Symptomen einer rheumatoiden Arthritis und Verwendung artspezifischen Antigens darf hingegen im positiven Fall davon ausgegangen werden, da es nicht viele Krankheiten gibt, die hier eine Kreuzreaktion aufweisen. Ein negativer Rheumafaktor schließt andererseits die Diagnose der rheumatoiden Arthritis nicht sicher aus. Histologisch finden sich in der Synovialmembran lymphozytäre und plasmazelluläre Infiltrate, die ebenfalls unspezifisch sind.

Röntgenologisch nachweisbare Veränderungen umfassen Weichteilschwellung, vermehrte Gelenkfüllung, eine Verschmälerung des Gelenkspaltes und lytische Areale des subchondralen und juxtaartikulären Knochens [47]. In fortgeschrittenen Stadien besteht eine Inaktivitätsosteoporose, bei Instabilität sind Osteophyten nachweisbar. Verkleinerung des Gelenkspaltes als Zeichen für Knorpelverlust wird hauptsächlich in den Karpal- und Tarsalgelenken beobachtet.

Shelties [37] und Collies sind die am häufigsten betroffenen Hunderassen. Zu den auffälligsten Symptomen gehört der Niederbruch im Carpus bzw. Tarsus. Bagatelltraumen (z. B. Sprung aus dem Auto) können die Lahmheit bzw. abnorme Gelenkstellung auslösen. Auch an anderen Gelenken werden ähnliche Symptome gefunden. Die Knorpelveränderungen können minimal sein. Die entzündlichen Reaktionen verursachen aber eine Zerstörung der Kollagenfasern mit partieller oder sogar vollständiger Ruptur von Sehnen und Bändern [48]. Es kann schwierig sein, zwischen Gelenkinfektion und rheumatoider Arthritis zu differenzieren. Vorbericht und klinischer Verlauf geben wichtige Hinweise. Traumatische und degenerative Gelenkerkrankungen müssen ebenfalls differentialdiagnostisch erwogen werden. Sie treten im Gegensatz zur rheumatoiden Arthritis plötzlich auf und betreffen meistens nur ein Gelenk. Analysen der Synovia geben hier weiteren Aufschluß. Wechselnde Lahmheiten kommen z. B. auch bei hypertrophischer Osteopathie vor, die jedoch palpatorisch, anhand der Umfangsvermehrung der Gliedmaßen und röntgenologisch als solche gut erkennbar ist.

Andere entzündliche Krankheiten zeigen der rheumatoiden Arthritis sehr ähnliche Allgemeinsymptome und Veränderungen der Gelenkflüssigkeit. Bei bakterieller En-

Tab. 17-3 Diagnostische Kriterien für rheumatoide Arthritis

1. Morgendliche Steifheit
2. Schmerz bzw. Empfindlichkeit bei Gelenkbewegung
3. Weichteilverdickung oder Erguß in einem bzw. mehreren Gelenken
4. Schwellung eines anderen Gelenkes
5. Gleichzeitiges Auftreten von Gelenkschwellung und -beschwerden
6. Subkutane Knoten (paraartikulär)
7. Typische Röntgenbefunde der rheumatoiden Arthritis
8. Positiver Rheumafaktortest
9. Wenig Muzinpräzipitat in der Synovia
10. Charakteristische histologische Veränderungen in der Synovialmembran
11. Charakteristische histologische Veränderungen in den Knoten

Aus: The Primer of Rheumatic Diseases, 7th ed. New York, American Rheumatism Association. The Arthritis Foundation, 1973.

dokarditis findet man neben kleinen Gelenkknorpelerosionen Herzgeräusche und EKG-Veränderungen. Der systemische Lupus erythematodes ist im Frühstadium kaum von einer rheumatoiden Arthritis zu unterscheiden. Er neigt allerdings nicht zu einer Knorpelzerstörung und kann mit hohen Titern antinukleärer Antikörper (ANA) einhergehen.

Therapie. Um die Produktion und Aktivität der lokalen Entzündungsmediatoren anzuhalten, werden Antiphlogistika eingesetzt. Immunsuppressive Wirkstoffe können ebenfalls versucht werden [44]. Es empfiehlt sich, die Therapie mit einem wenig toxischen Medikament zu beginnen und dieses nur dann auszutauschen, wenn seine Maximaldosis sich als unwirksam erweist [49]. In der Tiermedizin spielt auch die Wirtschaftlichkeit eine Rolle. Salizylate (z. B. Aspirin®) werden bezüglich ihrer antiphlogistischen und analgetischen Wirkung als sehr wirksam angesehen und selbst beim Menschen als Anfangstherapeutikum eingesetzt.

Der Hauptgrund, warum beim Hund mitunter nicht die gleichen therapeutischen Effekte wie beim Menschen erzielt werden, liegt in der Verabreichung einer inadäquaten Dosis [48]. Hunde mit rheumatoider Arthritis benötigen 25–35 mg/kg KM alle 8 Std. [39]. Das Aspirin sollte gepuffert sein und mit Futter verabreicht werden, um eine Irritation der Magenschleimhaut zu vermeiden. Salizylate retardieren den Knorpelschwund, während Kortikosteroide diesen Prozeß beschleunigen. Kortikosteroide (z. B. Prednisolon 1,0 mg/kg KM 2mal am Tag) sollten nur eingesetzt werden, wenn Aspirin® zur Entzündungsbekämpfung nicht mehr genügt. Intraartikuläre Kortisoninjektionen sind selten indiziert. Reagiert ein Patient auf hohe Aspiringaben nicht mehr und kann er sich nicht mehr fortbewegen, sind Gelenkinjektionen manchmal unvermeidbar. Mehrmalige Injektionen müssen allerdings wegen Knorpeldegeneration und Zystenbildung als Ultima ratio angesehen werden [24, 51].

Weitere therapeutische Maßnahmen bestehen in Gewichtsreduzierung, Ruhe während der akuten Phase, leichten Übungen (Schwimmen ist ausgezeichnet), Synovektomie und Arthrodese. Synovektomie und Arthrodese sind nur sinnvoll, wenn sich die Krankheit auf ein oder zwei Gelenke beschränkt.

Lyme-Arthritis

In jüngerer Zeit wird eine Krankheit beobachtet, die plötzlich zu gravierenden Gelenkbeschwerden (mon- oder polyartikulär) mit Knorpelerosion und Degeneration anderer intraartikulärer Strukturen (Kreuzbänder und Menisken) führt. Sie wird durch Borrelia burgdorferi verursacht, einer u. a. von Zecken übertragenen Spirochäte. Die Gelenkerkrankung beruht möglicherweise auf einer Autoimmunreaktion. Zur Diagnose werden Titerbestimmungen durchgeführt. Die Therapie besteht in der Gabe von Tetracyclinen über 10 bis 21 Tage. Darüber hinaus werden zur Bekämpfung der Gelenkentzündung mehrerer Monate lang Salizylate in ausschleichender Dosis verabreicht.

Nichterosive Entzündungen

Dieser Krankheitskomplex umfaßt Gelenkentzündungen in Verbindung mit systemischem Lupus erythematodes, bei chronischen Infektionen und solche idiopathischer Natur. Die Symptome sind den Erscheinungen bei rheumatoider Arthritis sehr ähnlich, Erosionen kommen jedoch selten vor. Lahmheit und Schwäche sind häufig.

Systemischer Lupus erythematodes

Pathognostisch für systemischen Lupus erythematodes ist der serologische Nachweis von LE-Zellen bzw. antinukleären Antikörpern. Beim Menschen kann die Krankheit aufgrund einer Glomerulonephritis, verursacht durch Aggregation der Immunkomplexe in den Nieren, zum Tode führen. Aspirin® vermag die Gelenkbeschwerden zu lindern, nicht hingegen die Nierenveränderungen unter Kontrolle zu halten [49]. Deshalb wird Prednisolon empfohlen, eventuell in Verbindung mit Zytostatika wie Cyclophosphamid oder Azathioprin [52]. Der systemische Lupus erythematodes kann auch beim Hund mit einer Polymyositis einhergehen [53].

Arthritis bei chronischen Infektionskrankheiten

Das Erscheinungsbild gleicht dem systemischen Lupus erythematodes. Hinzu kommen die Symptome der Infektionskrankheit (Dirofilariasis, chronische Pilz- oder bakterielle Infektion des Herzens, der Ohren bzw. des Urogenitalsystems). Bei Heilung der Grundkrankheit bilden sich die Gelenkveränderungen zurück [52]. Beim Menschen kann rheumatisches Fieber (im Anschluß an eine Streptokokkus-Pharyngitis) eine aseptische Polyarthritis hervorrufen, wahrscheinlich durch zirkulierende Immunkomplexe.

Literatur

1. Pedersen NC: Canine joint disease. In 1978 Scientific Proceedings, 45th Annual Meeting of the American Animal Hospital Association, South Bend, Ind., 1978, pp 359–366.
2. Mankin HJ: Discussion of pathogenesis of osteoarthrosis. In Ali SG, Elves MW, Leaback DH (eds): Proceedings of the Symposium on Normal and Osteoarthrotic Articular Cartilage. Middlesex, England, Institute of Orthopaedics, 1974, pp 301–317.
3. Bentley G: Experimental Osteoarthrosis. In Ali SG, Elves MV, Leaback DH (eds): Proceedings of the Symposium on Normal and Osteoarthrotic Articular Cartilage. Middlesex, England, Institute of Orthopaedics, 1974, pp 259–284.
4. Aki SY: Discussion of pathogenesis of osteoarthrosis. In Ali SG, Elves MV, Leaback DH (eds): Proceedings of the Symposium on Normal and Osteoarthrotic Articular Cartilage. Middlesex, England, Institute of Orthopaedics, 1974, pp 301–317.
5. Sokoloff L: The general pathology of osteoarthritis. In Ali SG, Elves MN, Leaback DH (eds): Proceedings of the Symposium on Normal and Osteoarthrotic Articular Cartilage. Middlesex, England, Institute of Orthopaedics, 1974, pp 111–124.
6. Sokoloff L: The pathology and pathogenesis of osteoarthritis. In Hollander JL (ed): Arthritis and Allied Conditions. Philadelphia, Lea & Febiger, 1972, pp 1009–1029.
7. Wilson JN: The place of surgery in the treatment of osteoarthritis. In Ali SG, Elves MN, Leaback DH (eds): Proceedings of the Symposium on Normal and Osteoarthrotic Articular Cartilage. Middlesex, England, Institute of Orthopaedics, 1974, pp 227–232.
8. McDevitt C, Gilbertson E, Muir H: An experimental model of osteoarthritis: Early morphological and biochemical changes. J Bone Joint Surgery 59: 24–35, 1977.
9. Marshall JL: Periarticular osteophytes. Initiation and formation in the knee of the dog. Clin Orthop 62: 37–47, 1969.
10. Freyberg RH: The Joints. In Sodeman WA, Sodeman WA Jr (eds): Pathologic Physiology: Mechanisms of Disease. Philadelphia, Saunders, 1967.
11. Turek SL: Orthopaedics-Principles and their Application. Philadelphia, Lippincott, 1967.
12. Van Pelt RW: Comparative arthrology in man and domestic animals. J Am Vet Med Assoc 147: 958–967, 1965.
13. Riddle WE: Healing of articular cartilage in the horse. J Am Vet Med Assoc 157: 1471–1479, 1970.
14. Collins DH: The Pathology of Articular and Spinal Diseases. London, Arnold and Company, 1949.
15. Mankin HJ: The reaction of articular cartilage to injury and osteoarthritis. N Engl J Med 291: 1335–1340, 1974.
16. Moskowitz RW: Symptoms and laboratory findings in osteoarthritis. In Hollander JL (ed): Arthritis and Allied Conditions. Philadelphia, Lea & Febiger, 1972, pp 1032–1053.
17. Gardner E: Structure and Function of Joints. In Hollander JL (ed): Arthritis and Allied Conditions. Philadelphia, Lea & Febiger, 1972, pp 32–50.
18. Lockie LM: Examinations of the Arthritic Patient. In Hollander JL (ed): Arthritis and Allied Conditions. Philadelphia, Lea & Febiger, 1972, pp 15–26.

19. Hayes HM, Wilson GP, Burt JK: Feline hip dysplasia. J Am Anim Hosp Assoc 15: 447–449, 1979.
20. Olsson S, Hedhammer A, Kasstrom H: Hip dysplasia and osteochondrosis in the dog. In Proceedings of Voojaarsdagen 1978. The Netherlands Small Animal Veterinary Association, 1978, pp 70–72.
21. Murray RO: Aetiology of degenerative joint disease. A radiological re-assessment. In Ali SG, Elves MW, Leaback DH (eds): Proceedings of the Symposium on Normal and Osteoarthrotic Articular Cartilage. Middlesex, England, Institute of Orthopaedics, 1974, pp 125–130.
22. Hollander JL: The Arthritis Handbook. West Point, Pa., Merck, Sharp & Dohme, 1974.
23. Short CR, Beadle RE: Pharmacology of antiarthritic drugs. Vet Clin North Am 8: 401–418, 1978.
24. Mankin HJ: The reaction of articular cartilage to injury and osteoarthritis. N Engl J Med 291: 1285–1292, 1974.
25. Scott DW: Feline dermatology, therapeutics. J Am Anim Hosp Assoc 16: 434–456, 1980.
26. Jayson MIV, Herbert CM, Bailey AJ: Studies on collagen crosslinks in osteoarthritis. In Ali SG, Elves MW, Leaback DH (eds): Proceedings of the Symposium on Normal and Osteoarthrotic Articular Cartilage. Middlesex, England, Institute of Orthopaedics, 1974, pp 219–220.
27. Moskowitz RW: Treatment of osteoarthritis. In Hollander JL (ed): Arthritis and Allied Conditions. Philadelphia, Lea & Febiger, 1972, pp 1054–1070.
28. Bradney IW: Treatment of osteoarthritis of the femoro-tibial joint in the dog by synovectomy and debridement and repair of the anterior cruciate ligament. J Small Anim Pract 20: 197, 1979.
29. Walker T, Prieur WD: Intertrochanteric femoral osteotomy. Sem Vet Surg Med 2: 117–130, 1987.
30. Braden TD: Pers. Mitteilung, 1988.
31. Madewell MR, Pool R: Neoplasms of joints and related structures. Vet Clin North Am 20: 511–521, 1978.
32. Kammermeier C, Brunnberg L, Hänichen T: Blastom als Differentialdiagnose zur Kreuzbandruptur beim Hund, Kleintierpraxis 30: 133, 1985.
33. Van Pelt RW, Lanham RF, Shight SD: Lesions of infectious arthritis in calves. J Am Vet Med Assoc 149: 303–311, 1966.
34. Brown SG: Infectious arthritis and wounds of the joints. Vet Clin North Am 8: 501–510, 1978.
35. Van Pelt RW, Langham RF: Nonspecific polyarthritis secondary to primary systemic infection in calves. J Am Vet Med Assoc 149: 505–511, 1966.
36. Schultz RD: Immunological diseases of the dog and cat. Vet Clin North Am 4: 153–174, 1974.
37. Tiu SK, Suter PF, Fischer CA, Dorfman HD: Rheumatoid arthritis in a dog. J Am Vet Med Assoc 154: 495–502, 1969.
38. Newton CD, Lipowitz AJ, Halliwell RE, et al: Rheumatoid arthritis in dogs. J Am Vet Med Assoc 168: 113–121, 1976.
39. Newton CD, Lipowitz AJ: Canine rheumatoid arthritis: A brief review. J Am Anim Hosp Assoc 11: 595–599, 1975.
40. Alexander JW, Begg S, Dueland R, et al: Rheumatoid arthritis in the dog: Clinical diagnosis and management. J Am Anim Hosp Assoc 12: 727–734, 1976.
41. Ward PA, Zvaifler NJ: Complement-derived leukotactic factors in inflammatory synovial fluids of humans. J Clin Invest 50: 606–616, 1971.
42. Robinson WD: The etiology of rheumatoid arthritis. In Hollander JL (ed): Arthritis and Allied Conditions, Philadelphia, Lea & Febiger, 1972, pp 297–301.
43. Anderson RJ: The diagnosis and management of rheumatoid synovitis. Orthop Clin North Am 6: 629–639, 1975.
44. Sbarbaro, J: Synovectomy in rheumatoid arthritis. In Hollander JL (ed): Arthritis and Allied Conditions, Philadelphia, Lea & Febiger, 1972, pp 623–629.
45. Pedersen NC, Pool RC, Castles JJ, Weisner K: Noninfectious canine arthritis: Rheumatoid arthritis. J Am Vet Med Assoc 169: 295–303, 1976.
46. Rodnan G, McEwen C, Wallis SL: The Primer of Rheumatic Disease. JAMA 224: (Suppl): 662–804, 1973.
47. Lipowitz AJ, Newton CD: Laboratory parameters of rheumatoid arthritis of the dog: A review. J Am Anim Hosp Assoc 11: 600–606, 1975.

48. Biery DN, Newton CD: Radiographic appearance of rheumatoid arthritis in the dog. J Am Anim Hosp Assoc 11: 607–612, 1975.
49. Sokoloff L: The pathology of rheumatoid arthritis and allied disorders. In Hollander JL (ed): Arthritis in Allied Conditions, Philadelphia, Lea & Febiger, 1972, pp 1054–1070.
50. Mills JA: Nonsteroidal anti-inflammatory drugs. N Engl J Med 290: 781–784, 1974.
51. Roach JE, Tomblin W, Eysing EJ: Comparison of the effects of steroid, aspirin and sodium salicylate on articular cartilage. Clin Orthop 106: 350–356, 1975.
52. Moskowitz RW, Davis W, Sammarco J, et al: Experimentally induced corticosteroid arthropathy. Arthritis Rheum 13: 236–243, 1970.
53. Pederson WC, Weisner K, Castles JJ, et al: Noninfections canine arthritis: the inflammatory nonerosive arthritides. J Am Vet Med Assoc 169: 304–310, 1976.
54. Krum SH, Cardinet GH, Anderson BC, Holliday TA: Polymyositis associated with systemic lupus erythematosus in the dog. J Am Vet Med Assoc 170: 61–64, 1977.

18 (Osteo)chondrose

Diese Krankheit kommt häufig und bei vielen Spezies vor [1-13]. Kenntnisse über ihre Entstehung erleichtern es, für die verschiedenen Stadien und Schweregrade eine sinnvolle Behandlung zu finden.

Pathologie

Olsson hat die (Osteo)chondrosis als eine generalisierte, auf umschriebene Bezirke der Wachstumsfugen und tiefe Gelenkknorpelschichten beschränkte, enchondrale Ossifikationsstörung charakterisiert [2, 7]. Die unregelmäßige Verknöcherung bedingt eine fokale Knorpelverdickung, die für Verletzungen prädisponiert ist. Die Osteogenese von Röhrenknochen erfolgt einerseits metaphysär durch enchondrale Ossifikation an den Wachstumsfugen, zum anderen epiphysär durch enchondrale Knochenbildung an den tiefen Schichten des Gelenkknorpels. Betrifft sie die Wachstumsfugen, kann die (Osteo)chondrosis beispielsweise zu einem isolierten Proc. anconaeus bzw. im distalen Ulnabereich zu persistierenden Knorpelzapfen führen oder auch ein Genu valgum verursachen. An den Artikulationsflächen tritt sie bei verschiedenen Gelenken (Schulter-, Knie-, Sprung-, Ellbogen- und Wirbelgelenke [13-19]) in Form der (Osteo)chondrosis dissecans auf. Auch der isolierte Proc. coronoideus medialis ulnae wird dieser Krankheit zugeschrieben [2, 21-23]. Am häufigsten wird das Leiden im Schultergelenk diagnostiziert [14-17].

Histopathologie

Cordy und Wind [3] beschrieben die histologischen Veränderungen der (Osteo)chondrose in ihren verschiedenen Stadien. Sie untersuchten bei 14 großwüchsigen Hunden im Alter von drei bis 18 Monaten den Humeruskopf mikroskopisch. Bis zum achten Lebensmonat fanden sie, daß die subchondralen Spongiosabälkchen an der Prädilektionsstelle – im kaudalen Bereich des Humeruskopfes – verdickt waren und mineralisierten Knorpel enthielten. Dagegen zeigten die Spongiosabälkchen in den nicht prädisponierten Arealen nur bis zu einem Alter von fünf Monaten verknöcherte Knorpelreste. Bei drei Tieren erstreckte sich in der Gefahrenzone nichtverknöcherter Knorpel bis in die subchondrale Spongiosaregion (Abb. 18-1A). Beim ältesten Tier lagen nekrotische Knorpelzellen in dem verdickten Knorpelbereich. Diese drei Hunde hatten wahrscheinlich eine (Osteo)chondrose, die sich zu einer klinisch manifesten (Osteo)chondrosis dissecans weiterentwickelt hätte, wenn die Tiere nicht vorzeitig gestorben wären.

Bei jüngeren Tieren war die sog. Halteoder Kittlinie (eine wellenförmige, mit Hämatoxylin anfärbbare Grenze zwischen mineralisiertem und nichtmineralisiertem Knorpel) normalerweise schwach, bei den sechs bis sieben Monate alten Hunden dagegen deutlich anfärbbar. An der bevorzugt erkrankten Stelle blieb diese Grenze aber bis zum neunten Lebensmonat kaum erkennbar als Zeichen dafür, daß hier eine schwächere Verbindung zur mineralisierten Knorpelzone bestand.

Bei zwei Hunden wurden noch deutlichere Veränderungen ohne klinische Symptome festgestellt [3]. Makroskopisch war bei diesen Tieren der Humeruskopf an seiner Oberfläche glatt, jedoch beidseits an der Prädilektionsstelle gelblich verfärbt.

Histologisch fanden sich an der Grenze zwischen mineralisiertem und nichtmineralisiertem Knorpel horizontale Spalten, die von verdicktem Knorpel bedeckt und mit

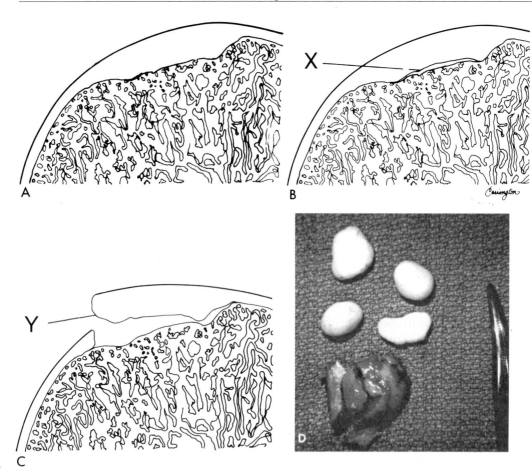

Abb. 18-1 (A) Schematische Darstellung der für eine (Osteo)chondrose kennzeichnenden Knorpelverdickung. (B) (Osteo)chondrose mit horizontalem Spalt. Dieser kann entweder ausheilen oder eine (Osteo)chondrosis dissecans entstehen lassen. X = Riß in der mineralisierten Knorpelzone. (C) (Osteo)chondrosis dissecans mit Knorpelschuppe. Y = Knorpelschuppe. (D) Zur Röntgenaufnahme in Abbildung 18-2 E gehörige Gelenkmäuse. Man beachte die Farbdifferenz zwischen dem unten liegenden frakturierten Osteophyten und den vier weißen Gelenkmäusen.

Gewebetrümmern gefüllt waren (Abb. 18-1B). Der verdickte Knorpelbereich enthielt einige ungeordnete nekrotische Knorpelzellen.

In weiter fortgeschrittenen Stadien der (Osteo)chondrose entsteht ein vertikaler Spalt in der Knorpeloberfläche, so daß die Krankheit dann auch als (Osteo)chondrosis dissecans bezeichnet werden kann. Ist das subchondrale Kapillarbett in der Lage, das Gebiet der Chondromalazie zu umschließen, zu überbrücken und einen Bypass zu bilden, kann nach Pedersen und Pool [12] zwar noch immer eine enchondrale Ossifikation erfolgen, jedoch nicht ohne klinische Folgen. Bei radiärer Ausdehnung des vertikalen Knorpelspaltes entsteht eine bewegliche Schuppe (Abb. 18-1C). Die Knorpelschuppen sind in diesem Stadium doppelt so dick wie der normale Gelenkknorpel. Histologisch erscheint ihre Oberfläche normal, während die tieferen Schichten ungeordnete Knorpelzellen, Nekrosen und Mineralisationsherde enthalten [3]. Bei zwei von 31 Fällen fand sich auch Knochengewebe in diesen Schuppen. Hier war aus dem subchondralen Knochenmark gefäßführendes Bindegewebe in die Schuppe eingedrungen, so daß der Knorpel vaskularisiert wurde und sich durch enchondrale Ossifikation Knochengewebe bilden konnte. Das muldenförmige Blatt der Knorpelschuppe war von körnigem, grau-weißem Material bedeckt, das histologisch als mineralisierte Knorpelzone identifiziert wurde. Unter dieser Schicht fand sich eine dünne Lage neuen Bindegewebes bzw. Bindegewebsknorpels. Die darunter liegenden Knochenbälkchen waren, zumindest in den frühen Stadien der Krankheit, frei von Nekrosen, Einbrüchen oder Eburnifikation.

Wenn sich also eine Schuppe (im Alter von sechs bis sieben Monaten) gebildet hat, kann sie nicht mehr einheilen. Sie unterliegt einer fortschreitenden Mineralisation und bleibt entweder an Ort und Stelle, oder sie löst sich ab. Im Gelenk selbst ist für sie wenig Platz, weshalb sie sich meist als Gelenkmaus in der Gelenkkapselaussackung kaudal des Humeruskopfes oder in der Sehnenscheide des M. biceps brachii findet. Hat sich die Schuppe vorzeitig, d. h. schon im sechsten bis siebten Lebensmonat, gelöst, ist die Gelenkmaus im allgemeinen röntgenologisch nicht erkennbar. Mit der Zeit kann sie aber bei stärkerer Mineralisation noch sichtbar werden.

Diese Gelenkmäuse können von der Synovialmembran umgeben werden oder frei im Gelenk verbleiben. Sie können sogar wachsen, da sie von der Synovia ernährt werden, und nicht selten sind sie abgerundet (Abb. 18-1D).

Pathogenese

Entscheidend für die Pathogenese der (Osteo)chondrosis dissecans ist eine umschriebene Gelenkknorpelverdickung und deren ungenügende Verbindung mit einem darunter liegenden subchondralen Knochen. Einige Knorpelzellen sterben ab, so daß bei einer tangentialen Kraft, wie sie etwa die Scapula während des schnellen Laufens und Springens auf den Humerus überträgt, ein horizontaler Spalt an der geschwächten Nahtstelle entstehen kann. Unter fortdauernder Belastung breitet sich die Spaltbildung zunächst vertikal in die Gelenkoberfläche und dann auch zirkulär aus, bis eine nicht mehr einheilende Knorpelschuppe entsteht. Diese Schuppe ruft funktionelle Beschwerden und arthrotische Veränderungen hervor. Die Ursache der Gelenkknorpelverdickung ist unbekannt, doch vermutet man eine erbliche Prädisposition.

Röntgenbefunde

Da normaler Knorpel zum Großteil nicht mineralisiert ist, bestehen die ersten röntgenologischen Anzeichen der (Osteo)chondrose in einer Abflachung des subchondralen Knochens (Abb. 18-2A). Bei einem Alter von sechs bis sieben Monaten wirkt die Läsion durch das weitere Wachstum der Epiphyse (nicht aber des Defektes) muldenförmig ausgehöhlt (Abb. 18-2B).

Entwickelt sich die Krankheit zu einer (Osteo)chondrosis dissecans, beginnt die Schuppe zu mineralisieren. Sie kann im Defektbett liegenbleiben und hier im Alter von sieben bis acht Monaten oder später durch die Verkalkung sichtbar werden (Abb. 18-2C). In weit fortgeschrittenen Stadien hebt sich die mineralisierte Schuppe mitunter von der Kontur des Humeruskopfes ab (Abb. 18-D) oder sie löst sich und

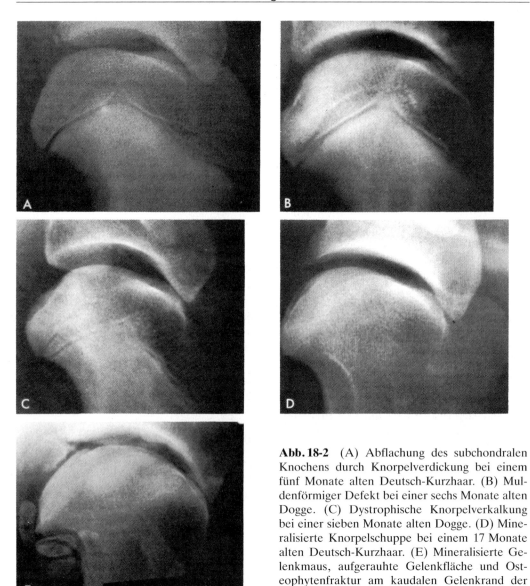

Abb. 18-2 (A) Abflachung des subchondralen Knochens durch Knorpelverdickung bei einem fünf Monate alten Deutsch-Kurzhaar. (B) Muldenförmiger Defekt bei einer sechs Monate alten Dogge. (C) Dystrophische Knorpelverkalkung bei einer sieben Monate alten Dogge. (D) Mineralisierte Knorpelschuppe bei einem 17 Monate alten Deutsch-Kurzhaar. (E) Mineralisierte Gelenkmaus, aufgerauhte Gelenkfläche und Osteophytenfraktur am kaudalen Gelenkrand der Scapula bei einer 2½ Jahre alten Dogge.

kann dann als Gelenkmaus kaudoventral des Caput humeri liegen (Abb. 18-2E). Bleibt die Schuppe unsichtbar, ermöglicht eine Arthrographie (3 ml eines intravenös applizierbaren Kontrastmittels in 20%iger Lösung für einen großen Hund) die Darstellung des Dissekates.

Therapie

In frühen, röntgenologisch diagnostizierten Stadien der (Osteo)chondrose, wenn noch keine klinischen Symptome wie Schmerz oder Lahmheit bestehen, sind Ruhe und eine energiearme Diät indiziert. Durch Reduktion des Körpergewichts und der Bewegung, beispielsweise Verbot lebhafter Spiele, sollte tangentialen, eine Ablösung des verdickten Knorpels begünstigenden Kräften vorgebeugt werden. Auch wenn ein Junghund im Alter von fünf bis sieben Monaten bereits lahm ist, können Ruhe und energiearme Diät noch erfolgreich sein. Hier sollte der Patient jedoch strikt an der Leine geführt oder die Gliedmaße sogar hochgebunden werden. Operatives Vorgehen empfiehlt sich, wenn die Lahmheit über sechs Wochen anhält, der Hund im achten Lebensmonat oder älter ist bzw. die Knorpelschuppe oder Gelenkmaus röntgenologisch nachgewiesen werden kann. Letzteres besagt, daß das Dissekat nicht mehr einheilen wird.

Das Hauptziel der Operation besteht im Entfernen der sowohl die gegenüberliegende Gelenkfläche als auch die Synovialmembran irritierenden Schuppe bzw. Gelenkmaus sowie allen von der Unterlage abgehobenen Knorpels in der Peripherie. Zur Diskussion steht, ob das Defektbett kürettiert werden soll. Durch das Anfrischen des subchondralen Knochens soll das Einwachsen von Granulationsgewebe und damit eine rasche Ausfüllung des Defekts mit Faserknorpel ermöglicht werden. Andererseits kann die verbleibende mineralisierte Knorpelschicht proliferieren, so daß auch ohne Kürettage ein gutes, vielleicht sogar ein besseres Langzeitergebnis erwartet werden kann. Als dritte Alternative kann man mit einem Kirschner-Draht einige Löcher in den Defekt bohren, um die Vaskularisation ohne Zerstörung von Knorpelelementen zu ermöglichen. Die Leistungsfähigkeit der drei Methoden bedarf jedoch noch der

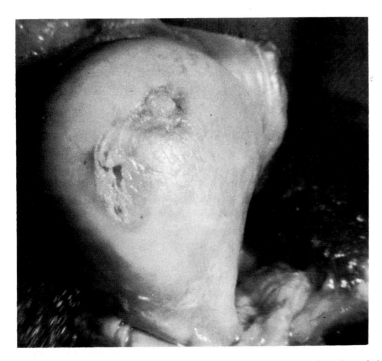

Abb. 18-3 Humeruskopf eines älteren streunenden Hirtenhundes mit beidseitiger (Osteo)chondrose des Schultergelenkes. Die veränderte Knorpelzone stellt eine nicht losgelöste Knorpelschuppe dar (s. Abb. 18-1 B).

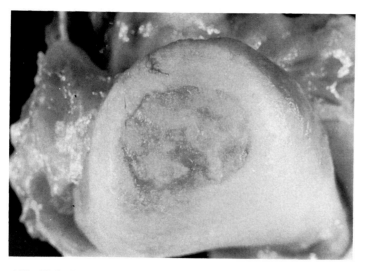

Abb. 18-4 Humeruskopf eines sieben Jahre alten Irischen Setters, dessen Schultergliedmaße wegen eines Osteosarkoms des Radius amputiert wurde. Der Hund ging zeitlebens lahm. Es wurde zusätzlich eine runde Gelenkmaus von 2,5 cm Durchmesser gefunden.

Überprüfung anhand einer größeren Zahl nachuntersuchter Patienten. In Abbildung 18-3 erkennt man eine nichtoperativ versorgte, unvollständig »geheilte« Läsion. Abbildung 18-4 zeigt einen Humeruskopfdefekt, Jahre nachdem sich die Knorpelschuppe spontan gelöst hatte.

Literatur

1. Brass W: Über die Osteochondrosis des Hundes. Tierärztl Umsch, 11: 200, 1956.
2. Olsson SE: Osteochondrosis – A growing problem to dog breeders. Gaines Dog Research Progress. White Plains, NY, Gaines Dog Research Center, Summer 1976, pp 1–11.
3. Cordy DR, Wind AP: Transverse fracture of the proximal humeral articular cartilage in dogs (so called osteochondritis dissecans). Pathol Vet (Basel), 6: 424–436, 1969.
4. Johnson KA, Howlett CR, Pettit GD: Osteochondrosis in the hock joints in dogs. J Am Anim Hosp Assoc, 16: 103–113, 1980.
5. Craig DH, Riser WH: Osteochondritis dissecans in the proximal humerus of the dog. J Am Vet Radiol Soc, 6: 40–49, 1965.
6. Leighton RL: Osteochondritis dissecans of the shoulder joint of the dog. Vet Clin North Am, 1: 391–401, 1971.
7. Olsson SE: Lameness in the dog: A review of lesions causing osteoarthrosis of the shoulder, elbow, hip, stiftle and hock joint. Proceedings of the American Animal Hospital Association, 42: 363–370, 1975.
8. Van Sickle DC: Selected orthopedic problems in the growing dog. Atlas of the American Animal Hospital Association, 1975.
9. Rosenblum GP, Robins GM, Carlisle CH: Osteochondritis dissecans of the tibio-tarsal joint in the dog. J Small Anim Pract, 19: 759–767, 1978.
10. Mostosky UV: Osteochondritis dissecans of the canine shoulder. Gaines Veterinary Symposium, 13: 16–19, 1964.
11. Vaughan LC, Jones DGC: Osteochondritis dissecans of the head of the humerus in dogs. J Small Anim Pract, 9: 283, 1968.
12. Pedersen NC, Pool R: Canine joint disease. Vet Clin North Am, 8: 465–493, 1978.

13. Hedhammar A, Wu FM, Krook L, et al: Overnutrition and skeletal disease: An experimental study in growing Great Dane dogs. Cornell Vet, 64 (Suppl 5): 83–95, 1974.
14. Pobisch R: Aseptische Nekrose des Humeruskopfes – eine Lahmheitsursache bei Junghunden. Wien Tierärztl Mschr, 49: 571–587, 1962.
15. Punzet G: Klinik und chirurgische Behandlung der Osteochondrosis dissecans des Humeruskopfes beim Hund. Wien Tierärztl Mschr, 61: 75–83, 1974.
16. Punzet G: Klinik und chirurgische Behandlung der Osteochondrosis dissecans des Humeruskopfes beim Hund. Wien Tierärztl Mschr, 61: 75–83, 1974.
17. Brunnberg L, Waibl H, Nagel ML: Zur aseptischen Knochennekrose des Caput humeri beim Hund. Berl Münch Tierärztl Wschr, 91: 418–423, 1978.
18. Arbesser E: Osteochondrosis dissecans der Femurkondylen beim Hund. Wien Tierärztl Mschr, 61: 303–313, 1974.
19. Punzet G, Walde I, Arbesser E: Zur Osteochondrosis dissecans genu des Hundes. Kleintierpraxis, 20: 88–98, 1975.
20. van Ec RT, Gibson K, Roberts ED: Osteochondritis dissecans of the lateral ridge of the talus in a dog. J Am Vet Med Assoc, 193: 1284–1286, 1988.
21. Denny HR, Gibbs, Ch: Osteochondritis dissecans of the canine stifle joint. J small Anim Pract, 21: 317–322, 1980.
22. Denny HR, Gibbs Ch: The surgical treatment of osteochondritis dissecans and ununited coronoid process in the canine elbow joint. J Small Anim Pract, 21: 323–331, 1980.
23. Guthrie S, Pidduck HG: Heritability of elbow osteochondrosis within a closed population of dogs. J Small Anim Pract, 31: 93–96, 1990.

19 Prinzipien der Gelenkchirurgie

Gelenkerkrankungen spielen in der Kleintierpraxis eine dominierende Rolle, nachdem Frakturen durch konsequentes Führen an der Leine im städtischen Bereich rückläufig sind. Dieses Kapitel soll für den Erfolg eines Eingriffes am Gelenk wichtige Grundkenntnisse vermitteln. Darüber hinaus werden einige Begriffe der nachfolgenden Kapitel definiert sowie ruhigstellende Verbände und Schienen besprochen.

Gelenkerkrankungen sollten sobald als möglich behandelt werden, um bleibenden Schäden vorzubeugen. Sowohl strengste Asepsis zur Vermeidung von Infektionen mit all ihren verheerenden Folgen als auch sorgfältige Blutstillung sind von äußerster Wichtigkeit.

Ziel eines Gelenkeingriffs ist die Minimierung ungleichmäßiger Abnutzung und Fehlbelastung der Artikulationsflächen. Dies kann beispielsweise durch anatomisch korrekte Reposition von Gelenkfrakturen, Reposition von Luxationen, Entfernung loser Knochen- oder Knorpelteile (z. B. bei isoliertem Proc. coronoideus medialis ulnae, (Osteo)chondrosis dissecans und Meniskusläsionen), Korrektur von Achsenabweichungen und Beseitigung von Instabilitäten (z. B. bei Kreuzbandruptur und Luxatio patellae) erreicht werden. Mitunter müssen nicht rekonstruierbare Gelenke, etwa bei rheumatoider Arthritis, anhaltend schmerzhaften Arthrosen und chronischer Instabilität operativ versteift werden.

Die Wahl geeigneter Therapieverfahren setzt eine korrekte Diagnose und Kenntnis des Krankheitsgeschehens voraus. Allzuoft werden »Allheilmittel« wie Kortison oder Analgetika ohne exakte Diagnose eingesetzt; manchmal auf die Gefahr hin, daß dem Tier ein noch größerer Schaden entsteht. Andererseits wird auch bei korrekter Diagnose durch Ausschalten der Symptome zwar ein schneller Erfolg erzielt, jedoch auf lange Sicht durch Provokation einer Fehlbelastung sekundär arthrotischen Veränderungen Vorschub geleistet.

Für viele Krankheiten gibt es unterschiedliche, mitunter sogar widersprüchlich erscheinende Behandlungsmöglichkeiten. Diesbezügliche Überlegungen müssen die Einstellung des Tierbesitzers, seine wirtschaftliche Situation, die Verwendung und Funktion des Tieres sowie die erforderliche Nachbehandlung einbeziehen.

Die Nachbehandlung ist für den Erfolg eines Eingriffs äußerst wichtig. Wenn ein Besitzer nicht darüber aufgeklärt wird, wie er die Bewegung seines Tieres in der postoperativen Phase einschränken kann, was er alles im Zusammenhang mit einem ruhigstellenden Verband zu beachten hat (z. B., daß er nicht naß wird) und welche Komplikationsmöglichkeiten bestehen, kann selbst die größte Mühe des Operateurs vergeblich sein. Bei unkooperativen Tieren oder Besitzern empfiehlt sich ein längerer stationärer Aufenthalt. Besteht eine Arthrose oder auch nur eine Prädisposition für diese, sollte auf das Körpergewicht des Tieres geachtet werden. Übergewichtige Patienten sind solange auf Diät zu setzen, bis man die Rippen wieder palpieren kann.

Prinzipien der Arthrotomie

Die Darstellung von Gelenken erfolgt zur Vermeidung unnötiger Muskel-, Sehnen- und Bandverletzungen über standardisierte Zugänge.

Beim Öffnen eines Gelenkes müssen nicht selten Halt gebende Faszien und Bindegewebszüge durchtrennt werden. Dieses Gewebe wird zusammenfassend auch als Retinaculum bezeichnet. Das laterale Retinaculum des Kniegelenkes z. B. wird aus der

Fascia lata, der Aponeurose des M. vastus lateralis und M. biceps femoris und dem Lig. femoropatellare laterale gebildet. Das Stratum fibrosum der Gelenkkapsel kann als ein Teil des Retinaculum angesehen werden. Manchmal lassen sich diese Strukturen mit einer Nahtreihe adaptieren, in anderen Situationen müssen sie schichtweise verschlossen werden, um eine normale Gelenkfunktion und -stabilität zu gewährleisten. Im »Atlas der Zugänge zum Skelettsystem von Hund und Katze« finden sich dazu wichtige Hinweise [1, 2].

Der Gelenkkapselschnitt sollte stets ohne Schädigung des Gelenkknorpels erfolgen. Für die spätere Naht muß an den Rändern ausreichend Gewebe verbleiben. Ein wasserdichter Verschluß ist allerdings nicht unbedingt nötig, da sich das Stratum synoviale ähnlich dem Peritoneum durch Ablagerung von Fibrin und Bindegewebsbildung rasch verschließt. Noch vor der Naht sollen Gewebereste und Blutgerinnsel gründlich aus der Gelenkhöhle gespült werden.

Zur Auswahl des Nahtmaterials für den Verschluß der Gelenkkapsel gibt es unterschiedliche Auffassungen. Folgendes Vorgehen hat sich bewährt:

Wenn der Verschluß ohne Spannung vorgenommen werden kann, und die Kapsel für die Gelenkstabilität nicht besonders wichtig ist, genügt eine fortlaufende Naht mit resorbierbarem Material der Stärke 2/0 bis 4/0. Absorbierbares synthetisches Nahtmaterial wie Polyglycolsäure (Dexon®) oder Polyglactin (Vicryl®) hat den Vorzug, daß es anfänglich reißfester ist als Katgut und gleichmäßiger abgebaut wird.

Muß die Gelenkkapsel unter Spannung oder mit einstülpenden Nähten verschlossen werden, ergeben einzelne Hefte aus nichtsorbierbarem Material der Stärke 3/0 bis 0 eine bessere Stabilität.

Die Beschaffenheit des Fadens erscheint nicht so wesentlich, monofiles Material, wie Nylon oder Polypropylen, neigt jedoch weniger zur Infektion als geflochtenes. Bei Verwendung nichtresorbierbarer Fäden darf die Synovialmembran nicht durchstochen werden, damit das Nahtmaterial nicht am Gelenkknorpel reiben und Erosionen hervorrufen kann. Lembert- und Matratzennähte eignen sich zur Raffung der Gelenkkapsel. Einzelne Knopfhefte erlauben eine Adaptation der Wundränder auf Stoß.

Oft stellt sich die Frage, ob das Entfernen von Osteophyten in einem arthrotischen Gelenk sinnvoll ist. Experimentelle Untersuchungen an Hunden ergaben eine Rezidivhäufigkeit von 60% innerhalb 24 bis 28 Wochen. Klinisch bestand kein Unterschied zu Hunden, bei denen sie belassen wurden [3]. Unter diesem Aspekt erscheint nur die Entfernung von mechanisch behindernden Osteophyten zweckmäßig, wie sie mitunter im proximalen Bereich der Trochlea ossis femoris vorkommen. Demgegenüber sind partielle Synovektomien bei hyperplastischer Synovialitis stets indiziert.

Operative Versorgung von Bandverletzungen

Mit Instabilität verbundene Bandverletzungen zweiten und dritten Grades (s. hierzu Kap. 22) sollten vorzugsweise operativ behandelt werden, um einer persistierenden Gelenklaxität vorzubeugen [4]. Bandgewebe besitzt nur eine geringe Kontraktionsneigung während der Heilung. Deshalb führt schon eine geringfügige Verlängerung von 10% zu deutlichen Halt- und Funktionsverlusten. Da Narbengewebe Zugkräften nicht in gleichem Maße widerstehen kann wie das ursprüngliche Band, ist es kein entsprechender Gewebeersatz. Es gibt verschiedene Möglichkeiten, Bänder zu rekonstruieren:
1. Überdehnte Bänder (Verletzung 2. Grades) können mit Nähten (s. Abb. 20-26F u. G) gerafft werden.
2. Bei rupturierten Bändern werden die Stümpfe, wie in Abbildung 19-1 und 19-2 dargestellt, mit einer Band- bzw. Sehnennaht adaptiert.

264 Teil 2: Lahmheit und Gelenkchirurgie

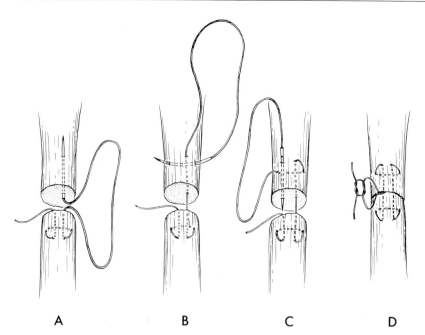

A B C D

Abb. 19-1 Sehnen- und Bandnaht nach Kirchmayr-Kessler [7]. (A) Für den zweiten Teil der Naht wird an der Schnittfläche eingestochen und im Abstand der Sehnen- bzw. Bandbreite peripher wieder ausgestochen. (B) Diesem Längsstich folgt etwas oberflächlicher ein Querstich. (C) Dann wird die Nadel hinter dem Querstich zur Schnittfläche zurückgeführt. Die Fadenschlingen umfassen so einige Faserbündel. (D) Nach Adaptation der Stümpfe werden die Fadenenden verknotet.

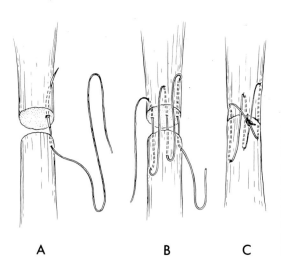

A B C

Abb. 19-2 Sehnen- und Band-Naht mit Zugschlingen [8]. Um diese Naht richtig anziehen zu können, sollte monofiles Material, wie Nylon oder Polypropylen, verwendet werden. (A) Der erste Stich ist ein Nah-weit-Stich. (B) Der zweite Stich faßt in beiden Sehnen- bzw. Bandstümpfen gleichviel Gewebe; die dritte Fadenschlinge erfolgt mit einem Weit-nah-Stich. (C) Nach Adaptation der Stümpfe werden die Fadenenden verknotet.

3. Am Knochen abgerissene Bänder werden möglichst nahe ihrer Ursprungs- bzw. Ansatzstelle reinseriert. Die Befestigung kann mit Hilfe einer Schraube und Unterlegscheibe mit Spitzen erfolgen (s. Abb. 20-26C u. D) oder das Band wird mit Nahtmaterial durchflochten und der Faden an einer Schraube verankert (s. Abb. 20-26 E) oder an der Abrißstelle transossär geführt (s. Abb. 20-26B).
4. Im Falle eines knöchernen Bandausrisses können größere Fragmente mit einer Zugschraube (mit und ohne Unterlegscheibe) fixiert werden (s. Abb. 20-23A u. B). Kleine Fragmente werden mit einem Cerclagendraht (s. Abb. 20-23C) oder drei divergierenden Kirschner-Bohrdrähten befestigt.
5. Ist das Band wie bei Abschliffverletzungen des Carpus und Tarsus völlig zerstört oder, etwa bei alten Läsionen nicht mehr rekonstruierbar, muß es ersetzt werden. Die Abbildungen 20-34C u. D, 21-31B u. C zeigen Beispiele für einen Bandersatz. Dafür kann ein kräftiger geflochtener Polyesterfaden der Stärke 0 bis 2 verwendet werden. Auch Kohlenstoffasern und Edelstahldrähte kommen in Betracht. Sie bilden eine Leitschiene für einsprossende Fibroblasten. Kohlenstoffasern sind in der Anfangsphase allerdings nicht sehr widerstandsfähig.
6. Verletzte Bänder können schließlich durch ein autogenes Faszientransplantat verstärkt werden, und so zusätzliche Widerstandskraft und mehr fibroblastische Elemente erhalten (s. Abb. 20-26H-J). Eine Augmentationsplastik mit Kohlenstoffasern beschleunigt ebenfalls das Einwachsen von Bindegeweben.

Während der Heilungsphase müssen die Bänder entlastet werden, damit die Nähte nicht ausreißen und gedehnt werden. Es gibt keine Operationstechnik, die in den ersten postoperativen Wochen eine volle Belastung erlaubt. In manchen Fällen ist eine operative Bandentlastung mit Hilfe einer Einrahmungsnaht oder durch zusätzlichen Bandersatz angezeigt (s. Abb. 20-26A). Häufig genügen ruhigstellende Verbände, wie im folgenden beschrieben. Die Immobilisation sollte mindestens vier bis sechs Wochen anhalten, mit anschließendem zweiwöchigen Polster-Stützverband. Danach darf die Belastung langsam gesteigert werden. Schwimmen ist hier eine ideale Physiotherapie (s. hierzu auch Kap. 22).

Offene Gelenkverletzungen

Offene Verletzungen mit Beteiligung größerer Gelenke erfordern eine frühzeitige und gezielte Behandlung, damit sich aus der unvermeidlichen Kontamination keine Gelenkinfektion entwickeln kann. Septische Arthritiden sind auf Grund der Zerstörung des gesamten Gelenkknorpels prognostisch sehr ungüstig.

Unter Sedation oder leichter Narkose wird die Wunde zunächst mit einer feuchten sterilen Gaze abgedeckt, während die umgebenden Haare entfernt werden. Nach Umschneiden der Wundränder und Exzision nekrotischen Gewebes wird die Gelenkhöhle auf Fremdkörper untersucht. Hierzu muß die Wunde u. U. erweitert werden. Vor dem Wundverschluß werden Proben für aerobe und anaerobe Kulturen zur Resistenzbestimmung entnommen sowie Gewebereste und Blutkoagula mit steriler Ringer-Lösung aus dem Gelenk gespült. Die Weichteile werden schichtweise mit Einzelheften aus dünnem monofilem Material adaptiert, vorhandene Bandverletzungen gleichzeitig mitversorgt.

Postoperativ muß das Gelenk stets immobilisiert werden. Die Ruhigstellung fördert die Revaskularisation des Gewebes und dient damit auch der Vorbeugung einer Infektion. Gelenkdrainagen sind im allgemeinen nicht erforderlich und wahrscheinlich schädlicher als nützlich. Solange das Antibiogramm aussteht, werden prophylaktisch Ampicillin und Gentamycin verabreicht. Das Gelenk sollte sieben bis zehn Tage, bei Bandverletzungen noch länger ruhiggestellt bleiben.

Ruhigstellung der Gelenke

Die Ruhigstellung großer Gelenke, speziell des Ellbogen- und Kniegelenkes, hat auch Nachteile. Zu den häufigsten unerwünschten Begleit- bzw. Folgeerscheinungen gehört eine Fibrosierung und Kontraktur der periartikulären Weichteile, die Bewegungseinschränkungen mit sich bringt. Ferner wird der Gelenkknorpel nur spärlich ernährt, wodurch er degeneriert. Bei schnell wachsenden Tieren, insbesondere Junghunden großwüchsiger Rassen, bewirkt die Ruhigstellung häufig eine Schlaffheit der Bänder, sowohl an der immobilisierten als auch an der überbelasteten kontralateralen Gliedmaße. Dennoch ist bei manchen Eingriffen am Gelenk eine postoperative Ruhigstellung angezeigt. Auf diese Indikationen wird in den Kapiteln 20 und 21 mit einer Beschreibung speziell bewährter Immobilisierungstechniken hingewiesen.

Viele Tierärzte neigen zu einer übermäßigen postoperativen Ruhigstellung. Ideal wäre es, wenn ein Gelenk niemals immobilisiert werden müßte, da alle periartikulären Strukturen sowie Muskeln, Sehnen und Gelenkknorpel bei Bewegung besser heilen. Deshalb sollte man sich nicht an ein starres Schema halten, sondern für jede Situation einzeln prüfen, ob auf die Ruhigstellung verzichtet oder diese zumindest auf ein Minimum beschränkt werden kann. Vierbeiner können sich auch auf drei Beinen sehr gut fortbewegen. Demzufolge läßt sich die Immobilisierung oftmals aufschieben bis das Tier weniger Schmerzen hat, die Schwellung abnimmt und die Gliedmaße wieder vorsichtig belastet wird. Manche Tiere gefährden allerdings den Operationserfolg durch eine vorzeitige rücksichtslose Belastung. Es gilt somit für jeden Fall das Für und Wider sorgfältig abzuwägen.

Ruhigstellende Verbände und Schienen

Die Retention wird – zur Vermeidung von Durchblutungsstörungen – mit mehr oder weniger gepolsterten starren, d. h. mit festen Elementen verstärkten, Verbänden gewährleistet. Diese können zirkulär als Schale, Longuette oder Schiene Anwendung finden. Auf einem anderen Prinzip beruht die Schröder-Thomas-Schiene, in der die Gliedmaße wie in einem Rahmen fixiert wird.

Individuell angepaßte Schalen- und Schienenverbände sind im allgemeinen vorgefertigten Schienen überlegen. Der Vorteil speziell gefertigter Verbände liegt in der geringeren Beeinträchtigung der Weichteile durch ihre perfekte Paßform.

Für viele Jahre war Gips das einzig formbare, sich verfestigende Material. Inzwischen hat man jedoch zahlreiche Alternativen. Bewährt haben sich beispielsweise Hexelite® und Vetcast®. Hexelite® ist ein grobmaschiges Gewebe, das mit einem Kunststoff imprägniert und unter Wärme formbar ist. Auf 70–80 °C erhitzt, wird es sehr weich und selbsthaftend, nach Abkühlung härtet das Material innerhalb weniger Minuten aus. Es wird vor allem für Schienen- und Schalenverbände verwendet. Vetcast® besteht aus harzimprägnierten Glasfasern. Das Harz wird durch 10–15 Sek. langes Eintauchen in handwarmes Wasser aktiviert. Sobald das Material trocknet, wird es innerhalb weniger Minuten hart. Vetcast® eignet sich sowohl für Schienen- und Schalen- als auch Zirkulärverbände. Beide Produkte sind leicht, widerstandsfähig, luftdurchlässig und wasserabstoßend. Damit der Verband kein Wasser retiniert, sollte für die Polsterung eine wasserabstoßende Schlauchbinde und Kunststoffwatte verwendet werden. Bei korrekter Anwendung treten Komplikationen wie Drucknekrosen selten auf. Jeder Patient mit einem ruhigstellenden Verband bzw. einer Schiene muß in seinem Bewegungsdrang eingeschränkt werden.

Langer Zirkulärverband. Dieser Verband reicht von den Zehen bis zur Achselhöhle oder Leiste (Abb. 19-3).
Indikationen: Immobilisierung des Ellbogen- und Kniegelenkes, sowie von Radius und Ulna bzw. Tibia und Fibula.
Zur Abnahme des Verbandes bedarf es einer oszillierenden Säge oder Gipsschere, je nachdem ob Glasfasern oder Gips verwendet wurden.

Kurzer Zirkulärverband. Ellbogen- und Kniegelenk bleiben hier frei beweglich, da der Verband nur bis zum proximalen Radius- bzw. Tibiabereich reicht (Abb. 19-4).
Indikationen: Immobilisation von Carpus und Metacarpus, Tarsus und Metatarsus. Kurze Zirkulärverbände werden vor allem bei großen, lebhaften Tieren verwendet, da sie eine bessere Stabilität geben als kurze Schienen.

Sattelverband. Dieser Verband wird am Rumpf befestigt. Er kann mit vorgefertigten Holz-, Plastik- oder Aluminiumschienen versteift werden. Gips- oder Kunstharzbinden, die sich der Körperform optimal anpassen lassen, sind jedoch besser geeignet (Abb. 19-5).
Indikationen: Immobilisierung der Schulter, des Humerus und des Ellbogengelenkes. Sattelverbände werden fast ausschließlich an der Schultergliedmaße angebracht. An der Beckengliedmaße ist die Einbeziehung des Rumpfes schwieriger.

Langer Schalen- und Schienenverband. Hier reicht der Verband proximal bis zur Achselhöhle bzw. Leiste. Die Schale oder Schiene wird im allgemeinen kraniolateral anmodelliert (Abb. 19-6).
Indikationen: Immobilisierung des Ellbogen- und Kniegelenkes.

Schröder-Thomas-Schiene. Diese vielseitige Schiene wurde früher häufig zur Immobilisation von Frakturen verwendet (s. Abb. 1-11).
Indikationen: Immobilisierung des Ellbogen- und Kniegelenkes, von Radius und Ulna, Tibia und Fibula.

Kurzer Schalen- und Schienenverband. Im distalen Gliedmaßenbereich kann die Schale oder Schiene an allen Seiten anmodelliert werden. An der Beckengliedmaße verursacht sie lateral die wenigsten Weichteilschäden (Abb. 19-7). An der Schultergliedmaße kann sie auch kaudal angebracht werden, bei längerem Verbleib allerdings mit einem höheren Risiko für die Weichteile. Um Drucknekrosen vorzubeugen, muß gut gepolstert werden. Eine reichhaltige Polsterung mindert aber den ruhigstellenden Effekt (Abb. 19-8)!
Indikationen: Immobilisierung des Tarsus und Metatarsus, Carpus und Metacarpus.

Ruhigstellender Pfotenverband. Zur Immobilisierung der Zehen wird eine die Pfote kranial, distal und kaudal umschließende Schale angebracht, ohne das Karpal- bzw. Tarsalgelenk mit einzubeziehen (Abb. 19-9).

Velpeau-Schlinge. Dieser Verband wird von den meisten Tieren gut toleriert (Abb. 19-10). Hauptindikationen sind Verletzungen des Schultergelenks und der Scapula. Darüber hinaus kann die Velpeau-Schlinge auch einen Schienen- oder Schalenverband ersetzen, wenn allein eine Gewichtsentlastung bewirkt werden soll.

Ehmer-Schlinge. Sie dient hauptsächlich einer partiellen Immobilisierung des Hüftgelenkes. Zur Gewichtsentlastung läßt sie sich auch für andere Gelenke der Beckengliedmaße verwenden (Abb. 5-24B).

Robert-Jones-Verband. Dieser stark gepolsterte Verband ist nicht nur zur Immobilisierung, sondern auch zur Verminderung bzw. Vorbeugung eines Ödems geeignet und wird gut toleriert. Da er jedoch viel Watte enthält, kann er beträchtliche Mengen Wasser absorbieren und dadurch die Haut mazerieren oder Operationswunden kontaminieren. Im allgemeinen werden Robert-Jones-Verbände nur für kurze Zeit angelegt. Durch Einbinden eines Drahtgestells kann die Festigkeit erhöht werden (Abb. 19-11).

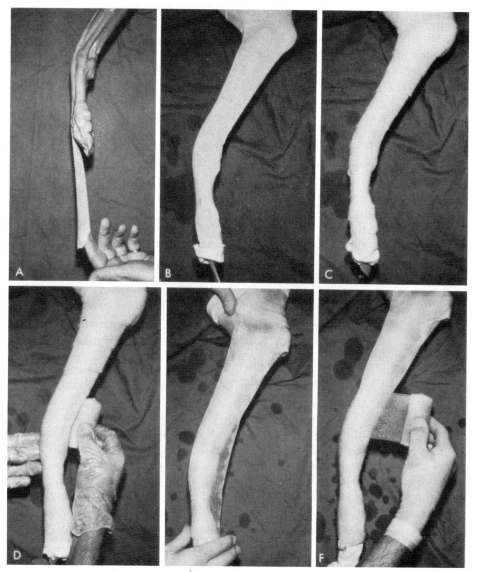

Abb. 19-3 Ein langer Zirkulärverband reicht von den Zehen bis zur Achselhöhle bzw. Leistengegend. Hier wird an der Schultergliedmaße ein Verband mit kunstharzimprägnierten Binden gezeigt. (Vetcast®). (A) Am unteren Teil der Extremität wird zunächst ein Leukoplaststreifen angebracht, der einige Zentimeter über die Zehen hinausreicht. (B) Danach wird ein Trikotschlauch über die Extremität gestülpt. Dieser sollte so lang sein, daß er distal über die Zehen hinaus und proximal bis in die Achselhöhle reicht. (C) Zwei bis drei Schichten Watte werden, an den Zehen beginnend, um die Gliedmaße gelegt. Diese Wattelagen umwickelt man mit Kreppapier, damit die imprägnierte Binde nicht mit der Watte verklebt. (D) Nachdem die Kunstharzbinde 12–15 Sek. lang in handwarmen Wasser getaucht wurde, wird sie zirkulär um die Extremität gewickelt. Die Hände sollten dabei durch Gummi- oder Vinylhandschuhe geschützt sein. Das Material wird ohne Falten, mit gleichmäßigem Druck, angebracht. Dies gelingt, indem die Binde spiralig in engem Kontakt mit der Gliedmaße abgewickelt wird. Durch Überlappen der Bindenlagen um die Hälfte ihrer Breite entsteht ein

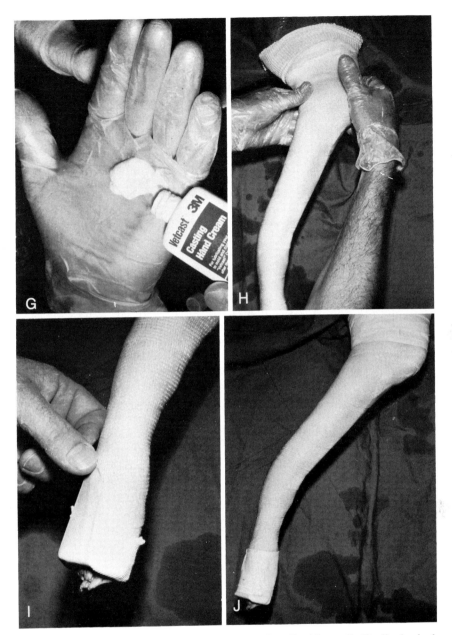

zweischichtiger Verband. Das distale Verbandende sollte bis an die Krallenbasis der mittleren Zehen reichen. (E) Nunmehr wird auf der medialen und lateralen Gliedmaßenseite je eine Längslage aufgebracht. (F) Weitere Spiraltouren über den Längslagen ergeben schließlich einen vierschichtigen Zirkulärverband mit medialer und lateraler Verstärkung. (G) Die Handschuhe werden mit einer speziellen Creme eingerieben, damit sie nicht an den kunstharzimprägnierten Binden haften bleiben. (H) Mit den gefetteten Handschuhen kann der Verband geglättet und der Gliedmaße anmodelliert werden. Bei normaler Raumtemperatur beginnt das Material binnen 4–5 Min. auszuhärten. (I) Nach dem Härten wird die überstehende Schlauchbinde um die Enden des Kunststoffverbandes geschlagen. Zudem wird am distalen Ende der anfänglich an der Haut befestigte Klebestreifen umgeschlagen. Dieser Streifen und der Schlauchverband werden mit einigen Pflastertouren fixiert. Das proximale Verbandende wird ebenso befestigt. (J) Der fertige Verband; Ellbogen- und Karpalgelenk befinden sich in leicht gebeugter Stellung.

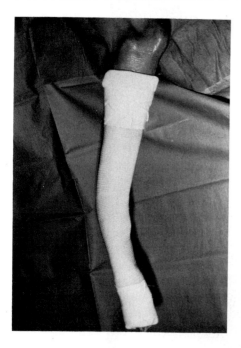

Abb. 19-4 Kurze Zirkulärverbände werden wie lange Zirkulärverbände angefertigt, beziehen jedoch das Ellbogen- bzw. Kniegelenk nicht mit ein. Der hier gezeigte Verband an der Schultergliedmaße endet unmittelbar distal des Ellbogengelenkes.

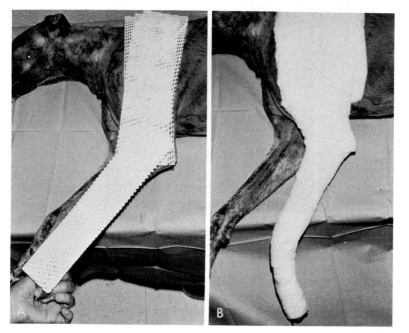

Abb. 19-5 Sattelverband an der Schultergliedmaße. (A) Es werden zwei sich überlappende Hexelite®-Schienen je nach Größe des Tieres und erforderlicher Stabilität aus 3 bis 6 Schichten vorbereitet. (B) Die Gliedmaße wird zunächst bis in Höhe der Achselhöhle mit einem Polsterverband versehen, danach die Oberarm- und Schulterblattregion bis über die dorsalen Mediane hinweg gepolstert. Nach

19. Prinzipien der Gelenkchirurgie 271

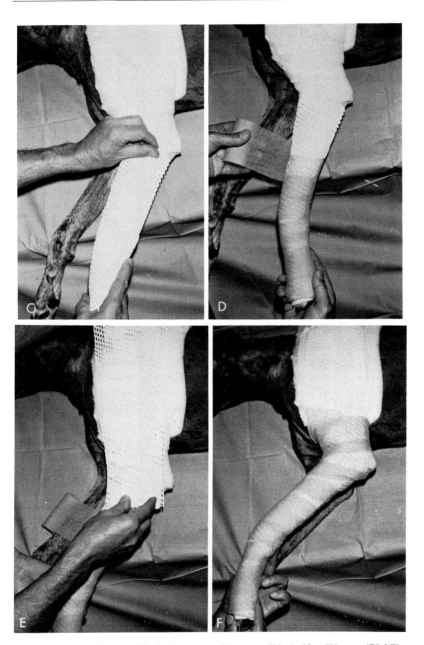

Eintauchen der distalen Bindenlagen aus Kunststoff in heißes Wasser (70 °C) werden diese im unteren Bereich der Extremität längs anmodelliert und (D) während des Härtens mit einer Binde am Polsterverband befestigt. Das proximale Ende der Kunststofflagen bleibt frei, um daran die obere Schiene zu befestigen. (E) Nachdem ihre Lagen in heißes Wasser getaucht wurden, wird die proximale Schiene, sich mit der distalen überlappend der Schulterregion anmodelliert. Die Kunststofflagen verbinden sich fest miteinander und bilden so eine fortlaufende, dem Körper optimal angepaßte

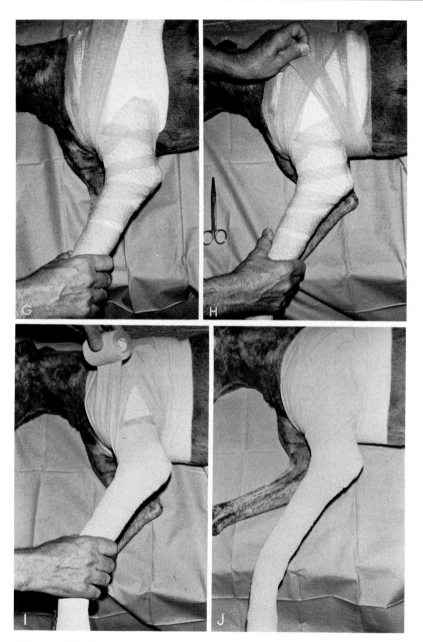

Schiene. (F) Diese wird nun mit der vorher verwendeten Mullbinde bis zur Achselhöhle der Gliedmaße angewickelt. Im Bereich der Schulter wird der Kunststoff bis zur Härtung mit den Händen anmodelliert. (G) Schließlich wird der obere Bereich der Schiene mit Mullbinden an der Brustwand befestigt. Die Binden werden in Achtertouren um die geschiente Extremität und hinter der kontralateralen Gliedmaße geführt. (H) Situation nach Befestigen der Schiene am Rumpf mit Mullbinden. (I) Auf die Mullbinden wird in derselben Weise eine breite elastische Binde gewickelt. (J) Fertiger Sattelverband.

19. Prinzipien der Gelenkchirurgie 273

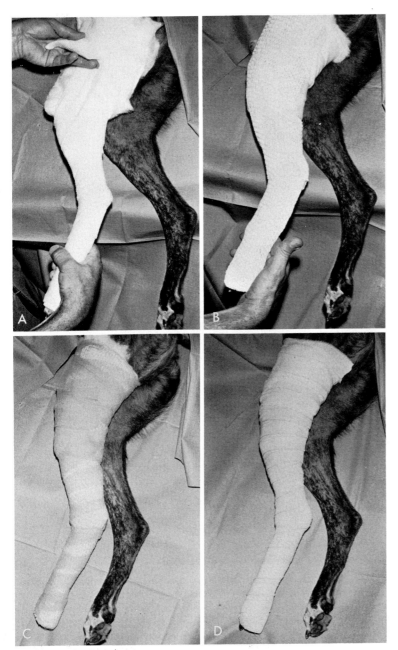

Abb. 19-6 Eine lange Schiene bzw. Schale an der Beckengliedmaße wird in ähnlicher Weise angelegt. (A) Zunächst wird der untere Bereich der Gliedmaße bis in Höhe des Kniegelenkes, dann die obere Region bis zum Hüftgelenk mit einem Polsterverband versehen. (B) Je nach Größe des Tieres und erforderlicher Stabilität werden dann 3 bis 6 Kunststofflängslagen der Gliedmaßenform angepaßt. (C) Der noch weiche Kunststoff wird schließlich während der Aushärtung mit Mullbinden am Polsterverband fixiert. (D) Elastische Binden komplettieren den Verband.

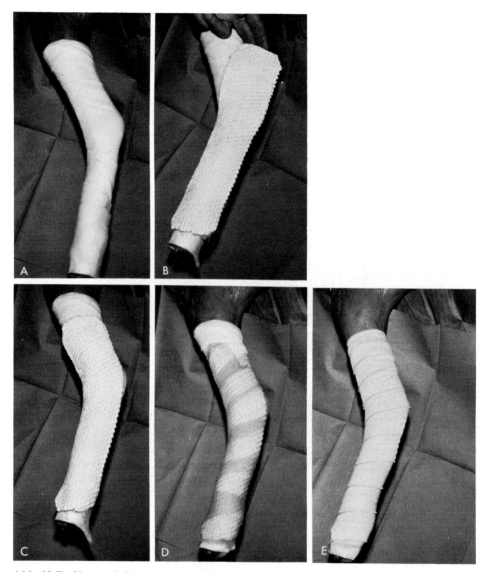

Abb. 19-7 Kurzer Schienen- bzw. Schalenverband an der Beckengliedmaße. (A) Die Gliedmaße wird bis in Höhe der Tuberositas tibiae mit zwei bis drei Wattelagen gepolstert. (B) Es folgen vier Längslagen aus Hexelite®-Binden, die lateral angelegt werden. Das distale Schienenende reicht bis an die Krallenbasis der mittleren Zehen. (C) Bei physiologischer Standposition des Sprunggelenkes wird der Kunststoff dorsal und lateral anmodelliert. Er sollte die Gliedmaße nicht mehr als 180° umgreifen, andernfalls zurückgeschnitten werden. (D) Während der Aushärtung werden die Kunststofflagen mit einer Mullbinde am Polsterverband befestigt. (E) Darüber wird eine elastische Binde gewickelt.

19. Prinzipien der Gelenkchirurgie

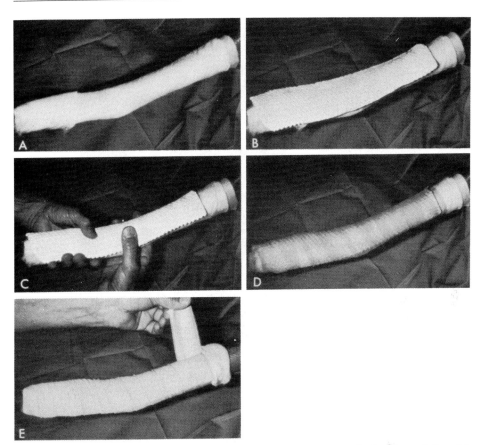

Abb. 19-8 Kurze Schienen bzw. Schalen können an der Schultergliedmaße auch kaudal angebracht werden. (A) Zunächst wird mit zwei bis drei Schichten Kunststoff- oder Baumwollwatte gepolstert. Der Hund kann dazu auf den Rücken gelegt werden. (B) Drei bis sechs Kunstharzbinden werden in Längslagen der kaudalen Gliedmaßenfläche angepaßt. Umgreifen sie die Extremitäten mehr als 180°, sollten sie zurückgeschnitten werden. (C) Der Kunststoff wird der Gliedmaße sorgfältig anmodelliert, wobei das Karpalgelenk in der gewünschten Position gehalten wird. Das distale Schienenende sollte bis an die Krallenbasis der mittleren Zehe reichen. (D) Solange die Kunststofflagen noch weich sind, werden sie mit einer Mullbinde an den Polsterverband gewickelt. Diese Binde darf nicht zu fest angezogen werden, damit keine Druckstellen entlang des Schienenrandes entstehen. (E) Abschließend wird eine elastische Binde darüber gewickelt.

Indikationen: Immobilisierung des Ellbogen- oder Kniegelenkes und weiter distal gelegener Abschnitte.

Perkutane Transfixation

Gelenke können auch mit einer externen Skelettfixation immobilisiert werden. Dieses Verfahren ist besonders bei offenen Wunden geeignet, wenn ruhigstellende Verbände die Behandlung erschweren. Bei multiplen Extremitätenverletzungen hat die perkutane Transfixation den Vorteil, daß sie eine direkte Fußung erlaubt, ohne das immobilisierte Gelenk zu gefährden.

Die Kirschner-Ehmer-Schiene kann unterschiedlich angebracht werden. Zwei Möglichkeiten sind in den Abbildungen 20-31D und 20-36 dargestellt.

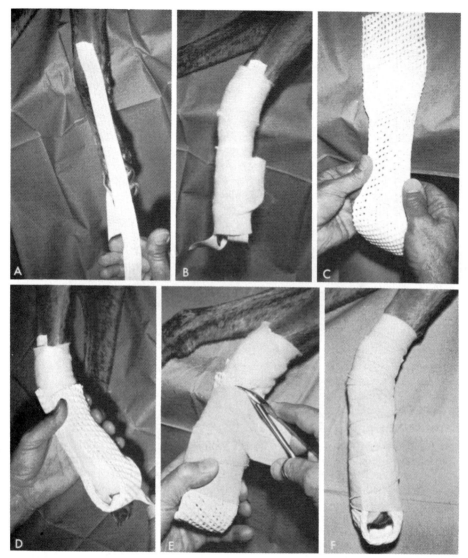

Abb. 19-9 Ruhigstellender Pfotenverband an der Schultergliedmaße. Bei immobilisierenden Pfotenverbänden an der Beckengliedmaße reicht die Kunststoffschiene bis zu den distalen Tarsalknochen. (A) An der medialen und lateralen Pfotenfläche werden Klebestreifen befestigt. (B) Die Pfote und das Karpalgelenk werden mit drei bis vier Wattelagen umwickelt. (C) Nun werden zwei bis drei Lagen aus Kunstharzbinden vorbereitet. Ihr mittlerer Teil wird an den Seiten eingeschlagen, um die Schiene hier etwas zu verschmälern und zu verstärken. (D) Solange die Kunststofflagen noch weich sind, werden sie unter Einbeziehung der Zehen dorsal und palmar der Pfote anmodelliert. Zwischen den Krallen und dem distalen Schienenende sollte ein fingerbreiter Zwischenraum bestehenbleiben. Der Kunststoff wird bis zur Aushärtung modelliert. (E) Palmar muß er u. U. etwas zurückgeschnitten werden, damit bei Beugung des Karpalgelenkes keine Druckstellen entstehen. Hierzu können Draht- oder Gipsscheren verwendet werden. (F) Abschließend wird eine elastische Binde über die Schiene und den Polsterverband gewickelt.

19. Prinzipien der Gelenkchirurgie 277

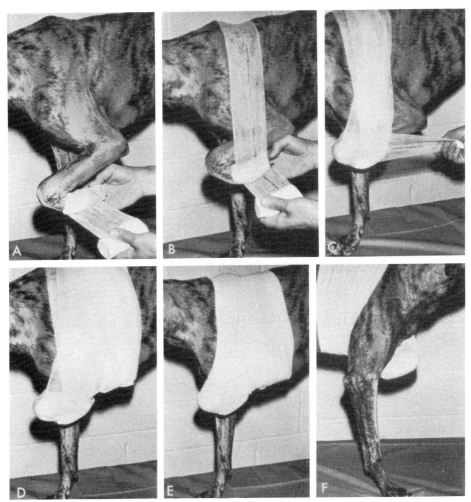

Abb. 19-10 Zur Ruhigstellung der Schulterregtion dient die Velpeau-Schlinge. (A) Die Pfote wird von lateral nach medial mit einer Mullbinde umwickelt. (B) Von der Pfote aus wird die Binde an der lateralen Seite der Gliedmaße vorbei über die Schulter und kaudal der kontralateralen Gliedmaße um den Brustkorb geführt, wobei Karpal-, Ellbogen- und Schultergelenk gebeugt sind. (C) Es werden mehrere Bindenlagen auf diese Weise angebracht und einige Schichten um das gebeugte Karpalgelenk gelegt, damit das Ellbogengelenk nicht gestreckt wird und die Gliedmaße somit aus der Schlinge gedrückt werden kann. (D) Situation nach Anbringen der Mullbinden. (E) Der Verband wird schließlich mit einer elastischen Binde verstärkt. (F) Kontralateral verlaufen die Bindenlagen hinter der gesunden Gliedmaße nicht in Achtertouren.

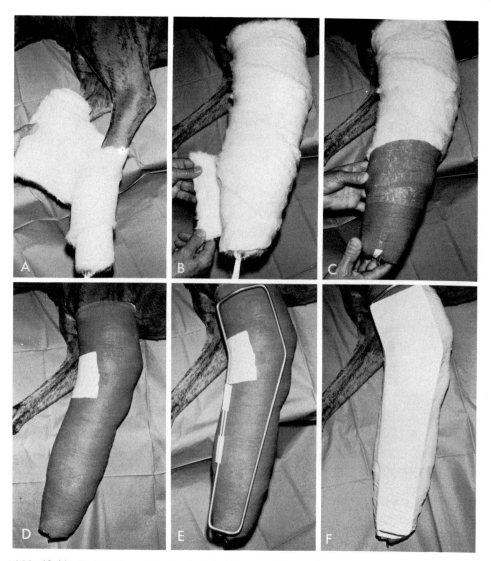

Abb. 19-11 Robert-Jones-Verband. Für diesen stark gepolsterten Verband bedient man sich einer halbierten, großen Watterolle. (A) Die Gliedmaße wird mit einem an ihrem unteren Ende befestigten Klebestreifen gehalten, während die Watte zirkulär angewickelt wird. Das Polstermaterial sollte möglichst weit proximal reichen. (B) Je nach Größe des Tieres wird etwa ein halbes bis ein Pfund Watte benötigt. (C) Über die Watte wird eine elastische Binde gewickelt. Der an der Pfote befestigte Klebestreifen wird jetzt umgeschlagen und in den Verband einbezogen. Die erste Bindenschicht formt und komprimiert die Watte, eine zweite übt weiteren Druck aus und festigt die Polsterung. (D) Ein Klebestreifen sichert das Bindenende. (E) Zusätzliche Stabilität kann eine dem Robert-Jones-Verband angepaßte Leichtmetallschiene geben. (F) Diese Schiene wird abschließend mit nichtelastischen Binden befestigt.

Arthrodese

Die operative Versteifung eines Gelenkes mit dem Ziel einer knöchernen Ankylose wird als Arthrodese bezeichnet. Spontane Versteifungen führen selten zum knöchernen Durchbau, sondern gehen meist mit einer periartikulären Fibrose und Kontraktur einher. Mit der Arthrodese können Schmerzen im artikulären und periartikulären Bereich behoben werden. Bindegewebig versteifte Gelenke bleiben hingegen schmerzhaft. In vielen Situationen stellt die Arthrodese eine Alternative zur Amputation dar. Hierzu zählen:

1. Irreparable Gelenkfrakturen.
2. Chronische Gelenkinstabilitäten.
3. Schwere, anhaltend schmerzhafte Arthrosen unterschiedlicher Ursache.
4. Gliedmaßenparese infolge Nervenverletzungen (Arthrodese des Karpal- bzw. Tarsalgelenkes). Damit keine Automutilation erfolgt, muß hierbei die Oberflächensensibilität der Pfote palmar bzw. plantar erhalten sein.

Die Gliedmaßenfunktion ist nach einer Arthrodese naturgemäß nicht normal, aber in vielen Fällen ausreichend, um dem Tier ein aktives Leben zu ermöglichen. Die funktionelle Kompensation ist um so schlechter, je weiter proximal die Versteifung durchgeführt werden muß. In den distalen Tarsal- und Karpalgelenken ruft sie kaum eine Veränderung des Gangbildes hervor. Das Hüftgelenk ist nicht für eine Arthrodese geeignet, da hier mit dem Gelenkersatz oder einer Resektionsarthroplastik bessere Ergebnisse zu erzielen sind. Entscheidend für den Erfolg einer Arthrodese ist der Fusionswinkel. Dieser Winkel bestimmt die Länge der Gliedmaße und damit das funktionelle Resultat, auch wenn ein Quadrupede Beinverlängerungen oder -verkürzungen recht gut kompensieren kann.

Chirurgische Prinzipien der Arthrodese

Eine stabile, funktionell befriedigende Arthrodese setzt die Einhaltung folgender Prinzipien voraus [5, 6].

1. Der Eingriff darf nicht an infizierten Gelenken durchgeführt werden. Infektionen führen zu Instabilität, Knochenresorption und meist auch Verlust der Gliedmaßenfunktion.
2. An den Kontaktflächen, die knöchern konsolidieren sollen, muß der Gelenkknorpel (mit einer Kürette oder einer druckluftgetriebenen Fräse) entfernt werden, bis der subchondrale Knochen freiliegt. In der Umgebung darf Knorpel verbleiben.
3. Die Kontaktflächen können flach zurückgeschnitten werden, so daß bei richtigem Gelenkwinkel eine gute Auflage ohne Scherkräfte entsteht. Technisch einfacher und mit geringerem Längenverlust verbunden ist jedoch das Entknorpeln der Kontaktflächen unter Erhaltung der normalen Gelenkkonturen.
4. Der richtige Gelenkwinkel wird präoperativ an der gesunden Gliedmaße bestimmt. In der Literatur angegebene Winkel liefern nur Richtwerte, die individuell bestimmt werden müssen. Der gewählte Winkel wird während der Operation überprüft. Steht kein Goniometer zur Verfügung, wird eine Metallstange den Konturen der gesunden Gliedmaße anmodelliert und als Winkelmaß verwendet. Bei einigen Arthrodesen, speziell des Kniegelenkes, kann die Entknorpelung und Präparation der Auflageflächen zu einem merklichen Längenverlust der Gliedmaße führen; der Winkel muß dann zum Ausgleich vergrößert (2–5°) werden. Eine Beinverlängerung sollte jedoch vermieden werden.
5. Die Knochen müssen unter Kompression ihrer Kontaktflächen anhaltend stabil fixiert werden. Meist werden hierfür Platten und Schrauben verwendet. Beim Anbringen der Fixation ist zu beachten, daß

sich der gewählte Fusionswinkel nicht mehr verändert und kein Rotationsfehler auftritt. Temporär in beide Knochenenden eingedrillte Kirschner-Bohrdrähte erleichtern die Beurteilung der Achsenlage.
6. Knochentransplantate fördern die Kallusbildung. Da der Durchbau bei einer Arthrodese langsam vonstatten geht, sollte stets autogene Spongiosa im Bereich der Kontaktflächen angelagert werden (s. hierzu Kap. 3).
7. In manchen Fällen muß für sechs bis acht Wochen ein ruhigstellender Verband angelegt werden, insbesondere, wenn die Montage nicht hinreichend belastungsstabil erscheint.

Literatur

1. Piermattei DL, Greeley RG: Zugänge zum Skelettsystem von Hund und Katze. Atlas mit Operationsbeschreibung. Schattauer, Stuttgart, New York, 1975.
2. Piermattei DL, Greeley RG: An Atlas of Surgical Approaches to the Bones of the Dog and Cat. 2nd ed. Philadelphia, Saunders, 1979.
3. Nesbitt T: The effects of osteophyte debridement in osteoarthrosis. Presented at 17th Annual Meeting, American College of Veterinary Surgeons, San Diego, Calif., February 18, 1982.
4. Farrow CS: Sprain, strain and contusion. Vet Clin N Am 8: 169, 1978.
5. Köstlin RG: Experimentelle Untersuchungen zur Kniegelenksarthrodese bei Katze und Hund. Habilitationsschrift, München, 1986.
6. Köstlin RG: Experimentelle Untersuchungen zur Kniegelenksarthrodese bei Katze und Hund. Berl Münch Tierärztl Wschr 100: 253–264 (1987).
7. Pennington DG: The locking loop tendon suture. Plas & Reconstr Surg 63: 648, 1979.
8. Griffiths FL: Collateral ligament injuries. Presented at 7th Annual Surgical Forum, American College of Veterinary Surgeons, 1979.

20 Diagnose und Therapie von Gelenkerkrankungen der Beckengliedmaße

Hüftgelenk

Luxatio ossis femoris

Femurluxationen machen bei Hund und Katze annähernd 50% aller Luxationen aus. Die Ursache ist im allgemeinen ein Trauma, jedoch sind dysplastische Tiere aufgrund ihrer instabilen Hüftgelenke besonders prädisponiert.

An den Weichteilen treten sehr unterschiedliche Begleitverletzungen auf; stets sind ein Teil der Gelenkkapsel und das Hüftkopfband zerrissen, in schweren Fällen ist auch die Glutäalmuskulatur traumatisiert. Seltener kommen zusätzlich Frakturen am dorsalen Rand des Azetabulum oder am Femurkopf vor. Im Fall einer Femurkopffraktur liegt in der Regel ein knöcherner Ausriß des Hüftkopfbandes vor.

Ziel der Behandlung ist eine möglichst schonende Reposition mit anschließender Stabilisierung des Gelenkes, damit eine funktionelle Wiederherstellung erreicht werden kann. In vielen Fällen ist eine gedeckte Reposition möglich. Ältere Luxationen müssen dagegen häufig offen eingerenkt und fixiert werden, um die Reposition zu erhalten. Gelegentlich findet man irreparable Situationen, beispielsweise eine Hüftgelenkdysplasie, eine schwere Gelenkknorpelabrasion am Femurkopf und/oder nicht ausreichend rekonstruierbare Begleitfrakturen des Azetabulum bzw. Femurkopfes. In solchen Fällen kann eine Resektionsarthroplastik oder die Implantation einer Hüftgelenkprothese indiziert sein (s. S. 301 ff. u. Kap. 6).

Symptome

Der üblicherweise traumatischen Ursache entsprechend bestehen die klinischen Symptome vorwiegend in einer plötzlich aufgetretenen Schmerzhaftigkeit, Deformität und Krepitation sowie eingeschränkter bzw. abnormer Gliedmaßenfunktion. Im Detail variiert das Erscheinungsbild abhängig von der Luxationsrichtung (s. hierzu auch Kap. 15, klinische Untersuchung des Hüftgelenkes).

Kraniodorsale Luxation

Die häufigste Femurluxation, bei der sich der Oberschenkelkopf kranial und dorsal des Azetabulum befindet (Abb. 20-1A u. B). Im Seitenvergleich ist die Gliedmaße sowohl in der Standposition als auch bei Streckung nach kaudal verkürzt. Der Oberschenkel wird adduziert, das Kniegelenk nach außen und die Ferse nach innen gedreht (Abb. 20-1C). Palpatorisch findet man den Trochanter major gegenüber der gesunden Seite erhöht, sein Abstand vom Sitzbeinhöcker ist vergrößert.

Kaudodorsale Luxation

Selten, meist in Verbindung mit einer sehr instabilen kraniodorsalen Luxation vorkommend, bei der sich der Femurkopf auch kaudal verlagern kann. Er liegt dann kaudal und dorsal des Azetabulum, wo er den N. ischiadicus gefährdet (Abb. 20-1D u. E). Bei Streckung nach kaudal ist die Gliedmaße geringfügig verlängert, in der Standposition hingegen verkürzt. Der Oberschenkel wird abduziert, das Kniegelenk nach innen und die Ferse nach außen gedreht. Palpatorisch stellt man fest, daß der Abstand des Trochanter major zum Sitzbeinhöcker verringert ist.

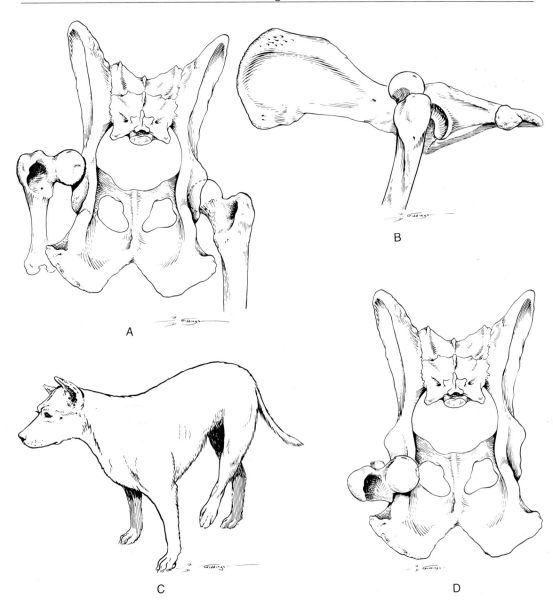

Ventrale Luxation

Sie ist ebenfalls selten und liegt entweder als reine Luxation oder in Begleitung einer Impressionsfraktur des Azetabulum vor. Ohne Fraktur findet sich der Femurkopf ventral der Hüftpfanne, meist im Foramen obturatum, oder kranial davon hinter der Eminentia iliopectinea verhakt. Der Trochanter major ist sehr schwierig zu palpieren (Abb. 20-1F u. G), die Gliedmaße deutlich verlängert.

20. Diagnose und Therapie von Gelenkerkrankungen der Beckengliedmaße

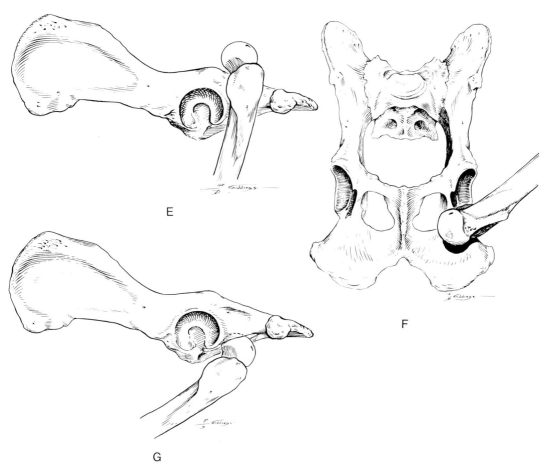

Abb. 20-1 Femurluxation. (A) Kraniodorsale Luxation, Ansicht von dorsal. (B) Kraniodorsale Luxation, Ansicht von lateral. (C) Typische Beinstellung bei kraniodorsaler Luxation. Die Gliedmaße ist nach außen rotiert und adduziert. (D) Kaudodorsale Luxation, Ansicht von kaudal. (E) Kaudodorsale Luxation, Ansicht von lateral. (F) Ventrale Luxation, Ansicht von ventral. (G) Ventrale Luxation, Ansicht von lateral.

Diagnose

Obgleich die Femurluxation in der Regel klinisch diagnostiziert werden kann, ist eine Röntgenuntersuchung unerläßlich, um andere Verletzungen auszuschließen, die in der Symptomatik zwar ähnlich, jedoch gesondert zu behandeln sind. Hierzu gehören Frakturen des Azetabulum mit oder ohne Luxation, Fugenlösungen des Femurkopfes sowie Frakturen des Femurhalses. Auch müssen Veränderungen im Sinne einer Hüftgelenkdysplasie oder einer Legg-Calvé-Perthes-Krankheit rechtzeitig erkannt werden, da sie zur Reluxation prädisponieren. Bei einem knöchernen Ausriß des Hüftkopfbandes (s. Abb. 6-2) kann eine schwere Koxarthrose entstehen, wenn das Ausrißfragment im Gelenk belassen wird. Somit erfordern viele Situationen eine operative Intervention (s. hierzu auch Kap. 5 u. 6).

Therapie

Gedeckte Reposition

Wenn komplizierende Frakturen fehlen, können Femurluxationen innerhalb der ersten vier bis fünf Tage meist gedeckt reponiert werden. Mit der Zeit verschlechtern sich die Aussichten einer konservativen Therapie. So kann der Femurkopf in chronischen Fällen durch das Hüftkopfband fest an der Glutäalmuskulatur oder dem Darmbeinkörper fixiert sein. Besonders bei großwüchsigen Hunden erschwert nach wenigen Tagen die Muskelkontraktur eine gedeckte Reposition. Das Azetabulum wird durch Gelenkkapselteile, Hämatom, Fett und Bandreste, die hypertophieren, ausgefüllt, so daß der Femurkopf nicht mehr ausreichend tief zu reponieren ist. Es sollte deshalb möglichst frühzeitig gehandelt werden, sobald der Patient gefahrlos anästhesiert werden kann. Voraussetzung für das Gelingen der Reposition ist eine gute Muskelrelaxation.

Zum Einrenken wird das narkotisierte Tier, mit der luxierten Gliedmaße oben liegend, in Seitenlage fixiert. Dabei wird ein als Gegenzug und Stützpunkt dienendes Baumwollband durch die Leistenfurche über Rücken und Rute geführt und von einem Helfer gehalten oder am Tisch befestigt. Eine Hand wird nunmehr auf den Trochanter major gelegt, während die andere das Bein im Bereich des Sprunggelenkes erfaßt und es nach innen rotiert (Abb. 20-2A). Alternativ kann die Gliedmaße zuerst nach außen rotiert, dann in kaudoventraler Richtung gezogen und schließlich nach innen gedreht werden. Bei beiden Methoden folgt eine Abduktion des Oberschenkels mit festem Druck auf den Trochanter major, um den Femurkopf in das Azetabulum zu dirigieren. Normalerweise kann man das ruckartige Gleiten des Hüftkopfes in die Pfanne mit der am Trochanter major liegenden Hand gut fühlen. Nach der Reposition wird der Trochanter unter Dreh-, Beuge- und Streckbewegungen im Hüftgelenk fest in Richtung des Azetabulum gedrückt, um Blutgerinnsel, Gelenkkapsel bzw. Granulationsgewebe aus der Pfanne zu verdrängen und einen festen Sitz des Femurkopfes zu erreichen (Abb. 20-2B). Schließlich wird bei nur leichtem Druck auf den Trochanter major und Bewegungen in allen Richtungen die Stabilität des Hüftgelenks geprüft. Bleibt der Femurkopf ohne Hilfestellung in seiner Position, bietet die Gelenkkapsel wahrscheinlich ausreichend Halt. Läßt er sich indessen leicht reluxieren, sind zusätzliche Maßnahmen erforderlich. Die operativen Möglichkeiten werden später beschrieben.

Nachbehandlung. Wenn der reponierte Femurkopf stabil in der Pfanne sitzt, kann eine Immobilisierung der Gliedmaße unterbleiben, jedoch sollte für wenigstens zwei bis drei Tage Käfigruhe erfolgen. In den meisten Fällen empfiehlt sich eine Ehmer-Schlinge (s. Abb. 5-24B) für drei bis fünf Tage. Bei Reluxationsgefahr sollte die Entlastungsschlinge stets und für mindestens fünf bis sieben Tage angebracht werden. Das Hochbinden der Gliedmaße ist allerdings nur bei dorsalen Luxationen zweckmäßig. Nach dem Einrenken einer ventralen Luxation wird für fünf bis sieben Tage eine Fußfessel angelegt, um Abduktionsbewegungen zu verhindern (s. Abb. 5-24A).

Offene Reposition

Bleibt das Hüftgelenk nach der Reposition instabil oder läßt sich der Femur überhaupt nicht reponieren, wird operativ vorgegangen. Die Darstellung erfolgt von kranio- oder kaudolateral. Beide Zugänge können mit einer Osteotomie des Trochanter major kombiniert werden. Für Luxationen nach ventral bietet sich der ventrale Zugangsweg an [1, 2]. Im Falle einer kraniolateralen Freilegung muß der Femurkopf zunächst beiseite gehalten werden, um das Azetabulum zu inspizieren und ggf. von Weichteilen befreien zu können. Dabei werden,

20. Diagnose und Therapie von Gelenkerkrankungen der Beckengliedmaße

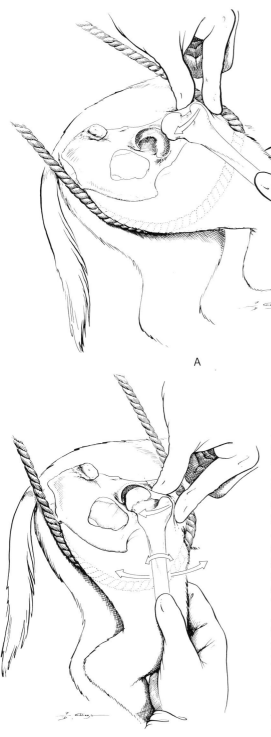

Abb. 20-2 Gedeckte Reposition einer kraniodorsalen Femurluxation. (A) Das Tier wird mit einem durch die Leistenfurche über Rücken und Rute geführten Band am Tisch fixiert. Eine Hand liegt auf dem Trochanter major, während die andere das Bein im Bereich des Knie- oder Sprunggelenkes erfaßt und es nach innen rotiert. Alternativ kann die Gliedmaße zuerst nach außen rotiert, dann in kaudoventraler Richtung gezogen und schließlich nach innen gedreht werden. Bei beiden Methoden folgt eine Abduktion des Oberschenkels mit festem Druck auf den Trochanter major, um den Femurkopf in das Azetabulum zu dirigieren. (B) Nach der Reposition wird der Trochanter unter Dreh-, Beuge- und Streckbewegungen im Hüftgelenk fest in Richtung des Azetabulum gedrückt, um Blutgerinnsel, Gelenkkapsel- bzw. Granulationsgewebe aus der Pfanne zu verdrängen und einen festen Sitz des Femurkopfes zu erreichen. Abschließend wird bei nur leichtem Druck auf den Trochanter major und Bewegungen in allen Richtungen die Stabilität des Hüftgelenkes geprüft.

286 Teil 2: Lahmheit und Gelenkchirurgie

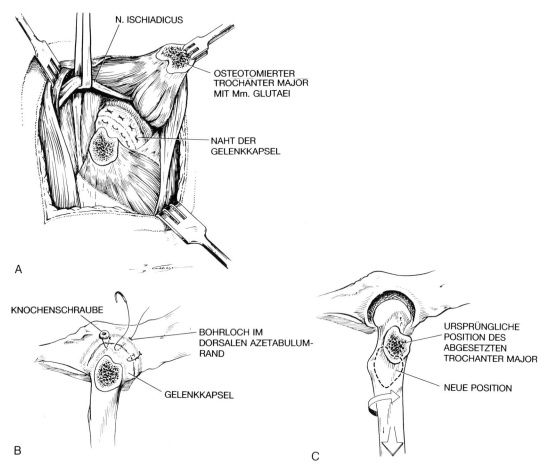

Abb. 20-3 Offene Reposition einer Femurluxation. (A) Das rechte Hüftgelenk wurde durch Osteotomie des Trochanter major von dorsal dargestellt. Nach Reposition des Femurkopfes wurde die Gelenkkapsel mit rückläufigen Heften (nicht oder langsam resorbierbares Nahtmaterial der Stärke 2/0 bis 0) genäht. (B) Bei einem Abriß der Gelenkkapsel am Pfannenrand wird das Nahtmaterial ossär verankert, entweder um Schrauben oder durch einen Bohrkanal in der dorsalen Beckenkortikalis. Schrauben haben den Nachteil, daß sie den Femurkopf im Falle einer Reluxation rasch zerstören. (C) Als zusätzliche Maßnahme kann der osteotomierte Trochanter major kaudodistal seiner ursprünglichen Position befestigt werden. Dies bewirkt vorübergehend eine Innenrotation und Abduktion des Femur.

unter Schonung der Gelenkkapsel, Blutgerinnsel, Bandreste und das Fettpolster sowie Muskelfetzen, die einen tiefen Sitz des Femurkopfes im Azetabulum verhindern, entfernt.

Rekonstruktion der Gelenkkapsel. Ist die Gelenkkapsel in der Mitte gerissen, genügt es häufig, wenn sie im Anschluß an die Reposition mit langsam oder nicht resorbierbarem Material (Fadenstärke 2/0 bis 0) vernäht wird (Abb. 20-3A). Bei einem Abriß der Gelenkkapsel am Pfannenrand wird das Nahtmaterial ossär verankert, entweder um Schrauben oder durch einen Bohrkanal in der dorsalen Beckenkortikalis (Abb. 20-3B). Schrauben haben den Nachteil, daß sie den Femurkopf im Falle einer Reluxation rasch zerstören [3, 4]. Ist die Gelenkkapsel am Femurhals gerissen, kann sie wie ein Diaphragma die Gelenkpfanne bedecken. Für die Reposition muß die Rupturstelle zunächst aufgesucht und eventuell erweitert werden. Die Kapsel wird schließlich an der Endsehne des M. obturator internus sowie den Mm. gemelli und am Ursprung des M. vastus lateralis mit Nähten reinseriert.

Wenn sich die Gelenkkapsel nicht ausreichend stabil rekonstruieren läßt, wird sie kranial und dorsal mit vier kräftigen Kunststoffäden verstärkt. Dabei werden zwei Fäden rückläufig sowie zwei in Achtertour durch Querbohrungen in der oberen Kompakta des Pfannendaches und an der Basis des Schenkelhalses geführt. Die Fadenenden werden bei geringer Abduktion und Innenrotation der Gliedmaße seitlich am Schenkelhals verknotet [5]. Als weitere Maßnahme kann der osteotomierte Trochanter major kaudodistal seiner ursprünglichen Position befestigt werden (Abb. 20-3C). Man bewirkt damit eine vorübergehende Retroversion und Varisation des Femurkopfes, die auf einer Innenrotation und Abduktion des Femur beruhen und den Hüftkopf tief in die Pfanne gleiten läßt [6].

»Toggle-Pin«-Fixation. Bei stark geschädigter Gelenkkapsel oder bereits lange bestehender Luxation ist es mitunter nicht möglich, die Kapsel zu rekonstruieren. In derartigen Fällen [7, 8] und wenn bei multiplen Skelettverletzungen eine frühzeitige Belastung wünschenswert ist, kommt eine Modifikation der Toggle-Pin-Technik nach Knowles in Betracht. Hierbei wird das Hüftkopfband durch synthetisches Material ersetzt und am Pfannenboden nach dem Prinzip eines Kippdübels verankert. Das künstliche Band kann zwar nur vorübergehend seine Haltefunktion erfüllen, es stabilisiert jedoch das Gelenk, bis die Weichteile in der Umgebung verheilt sind und die Gelenkkapsel sich narbig konsolidiert hat.

Nach Osteotomie des Trochanter major [1, 2] werden Femurkopf und -hals retrograd von der Fovea capitis aus bis in Höhe der dem Trochanter tertius entsprechenden Knochenleiste am Femurschaft durchbohrt (Abb. 20-4A). Der Durchmesser des Bohrkanals liegt zwischen 2,5 und 4 mm, je nach Größe des gewählten Toggle-Pin (Abb. 20-5). Dann wird der Femur reponiert und in einer der normalen Standposition entsprechenden Lage gehalten, während man den Bohrer umgekehrt in den Bohrkanal einführt und die Bohrung medialwärts durch das Azetabulum fortsetzt (Abb. 20-4B). Bei reluxiertem Femur wird nunmehr der aus Edelstahl angefertigte Toggle-Pin (Abb. 20-5) an zwei langen, geflochtenen Polyesterfäden der Stärke 0 bis 2 befestigt und durch das Bohrloch im Pfannenboden nach medial gedrückt (Abb. 20-4C). Durch wechselseitiges Ziehen an den Fadenenden vollzieht der Toggle-Pin eine Drehung um 90°, wobei er sich medial des Azetabulum verhakt (Abb. 20-4D). Sodann werden die Fäden durch den Bohrkanal im Femur gezogen und gespannt; der Hüftkopf gleitet hierbei in seine physiologische Position (Abb. 20-4E). Unmittelbar proximal des Austrittloches der Fadenenden wird die laterale Femurkortikalis nochmal von kranial nach kaudal durchbohrt (Abb. 20-4F). Die korrespondierenden Fadenenden werden schließlich durch diesen Querkanal in entgegengesetzter Richtung gezogen und auf der lateralen Femurseite verknotet (Abb. 20-4G). Die Gelenkkapsel wird so weit wie möglich durch Naht verschlossen (Abb. 20-3A) und der Trochanter major mit zwei Kirschner-Bohrdrähten und einer Zuggurtungsdrahtschlinge wieder befestigt (s. Abb. 6-8C u. D).

Nachbehandlung. Nach offener Reposition wird die Gliedmaße normalerweise für sieben bis zehn Tage mit einer Ehmer-Schlinge (s. Abb. 5-24B) entlastet. Die Tiere werden drei Wochen lang im Haus gehalten bzw. nur an der Leine ausgeführt, danach langsam aufbauend belastet. Wenn an der

288 Teil 2: Lahmheit und Gelenkchirurgie

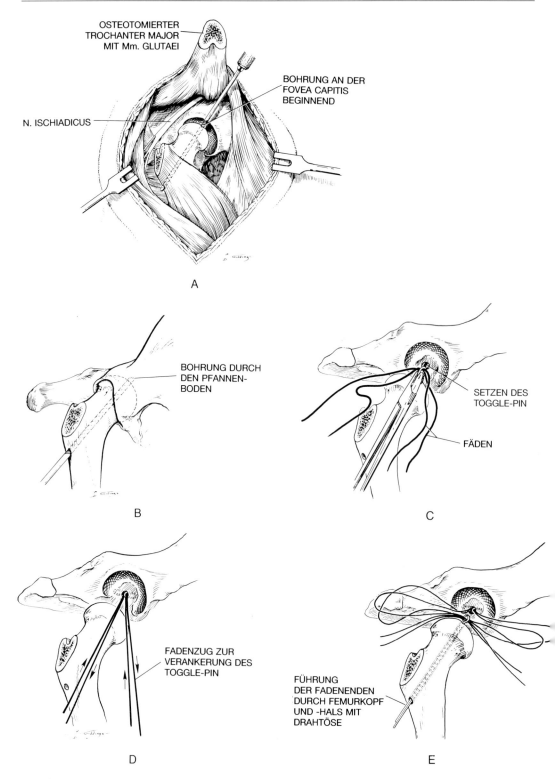

20. Diagnose und Therapie von Gelenkerkrankungen der Beckengliedmaße

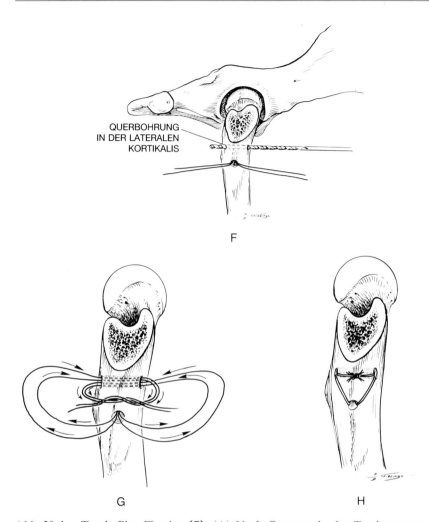

Abb. 20-4 »Toggle-Pin«-Fixation [7]. (A) Nach Osteotomie des Trochanter major werden Femurkopf und -hals retrograd von der Fovea capitis aus bis in Höhe der dem Trochanter tertius entsprechenden Knochenleiste am Femurschaft durchbohrt. Der Durchmesser des Bohrkanals liegt zwischen 2,5 und 4 mm, je nach Größe des gewählten Toggle-Pins (s. Abb. 20-5). (B) Dann wird der Femur reponiert und in einer der normalen Standposition entsprechenden Lage gehalten, während man die Bohrungen medialwärts durch das Azetabulum fortsetzt. (C) Bei reluxiertem Femur wird nunmehr der aus Edelstahl angefertigte Toggle-Pin an zwei langen, geflochtenen Polyesterfäden der Stärke 0 bis 2 befestigt und durch das Bohrloch im Pfannenboden nach medial gedrückt. (D) Durch wechselseitiges Ziehen an den Fadenenden vollzieht der Toggle-Pin eine Drehung um 90°, wobei er sich medial des Azetabulum verhakt. (E) Sodann werden die Fäden durch den Bohrkanal im Femur gezogen und gespannt; der Hüftkopf gleitet hierbei in seine physiologische Position. (F) Unmittelbar proximal des Austrittloches der Fadenenden wird die laterale Femurkortikalis nochmals von kranial nach kaudal durchbohrt. (G) Die korrespondierenden Fadenenden werden schließlich durch diesen Querkanal in entgegengesetzter Richtung gezogen und (H) auf der lateralen Femurseite verknotet. Das Hüftgelenk sollte frei beweglich sein.

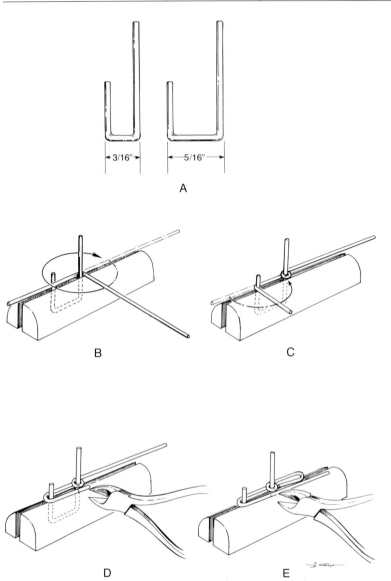

Abb. 20-5 Herstellung des Toggle-Pin [8]. Für Tiere bis zu einem Körpergewicht von 10 kg werden dünne, bei einem Gewicht über 10 kg dickere Kirschner-Bohrdrähte verwendet. (A) Sie werden um eine U-förmige Vorrichtung, die in einen Schraubstock eingeklemmt ist, gebogen. Die kleine Biegevorrichtung ist 4,5 mm breit und besteht aus einem 0,8-mm-Kirschner-Bohrdraht. Die größere Biegevorrichtung hat eine Breite von 8 mm, und der Draht mißt im Durchmesser 1,2 mm. (B) Die Toggle-Pins werden aus Bohrdrähten mit demselben Durchmesser wie die Biegevorrichtung geformt. Um den längeren Teil der Vorrichtung wird nun das lange Ende des Drahtes um 360° gebogen. (C) Das andere Ende biegt man um 180° dem Schraubstock aufliegend um den kürzeren Teil der Vorrichtung. (D) Es wird sodann in Höhe der 360°-Windung abgeschnitten. (E) Um das zweite Ende, wie in Abbildung 20-5 D gezeigt, umzubiegen, wird der halbfertige Toggle-Pin umgedreht. Abschließend wird er mit einer Zange so zusammengedrückt, daß der kleine Toggle-Pin durch ein 2,7-mm-Bohrloch, der große durch ein 4-mm-Bohrloch paßt.

gegenüberliegenden Seite eine Fraktur vorliegt und das luxierte Hüftgelenk mit der Toggle-Pin-Technik versorgt worden ist, wird auf die Schlinge gelegentlich verzichtet, um eine frühzeitige Belastung zu ermöglichen. Auch bei bilateralen Femurluxationen kann es besser sein, auf postoperative Entlastungsschlingen zu verzichten.

Prognose. Die Prognose richtet sich nach der erzielten Gelenkfestigkeit und der Luxationsdauer. Wenn frühzeitig eine stabile Reposition gelingt, bestehen gute Aussichten auf eine normale Gliedmaßenfunktion. Handelt es sich bei einem noch wachsenden Tier um eine länger bestehende Luxation, kann dagegen eine ischämische Hüftkopfnekrose entstehen. Gelegentlich kommen auch Reluxationen vor, insbesondere während der ersten acht Tage, und nicht selten entwickelt sich sekundär eine Koxarthrose [3, 4], weil eine erhebliche Schädigung des Azetabulum oder Femurkopfes stattgefunden hat. Bei dysplastischen Hüftgelenken sind Reluxationen fast die Regel. Es besteht dann die Indikation für eine Resektionsarthroplastik oder den Einsatz einer Totalendoprothese [9, 10].

Hüftgelenkdysplasie

Die Hüftgelenkdysplasie ist eine Entwicklungsstörung, die meist beide Hüftgelenke betrifft. Sie manifestiert sich mit verschiedenen Ausprägungsgraden in einer Kapsel-Band-Laxität sowie Deformation des Femurkopfes und Azetabulum, der eine Sekundärarthrose folgt.

Vorkommen

Beim Hund ist die Hüftgelenkdysplasie sowohl häufigstes Leiden als auch Hauptursache arthrotischer Veränderungen des Hüftgelenkes. Die Morbidität liegt zwischen 4,2 und 43,2% [11]. Bernhardiner und Deutsche Schäferhunde sind am häufigsten betroffen, nicht selten jedoch auch andere großwüchsige Rassen, während die Erkrankung bei Hunden mit einem Maximalgewicht von 11–12 kg kaum eine Rolle spielt. Zwar kommt die Hüftgelenkdysplasie auch bei Zwergrassen und Katzen vor, doch verursacht die Gelenkinstabilität hier nicht dieselben Skelettveränderungen, wie sie für schwere Hunde typisch sind.

Ätiopathogenese

Die folgenden Ausführungen stützen sich auf eine umfassende Übersicht von Riser und Newton, in der die wesentlichsten Fakten der Hüftgelenkdysplasie – soweit bekannt – zusammengestellt sind [12]. Für Hundebesitzer und Züchter steht ein sehr verständlich geschriebenes Buch von Lanting zur Verfügung [13].

Hinsichtlich Ursache und Entstehung der Hüftgelenkdysplasie wurden, ihrem komplexen Charakter entsprechend, zahlreiche Beobachtungen mitgeteilt. Zu den wichtigsten zählen:

1. Es handelt sich um ein angeborenes Erbleiden auf polygener Grundlage [14-16].
2. Umwelteinflüsse überlagern die erbliche Prädisposition des einzelnen Individuums [17].
3. Die genetisch bedingten Veränderungen vollziehen sich primär nicht am Knochen, sondern am Knorpel und stützenden Bindegewebe sowie den Muskeln der Hüftregion.
4. Die Entwicklung der Muskulatur hält nicht mit dem raschen Skelettwachstum Schritt.
5. Zum Zeitpunkt der Geburt sind die Hüftgelenke noch normal. Erst mit der Skelettreifung wird das Gelenk durch die unterentwickelte Muskulatur und eine Kapsel-Band-Schwäche instabil. Hüftkopf und -pfanne verlieren ihre

Kongruenz, woraus mannigfaltige Gewebereaktionen resultieren.
6. Die knöchernen Veränderungen sind Folge eines Versagens der Weichteile, den Gelenkpartnern in korrekter Stellung Halt zu bieten.
7. Gelingt es jedoch, das Hüftgelenk kongruent zu halten, bis das Azetabulum durch Ossifikation an Formbarkeit verliert und die umgebenden Weichteile ausreichend fest sind, um einer Subluxation des Femurkopfes entgegenzuwirken, ist die Krankheit vermeidbar. Normalerweise hat der Hund im Alter von sechs Monaten eine für die Stabilität des Hüftgelenkes ausreichende Gewebefestigkeit erreicht.
8. Hunde mit einer kräftig entwickelten Beckenmuskulatur sind weniger dysplasiegefährdet [18].
9. Durch restriktive Fütterung während des Wachstums können Häufigkeit, Schweregrad und klinische Manifestation der Hüftgelenkdysplasie reduziert werden.
10. Die Dysplasiehäufigkeit kann auch durch Zucht mit dysplasiefreien Tieren gesenkt werden. Wenn beide Elterntiere an Hüftgelenkdysplasie leiden, sind nur 7% der Nachkommen dysplasiefrei [13].

Anamnese und klinische Symptome

Die klinischen Befunde [12] variieren bei der Hüftgelenkdysplasie mit dem Alter des Tieres, so daß man zwei Gruppen unterscheiden kann:
1. Junghunde im fünften bis achten Lebensmonat mit akuten Erscheinungen und
2. ausgewachsene Tiere mit chronischer Erkrankung.

Junge Hunde zeigen ganz plötzlich einseitige, gelegentlich auch beidseitige Beschwerden, die sich in allgemeiner Bewegungsunlust, Schwierigkeiten beim Aufstehen und Schmerzen im Bereich der Beckengliedmaßen äußern. Bei der klinischen Untersuchung findet sich meistens ein pathognostisches Geräusch, das beim ruckartigen Gleiten des Femurkopfes in die Tiefe des Azetabulum entsteht (Ortolani-Symptom). Röntgenologisch erscheinen die Femurköpfe zunächst normal geformt; erstreckt sich der Prozeß jedoch schon über mehrere Monate, kann sich der Inklinationswinkel des Femurhalses auf über 146° vergrößern (Valgusdeformität), der Femurkopf abflachen und Randosteophyten bilden, wobei mitunter sein kaudomedialer Rand besonders in Erscheinung tritt [19].

Die akuten Symptome des jungen Hundes entstehen aus Mikrofrakturen am Azetabulumrand. In Subluxationsstellung reduziert sich der Kontakt des Femurkopfes mit dem des Azetabulum auf ein schmales Gebiet am dorsalen Pfannenrand (zwischen zehn und zwei Uhr), wodurch dieser Bereich überbelastet wird, allmählich ermüdet und schließlich einbricht. Der Schmerz wird durch Dehnung und Ruptur der Nervenfasern des Periost verursacht. Auch Scharpey-Fasern zerreißen, wodurch es zur Bildung von Osteophyten an Femurhals und Azetabulum kommt. Röntgenologisch werden die Osteophyten oft erst im Alter von 17 bis 18 Monaten sichtbar [12]. Die Mikrofrakturen heilen mit dem Abschluß des Knochenwachstums. Dabei stabilisiert sich das Hüftgelenk und der Schmerz nimmt merklich ab, so daß sich die meisten dysplastischen Hunde im Alter von 12 bis 14 Monaten wieder normal bewegen und unbeschadet des Röntgenbefundes beschwerdefrei sind.

Erwachsene Tiere zeigen ein anderes klinisches Bild. Sie leiden an den schmerzhaften Folgen der Sekundärarthrose (s. Kap. 17) und zeigen einen watschelnden Gang mit einseitiger, meist sogar beidseitiger Lahmheit. Die Lahmheit kann sich langsam entwickeln oder plötzlich nach einer abrupten Bewegung mit Gelenkkapselzerrung auftreten. Nach Ruhepausen und starker körperlicher Beanspruchung ist sie besonders ausgeprägt. Entsprechend den weit fortgeschrittenen arthrotischen Veränderungen findet man Krepitation und Bewegungseinschränkung im Hüftgelenk. Die Tiere ziehen es vor zu sitzen und erheben sich langsam unter großen Schwierigkeiten. Infolge Atrophie der Oberschenkelmuskulatur steht der Trochanter major vor, insbesondere wenn eine Subluxation besteht. Die Schultermuskulatur hingegen hypertrophiert, da das Körpergewicht nach kranial verlagert und vermehrt von den Schultergliedmaßen getragen wird.

Diagnose

Da die klinischen Symptome nicht pathognostisch für eine Hüftgelenkdysplasie sind, sondern auch bei Koxarthrosen anderer Genese bestehen, sind Röntgenaufnahmen unentbehrlich. Von der HD-Kommission der FCI (Fédération Cynologique Internationale) wird empfohlen, die Untersuchung in Narkose durchzuführen. Es werden einwandfreie Aufnahmen gefordert, die als Dokument für die Zulassung zur Zucht geeignet und mit folgenden Angaben zu kennzeichnen sind [16]:
1. Untersuchungsdatum,
2. Rasse des Tieres,
3. Tätowiernummer,
4. Zuchtbuchnummer und
5. Seitenpositionen.

Um das ganze Becken einschließlich der Oberschenkel entsprechend den Vorschriften abbilden zu können, muß für große Hunde ein Film des Formats 30 × 40 cm verwendet werden. Für die Standardprojektion werden die Beckengliedmaßen des auf den Rücken gelegten Tieres am Sprunggelenk gefaßt, einwärts gedreht und maximal nach kaudal gestreckt. Der 7. Lendenwirbel, beide Foramina obturatoria sowie die Kniegelenke, mit der Patella in der Mitte der Femurkondylen, sollten symmetrisch abgebildet sein. Eine zweite Aufnahme mit nach kranial angewinkelten Beckengliedmaßen erleichtert das Erkennen geringfügiger Veränderungen im Bereich des Femurkopfes und der Fossa trochanterica.

Die Beurteilung der Röntgenaufnahmen erfolgt aufgrund erkennbarer pathologisch-anatomischer Veränderungen der Hüftgelenke und mit Hilfe der Winkelmessung nach Norberg. Hierzu werden zunächst die Mittelpunkte beider Femurköpfe aufgesucht und durch eine waagrechte Linie verbunden. Vom Mittelpunkt des Femurkopfes aus wird dann jeweils eine zweite Linie zum kraniolateralen Pfannenrand gezogen und schließlich auf beiden Seiten der Winkel gemessen, den die zweite Linie mit der ersten bildet (am rechten Hüftgelenk entgegen dem am linken im Uhrzeigersinn).

»**Kein Hinweis für HD**« ist gegeben, wenn sich die Pfanne tief, der Femurkopf und das Azetabulum kongruent zeigen. Auflagerungen dürfen weder am Pfannenrand noch am Oberschenkelhals zu erkennen sein. Die Winkelmessung nach Norberg soll einen Wert von 105° oder mehr ergeben.

Als »**Übergangsform**« oder »**verdächtig auf HD**« werden Hüftgelenke klassifiziert, die geringe Unregelmäßigkeiten an Hüftkopf und -pfanne aufweisen. Unschärfen dürfen nur sehr geringe Ausmaße annehmen. Der Winkel nach Norberg soll mindestens 100° betragen.

»**Leichte HD**« besagt, daß bereits deutliche Abweichungen von der Norm vorliegen. Oberschenkelkopf und Gelenkpfanne sind inkongruent. Oft besteht eine Abflachung der vorderen Pfannenkontur. Ebenso können geringe Auflagerungen am vorderen Pfannenrand vorhanden sein. Der Gelenkspalt divergiert, und der Winkel nach Norberg zeigt Werte um 100°.

Eine »**mittlere HD**« weist gravierende Mängel auf. Das Azetabulum ist oft flach und zeigt deutliche arthrotische Veränderungen, der Femurkopf ist meistens nicht mehr rund, der Schenkelhals walzenförmig verdickt. Es besteht eine deutliche Inkongruenz zwischen Hüftkopf und -pfanne. Der Norberg-Winkel weist Werte zwischen 90 und 100° auf.

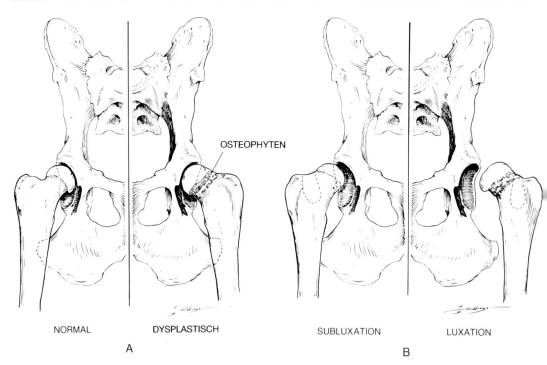

Abb. 20-6 Hüftgelenkdysplasie. (A) Linkes Hüftgelenk normal, rechtes dysplastisch. Der abgeflachte Femurkopf ist nicht kongruent mit dem Azetabulum. Am Schnittpunkt der Epiphysennarbe mit dem dorsalen Pfannenrand ist erkennbar, daß ein größerer Teil des Hüftkopfes nicht im Azetabulum liegt. Der Schenkelhals wirkt durch Osteophyten an seiner Gelenkkapselinsertion verdickt. (B) Deutliche Subluxation im linken Hüftgelenk mit minimalen Sekundärveränderungen bei einem jungen Hund; rechts vollständige Luxation und arthrotische Merkmale an Femurkopf und -hals.

»Schwere HD« liegt schließlich vor, wenn auffallende dysplastische Veränderungen bestehen, wie z. B. Luxation oder deutliche Subluxation, erhebliche Abflachung des kranialen Azetabulumrandes, pilzförmige Deformierung oder Abflachung des Femurkopfes und andere arthrotische Merkmale vorhanden sind (Abb. 20-6). Der Norberg-Winkel liegt unter 90° [16].

Die Zuverlässigkeit der röntgenologischen Beurteilung ist altersabhängig. Bei den meisten Hunderassen wird für die Beurteilung zum Zwecke der Zuchtselektion ein Mindestalter von einem Jahr, bei sehr großwüchsigen Rassen, wie z. B. Bernhardinern, Neufundländern etc., von 1,5 Jahren gefordert.

Therapie

Konservative Behandlung. Viele Tiere mit Hüftgelenkdysplasie zeigen überhaupt keine, andere nur intermittierend, leichte Beschwerden. Oftmals genügt es, wenn die körperliche Aktivität unter der Ermüdungs- und Schmerzgrenze gehalten wird. Bei adipösen Tieren empfiehlt sich eine Reduzierung des Körpergewichts.

Auch analgetisch und antiphlogistisch wirksame Medikamente können angezeigt sein. In vielen Fällen fördern Acetylsalicylsäure (Aspirin®) und Natriumsalizylat das Wohlbefinden des Hundes. Deshalb wird oftmals zunächst gepuffertes Aspirin® verordnet, in einer Dosis von 50 mg/kg KM auf zwei Gaben pro Tag verteilt. Auch Phenylbutazon ist geeignet, bei manchen Tieren sogar effektiver als Aspirin®. Bei längerer Anwendung beträgt die therapeutische Dosis hier 1 mg/kg KM, auf zwei oder drei Gaben pro Tag verteilt; kurzfristig kann man sogar Dosen von 4–5 mg/kg KM verabreichen. Kortikosteroide beschleunigen die degenerativen Gelenkveränderungen und sollten nicht für längere Zeit verabreicht werden. Meclofeninsäure bzw. Diclofenac (Voltaren®) haben sich indessen beim Hund bewährt, sofern sie ohne gastrointestinale Beeinträchtigung vertragen werden. Sie ist als Pulver im Handel und kann dem Hundefutter beigemengt werden. Ein Teelöffel des Pulvers entspricht 160 mg. Die Tagesdosis beträgt in den ersten vier bis sieben Tagen 0,5 mg/kg KM, danach 0,25 mg/kg KM.

Operative Behandlung. Zu den operativen Verfahren, die bei der Hüftgelenkdysplasie fallweise in Betracht kommen, gehören die Durchtrennung bzw. Entfernung des M. pectineus, verschiedene Beckenosteotomien, die intertrochantere Femurosteotomie, die Resektionsarthroplastik und der Hüftgelenkersatz. Zu beachten bleibt, daß die Anlage zur Dysplasie vererbt wird. Deshalb kommt einer strikten Zuchtselektion die größte Bedeutung zu.

Durchtrennung und Entfernung des M. pectineus

Diese Entspannungsoperation wurde in Form einer Myotomie oder Myektomie, einer Tenotomie oder Tenektomie empfohlen. Alle Varianten haben zum Ziel, die adduzierende Kraft des Muskels und deren Auswirkungen auf das Hüftgelenk zu vermindern. Früher nahm man an, daß die Spannkraft des M. pectineus den Femurkopf gegen den dorsalen Azetabulumrand presse und damit an der Entwicklung der Hüftgelenkdysplasie beteiligt sei [20]. Verlaufskontrollen ergaben jedoch, daß weder die Tenotomie [21] noch die Myotomie [22] dieses Muskels einen vorbeugenden Effekt auf die Erkrankung besitzen. Die Pectineusresektion hat nur eine symptomatische Wirkung von unterschiedlicher Dauer.

Die röntgenologisch nachweisbaren Veränderungen werden nicht beeinflußt; die Sekundärarthrose schreitet mindestens genauso rasch wie bei Hunden ohne Pectineusdurchtrennung fort, obgleich durch verstärkte Oberschenkelabduktion mit entsprechender Varisation des Femurkopfes ein tieferer Sitz im Azetabulum denkbar wäre (s. Diskussion der intertrochanteren Varisationsosteotomie). Der schmerzlindernde Effekt könnte auf einer Entlastung des Gelenkknorpels durch Vergrößerung der Kontaktfläche zwischen Femurkopf und Azetabulum beruhen oder auch einer geringeren Beanspruchung der Gelenkkapsel. Dennoch bleibt das Hüftgelenk instabil, so daß die chronisch deformierenden Veränderungen fortschreiten und der Schmerz nach einigen Monaten, mitunter aber auch erst nach Jahren, zurückkehrt.

Wie lange der symptomatische Effekt dieser Operation anhält, läßt sich nicht vorhersagen. Der Eingriff mag in Frage kommen, wenn eine kurzzeitige Wirkung genügt, beispielsweise zur Überbrückung der schmerzhaften Phase am Ende des Wachstums.

Operationstechnik. Der M. pectineus wird mit einem ventralen Zugang zum Hüftgelenk freigelegt [1, 2, 6]. Die Durchtrennung seiner Endsehne erfolgt an ihrer Verbindung mit dem Muskelbauch, distal eines hier kreuzenden Gefäß- und Nervenstranges. Danach werden die Ursprungssehne dicht am Tendo praepubicus durchschnitten und der Muskel entfernt. Subkutis und Haut werden schichtweise verschlossen, nachdem alle Blutungen sorgfältig gestillt worden sind.

Nachbehandlung. Schon nach zwei bis drei Tagen sollte das Tier leicht bewegt werden, um die Gefahr einer Narbenstrangbildung und damit eines Rezidivs zu verringern. Die vollständige Muskelentfernung hilft – jedoch ohne Garantie – eine solche Komplikation zu vermeiden.

Korrekturosteotomien am Becken

Beckenosteotomien verfolgen das Ziel, dem Hüftkopf durch Schwenken des Azetabulum eine stabilere Lage zu geben. Sie kommen für Junghunde im Alter von vier bis acht Monaten in Betracht und sind am wirksamsten bei einer Pfannendysplasie leichten bis mittleren Grades.

Die Operation muß frühzeitig erfolgen, um die Formbarkeit jugendlichen Knochengewebes ausnutzen zu können. Bei länger bestehender Subluxation wird das Azetabulum allmählich durch neu gebildetes Knochengewebe ausgefüllt, so daß ein tiefer Sitz des Hüftkopfes unmöglich wird [23]. Die besten Erfolgschancen bestehen im Alter von 4,5 bis 5,5 Monaten [23], solange noch keine arthrotischen Veränderungen bestehen. Mit einem Abstand von fünf bis acht Wochen kann die Operation auch bilateral vorgenommen werden [24].

Es wurden verschiedene Verfahren für den Hund beschrieben [25–30]. Das älteste geht auf Hohn und Janes [25] zurück (Abb. 20-7) und wurde für Tiere empfohlen, die weder röntgenologische Anzeichen einer Erosion am dorsalen Pfannenrand noch eine vollständige Femurluxation aufweisen. Un-

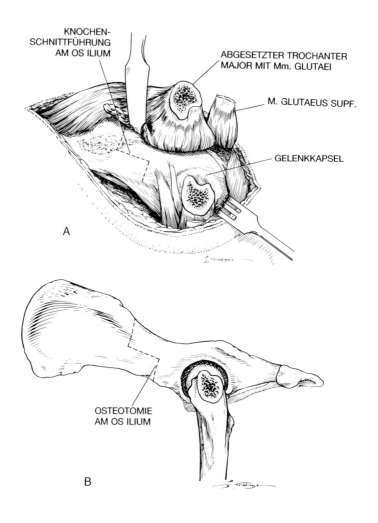

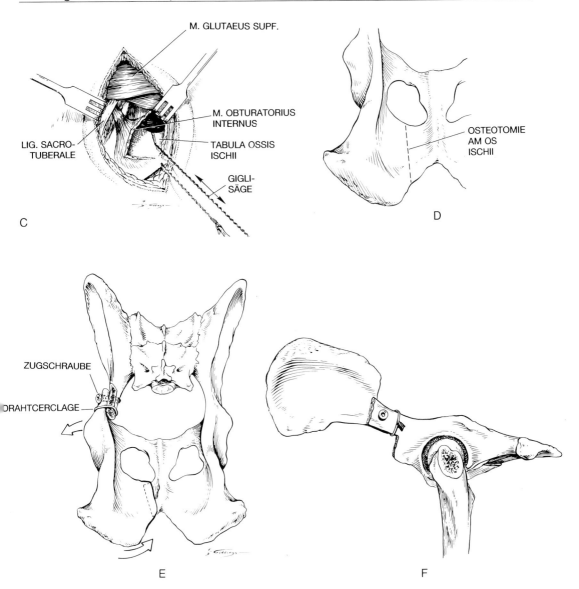

Abb. 20-7 Korrekturosteotomie des Beckens bei Hüftgelenkdysplasie; zweifache Beckenosteotomie nach Hohn und Janes [25]. (A) Darmbein und Hüftgelenk werden mit einem Zugang dargestellt, der die gesamte Beckenhälfte freilegt. (B) Der Darmbeinkörper wird stufenförmig durchtrennt. (C u. D) Die Freilegung des Sitzbeins erfolgt mit einem modifizierten Zugang zum Corpus ossis ischii. Nach Ablösen des M. obturatorius internus vom Knochen wird eine Gigli-Drahtsäge durch das Foramen obturatum geführt und die Sitzbeintafel durchtrennt. (E u. F) Der kaudale Anteil des osteotomierten Darmbeins wird dem kranialen Segment ventrolateral angelegt und dort mit einer Zugschraube und einem dicken Cerclagendraht (1,2 mm) fixiert.

ter 33 Fällen leichter bis mittlerer Hüftgelenkdysplasie konnten die Autoren bei 91% eine normale Funktion erzielen.

Operationstechnik. Darmbein und Hüftgelenk werden mit einem Zugang freigelegt, der die Darstellung der gesamten Beckenhälfte erlaubt [1,2] (Abb. 20-7A). Unter Verwendung einer oszillierenden Säge und/ oder eines Flachmeißels wird zuerst der Darmbeinkörper stufenförmig durchtrennt (Abb. 20-7A u. B). Dabei muß vorsichtig vorgegangen werden, um den am Darmbeinkörper medial eng anliegenden N. ischiadicus zu schonen. Das Sitzbein wird mit einem modifizierten Zugang zum Corpus ossis ischii [1, 2] freigelegt, indem der ursprüngliche Hautschnitt über das Sitzbein hinaus verlängert oder eine zweite Inzision angelegt wird. Wenn der M. obturatorius internus soweit vom Knochen abgehoben ist, daß eine Gigli-Drahtsäge durch das Foramen obturatum geführt werden kann, erfolgt die zweite Osteotomie in der Tabula ossis ischii, wie in Abbildung 20-7C und D dargestellt. Nunmehr wird der kaudale Anteil des durchtrennten Darmbeins dem kranialen Segment ventrolateral angelegt und dort mit einer Zugschraube und einem dikken Cerclagedraht (1,2 mm) fixiert (Abb. 20-7E u. F). Die Gelenkkapsel wird mit Doppelungsnähten gerafft und der Trochanter major nach kaudodistal transponiert (Abb. 20-3).

Schrader erweiterte diese Technik durch eine dritte Osteotomie am Schambein, die eine stärkere Schwenkung des pfannentragenden Segmentes erlaubt [26, 27]. Bei seiner Technik wird der Sitzbeinschnitt nicht in der Tabula, sondern durch das Corpus ossis ischii geführt. Die Knochenheilung nimmt in diesem Bereich jedoch längere Zeit in Anspruch. David empfahl bei seiner Modifikation, den Sitzbeinkörper möglichst weit kaudal zu durchtrennen und im Bedarfsfall mit einer längs eingedrehten Schraube zu fixieren [28]. Zur Stabilisierung des Darmbeinschnittes verwendet er eine Platte, die der vorgesehenen Pfannendachschwenkung entsprechend verschränkt ist. Er übernahm damit einen wesentlichen Vorteil der von Slocum und Devine entwickelten Technik, die heute als das ausgereifteste Verfahren der Beckenosteotomie beim Hund angesehen werden kann [29]. Nach Osteoektomie am Os pubis, Durchtrennung der Sitzbeintafel und des Corpus ossis ilii wird hier das Darmbein mit einer Spezialplatte (Slocum Enterprises) fixiert, die nicht nur gute Stabilität gewährt, sondern neben der Pfannenschwenkung auch eine Lateralisation und Retroversion des Azetabulum erlaubt. Das erforderliche Ausmaß der Pfannendachschwenkung wird präoperativ mit Hilfe des Ortolani-Symptoms (s. auch S. 229 u. 292) bestimmt. Hierzu wird der sedierte bzw. narkotisierte Patient auf den Rücken gelegt und der Oberschenkel bei gebeugtem Kniegelenk in vertikaler Position gehalten. Er wird dann bei leichtem Druck in dorsaler Richtung ab- und adduziert. Der Winkel zwischen der Senkrechten und dem bei Abduktion ruckartig in die Pfanne gleitenden Femur ist die erste Richtgröße (Repositionswinkel). Die zweite ergibt sich aus dem Winkel, den die Senkrechte und der Femur bei ruckartiger Reluxation während der Adduktion (Luxationswinkel) miteinander bilden. In den meisten Fällen liegt die optimale Pfannenschwenkung um 5–10° unter dem Repositionswinkel. Die in drei Winkelgraden (20, 30 und 45°) erhältliche Spezialplatte kann mit kleinen Korrekturen jeder Situation angepaßt werden.

Nachbehandlung. Im Anschluß an das von Hohn und Janes beschriebene Verfahren wird eine zehn- bis 14tägige Entlastung der Gliedmaße mit einer Ehmer-Schlinge empfohlen. Im übrigen sollte die Bewegung sechs Wochen eingeschränkt werden, bis eine weitgehende Konsolidierung der Osteotomien erfolgt ist. Bei konsequenter Ruhigstellung kann das zweite Hüftgelenk im Bedarfsfall schon nach drei bis vier Wochen korrigiert werden.

Schrader berichtete über eine funktionelle Erfolgsrate von 93%. Unter Einbeziehung der röntgenologischen Befunde reduzierte sich der Anteil guter Ergebnisse auf 73% [27]. Slocums Nachuntersuchungen ergaben Erfolge in 86,2% [30] und David, der sich nur an funktionellen Kriterien orientierte, ermittelte 82,6% [28].

Intertrochantere Varisationsosteotomie am Femur

Der normale Inklinationswinkel des Femurhalses beträgt beim Hund durchschnittlich 146° (± 5°) [31]. Bei Tieren mit einer Hüftgelenkdysplasie kann dieser Winkel im Sinne einer Coxa valga um 30–35° vergrößert sein (Abb. 20-8B). Als Ursache dieser Fehlstellung wird ein infolge der Subluxation ungenügender formativer Reiz und eine mangelhafte Belastung des Femurhalses angenommen. Mit der Valgusdeformität verstärken sich Subluxation und Instabilität. Darüber hinaus vergrößert sich die Antetorsion des Femurhalses (Coxa antetorta), die normalerweise 27° (± 6,5°) beträgt [31]. Auch diese Fehlstellung trägt zur Subluxation und Instabilität bei, so daß ein Circulus vitiosus entsteht.

In der Humanmedizin ist die Behandlung der Coxa valga und/oder antetorta mit Derotations- und Varisationsosteotomie des Femur seit langem ein etabliertes Verfahren. Demgegenüber sind die hiermit beim Hund gesammelten Erfahrungen noch relativ neu [32, 33]. Das biomechanische Prinzip beruht auf einer Senkung des Gelenkdruckes durch Vergrößerung der tragenden Flächen, indem sowohl der Inklinations- als auch der Antetorsionswinkel soweit verkleinert werden, daß der Femurkopf tief im Azetabulum liegt. Erfolgt die Korrekturosteotomie an einem wachsenden Tier, kann die noch vorhandene Remodellierungsfähigkeit des Knochens zu einer dauerhaften Gelenkkongruenz beitragen. Bei ei-

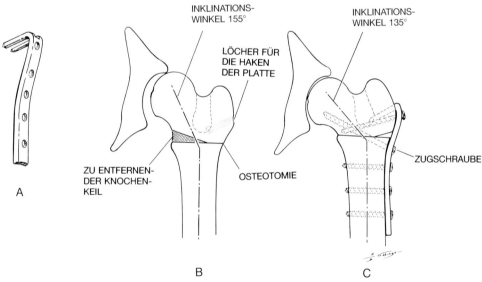

Abb. 20-8 Intertrochantere Varisationsosteotomie am Femur. (A) Hakenplatte zur Fixation. (B) Messung des Inklinationswinkels (hier 155°) und Bestimmung des zu entfernenden Knochenkeils (hier 20°) sowie der Bohrlöcher für die Hakenplatte. Man beachte die ungünstige Position des Femurkopfes, der hauptsächlich mit dem dorsalen Pfannenrand artikuliert. (C) Situation nach Verkleinerung des Inklinationswinkels auf 135°. Die Hakenplatte wurde mit fünf Schrauben am Knochen befestigt, davon kreuzt eine als Zugschraube den Osteotomiespalt. Der Sitz des Femurkopfes im Azetabulum ist nun wesentlich besser.

nem erwachsenen Individuum mit chronisch deformierenden Veränderungen am Gelenk darf von der Umverteilung der gelenkwirksamen Kräfte nur noch eine Schmerzlinderung erwartet werden.

Das Ziel der intertrochanteren Varisationsosteotomie ist somit eine Reduzierung des Hüftschmerzes durch Verbesserung der biomechanischen Situation. Der Eingriff ist effektiv, wenn er schon im vierten bis zehnten Lebensmonat, bevor sekundärarthrotische Veränderungen entstanden sind, durchgeführt wird. Zuvor muß eine sorgfältige klinische und röntgenologische Untersuchung erfolgen. Röntgenologisch nachweisbare Arthrosen, geringe Pfannentiefe und Abflachungen des dorsalen Azetabulumrandes stellen Kontraindikationen dar.

Operationstechnik. Vor dem Eingriff werden an einwandfreien Röntgenaufnahmen im mediolateralen (Vaux-Profil) und ventrodorsalen Strahlengang die zu korrigierenden Inklinations- und Antetorsionswinkel mit einem biplanaren Meßverfahren bestimmt [34–36]. Die am Schnittpunkt der Längsachsen des Oberschenkelhalses und -schaftes gemessene Inklination sollte auf 135° reduziert werden, d. h., 10° unter dem physiologischen Winkel liegen, um eine Varusstellung mit stabiler Lage des Femurkopfes im Azetabulum zu erzielen (Abb. 20-8C).

Die röntgenologische Projektion der Inklination hängt vom Ausmaß der Antetorsion des Schenkelhalses ab; je größer die Antetorsion, desto größer der Inklinationswinkel im Röntgenbild. Der Antetorsionswinkel kann wie die Inklination geometrisch bestimmt werden. Im allgemeinen darf hierauf jedoch verzichtet werden. Bei physiologischer Antetorsion ragt der Trochanter minor nur geringfügig über die mediale Kompakta des Femur hinaus, wenn die Patella korrekt in der Mitte beider Femurkondylen abgebildet ist. Tritt der Trochanter minor deutlicher in Erscheinung, kann von einer vermehrten Antetorsion ausgegangen werden. In diesen Fällen genügt erfahrungsgemäß eine intraoperative Reduktion des Antetorsionswinkels um etwa 5°. Für die Fixation ist bei Synthes eine spezielle Hakenplatte der 3,5-mm-Schraubendimension erhältlich (Abb. 20-8A). Sie wird mit passender Bohr- und Osteotomielehre sowie einer ausführlichen Beschreibung der Anwendungstechnik geliefert [37].

Zunächst wird der Femur intertrochanter osteotomiert und an der Basis des Schenkelhalses ein Knochenkeil entfernt. Die Anbringung der Hakenplatte erfolgt unter Drehung des Schenkelkopfes nach kaudal um ca. 5° (Abb. 20-8C). Die Hakenplatte eignet sich im übrigen auch zur Fixation subtrochanterer Femurfrakturen.

Nachbehandlung. Die postoperative Behandlung ist unkompliziert. In der Regel genügt es, den Auslauf des Tieres für vier bis fünf Wochen einzuschränken. Die Osteotomie heilt schnell, so daß im Bedarfsfall nach dieser Zeit auch das zweite Hüftgelenk korrigiert werden kann.

Walker und Prieur konnten 183 nach dieser Methode versorgte Hunde zwischen einem und sieben Jahre post operationem untersuchen [32]. Zum Zeitpunkt der Kontrolle war das funktionelle Ergebnis bei 89,6% der Tiere gut. Meist war nur ein Hüftgelenk korrigiert worden. Frühzeitig operierte Hunde, die röntgenologisch noch keine Koxarthrose erkennen ließen, zeigten die besten Resultate. Damit sind die Behandlungserfolge nach intertrochanterer Femur- und dreifacher Beckenosteotomie annähernd gleich [30].

Für den Operateur ergeben sich Schwierigkeiten bei seiner Entscheidung, insbesondere unter Berücksichtigung der Ermittlungen von Barr und Mitarbeitern [38]. Ihnen zufolge zeigen 76% der Hunde mit im jugendlichen Alter diagnostizierter Hüftgelenkdysplasie über eine durchschnittliche Beobachtungszeit von 4,5 Jahren keine gravierenden klinischen Symptome. Es stellt sich zwar die Frage, ob die Dysplasie bei diesen Hunden zu einem späteren Zeitpunkt noch Beschwerden verursacht hat. Sofern die Beobachtungen von Barr et al. aber auf eine große Population übertragbar sind, dürften nur 10–17% der dysplastischen Hunde von einer Korrekturosteotomie profitieren [38]. Zudem ist es beim Junghund unmöglich, eine individuelle Langzeitprognose zu stellen. Handelt es sich um einen Hund, der wenig Leistung erbringen muß, kann u. E. zunächst abgewartet werden. Beim erwachsenen Tier lassen sich dauerhafte Beschwerden erfolgreich mit einem künstlichen Hüftgelenk beheben.

Totalprothetischer Hüftgelenkersatz

Der Hüftgelenkersatz erfolgt beim Hund im allgemeinen mit Totalprothesen, die durch Knochenzement (Polymethyl-Methacrylat) verankert sind. Ein bewährtes Modell ist die Canine-II-Hüftgelenkprothese (Richards). Sie besteht aus einer ultrahochmolekularen Polyäthylenpfanne und einer verschleißarmen Kobalt-Chrom-Endoprothese. Es sind drei Größen erhältlich, die mittelgroße und große Endoprothese darüber hinaus mit zwei verschiedenen Halslängen.

Der Eingriff sollte nach Möglichkeit nicht vor dem Schluß der Wachstumsfugen erfolgen (Mindestalter zehn Monate). Nach oben gibt es keine Altersgrenze.

Indikationen. Hauptindikationen für den Hüftgelenkersatz sind neben der Hüftgelenkdysplasie schmerzhafte Koxarthrosen anderer Genese, wie sie gelegentlich nach traumatischer Femurluxation, nicht oder in Fehlstellung verheilten Frakturen des Hüftgelenkes und ischämischer Femurkopfnekrose vorkommen.

Kontraindikationen. Dysplastische Hunde ohne Beschwerden sind keine Kandidaten für einen Hüftgelenkersatz. Diese Hunde sollten jedoch aufgrund der möglichen Verschlechterung regelmäßig nachuntersucht werden. Funktionell unbefriedigende Ergebnisse nach Resektionsarthroplastik stellen ebenfalls keine Indikation für ein künstliches Hüftgelenk dar, da der Eingriff hier aufgrund der Vernarbung und Knochenverformung äußerst schwierig ist. Neurologisch bedingte Funktionsstörungen müssen sorgfältig ausgeschlossen werden. Nicht selten beruhen die Lahmheitssymptome auf einer degenerativen Myelopathie, einem Bandscheibenvorfall, einer Kompression der Cauda equina oder Tumoren des Rückenmarks bzw. von Nervenwurzeln. Plötzliche Verschlechterungen sind häufig Folge einer Ruptur des vorderen Kreuzbandes und nicht der schon lange bestehenden Hüftgelenkdysplasie. Alle systemischen und lokalen Infektionen, wie beispielsweise Pyodermie, Otitis, Analbeutelentzündung, Zahnwurzelgranulom, Zystitis oder Prostatitis müssen vor der Implantation eines künstlichen Hüftgelenkes saniert werden, um einer hämatogenen Keimverschleppung in das Operationsgebiet vorzubeugen.

Operationstechnik. Die gebräuchlichste Operationstechnik geht auf Olmstead und Hohn zurück [39, 40]. Der Eingriff ist technisch sehr anspruchsvoll und verzeiht keine Fehler. Deshalb sollte er speziell geschulten Chirurgen vorbehalten sein.

Nach Darstellung des Hüftgelenkes von kraniolateral und partieller Tenotomie der Sehne des M. glutaeus profundus wird der Femurkopf am Übergang zum Schenkelhals abgesetzt und die Markhöhle des Femur mit Bohrer, Ahle und Raspel so präpariert, daß sich die Endoprothese bis zum Anschlag am Prothesenhals widerstandslos einführen läßt. Sodann wird das Azetabulum mit einer Raffelfräse bis zur medialen Kortikalis des Beckens vertieft. Nachdem zur Verankerung des Knochenzementes drei bis vier Öffnungen im Darmbein, Pfannendach und Sitzbeinkörper präpariert wurden, wird zuerst die Kunststoffpfanne, danach auch die Endoprothese mit Polymethyl-Methacrylat befestigt. Ein sorgfältiger Verschluß der Gelenkkapsel und der übrigen Schichten beendet die Operation [40].

Nachbehandlung. Der Patient sollte für drei Wochen im Haus gehalten werden, Treppen sowie glatte Böden meiden und beim Ausführen an der Leine gehen. Ab der sechsten Woche darf die Bewegung dann allmählich zur normalen Aktivität gesteigert werden. Nach zwei Monaten kann im Bedarfsfall auch das andere Hüftgelenk ersetzt werden. Röntgenologische Verlaufskontrollen sollten drei Monate post operationem und dann jährlich erfolgen.

Die meisten Hunde sind zwei bis drei Monate nach dem Eingriff lahmheitsfrei. Olmstead und Mitarbeiter ermittelten unter 362 ausgewerteten Fällen eine funktionelle Erfolgsrate von 95% [39, 40]. Ähnliche Resultate wurden von Bardet und Matis erzielt [41]. Mißerfolge beruhen vorwiegend auf Infektion oder fehlerhafter Prothesenposition. Die Gefahr eines vorzeitigen Prothesenverschleißes scheint beim Hund im Gegensatz zum Menschen nicht zu bestehen. Der Hüftgelenkersatz ist heute auch in der Veterinärmedizin ein bewährtes Verfahren geworden, das besten Gewissens empfohlen werden kann.

Resektionsarthroplastik

Die Resektion des Femurkopfes und -halses hat eine schmerzfreie Syndesmose zum Ziel. Der schmerzlindernde Effekt beruht auf der Bildung einer Bindegewebsnarbe, die einen direkten Kontakt zwischen Femur und Becken verhindert. Dabei muß eine leichte Funktioneinbuße in Kauf genommen werden. Das Verfahren kann im Abstand von acht bis zehn Wochen bilateral angewendet werden.

Indikationen. Die Resektionsarthroplastik sollte in Anbetracht ihres irreversiblen Ergebnisses als ultima ratio angesehen werden. Andererseits ist sie in der Lage, chronische Schmerzen zu lindern, d. h., die Lebensqualität zu erhöhen. Operatives Geschick, technische Ausrüstung und finanzielle Aspekte mögen die Indikationsstellung beeinflussen, jedoch sollte das Verfahren nicht in Betracht gezogen werden, solange eine Wiederherstellung des Gelenkes noch möglich erscheint.

Zu den Hauptindikationen zählen die Perthes-Krankheit sowie anhaltend schmerzhafte Koxarthrosen anderer Genese, wenn keine besondere Leistung erwartet wird. Ferner können irreparable Splitterfrakturen des Azetabulum, Femurhalses oder Femurkopfes sowie chronische Femurluxationen Anlaß für eine Resektionsarthroplastik sein [42], sofern die Implantation einer Hüftgelenkprothese nicht in Frage kommt.

Operationstechnik. Die nachfolgende Beschreibung ist eine Ergänzung der Ausführungen in Kap. 6 (s. Abb. 6-10). Zur Darstellung des Hüftgelenkes wird vorzugsweise der Zugang von kraniolateral gewählt, da er die Glutäalmuskulatur – im Gegensatz zum dorsalen – unberührt läßt [1, 2]. Gelegentlich wird das Gebiet aus kosmetischen Gründen von ventral freigelegt (s. Abb. 6-11). Beim kraniolateralen Zugang müssen die Gelenkkapsel sowie der gemeinsame Ursprung der Mm. vastus lateralis et intermedius inzidiert und beiseite gehalten werden, damit die kraniale Fläche des Femurhalses ausreichend sichtbar wird. Dann wird die Glutäalmuskulatur mit einem innerhalb der Gelenkkapsel geführten Hohmann-Hebel nach dorsal gehalten, während der Femur mit einer am Trochanter major angesetzten Knochenhaltezange subluxiert wird, so daß sich das Hüftkopfband mit einer gebogenen Schere leicht durchtrennen läßt. Um die Gelenkkapsel möglichst vollständig zu erhalten, wird sie zirkulär am Schenkelhals abgesetzt.

Die Osteotomie erfolgt am besten mit einem Flachmeißel, wobei der Femur mit Hilfe der Knochenzange nach außen rotiert wird. Bei großen Hunden empfiehlt sich ein Meißel von mindestens 2,5 cm Breite. Der Knochenschnitt soll an der Basis des Schenkelhalses, auf einer die mediale Begrenzung des Trochanter major mit dem Trochanter minor verbindenden Linie erfolgen, ohne scharfe Kanten und Spitzen zu hinterlassen (s. Abb. 6-10F). Gelegentlich kann dieser

Schnitt auch den Trochanter minor mit einschließen.

Nachdem die Schnittlinie festgelegt ist, wird der Meißel zunächst senkrecht zur Längsachse des Schenkelhalses angesetzt, dann aber sein Griff zum Körper des Tieres hin geneigt, bis der Meißel parallel zur Sagittalebene des Oberschenkels liegt (Abb. 20-9A). Diese Ebene kann man am besten durch Aufsuchen der Patella und der Tuberositas tibiae finden. Erfolgt der Knochenschnitt nicht parallel zur Sagittalebene des Femurs, sondern, wie in Abbildung 20-9B gezeigt, senkrecht zur Längsachse des Schenkelhalses, verbleibt durch die Antetorsion kaudal ein Knochenvorsprung, der am Azetabulum reibt und die Bildung von Fasergewebe zwischen den Knochen verhindert. Der Knochenschnitt erfolgt schräg in ventrodorsaler Richtung, damit die mediale Kompakta des Femur nicht zersplittert. Sobald Femurkopf und -hals abgesetzt sind, werden sie mit einer Knochenfaßzange oder einer Tuchklemme gehalten, während man hier noch ansetzende Weichteile mit der gebogenen Schere durchtrennt.

Nun wird mit dem Zeigefinger die verbleibende Osteotomiefläche nach Unebenheiten, Splittern und scharfen Kanten abgesucht. Sofern man solche findet, müssen sie mit dem Meißel oder einer Luer-Zange entfernt werden. Auch eine Raspel kann verwendet werden, sie ist jedoch unhandlich im Gebrauch. Dieses Procedere wird leichter, wenn der Femur hierbei weit nach außen rotiert wird. Bei einigen Tieren finden sich störende Osteophyten am dorsalen Azetabulumrand, die ebenfalls entfernt werden sollten.

Verschiedentlich wurde berichtet, daß durch Interposition von Weichteilen zwischen der Osteotomiefläche des Femur und dem Azetabulum ein besseres Resultat erzielt werden könne [42, 43]. Experimentelle Untersuchungen konnten dies allerdings nicht bestätigen [44]. Berzon und Mitarbeiter empfahlen, das kraniale Drittel des M. glutaeus profundus vom Trochanter major abzutrennen und dessen Endsehne am Trochanter minor mit der Insertion des M. iliopsoas zu vernähen [42] (Abb. 20-9C u. D). Lippincott hingegen präparierte einen Stiel vom kranialen Rand des M. biceps femoris, den er um den Femurhals legte und dann an die Glutäen sowie den M. vastus lateralis fixierte [43]. Letztgenannte Technik findet sich modifiziert in Abbildung 20-10E-G dargestellt. Einfacher und weniger traumatisch ist es, die Gelenkkapsel über dem Azetabulum zu vernähen [45].

Nachbehandlung. Die Gliedmaße sollte frühzeitig belastet werden. Unmittelbar postoperativ beginnt man mit 20–30 passiven Bewegungsübungen, etwa viermal am Tag. Bis zum Entfernen der Hautnaht sind Spaziergänge an der Leine und freie Bewegung in einem begrenzten Gebiet erlaubt. Danach werden schnelles Laufen und Schwimmen verordnet. Im allgemeinen tippen die Tiere während der ersten 10 bis 14 Tage mit den Zehen auf. Nach drei Wochen wird die Gliedmaße teilweise belastet, nach vier Wochen aktiv von ihr Gebrauch gemacht. Wenn auch das andere Hüftgelenk operiert werden muß, sollte dies, wie schon erwähnt, nicht vor der achten bis zehnten Woche erfolgen. Mitunter muß der zweite Eingriff noch weiter hinausgeschoben werden, bis die erstversorgte Gliedmaße ausreichend belastbar ist. Nur bei sehr schmerzhaften Zuständen darf in einer Sitzung bilateral reseziert werden.

Prognose. Die Wiederherstellung einer schmerzfreien Gliedmaßenfunktion hängt vom Geschick des Operateurs sowie der Dauer und Schwere der Hüftgelenkerkrankung ab. Tiere, die wegen eines akuten Traumas, beispielsweise einer nicht rekonstruierbaren Femurkopffraktur, diesem Eingriff unterzogen werden, sind innerhalb von 30 Tagen wiederhergestellt, während chronisch kranke mit langwährenden Schmerzen und ausgeprägter Muskelatrophie hierzu sechs oder mehr Monate brauchen. Bei langer Rekonvaleszenz helfen vor allem Schwimmübungen. Ergebnisse bei Patien-

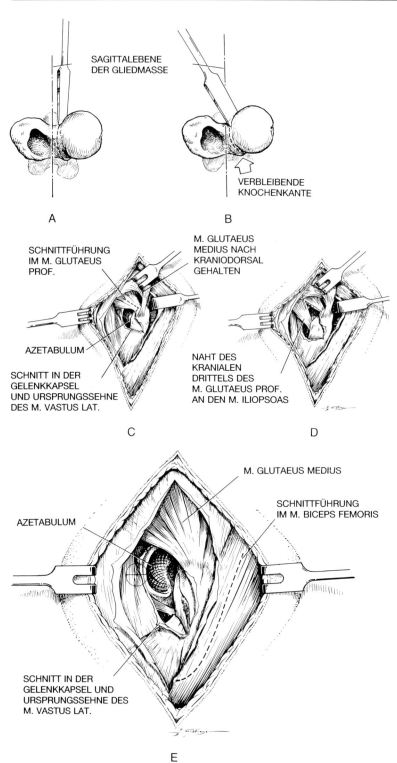

Abb. 20-9 Resektionsarthroplastik (s. auch Abb. 6-10 u. 6-11). (A) Wenn die Schnittlinie festgelegt ist, wird der Meißel zunächst senkrecht zur Längsachse des Schenkelhalses angesetzt, dann aber sein Griff zum Körper des Tieres geneigt, bis der Meißel parallel zur Sagittalebene des Oberschenkels liegt. Ansicht von dorsal. (B) Erfolgt der Knochenschnitt senkrecht zur Längsachse des Schenkelhalses, verbleibt durch die Antetorsion kaudal ein Knochenvorsprung (Pfeil). (C u. D) Um einen schmerzhaften Knochenkontakt zu vermeiden, kann das kraniale Drittel des M. glutaeus profundus vom Trochanter major abgetrennt und am Trochanter minor mit der Insertion des M. iliopsoas vernäht werden [42]. (E u. F) Alternativ kann ein Stiel vom kranialen Rand des M. biceps femoris über die Osteotomiefläche des Femur gelegt und am M. vastus lateralis fixiert werden [43]. (G) Einfacher und weniger traumatisch ist es, die Gelenkkapsel über dem Azetabulum zu vernähen [5].

20. Diagnose und Therapie von Gelenkerkrankungen der Beckengliedmaße

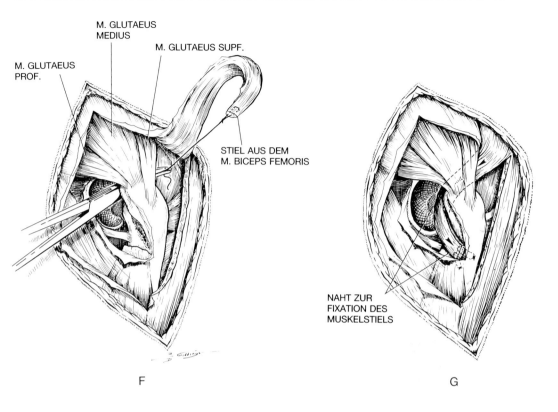

F G

ten mit einer stark verschobenen Azetabulumfraktur, mitunter auch dysplastische Hunde, können funktionell unbefriedigend bleiben.

Die in der Literatur angegebenen Resultate schwanken erheblich. So stellten Gendreau und Cawley bei 32 nachuntersuchten Fällen in 37% ein ausgezeichnetes und in 26% ein gutes Ergebnis fest [45]. Nur drei von sieben Hunden, deren Körpergewicht über 25 kg lag, zeigten ein ausgezeichnetes Resultat. Dagegen ermittelte Berzon bei 83% der von ihm nachuntersuchten Tiere eine weitgehend normale (90-100%ige) Funktion, ohne daß sich groß- und kleinwüchsige Hunde signifikant unterschieden [42]. Die Resektionsarthroplastik ist demnach in der Lage, auch großwüchsige Hunde vom Hüftschmerz zu befreien. Es gibt jedoch keinen Zweifel, daß kleinere Tiere zur funktionellen Kompensation besser befähigt sind.

Morbus Legg-Calvé-Perthes

Die auch als Malum deformans juvenile coxae, Coxa plana bzw. Osteochondrosis deformans coxae juvenilis bezeichnete Krankheit kommt bei kleinwüchsigen Junghunden vor und ist durch eine aseptische Nekrose des Femurkopfes und -halses charakterisiert (Abb. 20-10). Die Ursache der Nekrose ist nicht sicher bekannt. Man vermutet eine lokale Minderdurchblutung infolge Gefäßkompression [46] sowie vorzeiti-

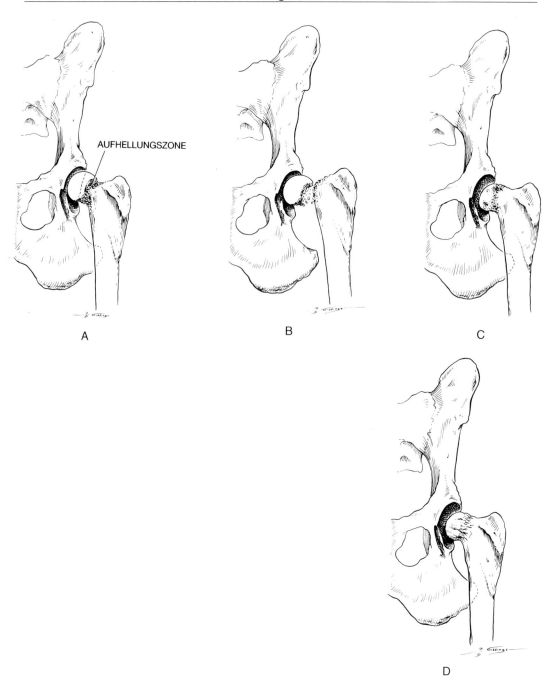

Abb. 20-10 Morbus Legg-Calvé-Perthes. (A) Röntgenologisch findet man einen verbreiterten Gelenkspalt sowie Aufhellungszonen im Bereich des Femurkopfes und -halses. (B) Der Hüftkopf flacht sich dorsal an der belasteten Fläche ab, während der Schenkelhals sich verbreitert und Osteophyten erkennen läßt. (C) Auch das Azetabulum ändert seine Form, indem sie sich durch knöcherne Zubildung am Pfannenrand dem flachen Femurkopf anpaßt. (D) Es entsteht eine ausgeprägte Koxarthrose charakteristischer Form.

ge Geschlechtsreife [47]. Darüber hinaus wird eine genetische Disposition mit autosomal rezessivem Erbgang diskutiert [48]. Während Femurkopf und -hals der Nekrose anheimfallen und sich verformen, manifestiert sich das Leiden klinisch. Der Gelenkknorpel bricht durch Zusammensintern der subchondralen Spongiosa ein. Zwar folgen nun verstärkt reparative Vorgänge, doch bleibt unter dem Einfluß der axialen Belastung die veränderte Hüftkopfform, der sich das Azetabulum allmählich anpaßt. Es entsteht eine ausgeprägte Koxarthrose charakteristischer Form. Eine geschlechtsgebundene Häufung wurde nicht nachgewiesen. Die Krankheit kommt nur gelegentlich beidseitig vor, nach Lee und Fry in 16,5% [49], nach Ljunggreen in 12% [50] der Fälle. Sie tritt im Alter von drei bis 13 Monaten auf, am häufigsten zwischen dem fünften und achten Lebensmonat [49]. Zwergrassen und Terrier sind am meisten betroffen.

Symptome

Erster Hinweis auf die Erkrankung kann eine Empfindungsstörung sein, die das Tier zum Bebeißen der Flanken- oder Hüftregion veranlaßt. Passive Bewegungen des Hüftgelenkes, insbesondere die Abduktion, sind schmerzhaft. In späteren Stadien können Krepitation mit Bewegungseinschränkung und eine Verkürzung der Gliedmaße bestehen. Die Glutäal- und Quadrizepsmuskulatur wird zunehmend atrophisch. Anfänglich bestehen meist nur geringe Beschwerden, so daß sechs bis acht Wochen vergehen, bis die Lahmheit hochgradig wird [49]. Beim Einbruch der subchrondralen Spongiosa treten allerdings häufig akute Schmerzen auf.

Röntgenologisch findet man zu Beginn einen verbreiterten Gelenkspalt sowie Aufhellungszonen im Bereich des Femurkopfes und -halses (Abb. 20-10). Der Hüftkopf flacht sich dorsal an der belasteten Fläche ab, während der Schenkelhals sich verbreitert und Osteophyten erkennen läßt. Auch das Azetabulum ändert seine Form, indem es sich durch knöcherne Zubildungen am kraniodorsalen Pfannenrand dem flachen Femurkopf anpaßt.

Therapie

Mit der Resektion des Femurkopfes und -halses lassen sich bessere Ergebnisse erzielen als durch konservative Behandlung in Form von Ruhe und Analgetika [49, 50]. Nicht nur das funktionelle Resultat ist besser, sondern auch die Erholungszeit sehr viel kürzer. Bei korrekter Resektionstechnik kann die Gliedmaße in vielen Fällen wieder schmerzfrei belastet werden – wenngleich mit einer leichten Schrittverkürzung. Die Gliedmaße ist durch die Entfernung des Femurkopfes und -halses verkürzt, es verbleibt eine geringe Muskelatrophie.

Kniegelenk

Luxatio patellae

Luxationen der Kniescheibe werden in der Kleintierpraxis häufig diagnostiziert. Sie kommen vor allem beim Hund, gelegentlich jedoch auch bei der Katze vor und werden im folgenden unterschieden in:

1. Mediale Luxation bei zwerg-, klein- und großwüchsigen Hunderassen.
2. Laterale Luxation bei zwerg- und kleinwüchsigen Hunderassen.
3. Laterale Luxation bei großwüchsigen Hunderassen.
4. Kombinierte Luxation nach medial und lateral.
5. Traumatisch bedingte Luxationen.

Mediale Luxation bei zwerg-, klein- und großwüchsigen Hunderassen

Die Kniescheibenluxation ist meist ein angeborenes Leiden, das schon in frühester Jugend auftritt und nicht auf ein Trauma zurückgeführt werden kann. Zwar muß die Verlagerung bei der Geburt noch nicht bestehen, die für sie ursächlichen Deformitäten sind zu diesem Zeitpunkt jedoch schon vorhanden und für die weitere Entwicklung richtungsweisend. Nach Putnam geht die kongenitale Luxation der Patella nach medial mit einer Verkleinerung der Femurhalsinklination (Coxa vara) und -antetorsion (relative Retrotorsion) einher [51]. Diese Winkeländerungen sind Ausdruck einer axialen Verdrehung des Femur, die sich nicht im Hüft-, sondern im Kniegelenk manifestiert und komplexe Veränderungen an der Beckengliedmaße zur Folge hat (Abb. 20-11 A u. B). Da ein Erbleiden angenommen werden muß, sind betroffene Tiere von der Zucht auszuschließen [52].

Mediale Luxationen stellen beim Hund 75–80% aller Kniescheibenverlagerungen. Sie kommen damit weit häufiger vor als laterale und treten zu 20–25% bilateral auf; 15–20% dieser Hunde erleiden im mittleren und fortgeschrittenen Alter sekundär eine Ruptur des Lig. cruciatum craniale, da durch die seitliche Verlagerung des M. quadriceps das vordere Kreuzband überbeansprucht wird. Bei Katzen überwiegen ebenfalls mediale Luxationen.

Aus therapeutischen Gründen ist es sinnvoll, die Luxatio patellae und ihre knöchernen Fehlformen nach Schweregraden zu klassifizieren. Die von Putnam [51] vorgeschlagene und durch Singleton [53] ergänzte Einteilung ist dem folgenden Auszug zu entnehmen (s. Abb. 20-11 C).

Grad I

Es besteht eine habituelle Luxation, weshalb die Gliedmaße intermittierend nicht belastet wird. Die Patella läßt sich bei gestrecktem Kniegelenk leicht aus der Rollfurche drücken. Sobald man sie losläßt, kehrt sie jedoch spontan in ihre normale Lage zurück. Krepitation ist nicht nachweisbar.

Die seitliche Abweichung der Tuberositas tibiae ist minimal, ebenso die Drehbarkeit der Tibia. Beugung und Streckung des Kniegelenkes erfolgen in gerader Linie ohne Abduktion des Sprunggelenkes.

Grad II

Die Patella ist häufig, in manchen Fällen annähernd stationär luxiert. Die Gliedmaße wird meist bei vermehrt gebeugtem Kniegelenk belastet.

In Narkose kann die Kniescheibe ohne Schwierigkeiten unter Drehung der Tibia reponiert werden, aber sie reluxiert sehr leicht, sobald keine Hilfestellung mehr gegeben wird.

Es besteht eine leichte Deviation der Tuberositas tibiae, und die Tibia läßt sich um 30° drehen. Wenn die Patella medial liegt, wird das Sprunggelenk leicht abduziert. Bei bilateraler Erkrankung wird das Gewicht auf die Schultergliedmaßen verlegt.

Mit einer Patellaluxation II. Grades können viele Tiere über Jahre gut leben. Jedoch verursacht das häufige Hin- und Hergleiten der Kniescheibe Erosionen an den Gelenkflächen, so daß man bei manueller Luxation der Patella Krepitation fühlen kann.

Grad III

Die Patella ist permanent verlagert bei einer Deviation der Tuberositas tibiae um 30–60° von der Sagittalebene; die Tibia ist entsprechend verdreht. Obgleich es sich um eine stationäre Luxation handelt, wird die Gliedmaße häufig belastet, allerdings bei halbgebeugtem Kniegelenk.

Unter Beugung und Streckung des Kniegelenkes wird die Ferse ab- und adduziert. Die Trochlea ist flach oder völlig gerade.

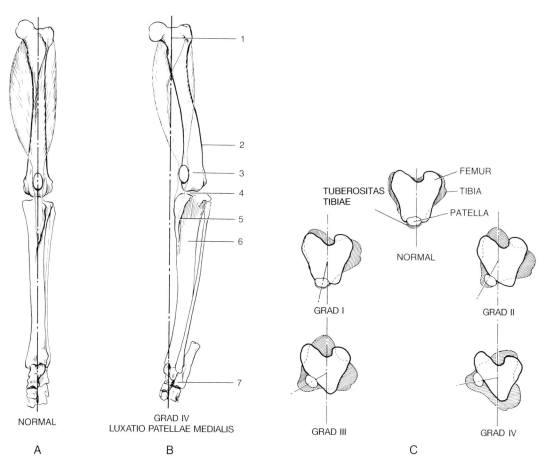

Abb. 20-11 Skelettveränderungen bei kongenitaler Luxatio patellae medialis (nach Singleton [52]). (A) Linke Beckengliedmaße, Ansicht von kranial; Normalsituation: Der M. quadriceps verläuft über die Mitte des Femur, die Patella liegt auf der gestrichelten Verbindungslinie zwischen dem proximalen Femur- und distalen Tibiaende. (B) Deformität bei medialer Patellaluxation: Der M. quadriceps und die Patella sind zur Seite verlagert; die gestrichelte Verbindungslinie zwischen dem proximalen Femur- und distalen Tibiaende verläuft medial des Kniegelenkes. 1 = Coxa vara. 2 = Lateral konvexe Krümmung des distalen Femurdrittels (Genu varum). 3 = Hypoplasie der Trochlea ossis femoris bzw. Aplasie des medialen Rollkammes. 4 = Hypoplasie des medialen Kondylus; Schrägstellung der Gelenkflächen. 5 = Mediale Verlagerung der Tuberositas tibiae in Verbindung mit Innenrotation der Tibia. 6 = Medial konvexe (Valgus-)Krümmung im proximalen Tibiadrittel. 7 = Auswärtsdrehung der Ferse und Einwärtsdrehung der Pfote. (C) Position der Tibia in Beziehung zum Femur und Form der Trochlea ossis femoris bei Luxatio patellae medialis I. bis IV. Grades. Der Querschnitt des Femur in Höhe der Kniescheibenrolle ist dunkel umrandet, der Schnitt durch das proximale Tibiaende schraffiert. Bei zunehmender Deviation der Tuberositas tibiae verstärkt sich die Deformation des medialen Rollkammes (Definition der Schweregrade nach Singleton [53], Erklärung s. Text).

Grad IV

Die Tuberositas tibiae weicht um 60–90° von der Sagittalebene ab. Es besteht permanent eine stationäre Luxation.

Die Patella liegt über dem medialen Condylus, so daß zwischen dem Kniescheibenband und dem distalen Femurende eine Lücke palpiert werden kann.

Die Gliedmaße wird nicht belastet, oder das Tier bewegt sich gekauert mit halb gebeugten Extremitäten.

Die Trochlea ist nicht ausgebildet oder sogar konvex.

Symptome

Nach dem Erscheinungsbild lassen sich drei Patientengruppen unterscheiden:
1. Neugeborene und ältere Welpen, die durch eine abnorme Haltung oder, zu Beginn des Laufens, durch eine abnorme Belastung der Beckengliedmaße(n) auffallen (meist Luxatio patellae III. und IV. Grades).
2. Junge und ausgewachsene Tiere, die zeitlebens zumindest intermittierend ein abnormes Gangbild gezeigt haben, jedoch erst bei Verschlechterung vorgestellt werden (meist Luxatio patellae II. bis III. Grades).
3. Ältere Tiere, die im Zusammenhang mit einem Bagatelltrauma einen zusätzlichen Weichteilschaden erlitten haben oder aufgrund einer nun schmerzhaft gewordenen Gonotrochlose plötzlich akute Lahmheitssymptome zeigen (meist Luxatio patellae I. und II. Grades).

Die Symptome variieren erheblich. Beim Schweregrad I und II ist die Lahmheit normalerweise nur erkennbar, wenn sich die Patella in luxierter Stellung befindet. Die Gliedmaße wird mit gebeugtem Kniegelenk getragen, kann aber in schnellerer Gangart bei jedem dritten bis vierten Schritt oder öfter den Boden berühren. Tiere mit einer medialen Luxation III. und IV. Grades zeigen eine geduckte O-beinige Stellung (Genu varum) mit einwärtsgedrehtem Fuß und Überbelastung der Schultergliedmaßen. Infolge der stationären Luxation ist der M. quadriceps nicht mehr in der Lage, das Kniegelenk zu strecken. Die Lage der Patella läßt sich am besten dadurch feststellen, daß man sich von der Tuberositas tibiae aus entlang des Lig. patellae nach proximal tastet (s. Kap. 15, Untersuchung des Kniegelenks). Bei Luxationen der Grade I und II kann die Kniescheibe bei gestrecktem Kniegelenk reponiert werden. Schmerzen bestehen vor allem bei Chondromalazie der Trochlea und Patella. Die meisten Tiere zeigen sich jedoch bei der Palpation nur wenig irritiert.

Grundsätzlich sollten die Kreuzbänder mituntersucht werden, indem man bei reponierter Kniescheibe das Schubladenphänomen auszulösen versucht. Eine vermehrte Gelenkfüllung ist selten, wie überhaupt bei der Luxatio patellae gegenüber anderen Kniegelenkserkrankungen wenige Merkmale einer Sekundärarthrose (z. B. periartikuläre Fibrose und Osteophyten) zu finden sind. Deshalb ist eine Röntgenuntersuchung für die Diagnose zwar nicht zwingend, sollte andererseits aber auch nicht fehlen, insbesondere wenn Korrekturosteotomien vorgesehen sind.

Therapie

Obgleich nicht alle Fälle in ein starres Schema einzuordnen sind, empfiehlt sich ein den verschiedenen Schweregraden der Patellaluxation angepaßtes Therapiekonzept. Behandlungsziel ist eine Verringerung der anatomischen Mängel. Dazu werden oft mehrere Verfahren in der nachstehenden Reihenfolge angewendet.

Grad I
1. Bei geradem Streckmechanismus:
   a) Laterale Fasziendoppelung (s. Abb. 20-13).
   b) Fadenzügel zur Hemmung der Tibiarotation (s. Abb. 20-14 B u. 20-15).

2. Bei Deviation der Tuberositas tibiae: Verlagerung der Tuberositas tibiae (s. Abb. 20-17) mit und ohne Doppelung des Retinaculum und/oder der Oberschenkel- und Kniefaszie.

Grad II

1. Mediale Desmotomie, wenn das mediale Retinaculum eine widerstandslose Reposition der Patella verhindert (s. Abb. 20-17F).
2. Verlagerung der Tuberositas tibiae (Abb. 20-17) und Doppelung des lateralen Retinaculum bzw. der lateralen Oberschenkel- und Kniefaszie (Abb. 20-12 u. 20-13).
3. Bei fortbestehender Luxationsneigung zusätzlich Vertiefung der Trochlea (Abb. 20-16).

Grad III

1. Mediale Desmotomie (Abb. 20-17F).
2. Verlagerung der Tuberositas tibiae (Abb. 20-17).
3. Vertiefung der Trochlea (Abb. 20-16).
4. Doppelung des lateralen Retinaculum und/oder der Oberschenkel- und Kniefaszie (Abb. 20-12 u. 20-13).
5. Laterale Fadenzügel zur Fesselung der Patella und Hemmung der Tibiarotation (Abb. 20-14 u. 20-15), sofern die Patella noch nicht stabil in der Trochlea liegt.

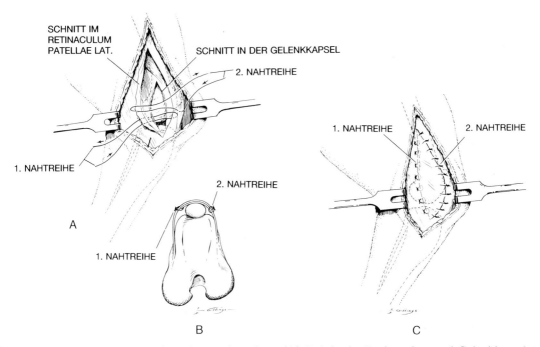

Abb. 20-12 Doppelung des lateralen Retinaculum. (A) Kniefaszie, Retinaculum und Gelenkkapsel werden 3–5 mm von Rand der Patella entfernt inzidiert. Der Schnitt erstreckt sich von der Tibia bis auf halbe Höhe des Femur. (B) Nunmehr wird der kraniale Schnittrand mit einigen rückläufigen Heften (nichtresorbierbares Nahtmaterial der Stärke 2/0 oder 3/0) in der Umschlagsfalte der Gelenkkapsel verankert, während man den kaudalen Schnittrand der Faszie und Gelenkkapsel darüberzieht und im Patellabereich der Faszie vernäht. Dabei kann die zweite Nahtreihe auch auf die gegenüberliegende Seite zu liegen kommen. (C) Der M. biceps femoris übt einen Zug auf das Lig. patellae, die Kniescheibe und die distale Hälfte des M. quadriceps femoris aus.

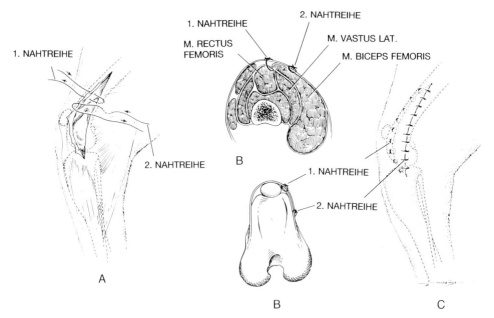

Abb. 20-13 Doppelung der Knie- und Oberschenkelfaszie [56]. (A) Nach Durchtrennen der Oberschenkel- und Kniefaszie am kranialen Rand des M. biceps femoris wird die Gelenkkapsel lateral parapatellar geöffnet. Die Fascia lata wird nun oberhalb der Patella stumpf vom M. vastus lateralis abgehoben und nach kranial umgeschlagen, bis die weiße Aponeurose zwischen dem M. vastus lateralis und dem M. rectus femoris zum Vorschein kommt. An diese Aponeurose wird der kraniale Bizepsrand mit nichtresorbierbarem Nahtmaterial der Stärke 2/0 bzw. 3/0 fixiert. (B, B' u. C) Schließlich wird die Fascia lata über die Oberfläche des M. biceps femoris nach kaudal gezogen und dort mit einer zweiten Nahtreihe befestigt.

Grad IV

1. Vorgehensweise wie bei Grad III.

2. Mobilisierung des M. quadriceps femoris.

3. Bei fortbestehender Luxationstendenz:
   a) Korrekturosteotomie an Femur und Tibia oder
   b) Arthrodese (s. Abb. 20-31).

Limitierender Faktor für korrigierende Eingriffe bei der Luxation IV. Grades ist die Beugekontraktur im Kniegelenk. Wenn das Gelenk nicht mehr bis zum physiologischen Standwinkel gestreckt werden kann, ist die Arthrodese derzeit das einzig sinnvolle Verfahren.

Laterale Luxation bei zwerg- und kleinwüchsigen Hunderassen

Luxationen der Kniescheibe nach lateral treten bei kleinwüchsigen Hunden nicht nur während des Wachstums, sondern auch später im Alter von fünf bis acht Jahren auf. Die Skelettanomalien sind hier vergleichsweise unauffällig, so daß offenbar mehr ein Versagen der Weichteile vorliegt, möglicherweise aber als Folge einer noch unbekannten knöchernen Deformität. Die meisten Luxationen nach lateral sind den Schweregraden I und II zuzuordnen; ihre Veränderungen am Knochen entsprechen denen einer medialen Luxation. Funktionell sind die Tiere mehr beeinträchtigt als durch eine mediale Patellaluxation.

20. Diagnose und Therapie von Gelenkerkrankungen der Beckengliedmaße

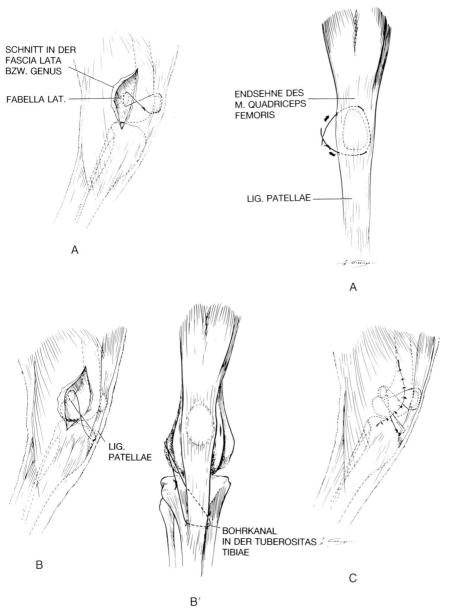

Abb. 20-14 Fadenzügel zur Fesselung der Patella und Hemmung der Tibiarotation [54]. (A) Die Fascia lata wird am kranialen Rand des M. biceps femoris durchtrennt und der Bizeps nach kaudal gezogen. Ein geflochtener Kunststoffaden (Stärke 2/0) wird mit einer halbrunden Nadel hinter der Fabella und um die Patella (A′) geführt. Das Nahtmaterial wird so fest angezogen, daß die Patella nicht mehr luxieren kann. (B) Der Fadenzügel zur Einschränkung der Tibiarotation verläuft ebenfalls um die Patella. Distal wird er entweder am unteren Ende des Lig. patellae oder über einen Bohrkanal in der Tuberositas tibiae verankert (B′). Das Kniegelenk wird in verschiedenen Beugungsgraden geprüft, um den Winkel mit der maximalen Tibiarotation zu finden. Sodann wird der Faden gespannt, bis keine Verdrehung mehr möglich ist. (C) Beide Techniken können kombiniert werden. Beim Wundverschluß wird das Retinaculum überlappend genäht.

Symptome

Beim erwachsenen Tier können sich die Symptome sehr rasch entwickeln und im Zusammenhang mit Bagatelltraumen oder körperlicher Anstrengung auftreten. Charakteristisch ist eine X-beinige Stellung (Genu valgum). Wenn die Kniescheibe plötzlich beiderseits luxiert, kann das Stehvermögen aufgehoben sein, so daß eine neurologische Erkrankung vorgetäuscht wird. Manchmal bewegen sich die Tiere robbenartig fort. Die klinische Untersuchung erfolgt, wie für die mediale Luxation beschrieben.

Therapie

Folgende Maßnahmen kommen in Betracht:

Grad I

1. Doppelung des medialen Retinaculum (s. Abb. 20-12).

2. Medialer Fadenzügel zur Hemmung der Tibiarotation (Abb. 20-14B), wenn die Patella nach der Doppelung des Retinaculum noch zu luxieren droht.

Grad II und III

1. Laterale Desmotomie, sofern das laterale Retinaculum eine spannungsfreie Reposition der Patella verhindert (s. Abb. 20-17F).
2. Verlagerung der Tuberositas tibiae nach medial (s. Abb. 20-17).
3. Doppelung des medialen Retinaculum (Abb. 20-12).
4. Bei fortbestehender Luxationstendenz zusätzlich:
   a) Vertiefung der Trochlea (Abb. 20-16).
   b) Mediale Fadenzügel zur Fesselung der Patella und Hemmung der Tibiarotation (Abb. 20-14B u. 20-15).

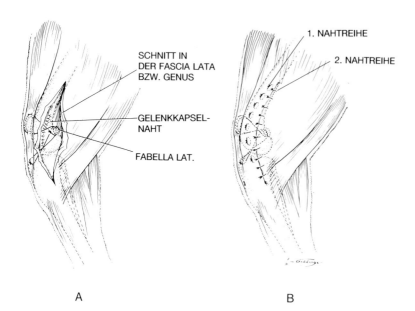

Abb. 20-15 Kombinierte Fadenzügeltechnik und Fasziendoppelung. (A) Vor dem Anlegen der Fadenzügel wurde die Gelenkkapsel verschlossen, damit das Nahtmaterial nicht auf dem Gelenkknorpel reiben kann. (B) Nach der Fasziendoppelung sind die Fadenzügel bis auf ein kurzes Stück im Bereich der Kniescheibe und am Lig. patellae von Fasziengewebe bedeckt.

Laterale Luxation bei großwüchsigen Hunderassen

Diese Luxation ist mit einem Genu valgum vergesellschaftet und kommt bevorzugt bei Hunden mit Hüftgelenkdysplasie vor. Nach Rudy [54] handelt es sich um ein besonders häufig bei Doggen, Bernhardinern und Irischen Wolfshunden auftretendes Erbleiden. Auch glatthaarige Retriever sind nicht selten betroffen.

In Zusammenhang mit der Hüftgelenkdysplasie zeigen die Tiere einen vergrößerten Inklinations- und Antetorsionswinkel des Femurhalses (Coxa valga antetorta) [55]. Der Femur ist nach medial verdreht und gebogen, so daß der M. quadriceps femoris und die Patella lateral zu liegen kommen.

Symptome

Die Erkrankung tritt im Alter von fünf bis sieben Monaten in Erscheinung und betrifft meistens beide Kniegelenke. Am auffälligsten ist die X-beinige (Genu valgum) Stellung. Die Patella läßt sich gewöhnlich reponieren. Das mediale Seitenband erscheint verlängert, das mediale Retinaculum des Kniegelenkes ist häufig verdickt und die Pfote wird bei Belastung nach außen rotiert.

Therapie

Es wird folgendermaßen vorgegangen:

1. In geringgradigen Fällen ohne auffallende Femurtorsion:
   a) Vertiefung der Trochlea (Abb. 20-16).
   b) Verlagerung der Tuberositas tibiae (Abb. 20-17).
   c) Doppelung des Retinaculum (Abb. 20-12).
2. In höhergradigen Fällen mit deutlicher Valgusdeformität des Femur: Korrekturosteotomie am Femur (s. auch Kap. 14).

Kombinierte Luxation nach medial und lateral

Gelegentlich findet sich eine Luxation der Patella in beiden Richtungen, ohne daß offensichtliche Skelettdeformierungen bestehen.

Symptome

Die klinischen Symptome sind ähnlich der medialen bzw. lateralen Luxation I. Grades.

Therapie

Folgende Maßnahmen werden empfohlen:
1. Vertiefung der Trochlea (Abb. 20-16).
2. Doppelung sowohl des medialen als auch des lateralen Retinaculum (Abb. 20-12).

Traumatisch bedingte Luxationen

Diese Form der Kniescheibenverlagerung ist relativ selten und kommt bei allen Rassen vor, obgleich geringfügige Skelettanomalien und Instabilitäten der Patella hierzu prädisponieren. In der Regel handelt es sich um eine mediale Luxation. Bei der Femurluxation kann die Patella ebenfalls nach medial verlagert sein, jedoch wird sie hier normalerweise mit dem Einrenken des Femur bleibend reponiert.

Symptome

Die Untersuchung ergibt ein ähnliches Bild wie bei der kongenitalen Luxation I. Grades, allerdings überlagert von den Symptomen einer akuten Entzündung. Infolge der hierbei bestehenden starken Schmerzen sollte die Palpation in Narkose oder tiefer Sedation erfolgen. Die Gliedmaße wird im allgemeinen gebeugt und nach innen rotiert getragen. Es besteht eine vermehrte Gelenkfüllung sowie Schwellung der Weichteile im Verletzungsbereich.

Um begleitende Patellafrakturen, einen knöchernen Ausriß oder eine Ruptur des

316 Teil 2: Lahmheit und Gelenkchirurgie

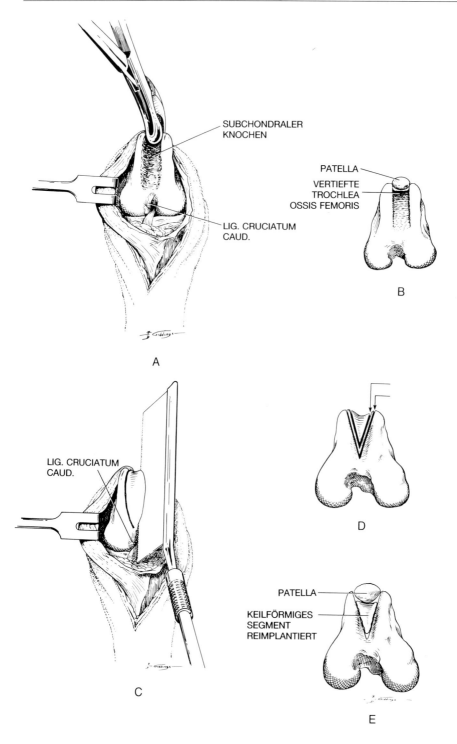

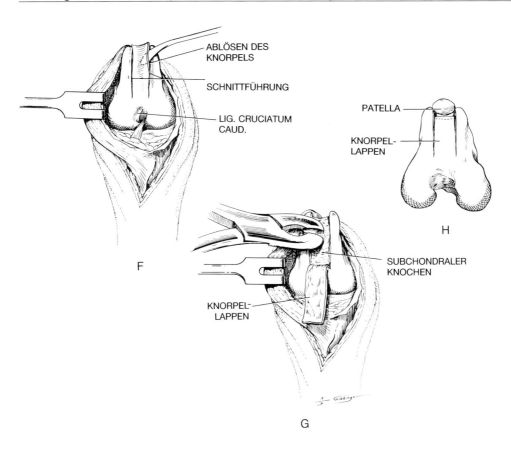

Abb. 20-16 Sulkoplastische Verfahren. (A u. B) Trochleavertiefung mit Knorpelresektion. Mit einem Skalpell wird zunächst die Breite der zu schaffenden Rinne an den Rollkämmen markiert. Innerhalb dieser Markierungen werden der Gelenkknorpel und das subchondrale Knochengewebe entfernt, so daß eine an den Seiten vertikale, in der Tiefe horizontale Rinne entsteht. (B) Die Gleitrinne reicht vom Ursprung des hinteren Kreuzbandes bis zum oberen Ende der Rollkämme. Sie sollte ausreichend breit und tief angelegt sein, damit die Kniescheibe bis zur Hälfte einsinkt, jedoch ohne den Boden der Rinne zu berühren. Auf diese Weise wird ein Abschliff des Gelenkknorpels an der Patella durch das subchondrale Knochengewebe vermieden. Der verbleibende Spalt kann sich entsprechend der Kniescheibenform mit Faserknorpel ausfüllen. (C) Trochleakeilvertiefung [59, 60]. Mit einem dünnen geraden Sägeblatt wird ein vom Ursprung des hinteren Kreuzbandes bis zum oberen Ende der Rollkämme reichender V-förmiger Keil aus der Trochlea geschnitten. (D) Sodann wird der hierbei entstandene Defekt erweitert, indem man mit einem oder zwei weiteren Schrägschnitten eine dünne Knochenscheibe bzw. ein V-förmiges Stück entnimmt. (E) Schließlich wird das zuerst herausgeschnittene Knorpel-Knochen-Fragment in die tiefer gewordene Furche reimplantiert. Der Keil muß nicht fixiert werden. (F) Subchondrale Trochleavertiefung. Für diese Technik sollte das Tier jünger als neun Monate sein. In den noch dicken Gelenkknorpel werden entlang der Rollkämme zwei Längsschnitte gelegt und proximal durch einen Querschnitt verbunden. Mit einem scharfen Raspatorium wird der umschnittene Gelenkknorpelbereich vom subchondralen Knochen abgehoben. (G) Wenn der so entstehende Knorpellappen nach distal umgeschlagen ist, kann mit einer Luer-Zange subchondraler Knochen entfernt werden. (H) Die vertiefte Rinne wird schließlich mit dem Knorpellappen überdeckt. Eine Fixation des Lappens ist nicht erforderlich.

Kniescheibenbandes auszuschließen, sollte der Patient stets auch röntgenologisch untersucht werden (s. hierzu Kap. 6).

Therapie

Von der medialen Kniescheibenverlagerung als Begleiterscheinung einer Femurluxation abgesehen, liegt bei der traumatisch bedingten Patellaluxation immer ein Riß der Gelenkkapsel vor, der durch Naht verschlossen werden sollte. Als zusätzliche Maßnahmen werden empfohlen:
1. Doppelung der Oberschenkel- und Kniefaszie.
2. Lateraler Fadenzügel zur Fesselung der Patella (Abb. 20-14 u. 20-15), wenn die Fasziendoppelung noch nicht ausreichend erscheint.

Luxationen mit tiefgreifenden Erosionen an der Patella

Bei lange bestehenden Luxationen kann die Patella an ihrer Gelenkfläche stark erodiert und eburnisiert sein. Diese Situation ist zwar selten, jedoch prognostisch sehr ungünstig. Stabilisierungsmaßnahmen bringen hier kaum Erfolg, so daß eine Patellektomie erwogen werden muß. Dabei wird die Kniescheibe unter bestmöglicher Schonung der sie umgebenden Weichteile exzidiert, der verbleibende Defekt vernäht und mit parapatellarem Gewebe überdeckt.

Operationsverfahren bei der Patellaluxation

Die bei der Patellaluxation angewandten arthroplastischen Eingriffe können in Korrekturmaßnahmen an den Weichteilen und Korrekturen am Knochen unterteilt werden. Es bedarf einiger Erfahrung, um für den Einzelfall das optimale Verfahren bzw. eine geeignete Kombination verschiedener Techniken zu wählen. Zwar findet sich oben für jede Luxationsform und ihre Schweregrade ein spezifischer Therapieplan, doch lassen sich klinische Fälle diesen Kategorien nicht immer eindeutig zuordnen. Mitunter ist es schon schwierig, den Schweregrad zu bestimmen. Die Verfahrensliste muß dann so weit durchlaufen werden, bis die Patella nicht mehr luxiert.

Zu beachten ist, daß Skelettdeformitäten, wie die Deviation der Tuberositas tibiae oder eine zu flache Trochlea, Korrekturen am Knochen erfordern. Der Versuch, diese knöchernen Mißbildungen allein mit Eingriffen an den Weichteilen zu korrigieren, ist der häufigste Grund für Mißerfolge. Dementsprechend sind Weichteilverfahren für sich allein nur bei Luxationen I. Grades indiziert. Andererseits kommen Mißerfolge auch nach Verlagerung der Tuberositas tibiae vor, da es für den Operateur nicht leicht ist, das richtige Maß für die Transposition zu finden. Mitunter genügen 2–3 mm, manchmal bedarf es mehr, um den Quadrizepsmechanismus der Trochlea ossis femoris so anzupassen, daß die Patella nicht mehr luxiert.

Bei ausreichender Erfahrung läßt sich in vielen Fällen ein gutes funktionelles Ergebnis erzielen. Nur Luxationen IV. Grades mit schweren Skelettdeformationen und Kontraktur der Kniegelenkbeuger haben eine schlechte Prognose. Bei bilateralen Luxationen leichten Grades können beide Kniegelenke gleichzeitig operiert werden. Handelt es sich um stärkere Grade, sollten nach der Erstoperation mindestens sechs bis acht Wochen Erholung eingeräumt werden.

Korrekturen an den Weichteilen

Doppelung des lateralen bzw. medialen Retinaculum. Diese wird bei einer medialen Luxation an der lateralen Seite und bei einer lateralen Luxation an der medialen Seite durchgeführt. Dabei werden Kniefaszie, Retinaculum und Gelenkkapsel 3–5 mm vom Rand der Kniescheibe entfernt inzidiert. Der Schnitt reicht von der Tibia bis 1 oder 2 cm oberhalb der Patella. Dort setzt er sich bis auf halber Höhe des Femur in der Fascia lata fort (Abb. 20-12 A). Nunmehr wird der kraniale Schnittrand mit einigen rückläufigen Heften (nichtresorbierbares Nahtmaterial der Stärke 2/0 oder 3/0) in der Umschlagfalte der Gelenkkapsel verankert, während man den kaudalen Schnittrand der Faszie und Gelenkkapsel darüberzieht und im Patellabereich mit der Faszie vernäht (Abb. 20-12 A, B). Dabei kann die zweite Nahtreihe auch auf die gegenüberliegende Seite zu liegen kommen (Abb. 20-12 B). Schließlich werden die Wundwinkel der Faszie verschlossen (Abb. 20-12 C).

Dieses Verfahren kann mit Fadenzügeln zur Fesselung der Patella und Hemmung der Tibiarotation kombiniert werden (Abb. 20-14). Bei Luxationen nach lateral wird in derselben Weise auf der medialen Seite vorgegangen. Hier verläuft der Faszienschnitt zwischen dem kranialen und kaudalen Bauch des M. sartorius sowie dem M. vastus medialis.

Doppelung der Knie- und Oberschenkelfaszie. Diese von Flo und Brinker [56] beschriebene Technik ist nur bei medialen Luxationen anwendbar und für sich allein nur bei Luxationen I. Grades indiziert. Im Vergleich zur Doppelung des Retinaculum wird das Gewebe in umgekehrter Richtung übereinandergeschoben. Zusätzlich können Fadenzügel zur Fesselung der Patella und Hemmung der Tibiarotation angebracht werden (s. Abb. 20-15).

Durch Spreizen des subkutanen Gewebes werden das laterale Retinaculum und die Fascia lata bis auf halbe Höhe des Femur freigelegt. Die Durchtrennung der Fascia lata erfolgt am kranialen Rand des M. biceps femoris, von der Patella ausgehend, soweit wie möglich nach proximal. Distal der Kniescheibe verläuft der Schnitt parallel zum Lig. patellae über die Sehne des langen Zehenstreckers (Abb. 20-13 A). Die Fascia lata wird nun oberhalb der Patella stumpf vom M. vastus lateralis abgehoben und nach kranial umgeschlagen, bis die weiße Aponeurose zwischen dem M. vastus lateralis und dem M. rectus femoris zum Vorschein kommt. An diese Aponeurose wird der kraniale Bizepsrand mit nichtresorbierbarem Nahtmaterial der Stärke 2/0 bzw. 3/0 fixiert. Das erste Heft wird proximal der Patella in der Endsehne des M. quadriceps femoris verankert. Drei bis vier weitere Einzelhefte schließen sich nach oben an (Abb. 20-13 A u. B). Wenn die Kniescheibe immer noch luxiert werden kann, wird der M. biceps femoris mit ein bis zwei weiteren Stichen direkt oberhalb der Patella noch mehr nach kranial gerafft. Die distalen Hefte finden im Lig. patellae Halt. Schließlich wird die Fascia lata nach kaudal über die Oberfläche des Bizeps gezogen und dort teilweise mit einfachen Knopfheften und teilweise mit einer Lembert-Naht befestigt (Abb. 20-13 B u. C).

Fadenzügel zur Fesselung der Patella und Hemmung der Tibiarotation. Durch einen die Patella mit der lateralen Fabella verbindenden Faden aus nichtresorbierbarem Material wird das Lig. femoropatellare laterale verstärkt (Abb. 20-14 A u. B). Die Innenrotation der Tibia kann darüber hinaus mit einem von der lateralen Fabella zur Tuberositas tibiae oder dem distalen Ende des Lig. patellae geführten Fadenzügel begrenzt werden (Abb. 20-14 B). Abbildung 20-14 C zeigt beide Techniken kombiniert. Für die Kniescheibenverlagerung nach lateral können die Fadenzügel entsprechend von der lateralen Fabella aus geführt werden. Am häufigsten werden sie in Verbindung mit einer Trochleakeilvertiefung bei älteren Hunden mit einer Luxatio patellae II. Grades angewendet. Sie haben sich auch als Primärtherapie bei Neugeborenen in den ersten fünf Lebenstagen bewährt [57].

Die Fabella liegt etwa im Zentrum des Bewegungsradius der Patella; aus diesem Grund ist der Faden unter Beugung und Streckung des Kniegelenkes weitgehend gleichbleibend gespannt. Entsprechend dem Beugungswinkel mit der stärksten Tibiarotation kann er distal entweder im Lig. patellae oder an der Tuberositas tibiae verankert und festgezogen werden (Abb. 20-14B). In vielen Fällen, insbesondere bei Hunden, die bereits einige Jahre alt sind, bevor die Patella zu luxieren beginnt, ist die Tuberositas tibiae nicht wirklich verlagert oder verdreht in Relation zur Tibia und zur Pfote (Grade I und II). Hier stellt man fest, daß die ganze Tibia nach innen rotiert, während die Patella unter Beugung des Kniegelenkes nach medial luxiert. Dieses Phänomen findet sich auch bei Luxationen nach lateral, wobei die Tibia dann nach außen rotiert. Durch Hemmung der Tibiarotation kann die Tendenz zur Patellaluxation merklich reduziert werden. Es ist anzunehmen, daß die Fadenzügel mit der Zeit reißen oder sich lockern; das in ihrer Umgebung gebildete Narbengewebe trägt jedoch wesentlich dazu bei, Patella und Tibia in Position zu halten.

Die Fascia lata wird am kranialen Rand des M. biceps femoris durchtrennt und der Bizeps nach kaudal gezogen (Abb. 20-14A). Ein geflochtener Kunststoffaden (Stärke 2/0) wird mit einer halbrunden Nadel um die Fabella geführt. Die Nadel kann am leichtesten von distal nach proximal oder in kraniokaudaler Richtung gestochen werden. Um das Gelenk besser untersuchen und nötigenfalls eine Trochleakeilvertiefung durchführen zu können, wird die Gelenkkapsel auf der lateralen Seite geöffnet. Die Fesselung der Patella erfolgt mit einer halben Tabaksbeutelnaht. Der Faden wird zuerst oberhalb der Patella von lateral nach medial durch die Endsehne des M. quadriceps, dann entlang der medialen Kante der Kniescheibe und an deren distalem Ende wieder nach lateral geführt (Abb. 20-14A).

Die Stiche sollten tief und möglichst nahe an der Patella liegen. Durch den Verlauf des Fadens medial der Patella kann dieser nicht ausreißen. Die Gelenkkapsel wird lateral verschlossen, bei überschüssigem Gewebe mit einstülpenden Nähten. Der Fadenzügel darf nicht über freiliegenden Gelenkknorpel ziehen. Er wird bei reponierter Patella so gespannt, daß keine Luxation mehr eintreten kann, und dann verknotet.

Dieselbe Methode kann an der medialen Seite für laterale Luxationen angewendet werden. Dabei wird das Gewebe vor dem kaudalen Bauch des M. sartorius durchtrennt und dieser zur Freilegung der medialen Fabella nach hinten gezogen. Die Fadenführung erfolgt wie auf der lateralen Seite.

Der Fadenzügel zur Hemmung der Tibiarotation wird ebenfalls je nach Situation medial oder lateral um die Fabella geführt. Er kann im distalen Ende des Lig. patellae oder über einen Bohrkanal in der Tuberositas tibiae verankert werden (Abb. 20-14B). Der Winkel mit der maximalen Tibiarotation wird bei verschiedenen Beugungsgraden des Kniegelenkes ermittelt. Dann wird

Abb. 20-17 Transposition der Tuberositas tibiae (am linken Kniegelenk dargestellt) [65, 66]. (A) Das Kniegelenk wird von lateral geöffnet [1, 2]. Nach Ablösen des M. tibialis cranialis wird die Aufnahmestelle dargestellt. Der Knochenschnitt wird so geplant, daß die distale Kante der Tuberositas tibiae noch über das Periost und die Bandinsertion mit der Unterlage verbunden bleibt. (B) Zur Osteotomie kann ein Flachmeißel, eine Säge oder beim Welpen auch ein Skalpell verwendet werden. (C u. D) Nun wird die gelöste Tuberositas tibiae zunächst nach medial verlagert, um die laterale Kante an der Osteotomiefläche der Tibia freizulegen und mit der Luer-Zange herzurichten, bis eine glatte Fläche zur Aufnahme des Transponates entsteht. (E) Die Tuberositas tibiae wird anschließend soweit nach lateral gedreht, daß Patella und Quadrizepsmuskulatur mit dem Femur und der Tibia eine gerade Linie bilden. Wenn die richtige Position gefunden ist, wird ein Kirschner-Bohrdraht senkrecht zur Osteotomiefläche durch den dicksten Teil der Tuberositas tibiae in die Tibia gedrillt. (F) Der Bohrdraht durchdringt die Kortikalis der Tibia kaudomedial um einige Millimeter. Sein kraniales Ende wird hakenförmig aufgebogen, gekürzt und durch Drehen dem Knochen angelegt.

20. Diagnose und Therapie von Gelenkerkrankungen der Beckengliedmaße

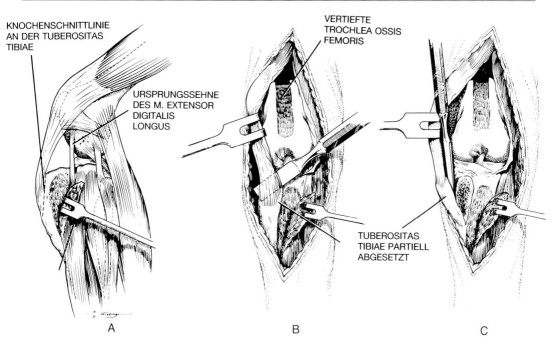

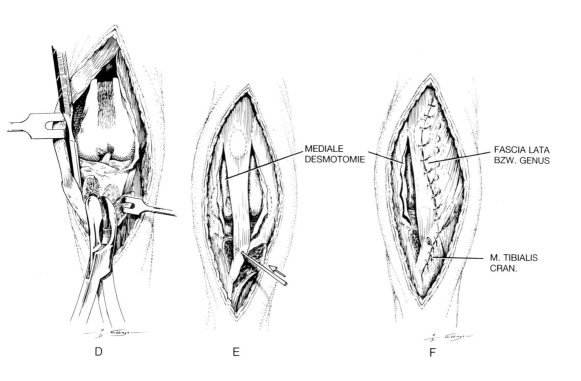

das Nahtmaterial so fest angezogen, daß keine Verdrehung mehr möglich ist. Das mediale bzw. laterale Retinaculum wird zur Verstärkung der Gelenkkapsel überlappend vernäht (Abb. 20-12 u. 20-14C).

Desmotomie. Die Desmotomie besteht in einer Durchtrennung des Retinaculum auf der Seite, nach der die Patella luxiert ist (Abb. 20-17 F). Wenn die Kniescheibe beispielsweise nach medial luxiert, ist das Retinaculum auf der medialen Seite verkürzt, wodurch eine Reluxation ausgelöst oder sogar die Reposition verhindert werden kann. Der Schnitt beginnt auf Höhe des Tibiaplateaus und verläuft durch beide Schichten der Gelenkkapsel einschließlich des Retinaculum soweit nach proximal, wie nötig, um den Zug an der Patella aufzuheben. Der hierbei entstehende Defekt kann mit einem proximal gestielten Streifen entsprechender Breite aus dem überdehnten Gelenkkapselbereich der anderen Seite gedeckt werden [58].

Mobilisierung des M. quadriceps. Bei Luxationen III. und IV. Grades kann der M. quadriceps so verlagert sein, daß er die Reposition der Patella verhindert. In derartigen Situationen empfiehlt es sich, die Quadrizepsgruppe etwa bis zur Mitte des Oberschenkels freizupräparieren und vom Femur zu lösen.

Die Gelenkkapsel und das Retinaculum werden wie beim bilateralen Zugang zum Kniegelenk parapatellar auf beiden Seiten durchtrennt. Diese Inzisionen werden nach proximal entlang der Grenzen des M. quadriceps verlängert. Lateral werden der M. vastus lateralis und der M. biceps femoris, medial der M. vastus medialis vom kaudalen Bauch des M. sartorius getrennt. Sodann wird der gesamte Quadrizeps vom Femur abgehoben, wobei auch der Ansatz der Gelenkkapsel proximal der Trochlea mobilisiert wird. Wenn alle Korrekturen ausgeführt sind, werden die oberflächlichen Faszienschnitte vernäht.

Korrekturen am Knochen

Trochleavertiefung. Es gibt drei Möglichkeiten zur Vertiefung der Kniescheibenrolle:
1. *Trochleavertiefung mit Knorpelresektion.* Bei dieser Technik wird die Gleitrinne durch Wegfräsen ihres Gelenkknorpels und subchondralen Knochengewebes so weit vertieft, daß die Patella nicht mehr luxieren kann (Abb. 20-16 A u. B). Der freiliegende Knochen wird im Lauf der Heilung von Bindegewebe überzogen, das sich in Faserknorpel umwandelt.
2. *Trochleakeilvertiefung.* Mit einer Säge wird zunächst ein keilförmiges Knorpel-Knochen-Fragment, das die Gleitfurche einschließt, herausgeschnitten. Der hierbei entstandene Defekt wird danach erweitert, indem man mit einem oder zwei weiteren Schrägschnitten eine dünne Knochenscheibe bzw. ein V-förmiges Stück entnimmt [59–61]. Schließlich wird der zuerst herausgeschnittene Keil in die tiefer gewordene Furche reimplantiert. Der neue Sulkus ist an der zentralen, lasttragenden Fläche mit hyalinem Knorpel überzogen (Abb. 20-16 C–E). Nur an den Schnitträndern der Rollkämme bildet sich Faserknorpel [62].
3. *Subchondrale Trochleavertiefung.* Bei dieser Technik wird in der Gleitrinne ein gestielter Knorpellappen abgehoben (Abb. 20-16 F u. G) und der darunterliegende spongiöse Knochen entfernt [63, 64]. Die vertiefte Rinne wird mit dem Knorpellappen wieder überdeckt (Abb. 20-16 H). Experimentellen Untersuchungen zufolge überlebt das Knorpelgewebe diese Manipulation. Somit entsteht wie bei der Trochleakeilvertiefung nur an den seitlichen Defektstellen Faserknorpel, während die belastete Gleitfläche von hyalinem Knorpel überzogen bleibt. Die subchrondrale Vertiefungstechnik eignet sich allerdings nur für Jungtiere im Alter von vier bis sechs Monaten.

20. Diagnose und Therapie von Gelenkerkrankungen der Beckengliedmaße

Bei Katzen ist die Patella relativ breit. Um mit der Trochleavertiefung eine sichere Führung zu erreichen, darf seitlich von der Kniescheibe etwas Knochengewebe entfernt werden.

Transposition der Tuberositas tibiae. Durch Verlagerung der Tuberositas tibiae kann die Kraftrichtung des M. quadriceps femoris so korrigiert werden, daß die Patella nicht mehr zur Seite gezogen wird, sondern auf einer geraden Verbindungslinie zwischen dem proximalen Femur- und distalen Tibiaende liegt. Die topographischen Verhältnisse lassen sich am besten übersehen, wenn das Tier auf dem Rücken liegt und der Untersucher fußseits am Tischende steht. Das hier beschriebene Vorgehen basiert auf den Techniken von Singleton [65] und Brinker [66] (Abb. 20-17).

Der Hautschnitt kann medial oder lateral geführt werden, die Öffnung des Gelenkes erfolgt lateral mit einer parapatellaren Inzision. Sodann wird der M. tibialis cranialis an der Crista tibiae beginnend nach proximolateral zum Sulcus der Ursprungssehne des M. extensor digit. longus hin von der Tibia abgehoben (Abb. 20-17 A). Ein weiterer Schnitt verläuft medial der Tuberositas tibiae durch das Periost entlang der vorgesehenen Osteotomie nach proximal bis in die Gelenkkapsel. Dabei wird das Lig. patellae vom infrapatellaren Fettkörper getrennt.

Abbildung 20-17 A zeigt die Knochenschnittlinie von lateral. Zum Absetzen der Tuberositas tibiae kann ein Flachmeißel, eine Säge oder beim Welpen auch ein Skalpell verwendet werden. In den meisten Fällen erfolgt die Osteotomie nur soweit, daß die distale Kante des Knochenstückes noch über das Periost und die Bandinsertion mit der Unterlage verbunden bleibt (Abb. 20-17 B). Mit dem Meißel oder einem Raspatorium wird nun die gelöste Tuberositas tibiae zunächst nach medial verlagert, um die laterale Kante an der Osteotomiefläche der Tibia freizulegen und mit einer Luer-Zange herzurichten, bis eine glatte Fläche zur Aufnahme der transponierten Tuberositas tibiae entsteht (Abb. 20-17 C u. D). Die Tuberositas tibiae wird soweit nach lateral gedreht, daß Patella und Quadrizepsmuskulatur mit dem Femur und der Tibia eine gerade Linie bilden. Diese Lagebeziehung ist in Abbildung 20-11 A dargestellt. Sobald die richtige Position gefunden wurde, wird ein Kirschner-Bohrdraht senkrecht zur Osteotomiefläche durch den dicksten Teil der Tuberositas in die Tibia gedrillt (Abb. 20-17 E). Der Bohrdraht durchdringt die Kortikalis der Tibia kaudomedial um einige Millimeter. Sein kraniales Ende wird hakenförmig gebogen, gekürzt und durch Drehen dem Knochen angelegt (Abb. 20-17 F). Für zwerg- und kleinwüchsige Rassen genügt ein 1 mm dicker Bohrdraht, für Welpen sogar ein Draht mit 0,8 mm Durchmesser. Großwüchsige Hunde erfordern zwei Drähte der Stärke 1,6 mm. Alternativ können zur Fixation auch Zugschrauben entsprechender Größe verwendet werden. Gelingt es bei der Transposition der Tuberositas tibiae nicht, die distale Gewebebrücke zu erhalten, kann die Stabilität der Bohrdrahtfixation mit einer Zuggurtungsdrahtschlinge verbessert werden (Abb. 1-16 B).

Gelegentlich läßt sich die Tuberositas tibiae nicht genügend verlagern, wenn sie distal über das Periost und die Bandinsertion mit der Crista tibiae in Verbindung bleibt. In diesen Fällen ist es besser, den M. tibialis cranialis nicht von der Vorderkante der Tibia abzuheben, sondern ihn lateral des langen Zehenstreckers zu mobilisieren. Die Tuberositas wird dann vollständig abgesetzt und weit lateral in einer dreieckigen Kerbe, die zuvor in die Kortikalis geschnitten wurde, fixiert. Bei reponierter Patella muß die Kerbe in der Zugrichtung des Quadrizeps liegen. Die Fixation erfolgt, wie schon beschrieben, mit einem Bohrdraht oder einer Zugschraube, wobei das Implantat, leicht nach proximal gerichtet, kaudomedial in der Kortikalis der Tibia verankert wird.

Beim Wundverschluß wird die Aponeurose des M. tibialis cranialis mit dem medial der Tuberositas tibiae mobilisierten Periost vernäht. Das laterale Retinaculum wird überlappend am Lig. patellae und der Aponeurose des M. quadriceps befestigt (Abb. 20-17F).

Osteotomie, Arthrodese. Bei einigen Luxationen IV. Grades liegen so schwerwiegende Deformationen vor, daß die beschriebenen Verfahren zur Wiederherstellung der Funktion nicht ausreichen. Hier kann es erforderlich sein, zunächst die Gliedmaße durch eine distale Femur- und manchmal auch durch eine proximale Tibiaosteotomie zu begradigen, bevor andere Rekonstruktionen wirksam werden [67]. Dieses Vorgehen ist jedoch sehr kompliziert und im Erfolg unsicher, weshalb alternativ eine Arthrodese (s. S. 352) zu erwägen ist.

Bei der lateralen Luxation großwüchsiger Hunderassen kann eine Querosteotomie in der Schaftmitte des Femur zweckmäßig sein. Nach Varisation und Korrektur von Rotationsfehlern wird eine Plattenosteosynthese vorgenommen und der lateral verbliebene Knochendefekt mit autogener Spongiosa ausgefüllt.

**Nachbehandlung
bei allen Operationstechniken**

Ein ruhigstellender Verband ist im allgemeinen bei keinem der beschriebenen Verfahren nötig. Bei Vertiefung der Trochlea ist eine frühzeitige Belastung der Gliedmaße sogar vorteilhaft. Die Bewegungsfreiheit sollte allerdings für zwei bis drei Wochen eingeschränkt und Springen völlig verhindert werden. Da die betroffenen Hunderassen gerne umhertollen, kann bei besonders aktiven Patienten auch ein fester Polsterverband zweckmäßig sein. Bei bilateraler Operation empfiehlt es sich, den postoperativen Schmerz für fünf bis sieben Tage durch Acetylsalicyl- oder Phenylbutazongaben zu unterdrücken. Da zwerg- und kleinwüchsige Rassen gegenüber Schmerzen nicht besonders tolerant sind, können gelegentlich Schwierigkeiten auftreten.

Wird die operativ versorgte Gliedmaße nicht innerhalb von vier Wochen wieder belastet, sollte man physiotherapeutisch eingreifen. Schwimmen ist am günstigsten, häufig jedoch nicht möglich. Dann sollte das Kniegelenk in vier Sitzungen täglich 20- bis 30mal gebeugt und gestreckt werden. Laufen an der Leine, Ballspielen und andere Aktivitäten, die das Tier zur Belastung der Gliedmaße motivieren, sind ebenfalls nützlich.

Bei manchen Patienten hilft es, wenn man für wenige Stunden zwischen die Zehen- und Sohlenballen der gegenseitigen Gliedmaße ein kleines Plastikstück oder eine Glasmurmel einbindet. Die kontralaterale Beckengliedmaße für einige Tage mit einer Ehmer-Schlinge hochzubinden, stellt den letzten Ausweg dar. Zuvor sollte jedoch das Operationsergebnis nochmals kritisch überprüft werden. Spätkontrollen von Hunden mit korrigierter Patellaluxation zeigen, daß Reluxationen geringeren Ausmaßes nicht selten sind und sich häufig eine Sekundärarthrose entwickelt, insbesondere nach Eingriffen an der Kniescheibenrolle [61, 68, 69].

Ruptur des vorderen Kreuzbandes

Die vordere Kreuzbandruptur ist eine der häufigsten Verletzungen beim Hund und Hauptursache für arthrotische Veränderungen im Kniegelenk. Es kann sich dabei um eine vollständige Durchtrennung des Bandes mit sehr ausgeprägter Instabilität oder um eine partielle Zerreißung mit geringer abnormer Beweglichkeit handeln. In beiden Fällen entsteht eine Arthropathia deformans mit all ihren schwerwiegenden Veränderungen. Der Schweregrad der Gonarthrose ist proportional zum Körpergewicht des Tieres.

Das vordere Kreuzband begrenzt die Innenrotation und Kranialverschiebungen der

Tibia, darüber hinaus wirkt es einer Hyperextension entgegen [70]. Es besteht aus zwei funktionell getrennten Anteilen, einem schwächeren kraniomedialen und einem kräftigeren kaudolateralen. Verletzungsmechanismen und funktionell anatomische Verhältnisse stehen in direkter Beziehung. Am häufigsten ereignen sich vordere Kreuzbandverletzungen im Zusammenhang mit einer abrupten Rotation bei Beugung des Kniegelenks um 20–50° oder durch eine gewaltsame Hyperextension. Im erstgenannten Falle entsteht bei plötzlichen Wendungen, wenn die Gliedmaße am Boden fixiert ist, eine extreme Innenrotation der Tibia mit Überlastung des vorderen Kreuzbandes. Hyperextensionsverletzungen kommen wahrscheinlich durch Tritt in ein Loch bei schneller Fortbewegung vor. Vielfach genügen beim Hund Bagatelltraumen, da die Ruptur hier meist auf dem Boden einer degenerativen Vorschädigung des vorderen Kreuzbandes entsteht [71].

Der mediale Meniskus kann gleichzeitig mit dem Kreuzband zerreißen, häufiger wird er jedoch sekundär in Verbindung mit der Schubladenbewegung verletzt, wobei das Hinterhorn des medialen Meniskus abgerissen und nach kranial umgeschlagen wird. Annähernd 50% der Patienten mit vorderem Kreuzbandriß haben zusätzlich eine Meniskusläsion [72, 73] (s. hierzu S. 339).

Eine gleichzeitige Patellaluxation kommt vor allem bei Zwerghunderassen vor. In diesen Fällen besteht meist primär eine kongenitale Kniescheibenverlagerung; die vordere Kreuzbandruptur entsteht als Folge einer Überbeanspruchung dieses Bandes durch den abnormen Quadrizepsmechanismus.

Symptome und Diagnose

Zu Beginn zeigen die Tiere schmerzbedingt eine meist hochgradige Lahmheit, beginnen jedoch oft schon innerhalb von zwei bis drei Wochen die Gliedmaße wieder zu belasten. Für einige Monate tritt eine Besserung ein. Danach verschlechtert sich die Funktion wieder allmählich, häufig aufgrund einer sekundären Meniskusläsion. In der Regel ist jetzt auch eine deutliche Sekundärarthrose vorhanden. Die Diagnose ergibt sich aus dem Nachweis der vorderen Schublade (s. Kap. 15). Das Schubladenphänomen sollte unter Beugung und Streckung des Kniegelenkes geprüft werden. Bei frischen Verletzungen und ausgeprägter Instabilität ist die kraniokaudale Verschiebbarkeit der Tibia gut nachweisbar. Liegt hingegen eine alte oder partielle Ruptur vor, muß besonders sorgfältig untersucht werden, da die Schublade nur geringfügig auslösbar ist. Die meisten Patienten mit Kreuzbandruptur lassen palpatorisch und röntgenologisch eine vermehrte Gelenkfüllung erkennen. Bei chronischer Kreuzbandinstabilität findet man eine Verdickung des periartikulären Gewebes. Die Gelenkkapselfibrose bedingt eine allmähliche Festigung mit Reduktion des Schubladenphänomens, aber auch Einschränkung der Streckbarkeit des Kniegelenks.

Bei Jungtieren im Wachstumsalter kann schon physiologischerweise eine geringe Schubladenbewegung ausgelöst werden, die jedoch abrupt aufhört, wenn sich das Band spannt. Diesen abrupten Stop bei kranialer Verschiebung der Tibia fühlt man auch in Fällen einer isolierten Ruptur des hinteren Kreuzbandes.

Bei partieller Ruptur des vorderen Kreuzbandes ist oft nur in Beugestellung eine geringe Schublade nachweisbar. Ferner findet sich hier, wie auch bei alten Rupturen, meist eine verstärkte Rotierbarkeit der Tibia nach innen. Die Drehinstabilität der Tibia muß immer im Seitenvergleich untersucht werden.

Die Röntgenuntersuchung erfaßt Bandläsionen als solche nicht. Für differentialdiagnostische Erwägungen kann sie jedoch ebenso nötig werden wie zur Erfassung von arthrotischen Veränderungen im Hinblick auf Prognose und Entscheidung für eine geeignete Therapie. Im Bereich des infrapatellaren Fettkörpers läßt sich als Zeichen vermehrter Gelenkfüllung meist eine Verbreiterung des Kapselschattens nachweisen. Bei Jungtieren mit ausgeprägtem Schubladenphänomen sollte man röntgenologisch prüfen, ob nicht ein knöcherner Ausriß des vorderen Kreuzbandes vorliegt. Strahlendurchlässig und daher nur klinisch nachweisbar ist eine bei Tieren jeden Alters vorkommende derbe Verdickung zwischen der Tuberositas tibiae und dem medialen Kollateralband. Ihre Bedeutung ist ungewiß. Sie könnte Ausdruck einer chronischen Meniskusläsion sein.

Therapie

Über die Behandlung der vorderen Kreuzbandruptur gibt es unterschiedliche Meinungen. Seit der grundlegenden Arbeit von Paatsama [74] wurden zahlreiche Verfahren beschrieben [73, 75], doch haben sich einige Fakten etabliert. So besteht Einigkeit darüber, daß die mit einem vorderen Kreuzbandriß einhergehende Instabilität innerhalb weniger Wochen zu einer progressiven Arthropathie mit periartikulärer Osteophytenbildung, artikulären Erosionen und zur Meniskusläsion führt. Vergleichende Untersuchungen verschiedener Wiederherstellungsmethoden in vitro belegen eine biomechanische Überlegenheit intraartikulärer Verfahren gegenüber extraartikulären Techniken [76]. Bei extraartikulären Methoden stabilisiert sich das Gelenk durch die im Zuge der postoperativen Entzündung entstehende Fibrose der Gelenkkapsel und des Retinaculum.

Über den Nutzen einer konservativen Behandlung mit Schienen liegen keine Erfahrungsberichte vor [77]. Durch konsequente Bewegungseinschränkung für vier bis acht Wochen soll bei kleinwüchsigen Hunden (Körpergewicht unter 20 kg) in der Mehrheit eine zufriedenstellende Gliedmaßenfunktion zu erreichen sein [78]. Dies entspricht nicht unseren Erfahrungen. Obgleich kleine Hunde besser zur funktionellen Kompensation befähigt und die Sekundärveränderungen am Gelenk weniger ausgeprägt sind als bei großwüchsigen Tieren, ist das Gangbild nach einer konservativen Behandlung selten normal. Wir empfehlen deshalb grundsätzlich die operative Therapie.

Extraartikuläre Stabilisierung

Extraartikuläre Fadenzügel. Die nachstehende Technik entspricht weitgehend dem von Flo beschriebenen Verfahren [79]. Hierbei wird von der lateralen und medialen Fabella je ein Fadenzügel zur Tuberositas tibiae geführt und dort in einem Bohrkanal verankert. Die Fäden imitieren den Verlauf des vorderen Kreuzbandes und wirken so der Schubladenbewegung entgegen. Das Gelenk wird mit einer medialen Arthrotomie geöffnet (Abb. 20-18A). Nach sorgfältiger Inspektion werden die Stümpfe des rupturierten Kreuzbandes und eingerissene Meniskusteile entfernt. Zum Verschluß der Gelenkkapsel dient langsam resorbierbares Nahtmaterial (Abb. 20-18B). Die mediale Fabella wird über einen Faszienschnitt am Vorderrand des kaudalen Bauches des M. sartorius freigelegt, der distal bis in die Insertion dieses Muskels an der Crista tibiae reicht (Abb. 20-18A u. B). Mit einem geflochtenen Kunststoffaden (Stärke 0 bis 1 für kleinwüchsige Rassen und 2 bis 4 für große Hunde) wird die mediale Fabella unter Zuhilfenahme einer halbrunden Nadel umfahren.

Nunmehr wird die Haut mobilisiert und nach lateral verlagert, um die Außenseite des Gelenkes darzustellen (Abb. 20-18C). Hier wird die Fascia lata am kranialen Rand des M. biceps femoris in Richtung auf die Patella durchtrennt und der Schnitt bogenförmig entlang des Lig. patellae zum proximalen Tibiabereich fortgesetzt. Sobald die Fascia lata nach kaudal umgeschlagen ist, liegen die laterale Fabella und das äußere Seitenband, ohne die Gelenkhöhle öffnen zu müssen, frei (Abb. 20-18D). Um die laterale Fabella werden zwei geflochtene Kunststofffäden geschlungen. Anschließend wird nahe der Insertion des Lig. patellae ein kleines Loch quer durch die Tuberositas tibiae gebohrt (Abb. 20-18E). Das eine Ende des medialen Fadens wird durch den Bohrkanal von medial nach lateral geführt und dann unter dem Lig. patellae zurück zur medialen Fabella (Abb. 20-18E). Mit dem ersten der beiden lateralen Fäden wird entsprechend, aber in der anderen Richtung verfahren. Diese Fäden werden nun bei physiologischem Standwinkel des Kniegelenkes fest angezogen, bis keine Schubladenbewegung mehr möglich ist, und schließlich – zuerst lateral, dann medial – verknotet. Der zweite laterale Faden dient einer zusätzlichen Raffung des Gelenkes und wird auf halber Höhe des Lig. patellae in dessen lateralem Drittel verankert (Abb. 20-18F).

Beim Verschluß wird auf der lateralen Seite die tiefe Faszie überlappend am Lig. patellae und der Aponeurose des M. quadriceps befestigt (Abb. 20-18G). Medial näht man die Faszie und den kaudalen Bauch des M. sartorius ebenfalls an das Lig. patellae. Der proximale Wundwinkel wird routinemäßig verschlossen. Mit dieser Nahttechnik wird das Gelenk durch Zug an der Tibia in kaudaler Richtung zusätzlich stabilisiert. Der mit der Implantation dicker, nichtresorbierbarer Kunststofffäden verbundenen Gefahr einer Fadenfistel kann durch strikte Asepsis und evtl. auch Tränken des Nahtmaterials in Chlorhexidinlösung kurz vor der Verarbeitung begegnet werden [80].

Nachbehandlung. Eine postoperative Immobilisierung der Gliedmaße erfolgt nicht. Während der ersten drei Wochen sollte die Bewegung konsequent eingeschränkt, danach bis zur achten Woche langsam gesteigert werden.

Transposition des Fibulakopfes. Bei großwüchsigen Hunden empfiehlt sich anstelle der Fadenzügeltechnik eine Transposition des Fibulakopfes [81]. Dabei wird das Caput fibulae nach Durchtrennung seiner straffen Verbindung zur Tibia mit dem am Wadenbeinkopf inserierenden lateralen Kollateralband so weit nach kranial verlagert, bis durch die Spannung des Seitenbandes keine Schubladenbewegung und Einwärtsdrehung der Tibia mehr möglich ist.

Das Kniegelenk wird in der üblichen Weise arthrotomiert und nach Entfernen der Kreuzbandstümpfe und abgerissenen Meniskusteile wieder verschlossen. Knie- und Oberschenkelfaszie werden soweit am kranialen Rand des M. biceps femoris inzidiert, bis durch kaudales Umschlagen des Muskels und der Faszie das Caput fibulae mit dem Lig. collaterale laterale übersichtlich freiliegt. Sodann wird der N. fibularis dargestellt. Er muß im weiteren Verlauf geschont werden.

Der M. fibularis longus wird mit einem Längsschnitt vom M. tibialis cranialis getrennt. Diese Inzision setzt sich proximokranial durch den Ursprung des M. tibialis cranialis fort bis in Höhe des Ursprungs der Sehne des M. extensor digitis longus. Anschließend wird kranial und kaudal des lateralen Kollateralbandes längs eingeschnitten, so daß dieses Seitenband mobilisiert werden kann. Der kaudale Schnitt verläuft weiter nach distal über den Hinterrand des Fibulakopfes. Um das Caput fibulae von der Tibia zu trennen, wird die straffe Verbindung der beiden Knochen mit einem scharfen Raspatorium, einem Flachmeißel oder einem Meniskusmesser in kraniokaudaler Richtung durchtrennt. Das Instrument wird hierbei nicht sagittal, sondern mit einer Neigung von annähernd 45° medianwärts geführt.

Durch die kaudale Hälfte des frei beweglichen Fibulakopfes wird nunmehr ein Kirschner-Bohrdraht (Durchmesser 1,5 mm) gedrillt. Mit diesem Bohrdraht und einer kaudal am Fibulakopf sowie kranial an der Tuberositas tibiae angesetzten Zweipunktzange wird das Caput fibulae so weit wie möglich kranialwärts unter den mobili-

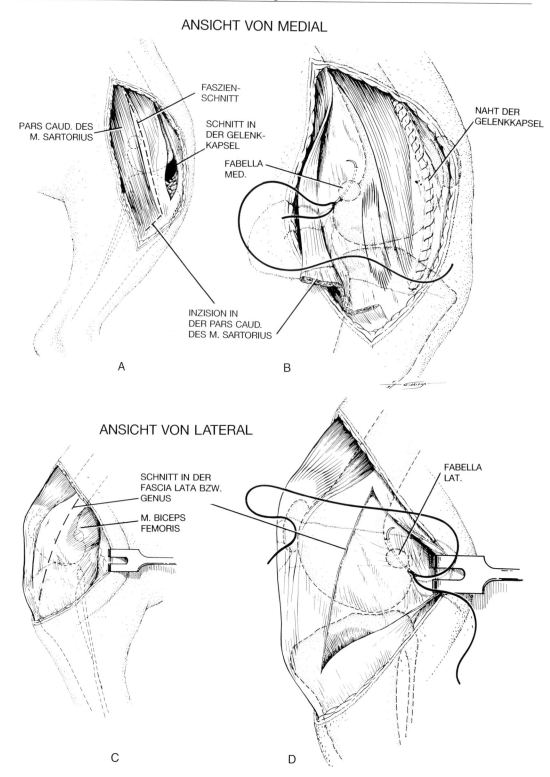

20. Diagnose und Therapie von Gelenkerkrankungen der Beckengliedmaße

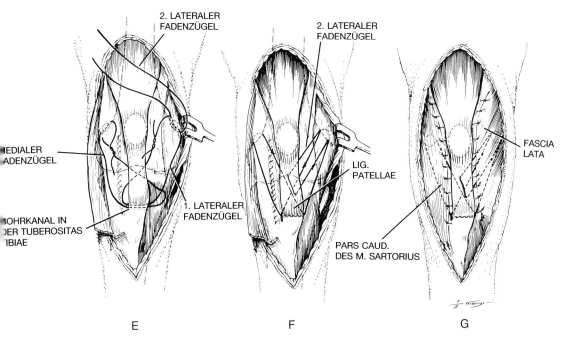

Abb. 20-18 Extraartikuläre Fadenzügel zur Stabilisierung einer vorderen Kreuzbandruptur. (A) Das Kniegelenk wurde mit einer medialen Arthrotomie geöffnet [1, 2]. Mit einem Faszienschnitt am Vorderrand des kaudalen Bauches des M. sartorius, der distal bis in die Insertion dieses Muskels an der Crista tibiae reicht, wird die mediale Fabella freigelegt. (B) Nach sorgfältiger Inspektion des Gelenkes, Resektion der Bandstümpfe und eingerissener Meniskusteile wird die Gelenkkapsel verschlossen. Sodann wird die mediale Fabella unter Zuhilfenahme einer halbrunden Nadel mit einem geflochtenen Kunststoffaden (Stärke 0 bis 1 für kleinwüchsige Rassen und 2 bis 4 für große Hunde) umfahren. (C) Auf der lateralen Seite wird die Fascia lata am kranialen Rand des M. biceps femoris durchtrennt. (D) Nach kaudaler Verlagerung der Fascia lata und des Bizeps liegt die laterale Fabella frei. Um sie führt man einen doppelten Kunststoffaden, der dann an der Nadel in zwei Hälften zerschnitten wird. (E) Jetzt wird nahe der Insertion des Lig. patellae ein kleines Loch quer durch die Tuberositas tibiae gebohrt. Das eine Ende des medialen Fadens wird durch den Bohrkanal von medial nach lateral geführt und dann unter dem Lig. patellae zurück zur medialen Fabella. Mit dem ersten der beiden lateralen Fäden wird entsprechend, aber in anderer Richtung verfahren. (F) Diese Fäden werden nun bei physiologischer Standposition des Kniegelenkes fest angezogen, bis keine Schubladenbewegung mehr möglich ist und schließlich – zuerst lateral, dann medial – verknotet. Der zweite laterale Faden dient einer zusätzlichen Raffung des Gelenkes und wird auf halber Höhe des Lig. patellae in dessen lateralem Drittel verankert. (G) Beim Verschluß wird auf der lateralen Seite die tiefe Faszie überlappend am Lig. patellae und der Aponeurose des M. quadriceps befestigt. Medial näht man die Faszie und den kaudalen Bauch des M. sartorius ebenfalls an das Lig. patellae. Mit dieser Nahttechnik wird das Gelenk durch Zug an der Tibia in kaudaler Richtung zusätzlich stabilisiert.

sierten Hinterrand des M. tibialis cranialis verlagert. Dabei wird die Tibia nach außen rotiert und zur Kompensation der Schubladenbewegung in kaudaler Richtung gedrückt, während man das Kniegelenk in einer dem physiologischen Standwinkel entsprechenden Position hält. Wenn sich keine vordere Schublade mehr auslösen läßt, wird der Kirschner-Bohrdraht bis in die mediale Kortikalis der Tibia weitergedrillt. Schließlich wird eine achterförmige Drahtschlinge um das laterale Bohrdrahtende, unter dem M. tibialis cranialis und durch die Tuberositas tibiae geführt, gespannt und verdrillt. Während die Drahtschlinge angezogen wird, verbiegt sich der Kirschner-Bohrdraht nach kranial, wodurch das äußere Seitenband noch mehr unter Spannung gerät. Das freie Bohrdrahtende wird hakenförmig umgebogen, gekürzt und durch Drehen dem Knochen angelegt. Bei sehr großen Hunden kann das Caput fibulae anstelle von Draht durch eine Schraube und Unterlegscheibe mit Spitzen fixiert werden [82].

Nachbehandlung. Die Gliedmaße wird postoperativ nicht immobilisiert. Der Patient sollte jedoch vier bis sechs Wochen konsequent ruhig gehalten, danach langsam aufbauend belastet werden. Die funktionellen Resultate dieser Methode sind gleichwertig mit den Ergebnissen intraartikulärer Stabilisierungsverfahren.

Intraartikuläre Stabilisierung

Faszienplastik »over the top«. Diese Technik empfiehlt sich sowohl für klein- als auch großwüchsige Hunde und basiert auf dem von Arnoczky und Mitarbeitern beschriebenen »Over-the-top«-Verfahren [83]. Obgleich die Originalmethode (Abb. 20-20) eine gute Stabilität gewährleistet, ist sie wenig verbreitet, da bei der Präparation des hierfür den Ersatz des vorderen Kreuzbandes verwendeten Streifens aus Fascia lata und Lig. patellae Schwierigkeiten entstehen können [84]. Mit der Verwendung von Faszie allein vereinfacht sich das Vorgehen. Die nachstehende Beschreibung bezieht sich auf Hunde mit einem Körpergewicht über 20 kg. Das Verfahren eignet sich jedoch bei Verwendung geringerer Faszienstärken auch für leichtere Tiere.

Der Hautschnitt verläuft lateral, die Arthrotomie erfolgt auf der medialen Seite. Nach sorgfältiger Untersuchung des Gelenkes und Entfernen von Bandresten sowie abgerissenen Meniskusteilen bzw. – wenn nötig – Meniskektomie (Abb. 20-25) wird an der lateralen Seite des Gelenkes ein möglichst breiter Faszienstreifen präpariert, der distal mit dem Lig. patellae und der Tuberositas tibiae in Verbindung bleibt (Abb. 20-19A). Bis zur Patella werden die Parallelschnitte zur Bildung des Streifens mit dem Skalpell ausgeführt, jedoch ohne die Gelenkkapsel zu öffnen. Proximal davon empfiehlt es sich, die Schnitte mit der Schere fortzusetzen und die Fascia lata stumpf vom M. vastus lateralis abzuheben. Dabei wird zuerst die Inzision verlängert, die dem Vorderrand des M. biceps femoris folgt. Beim kranialen Schnitt wird darauf geachtet, daß die Breite des Streifens am proximalen Ende gleich bleibt oder nur gering zunimmt. Die endgültige Länge des Faszienstreifens sollte das Zweieinhalb- bis Dreifache des Abstandes der Tuberositas tibiae bis zur halben Höhe der Patella betragen.

Mit einem 4,5-mm-Bohrer wird die Tuberositas tibiae nahe des Tibiaplateaus quer durchbohrt und der proximal mit einem Faden angeschlungene Faszienstreifen hierdurch auf die mediale Seite geführt (Abb. 20-19B u. D). Danach zieht man den Streifen medial des Lig. patellae durch die Arthrotomiewunde und den Fettkörper in das Gelenk (Abb. 20-19C).

Auf der lateralen Seite des Gelenkes wird unter Beiseitehalten des Bizeps die laterale Fabella freigelegt. Eine gebogene Arterienklemme wird zunächst durch die Faszie zwischen dem proximalen Rand der Fabella und dem Femur geführt, danach mit nach kranial zeigender Spitze durch den kaudalen Bereich der Gelenkkapsel in den interkondylären Spalt gestoßen (Abb. 20-19D). Wenn die Klemmenspitze lateral des hinteren Kreuzbandes zum Vorschein kommt, kann der am Faszienstreifen befestigte Faden gefaßt (Abb. 20-19E) und die Faszie unter Zurückziehen der Klemme »over the top« der lateralen Fabella gezogen werden.

Der Verschluß der Arthrotomiewunde erfolgt in einer Schicht. Dabei wird der kaudale Bauch des M. sartorius partiell von der Tibia abpräpariert und bis in Höhe der Kniescheibe gemeinsam mit der Gelenkkapsel und der medialen Faszie an das Lig. patellae genäht. Proximal davon wird der M. sartorius nicht in die Adaptation der Wundränder einbezogen (Abb. 20-19F). Es werden nun zwei Fadenzügel aus langsam resorbierbarem Nahtmaterial der Stärke 2 bis 4 von der lateralen Fabella zum distalen Teil des Lig. patellae gelegt und fest angezogen, um der Schubladenbewegung entgegenzuwirken und als innere Schiene zu fungieren (Abb. 20-19G). Durch die Verwendung resorbierbaren Materials wird der kraniale Tibiaschub nur vorübergehend in der für das Transplantat kritischen Umbauphase gehemmt. Schließlich werden der Faszienstreifen gestrafft und mit Fesselungsnähten an die Faszienverbindung zwischen Fabella und Femur sowie die Gelenkkapsel fixiert (Abb. 20-19H). Der Verschluß der lateralen Faszieninzision erfolgt routinemäßig. Da hier der Streifen entnommen wurde, bewirkt die Naht gleichzeitig eine Raffung des lateralen Retinaculum (Abb. 20-19I).

Vier verschiedene Maßnahmen haben somit der Stabilisierung des Gelenkes gedient:
1. der Ersatz des vorderen Kreuzbandes durch ein Faszientransplantat,
2. die der kranialen Schubladenbewegung entgegenwirkenden Fadenzügel von der Fabella zum Lig. patellae,
3. und 4. die kraniale Verlagerung der Mm. sartorius und biceps femoris, womit gleichfalls ein Zug der Tibia nach kaudal bewirkt wird.

»Over-the-top«-Technik. Dieses von Arnoczky und Mitarbeitern empfohlene Verfahren [83] unterscheidet sich von der oben beschriebenen Methode in der Präparation des Ersatzbandes. Hier besteht das Transplantat aus dem medialen Drittel des Lig. patellae, einem dorsomedialen Anteil der Kniescheibe und einem Streifen aus der Fascia lata.

Das mediale Drittel des Lig. patellae wird mit einem faserparallelen Längsschnitt vom Rest des Kniescheibenbandes isoliert, verbleibt jedoch an der Tibia und zunächst auch an der Patella. Nach proximal werden die Inzisionen in die Endsehne des M. quadriceps und die Fascia lata weitergeführt (Abb. 20-20A). Nunmehr muß von der Kniescheibe die dorsomediale Ecke unter Zuhilfenahme eines Meißels abgesetzt werden. Dabei dürfen weder die Gelenkfläche der Kniescheibe noch ihre Band- bzw. Sehneninsertion verletzt werden (Abb. 20-20B). Der sich nach oben anschließende Faszienstreifen wird wie zuvor beschrieben präpariert. Seine Länge beträgt etwa das Doppelte des Abstandes zwischen Patella und Tuberositas tibiae. Das weitere Vorgehen erfolgt in der oben angegebenen Weise.

Nachbehandlung. Eine postoperative Immobilisierung der Gliedmaße unterbleibt, jedoch sollten die Tiere in den ersten acht Wochen konsequent ruhig gehalten (im Haus eingesperrt und nur an der Leine ausgeführt) werden. Während der anschließenden vier Wochen kann eine langsam aufbauende Belastung erfolgen. Ein intensives Training für Schutz- und Gebrauchshunde sollte nicht vor dem 5. bis 6. Monat beginnen.

Beurteilung der »Over-the-top«-Verfahren. Mit diesen Techniken kann die normale Verlaufsrichtung des vorderen Kreuzbandes im allgemeinen besser nachvollzogen werden als mit der ursprünglichen Methode von Paatsama [74, 85]. Obgleich der Faszienstreifen nach dem von Paatsama beschriebenen Vorgehen theoretisch korrekt plaziert werden kann, hat es sich in der Praxis als schwierig erwiesen, den Ursprung des vorderen Kreuzbandes beim Durchbohren des lateralen Femurkondylus exakt zu treffen.

332 Teil 2: Lahmheit und Gelenkchirurgie

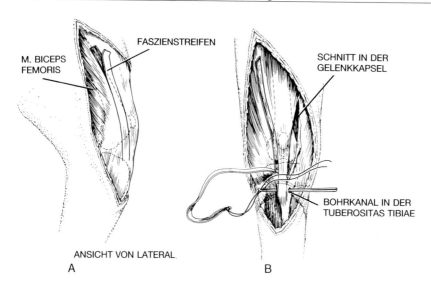

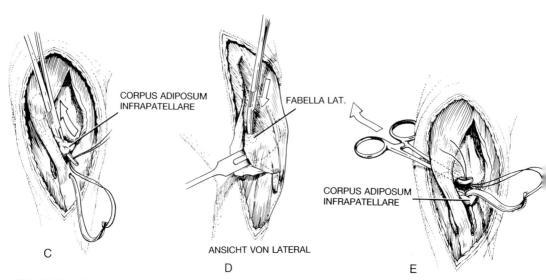

Abb. 20-19 Faszienplastik »over the top« zur intraartikulären Stabilisierung einer vorderen Kreuzbandruptur (am rechten Kniegelenk dargestellt). (A) Das Kniegelenk wurde nach lateraler Hautinzision medial arthrotomiert. Nach sorgfältiger Inspektion und Entfernen abgerissener Meniskusteile wird lateral ein möglichst (ca. 1,5 cm) breiter Faszienstreifen präpariert, der distal mit dem Lig. patellae und der Tuberositas tibiae in Verbindung bleibt. Seine Länge beträgt das Zweieinhalb- bis Dreifache des Abstandes der Tuberositas tibiae zur halben Höhe der Patella. (B) Mit einem 4,5-mm-Bohrer wird die Tuberositas tibiae nahe dem Tibiaplateau quer durchbohrt und der proximal mit einem Faden angeschlungene Faszienstreifen hierdurch auf die mediale Seite gebracht. (C) Danach zieht man den Streifen medial des Lig. patellae durch die Arthrotomiewunde und den Fettkörper in das Gelenk. (D) Sodann wird eine gebogene Arterienklemme zwischen dem Proximalrand der lateralen Fabella und dem Femur durch die Faszie und den kaudalen Bereich der Gelenkkapsel in den interkondylären Spalt gestoßen. (E) Wenn die Klemmenspitze lateral des hinteren Kreuzbandes zum

20. Diagnose und Therapie von Gelenkerkrankungen der Beckengliedmaße 333

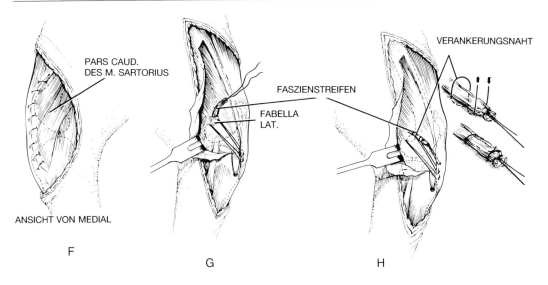

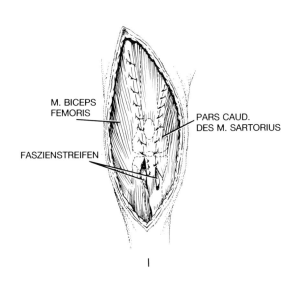

Vorschein kommt, kann der am Faszienstreifen befestigte Faden gefaßt und die Faszie unter Zurückziehen der Klemme »over the top« der lateralen Fabella gezogen werden. (F) Der Verschluß der Arthrotomiewunde erfolgt in einer Schicht. Dabei wird der kaudale Bauch des M. sartorius partiell von der Tibia abpräpariert und bis in Höhe der Kniescheibe gemeinsam mit der Gelenkkapsel und der medialen Faszie an das Lig. patellae genäht (s. hierzu auch Abb. 20-18 B). (G) Es werden nun zwei Fadenzügel aus langsam resorbierbarem Nahtmaterial der Stärke 2 bis 4 von der lateralen Fabella zum distalen Teil des Lig. patellae gelegt und fest angezogen, um der Schubladenbewegung entgegenzuwirken. (H) Schließlich werden der Faszienstreifen gestrafft und mit Fesselungsnähten an der Faszienverbindung zwischen Fabella und Femur sowie die Gelenkkapsel fixiert. (I) Der bilaterale Wundverschluß bewirkt zusätzlich einen Zug der Tibia nach kaudal. Auf der lateralen Seite wird durch die Entnahme des Transplantatstreifens der M. biceps femoris mit der Naht nach kranial gezogen.

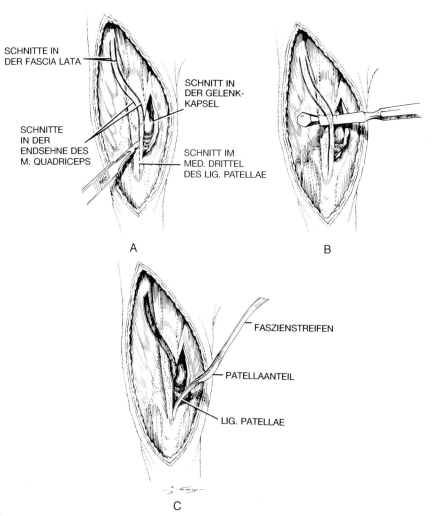

Abb. 20-20 »Over-the-top«-Technik zur intraartikulären Stabilisierung einer vorderen Kreuzbandruptur [83]. (A) Nach lateraler Hautinzision wurde das rechte Kniegelenk medial geöffnet. Das mediale Drittel des Lig. patellae wird mit einem faserparallelen Längsschnitt vom Rest des Kniescheibenbandes isoliert, verbleibt jedoch an der Tibia und zunächst auch an der Patella. Nach proximal werden die Inzisionen bis in die Endsehne des M. quadriceps und die Fascia lata weitergeführt. (B) Nunmehr muß von der Kniescheibe die dorsomediale Ecke unter Zuhilfenahme eines Meißels abgesetzt werden. (C) Im Anschluß an die Präparation des Faszienstreifens erfolgt das weitere Vorgehen wie in Abbildung 20-19D–I erläutert.

Zudem ist das Faszientransplantat durch seine Umlenkung an den Ein- bzw. Austrittsstellen des Bohrkanals Scherkräften unterworfen. Im Gegensatz dazu wird das »over the top« geführte Ersatzband nach Arnoczky und Mitarbeitern allein Zugkräften ausgesetzt [83]. Der Faszienstreifen wird vaskularisiert und durch Bindegewebe ersetzt, dessen Kollagenfasern sich entsprechend dem formativen Reiz in der physiologischen Verlaufsrichtung des vorderen Kreuzbandes anordnen. Die Umbauvorgänge nehmen fünf bis sechs Monate in Anspruch. Während dieser Zeit kann es durch Überlastung zu einer Dehnung des Ersatzbandes kommen, so daß erneut eine Instabilität im Sinne der Schubladenbewegung entsteht. Bei anhaltender Lahmheit empfiehlt es sich, das Gelenk nochmals zu öffnen, um eventuelle Meniskusschäden zu versorgen und die Stabilisierung extraartikulär herbeizuführen, da sich die verbliebene Faszie zur Transplantation nicht mehr eignet.

Partielle Ruptur des vorderen Kreuzbandes

Nicht wenige Kniegelenklahmheiten gehen auf eine partielle Ruptur des vorderen Kreuzbandes zurück. Dabei finden sich während der Untersuchung oft nur minimale Abweichungen von der Norm. Die klinischen Symptome entsprechen weitgehend einer vollständigen Ruptur, sind jedoch nicht so ausgeprägt. Die Sekundärarthrose entwickelt sich im allgemeinen langsamer.

Nach Tarvin und Arnoczky läßt sich bei der partiellen Ruptur des vorderen Kreuzbandes mitunter keine Instabilität in Streckstellung, sondern nur eine geringe Schubladenbewegung bei gebeugtem Kniegelenk nachweisen [86]. Dies erklärt sich damit, daß das vordere Kreuzband aus einem kraniomedialen und einem kaudolateralen Anteil besteht. Der kraniomediale ist während des ganzen Bewegungsablaufes gespannt, während der kaudolaterale nur bei gestrecktem Kniegelenk unter Spannung steht. Deshalb kann bei einer Ruptur des kraniomedialen Anteils das Schubladenphänomen nur bei gebeugtem Kniegelenk nachgewiesen werden; in Streckstellung verhindert die intakte kaudolaterale Portion eine kraniokaudale Verschiebung der Tibia.

Die partielle Ruptur sollte wie ein vollständiger Riß des vorderen Kreuzbandes behandelt werden, da eine Spontanheilung in der Regel nicht eintritt und auch durch Bandnaht keine Erfolge zu erzielen sind. Die Stabilisierung kann, wie oben beschrieben, intra- oder extraartikulär erfolgen.

Knöcherner Ausriß des vorderen Kreuzbandes

Diese Verletzung kommt – wie die meisten Abrißfrakturen – vorwiegend bei Jungtieren vor. Bandinsertionen sind durch die Sharpey-Fasern während des Wachstums oft widerstandsfähiger als Knochengewebe; dadurch entsteht eher ein knöcherner Ausriß als eine Ruptur des Kreuzbandes (Abb. 20-21). Die

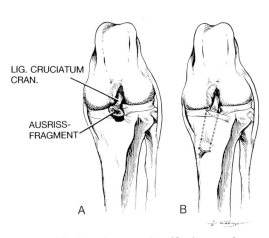

Abb. 20-21 Knöcherner Ausriß des vorderen Kreuzbandes an der Tibiainsertion (linkes Kniegelenk). (A) Das Gelenk wird mit einem medialen Zugang geöffnet [1, 2]. (B) Nach Darstellung des Knochenfragments werden zwei dünne Bohrkanäle von der medialen und lateralen Begrenzung des Tibiadefektes in Richtung der medialen Kortikalis der Tibia gebohrt. Die Reinsertion erfolgt mit einem Cerclagendraht, der dem Ausrißfragment anliegend zuerst durch das vordere Kreuzband, dann durch beide Bohrkanäle geführt und schließlich über der medialen Kortikalis der Tibia verdrillt wird.

Zusammenhangstrennung erfolgt meist an der Tibia. Insgesamt ist der knöcherne Ausriß des vorderen Kreuzbandes beim Hund aber sehr selten. Bei Katzen kann eine spontane Verknöcherung der Menisken im kranialen Bereich röntgenologisch einen knöchernen Bandausriß vortäuschen [87].

Die klinische Untersuchung ergibt im wesentlichen dieselben Befunde wie bei der Kreuzbandzerreißung, mit der Einschränkung, daß das Schubladenphänomen wie auch die Füllung des Gelenkes hier stets sehr ausgeprägt sind. Röntgenaufnahmen zeigen das Knochenfragment im Bereich der Fossa intercondylaris.

Operationstechnik

Das Gelenk wird von medial geöffnet [1]. Nach Darstellung des Knochenfragments (Abb. 20-21A) werden zwei dünne Bohrkanäle von der medialen und lateralen Begrenzung des Tibiadefektes in Richtung der medialen Kortikalis der Tibia gebohrt (Abb. 20-21B). Mit einem Cerclagendraht, der dem Ausrißfragment anliegend zuerst durch das vordere Kreuzband, dann durch beide Bohrkanäle geführt und über der medialen Kortikalis der Tibia verdrillt wird, erfolgt die Reinsertion. Nur selten ist das Ausrißfragment groß genug für eine Schraubenfixation (s. Abb. 20-23B).

Nachbehandlung. Die Gliedmaße muß für ca. vier Wochen mit einer Thomas-Schiene (s. Abb. 1-11) oder einem langen Schienen- bzw. Schalenverband (s. Kap. 19) immobilisiert werden. Dabei sollte das Kniegelenk in physiologischem Standwinkel ruhiggestellt sein, um der Gefahr einer Versteifung in Streckstellung durch Quadrizepskontraktur und periartikuläre Vernarbung zu begegnen. Uneingeschränkte Bewegung darf erst vier Wochen nach Abnahme der Schiene erlaubt werden.

Ruptur des hinteren Kreuzbandes

Das hintere Kreuzband ist etwas breiter als das vordere und trägt wesentlich zur Stabilisierung des Kniegelenkes bei. Es verhindert eine Verschiebung der Tibia nach kaudal (hintere Schublade) und schützt gemeinsam mit dem vorderen Kreuzband vor einer übermäßigen Innenrotation der Tibia sowie Hyperextension [70]. Bislang ist relativ wenig über die Ruptur des hinteren Kreuzbandes bekannt, da sie selten vorkommt. Die meisten Fälle gehen auf ein gravierendes Trauma zurück und sind von einem Riß des medialen Seiten- und vorderen Kreuzbandes begleitet. Der mediale Meniskus ist ebenfalls häufig mitverletzt, jedoch kommen auch isolierte Rupturen des hinteren Kreuzbandes vor. Funktionell können Verletzungen des hinteren Kreuzbandes gut kompensiert werden, da der M. quadriceps einer kaudalen Verschiebung der Tibia entgegenwirkt [88]. Experimentelle Untersuchungen haben jedoch gezeigt, daß die Durchtrennung dieses Bandes stets zu einer Arthrose im Kniegelenk führt [89].

Symptome

Die Diagnose wird anhand des hinteren Schubladenphänomens gestellt. Sein Nachweis kann bei Begleitverletzungen etwas schwierig sein. Vor allem der weniger Geübte läßt sich bei der Prüfung der hinteren Schublade leicht verwirren, da die Tibia durch den Muskelzug meist in kaudaler Subluxationsstellung verharrt, so daß der erste Griff zunächst den Eindruck einer vorderen Schublade erweckt; in Wirklichkeit wird aber hierbei die Tibia zunächst reponiert. Von der reponierten Stellung aus kann dann die kaudale Verschiebbarkeit der Tibia gut nachgewiesen werden. Im Gegensatz zur Prüfung der vorderen Schublade ist es hier also sehr wichtig, zunächst auf die Ausgangsposition von Tibia und Femur zu achten, bevor die Tibia bewegt wird (s. Kap. 15).

Bei der vorderen Schublade erfaßt man:
1. Tibia in reponierter Stellung.
2. Tibia in vorderer Schubladenposition.
3. Tibia in reponierter Stellung.

Die kaudale Schublade verläuft folgendermaßen:
1. Tibia in kaudaler Schubladenposition.
2. Tibia in reponierter Stellung.
3. Tibia in kaudaler Schubladenposition.

Das kaudale Schubladenphänomen läßt sich bei gebeugtem Kniegelenk besser nachweisen als in Streckstellung, da bei Streckung des Kniegelenkes die Kollateralbänder ihre Hemmfunktion ausüben.

Diagnose

Die klinische Untersuchung muß durch Röntgenaufnahmen ergänzt werden, einerseits wegen der häufigen Kombination mit anderen Verletzungen, zum anderen, weil das hintere Kreuzband nicht selten knöchern ausreißt. Dies beruht wahrscheinlich darauf, daß das hintere Kreuzband breiter und stärker als das vordere ist, d. h. Zerreißungen eher widersteht.

Therapie

Über die Behandlung der hinteren Kreuzbandruptur liegen nur wenige klinische Mitteilungen vor. Das hier beschriebene Operationsverfahren (Abb. 20-22) eignet sich für kleinwüchsige Hunde und Katzen, jedoch nicht immer für große Hunde. Ist das hintere Kreuzband knöchern ausgerissen, kommt eine Draht- oder Schraubenfixation in Frage (Abb. 20-23). Die Therapie bei Verletzungen der Kollateralbänder und Menisken findet sich weiter unten (s. S. 337 ff.) beschrieben.

Technik bei ligamentärer Verletzung

Das Kniegelenk wird, in Verbindung mit einer Darstellung des kaudalen Kniegelenkbereichs von medial und lateral, auf der medialen oder lateralen Seite arthrotomiert [1]. Die Bandstümpfe werden reseziert und erforderlichenfalls wird auch eine partielle oder totale Meniskektomie vorgenommen. Hieran schließt sich die Naht der Gelenkkapsel und bei zusätzlicher Kollateralbandverletzung eine Rekonstruktion des Seitenbandes an. Die Stabilisierung des Gelenkes erfolgt auf der medialen Seite durch Raffen der Gelenkkapsel im kaudomedialen Bereich mit rückläufigen Heften aus nichtresorbierbarem Nahtmaterial der Stärke 2/0 bis 0 (Abb. 20-22A) [88]. Sodann wird ein kräftiger Fadenzügel aus Polyester der Stärke 0 bis 3 vom proximalen Bereich des Lig. patellae durch einen Bohrkanal in der kaudomedialen Kante der Tibia geführt (Abb. 20-22B). Dieser Faden wird so fest angezogen, daß sich bei physiologischem Standwinkel im Kniegelenk kein Schubladenphänomen mehr auslösen läßt, und schließlich verknotet.

Auf der lateralen Seite werden die Weichteile in ähnlicher Weise gerafft (Abb. 20-22C), jedoch wird der Fadenzügel am Caput fibulae verankert. Darüber hinaus wird lateral ein Faszienstreifen präpariert. Der Streifen bleibt an seiner Basis mit der Patella in Verbindung, während sein freies Ende um den Wadenbeinkopf geführt und nach Straffung mit sich selbst vernäht wird. Die Verwendung eines Faszienstreifens und zweier Fadenzügel geht auf De Angelis und Betts zurück [90]. In der hier beschriebenen Technik erfolgt die Verankerung weiter distal, am Ende der Patella, um die Verlaufsrichtung des hinteren Kreuzbandes möglichst naturgetreu nachzuahmen. Die kaudomediale und laterale Gelenkkapselraffung beruht auf einem von Hohn und Newton für die vordere Kreuzbandruptur empfohlenen Verfahren [88].

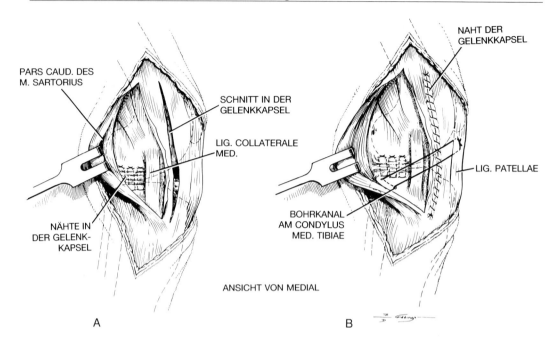

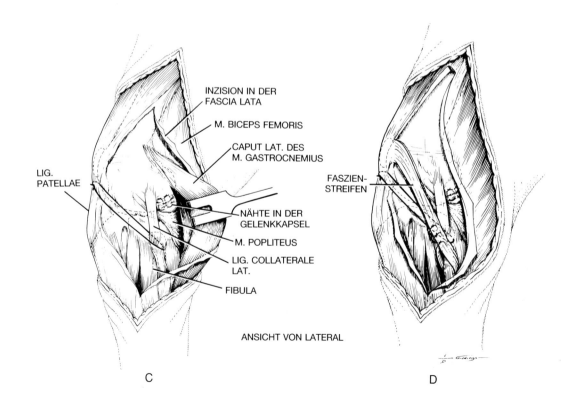

Nachbehandlung. Ein immobilisierender Schienenverband wird nicht angelegt, es sei denn, daß auch das innere Seitenband versorgt werden mußte. Konsequente Ruhigstellung für vier Wochen, danach wird die Belastung bis zur achten Woche langsam gesteigert.

Technik bei knöchernem Ausriß

Knöcherne Ausrisse des hinteren Kreuzbandes kommen meist am Femur vor und sind dann leicht zugänglich für eine Schrauben- oder Drahtfixation (Abb. 20-23A). Die Verschraubung kommt nur in Frage, wenn das Fragment groß genug ist (Abb. 20-23B), während mit einer Drahtnaht auch kleine Bruchstücke fixiert werden können. Der Draht wird nahe am Knochen zunächst durch das Band, dann durch zwei Bohrkanäle im medialen Femurkondylus geführt und auf der medialen Seite verdrillt (Abb. 20-23C). Alternativ können zwei bis drei divergierende Kirschner-Bohrdrähte durch das ausgerissene Fragment bis in die mediale Kortikalis des Femur gebohrt werden.

Ein Ausriß an der Tibia kann ähnlich behandelt werden, allerdings gestaltet sich die Freilegung des Fragments wesentlich schwieriger. Für die Darstellung am besten geeignet ist ein kaudomedialer Zugang [1, 2], bei dem der mediale Kopf des M. gastrocnemius und die Poplitealgefäße beiseite gehalten werden müssen.

Nachbehandlung. Für ca. vier Wochen wird das Kniegelenk mit einer Thomas-Schiene (s. Abb. 1-11) oder einem langen Schienen- bzw. Schalenverband (s. Kap. 19) immobilisiert und der Patient konsequent ruhig gehalten. Nach Entfernen der Schiene kann die Belastung bis zur achten Woche langsam gesteigert werden.

Meniskusverletzungen

Isolierte Meniskusläsionen kommen bei Hund und Katze, im Gegensatz zum Menschen, sehr selten vor. In fast allen Fällen sind Meniskusschäden hier mit Verletzungen eines oder mehrerer Kniegelenkbänder kombiniert. Am häufigsten reißt das kaudale Horn des medialen Meniskus bei der kranialen Schubladenbewegung als Folge einer vorderen Kreuzbandruptur ab [72]. Da der mediale Meniskus über Haltebänder an der Tibia verankert und darüber hinaus mit dem inneren Seitenband verbunden ist, folgt er den Bewegungen des Schienbeins. In vorderer Schubladenstellung gerät das kaudale Horn vor den medialen Femurkondylus, wobei dieses gequetscht und abgerissen werden kann. In Streckstellung ist die vordere Schubladenbewegung für den Meniskus sehr viel schädigender als bei Beugung [91].

◀ **Abb. 20-22** Ruptur des hinteren Kreuzbandes. (A) Das linke Kniegelenk wurde in Verbindung mit einer Darstellung des kaudalen Kniegelenkbereichs von medial und lateral auf der medialen Seite arthrotomiert. Ferner wurde zur Stabilisierung des Gelenkes die Kapsel im kaudomedialen Bereich mit rückläufigen Heften aus nichtresorbierbarem Nahtmaterial (Stärke 3/0 bis 0) gerafft. (B) Nach Verschluß der Gelenkkapselinzision wird ein kräftiger Fadenzügel aus Polyester der Stärke 0 bis 3 vom proximalen Bereich des Lig. patellae durch einen Bohrkanal in der kaudomedialen Kante der Tibia geführt. Dieser Faden wird so fest angezogen, daß sich bei physiologischem Standwinkel im Kniegelenk kein Schubladenphänomen mehr auslösen läßt und schließlich verknotet. (C) Auf der lateralen Seite werden die Weichteile in ähnlicher Weise gerafft, jedoch wird der Fadenzügel am Caput fibulae verankert. (D) Darüber hinaus wird lateral ein Faszienstreifen präpariert. Der Streifen bleibt an seiner Basis mit der Patella in Verbindung, während sein freies Ende um den Wadenbeinkopf geführt und nach Straffung mit sich selbst vernäht wird.

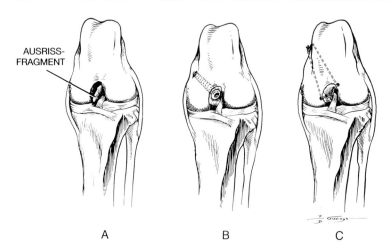

Abb. 20-23 Knöcherner Ausriß des hinteren Kreuzbandes an der Femurinsertion. (A) Knöcherne Ausrisse des hinteren Kreuzbandes erfolgen meist am Femur und sind dann leicht zugänglich für eine Schrauben- oder Drahtfixation. Zur Darstellung empfiehlt sich eine laterale Arthrotomie [1, 2]. (B) Die Verschraubung kommt nur in Frage, wenn das Fragment groß genug ist, während mit einer Drahtnaht auch kleine Knochenstücke fixiert werden können. (C) Der Draht wird nahe am Knochen zunächst durch das Band, dann durch zwei Bohrkanäle im medialen Femurkondylus geführt und auf der medialen Seite verdrillt.

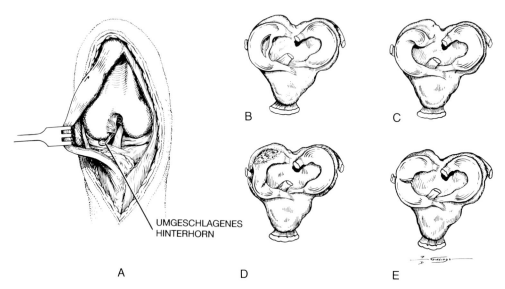

Abb. 20-24 Meniskusverletzungen. (A) Hinterhorneinklemmung. (B) Längsriß (sog. Korbhenkelriß). (C) Peripherer medialer Abriß. (D) Kaudomedialer Abriß mit Auffaserung des Knorpels. (E) Querriß.

Die Meniskusverletzungen haben unterschiedliche Erscheinungsbilder (Abb. 20-24). Am häufigsten kommen Längsrupturen und Abrisse des medialen Hinterhorns mit Auffaserung und Umschlagen der abgerissenen Anteile vor. Die Häufigkeit in Verbindung mit einer vorderen Kreuzbandruptur auftretender Meniskusläsionen beträgt ca. 50% [72, 73, 92]. Beim Hund handelt es sich meist um Sekundärschäden als Folge chronischer Kreuzbandinsuffizienz, während bei der Katze relativ häufig auch frische Verletzungen des vorderen Kreuzbandes mit einer Meniskusläsion kombiniert sind [72].

Symptome und Diagnose

Klickende oder schnappende Geräusche während der Belastung oder Palpation sind pathognostisch für einen Meniskusschaden, d. h. beweisend. Ihr Fehlen schließt hingegen eine Meniskusläsion nicht aus. Palpatorisch ist das Meniskusklicken besser am unsedierten Tier nachweisbar. Läßt sich bei einem akut geschwollenen Kniegelenk nur eine geringe vordere Schublade auslösen, kann dies auf einem umgeschlagenen Meniskus beruhen, der die Schubladenbewegung wie ein Keil blockiert [92]. Eine sich plötzlich verstärkende Lahmheit nach vorderer Kreuzbandruptur beruht meist auf einer sekundären Meniskusläsion. Umgekehrt sollte auch bei relativ frischen Kreuzbandrissen ein Meniskusschaden in Betracht gezogen werden, wenn bereits deutliche arthrotische Veränderungen bestehen.

Meniskusverletzungen lassen sich röntgenologisch nicht zuverlässig erfassen, im Gegensatz zur Arthroskopie, die beim Hund allerdings noch wenig praktiziert wird. Eine sorgfältige Exploration des Gelenkes bei der Arthrotomie ist bislang das sicherste und gebräuchlichste diagnostische Verfahren.

Therapie

Meniskektomie

Indikationen. Die Frage der Meniskusentfernung wird bei Mensch und Tier kontrovers diskutiert. In jüngerer Zeit dominiert eher eine konservative Haltung, nachdem sich beim Menschen arthroskopisch gezeigt hat, daß kleinere Meniskusschäden funktionell gut kompensiert werden können [93]. Stone und Mitarbeiter betonen, daß eine Verlagerung des medialen Meniskus im Zuge der Schubladenbewegung nicht unbedingt zu einer Meniskusverletzung führen muß [91]. Da geschädigter Meniskusknorpel nicht heilt, mag dessen Entfernung oft die beste Behandlung sein. Andererseits sollten Menisken nur dann reseziert werden, wenn sie schwere Veränderungen aufweisen, wie z. B.:
1. Verlagerungen, die nicht bleibend reponiert werden können.
2. Quetschungen und Erosionen mit parenchymalen Längsrissen.
3. Zerreißungen der Haltebänder zur Tibia.
4. Ausgedehnte periphere Ablösungen.

Bei kleinen, teilweise gelösten Knorpelarealen genügt eine partielle Meniskektomie. Dabei ist vorsichtig (ohne Verletzung des Gelenkknorpels) vorzugehen.

Die Entfernung eines geschädigten Meniskus ist mit der Bildung von Ersatzgewebe aus Faserknorpel begründet. Die Neubildung geht von vaskularisiertem Bindegewebe der Gelenkkapsel aus und vollzieht sich innerhalb von sieben Monaten. Zuvor muß allerdings der Meniskus vollständig entfernt werden. Über die Qualität des Ersatzgewebes bestehen unterschiedliche Ansichten. Einerseits soll der Faserknorpel dem normalen Meniskus sehr ähnlich sein [94]. Experimentell wurden beim Hund zudem nur geringfügige arthrotische Veränderungen nach Meniskektomie gefunden. Andere Untersuchungen ergaben jedoch, daß der Ersatzknorpel um zwei Drittel kleiner und sowohl

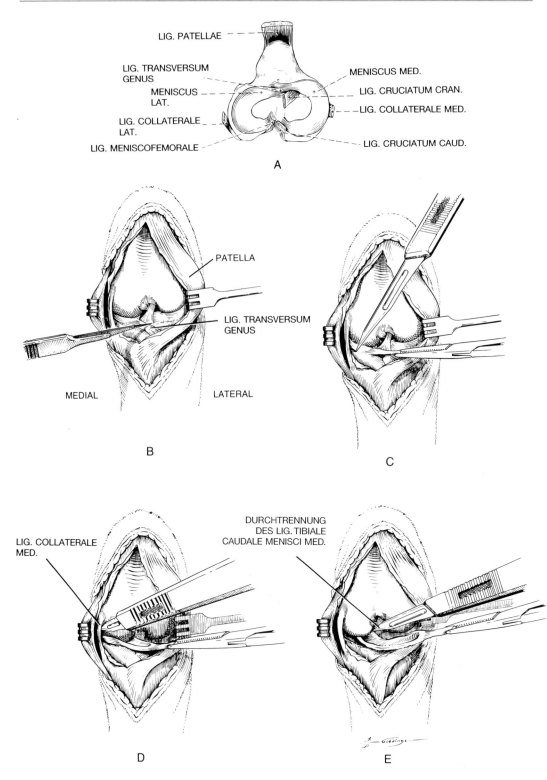

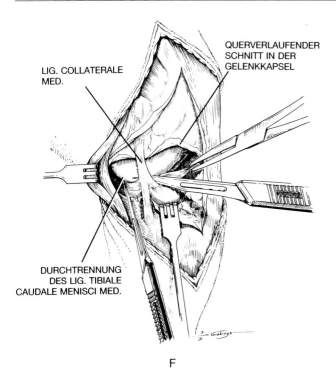

Abb. 20-25 Meniskektomie [92]. (A) Menisken und ihre Haltebänder, linkes Kniegelenk, Ansicht von dorsal. (Mit Genehmigung aus Evans HE, Christensen GC: Miller's Anatomy of the Dog, 2. Aufl. Philadelphia, W. B. Saunders Company, 1979, S. 262). (B) Zur Resektion des medialen Meniskus wird das Kniegelenk vorzugsweise medial arthrotomiert [1, 2]. Die Entfernung beginnt mit einer Durchtrennung des Lig. transversum genus und des kranialen Haltebandes zur Tibia. (C) Danach wird mit einer Kocher-Klemme das freie Kranialhorn gefaßt und zur Gelenkmitte hin gezogen, während die Gelenkkapsel medial in entgegengesetzte Richtung gehalten wird. Der Meniskus wird bei senkrecht gestellter Skalpellklinge von der Gelenkkapsel abgetrennt, ohne das innere Seitenband zu verletzen. (D) Unter starkem Zug wird der Schnitt nach kaudal weitergeführt. (E) Bei der Durchtrennung des hinteren Haltebandes des Meniskus wird die Skalpellklinge parallel zur Tibia gehalten. (F) Wenn eine zusätzliche Freilegung erforderlich ist, wird die parapatellare Inzision der Gelenkkapsel durch einen Querschnitt medial des inneren Seitenbandes nach kaudal erweitert. Dann wird der Meniskus vom Innenband und kaudal von der Gelenkkapsel abgetrennt, unter sorgfältiger Schonung der Poplitealgefäße, die direkt hinter der Kapsel verlaufen. Das hintere Halteband wird, wie unter E beschrieben, durchschnitten. Der Verschluß der Gelenkkapsel erfolgt mit rückläufigen Heften.

morphologisch als auch biomechanisch dem normalen Meniskus unterlegen ist [95].

Operationstechnik. Die mediale Meniskektomie erfolgt vorzugsweise über eine mediale Arthrotomie [1, 2], da sie eine bessere Freilegung erlaubt und bei ungenügender Übersicht mit einem Querschnitt erweitert werden kann. Instabile Verhältnisse im Kniegelenk erleichtern die Besichtigung der kaudalen Meniskushörner. Wenn das vordere Kreuzband zerrissen ist, wird eine vordere Schublade ausgelöst, indem eine gebogene Arterienklemme oder ein kleiner Hohmann-Hebel in die Fossa intercondylaris geführt und hinter dem kaudalen Rand des Tibiaplateaus verhakt wird. Dadurch kann die Tibia nach kranial verlagert werden. Sodann werden die kaudalen Hörner der Menisken durch Beugung des Kniegelenks in das Blickfeld gerückt.

Die vollständige Entfernung des medialen Meniskus beginnt mit einer Durchtrennung des Lig. transversum genus und des kranialen Haltebandes zur Tibia (Abb. 20-25A u. B), ohne Verletzung des Gelenkknorpels an Tibia und Femur [92]. Danach wird mit einer Kocher-Klemme das freie Kranialhorn gefaßt und zur Gelenkmitte hingezogen, während die Gelenkkapsel medial in entgegengesetzter Richtung gehalten wird. Der Meniskus wird bei senkrecht gestellter Skalpellklinge von der Gelenkkapsel abgetrennt. Hierbei darf das innere Seitenband nicht verletzt werden (Abb. 20-25C). Der Schnitt wird kaudal des medialen Kollateralbandes weitergeführt, wobei ein starker Zug auf den festgeklemmten Meniskus in kraniolateraler Richtung ausgeübt wird. Das Abschneiden der kaudalen Anheftung an der Gelenkkapsel ist der schwierigste Schritt bei dieser Operation und erfordert mitunter eine Erweiterung des Zuganges (s. u.). Ist die Anheftung der Gelenkkapsel gelöst (Abb. 20-25D), kann der gesamte Meniskus nach kranial gezogen und schließlich auch das kaudale Halteband zur Tibia durchtrennt werden (Abb. 20-25E).

Wenn eine zusätzliche Freilegung erforderlich ist, wird die parapatellare Inzision der Gelenkkapsel durch einen Querschnitt in Richtung des inneren Seitenbandes erweitert (Abb. 20-25F). Dieser Schnitt kann nach Anhebung des medialen Kollateralbandes kaudalwärts fortgeführt werden. Dann wird der Meniskus vom inneren Seitenband und kaudal von der Gelenkkapsel abgetrennt, unter sorgfältiger Schonung der Poplitealgefäße, die direkt hinter der Kapsel verlaufen. Sobald der Meniskus von der Gelenkkapselanheftung gelöst ist, kann sein kaudales Halteband, wie oben beschrieben, durchschnitten werden.

Nachbehandlung. Die Meniskektomie erfordert post operationem keine spezifischen Maßnahmen. Vielmehr richtet sich die Nachsorge nach den begleitenden Bandverletzungen und deren Therapie. Exzessive Bewegungen sollten nach Möglichkeit für sechs Monate unterbleiben, damit sich der Meniskus regenerieren kann, bevor das Gelenk wieder starken Belastungen ausgesetzt wird.

Seitenbandverletzungen

Verletzungen, die durch Überschreiten der physiologischen Bewegungsgrenzen zu einer Schädigung ligamentärer Strukturen führen, werden auch als Distorsion bezeichnet (s. Kap. 19). Diese Läsionen können geringfügig sein (Grad I), ebenso aber mit Überdehnung und Zerreißung einzelner Bandfasern (Grad II) oder sogar einer vollständigen Ruptur bzw. einem Ausriß des Bandes einhergehen (Grad III) [96]. Einer chirurgischen Versorgung bedürfen im allgemeinen nur Verletzungen dritten Grades sowie einige zweiten Grades.

Seitenbandverletzungen des Kniegelenkes kommen relativ selten vor. Sie entstehen in aller Regel traumatisch, meist bei Unfällen im Straßenverkehr oder durch eine direkte Gewalteinwirkung. Dabei werden häufig die Kreuzbänder und Menisken mitverletzt.

Funktionell üben die Seitenbänder eine Bremswirkung auf die Kniegelenkbewegungen aus [97]. In Streckstellung sind beide Kollateralbänder straff gespannt. Dabei verhindern sie eine laterale (Valgus-) und mediale (Varus-)Fehlstellung, ferner gemeinsam mit den Kreuzbändern eine Innenrotation der Tibia. Bei Beugung entspannt sich das Außenband, wodurch die Tibia eine Einwärtsdrehung vollziehen kann, die nur durch die Kreuzbänder begrenzt wird. Das Innenband bleibt hingegen straff gespannt und beugt so einer Außenrotation der Tibia vor. Da die Kreuzbänder eine Auswärtsdrehung des Unterschenkels nicht verhindern

20. Diagnose und Therapie von Gelenkerkrankungen der Beckengliedmaße

können, ist das mediale Kollateralband der wichtigste Stabilisator gegen diese Bewegung.

Symptome

Mediale Seitenbandverletzungen sind häufiger als laterale. Nicht selten kommt begleitend eine Läsion des vorderen Kreuzbandes und des medialen Meniskus vor. Das Kniegelenk ist vermehrt gefüllt, schmerzhaft, und die Gliedmaße wird nicht belastet. Die Untersuchung erfolgt bei gestrecktem Kniegelenk, nachdem zuvor das Schubladenphänomen geprüft und ggf. die Tibia in ihre normale Position gebracht worden ist. Bei einer lateralen Seitenbandinstabilität kann eine Varusknickung mit Erweiterung des äußeren Gelenkspalts nachgewiesen werden. Umgekehrt besteht bei Ruptur des inneren Seitenbandes eine Valgusknickung mit Öffnung des medialen Gelenkspalts. Liegt eine vollständige Ruptur des medialen Kollateralbandes vor, läßt sich bei gebeugtem Kniegelenk zudem eine deutliche Außenrotation der Tibia auslösen.

Diagnose

Die Diagnose ergibt sich primär aus der klinischen Untersuchung, jedoch können bei nicht sicher feststellbarer Seitenbandinstabilität funktionelle Röntgenaufnahmen hilfreich sein.

Therapie

Wenn eine Instabilität nachweisbar ist, sollte möglichst frühzeitig operiert werden. Es empfiehlt sich nicht, Seitenbandverletzungen mit geringer Instabilität konservativ zu behandeln [96]. Auch wenn die Läsion kaum erkennbar ist, bleibt trotz bindegewebiger Vernarbung stets eine Bandlaxität mit Gelenkinstabilität zurück.

Gedehnte Bänder (Verletzung II. Grades) können gerafft werden. Vollständig gerissene Bänder werden genäht und ausgerissene reinseriert oder mit Kunststoff ersetzt (s. Abb. 20-26 u. Kap. 19). Die Darstellung ist einfach und kann gleich zu Beginn oder im Zuge der Arthrotomie des Kniegelenkes erfolgen [1, 2]. Beim Anziehen der Naht bzw. bei der Reinsertion sollte, insbesondere im Fall einer lateralen Seitenbandverletzung, das Kniegelenk stets in Extensionsstellung gehalten werden, um eine Verkürzung des Bandes mit sekundärer Streckhemmung oder Überbeanspruchung der Naht zu verhindern.

Nachbehandlung. Bei allen Seitenbandverletzungen sollte das Kniegelenk für etwa vier Wochen mit einer Thomas-Schiene (s. Abb. 1-11) oder einem langen Schienen- bzw. Schalenverband (s. Kap. 19) immobilisiert werden. In den darauffolgenden drei bis vier Wochen darf das Tier nur an der Leine ausgeführt werden. Danach wird die Belastung langsam gesteigert.

Luxation im Kniegelenk

Eine vollständige Verlagerung im Kniegelenk mit Ruptur beider Seiten- und Kreuzbänder kommt relativ selten beim Hund, jedoch häufiger bei Katzen vor [72]. Sie sollte Anlaß sein, die Durchblutung der Gliedmaße distal des Kniegelenkes zu prüfen, da die Verlagerung der Tibia zu einer Einklemmung der Poplitealgefäße führen kann.

Weniger selten sind Rupturen beider Kreuzbänder in Kombination mit einem medialen Seitenbandriß. Dabei sind meist auch andere Gelenkstrukturen, wie die Menisken, das Lig. patellae und die Gelenkkapsel, betroffen. Viele dieser Patienten weisen zusätzliche Frakturen und Organverletzungen auf. Dessen ungeachtet, kann bei präziser Rekonstruktion ein funktionell gutes Ergebnis erzielt werden. Voraussetzung

346　Teil 2: Lahmheit und Gelenkchirurgie

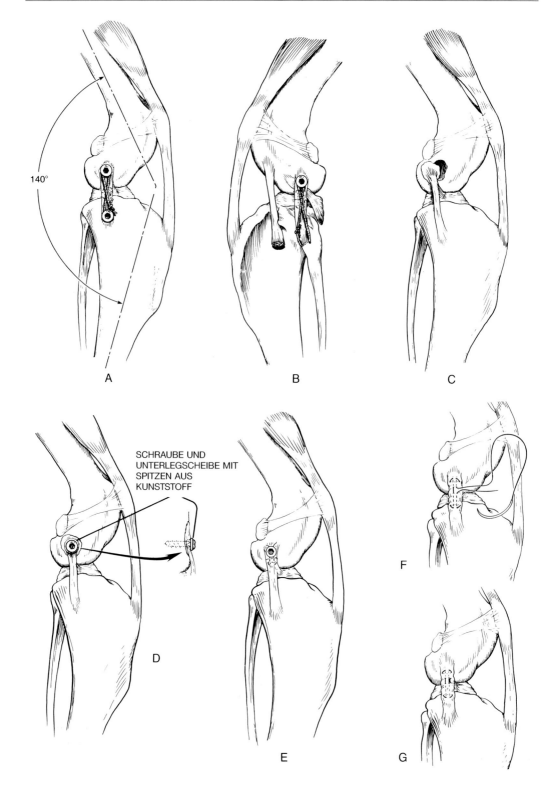

20. Diagnose und Therapie von Gelenkerkrankungen der Beckengliedmaße 347

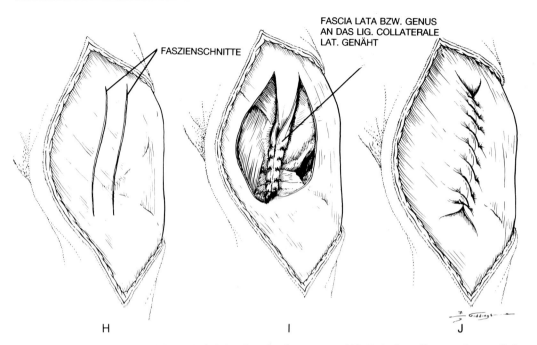

Abb. 20-26 Operationsverfahren bei Seitenbandverletzungen. (A) Bei einer Ruptur des medialen Seitenbandes im mittleren Bereich wurden die Bandstümpfe mit einer Kirchmayr-Kessler-Naht adaptiert (s. Abb. 19-1). Zur Entlastung der Naht wird zusätzlich ein geflochtener Polyesterfaden (Stärke 0 bis 3) in Achtertour um zwei an den Insertionsstellen des Bandes plazierte Schrauben gewickelt. Die Fadenenden werden bei gestrecktem oder in physiologischer Standposition gehaltenem Gelenk fest angezogen und verknotet. (B) Nach einer Naht des lateralen Kollateralbandes wird die Entlastungsschlinge nur proximal an einer Schraube verankert. Distal kann der Faden durch einen Bohrkanal im Caput fibulae geführt werden. (C) Knöcherner Ausriß des medialen Kollateralbandes am Femur. (D) Das Ausrißfragment wurde mit Hilfe einer 3,5-mm-Schraube und einer Unterlegscheibe mit Spitzen fixiert. Alternativ können zur Befestigung drei divergierende Kirschner-Bohrdrähte verwendet werden. (E) Dieser Riß nahe am Ursprung des medialen Kollateralbandes wurde mit einer Kirchmayr-Kessler-Naht versorgt, deren Faden proximal an einer Schraube Halt fand. Sofern möglich ist eine transossäre Fadenführung vorzuziehen. (F) Überdehnte Bänder können mit einer modifizierten Kirchmayr-Kessler-Naht gerafft werden. (G) Beim Anziehen des Fadens verkürzt sich das Band. (H) Zur Augmentation des lateralen Seitenbandes mit Fascia lata [54] wird zunächst ein an seinen Enden im Gewebeverband belassener Faszienstreifen präpariert. (I) Der Faszienstreifen wird mit dem rekonstruierten Band vernäht. (J) Abschließend Verschluß des Faziendefekts.

ist eine sorgfältige Untersuchung des Kniegelenkes, die in Vollnarkose erfolgen sollte.

Zu Beginn der Operation wird das Gelenk nach übersichtlicher Darstellung nochmals eingehend exploriert. Meniskusverletzungen werden zuerst versorgt, solange sie noch gut zugänglich sind. Sie erfordern selten eine Meniskektomie, vielmehr können die Menisken häufig durch Naht ihrer Gelenkkapselanheftung erhalten werden. Anschließend werden die Kreuz- und Seitenbandläsionen mit intra- und/oder extraartikulären Stabilisierungsmaßnahmen versorgt [72, 98, 99]. Der letzte Schritt besteht in einer sorgfältigen Raffung der Gelenkkapsel und anderer periartikulärer

Gewebe zur Unterstützung des Halts im Gelenk. Die Nachbehandlung entspricht dem für die Einzelläsionen oben beschriebenen Vorgehen. Im allgemeinen bleibt eine deutliche Bewegungseinschränkung im Kniegelenk zurück, die funktionell gut kompensiert werden kann. Stabilisiert sich das Gelenk nicht und bleibt es schmerzhaft, kann eine Arthrodese erwogen werden, jedoch kommen Tiere oft besser mit einer Amputation der Beckengliedmaße zurecht.

(Osteo)chondrosis dissecans an den Femurkondylen

Die Ätiopathogenese der (Osteo)chondrosis dissecans (OCD) wurde in Kapitel 18 beschrieben. Das Schultergelenk ist am häufigsten von dieser Krankheit betroffen. Die (Osteo)chondrose tritt aber gelegentlich – und oft nicht erkannt – auch im Kniegelenk auf [100]. Sie kommt bei allen großwüchsigen Hunderassen vor, speziell bei Retrievern. Die ersten Symptome werden gewöhnlich im Alter von fünf bis sieben Monaten bemerkt. Um Sekundärschäden am Kniegelenk zu vermeiden, sollten gelöste Knorpelschuppen möglichst frühzeitig operativ entfernt werden [100]. Die Prognose ist hier ungünstiger als am Schultergelenk. Mit arthrotischen Veränderungen muß stets gerechnet werden.

Symptome

Die Lahmheit kann gering bis hochgradig sein. Es empfiehlt sich, den Umfang der Oberschenkelmuskulatur seitenvergleichend zu messen, um schon eine geringfügige Inaktivitätsatrophie zu erfassen. Die Palpation des Kniegelenkes ist nicht immer ergiebig, wenngleich meist eine vermehrte Gelenkfüllung nachgewiesen werden kann. Gelegentlich läßt sich als Folge der Muskelatrophie auch eine geringe Schubladenbewegung auslösen. Wenn sich die Knorpelschuppe gelöst und eine Gelenkmaus gebildet hat, kann ein Knacken oder Krepitation bestehen [101].

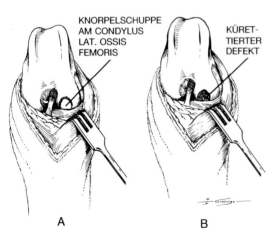

Abb. 20-27 (Osteo)chondrosis dissecans am lateralen Femurkondylus. (A) Zur Darstellung des Defektes kann das Kniegelenk sowohl von medial als auch von lateral parapatellar geöffnet werden [1, 2]. (B) Nach Exzision der Knorpelschuppe wird der Defekt so hergerichtet, daß sich peripher intakter Gelenkknorpel mit einem glatten, vertikalen Rand anschließt.

Diagnose

Die Diagnose ist nur röntgenologisch zu stellen. Um kleinere Defekte zu erkennen, müssen die Aufnahmen qualitativ einwandfrei sein. Die Untersuchung erfolgt im mediolateralen und kaudokranialen Strahlengang, die kaudokraniale Projektion bei leicht gebeugtem und bei gestrecktem Kniegelenk. Meist werden an der medialen Seite des lateralen Femurkondylus Läsionen gefunden, obwohl auch der mediale Condylus betroffen sein kann. Die Gelenkfläche ist in diesem Bereich leicht abgeflacht und von einer subchondralen Sklerose umgeben [102].

Therapie

Das Kniegelenk kann sowohl von medial als auch von lateral parapatellar geöffnet werden (Abb. 20-27A) [1, 2]. Nach Exzision der Knorpelschuppe wird der Defekt so hergerichtet, daß sich peripher intakter Gelenkknorpel mit einem glatten vertikalen Rand anschließt (Abb. 20-27B). Der sklerotische Knochen des Dissekatbettes wird mit kleinen Bohrungen perforiert, damit eine frühzeitige Revaskularisierung stattfinden kann und sich der Defekt mit Faserknorpel ausfüllt. Wenn der darunterliegende Meniskus sehr geschädigt ist, muß eine Meniskektomie erfolgen.

Nachbehandlung. Für vier Wochen sollte die Bewegung eingeschränkt, danach langsam bis zur normalen Aktivität gesteigert werden.

Ausriß der Ursprungssehne des langen Zehenstreckers

Der Ausriß des langen Zehenstreckers ist eine seltene Lahmheitsursache, die schwere arthrotische Veränderungen zur Folge hat [103]. Diese Verletzung kommt hauptsächlich bei noch wachsenden Hunden großwüchsiger Rassen im Alter von fünf bis acht Monaten vor. Sie kann jedoch in Form einer Sehnenruptur auch bei ausgewachsenen Tieren beobachtet werden, insbesondere wenn zugleich eine laterale Patellaluxation besteht.

Der lange Zehenstrecker entspringt in der Fossa extensoria des lateralen Femurkondylus. Seine kräftige Sehne überquert das Gelenk und zieht dann, vom M. tibialis cranialis bedeckt, im Sulcus extensorius der Tibia nach distal. Für die Stabilität des Kniegelenkes besitzt der lange Zehenstrecker wenig Bedeutung, jedoch hypertrophiert das Ausrißfragment um das Mehrfache seiner ursprünglichen Größe, wodurch das Gelenk irritiert wird. Der Ausriß kann selten mit einem Trauma in Zusammenhang gebracht werden. Die operative Behandlung ist in der Regel erfolgreich, wenn sie frühzeitig durchgeführt wird.

Symptome

Schmerz und vermehrte Gelenkfüllung sind schon zu Beginn nachweisbar. Der Schmerz ist besonders deutlich im kraniolateralen Bereich des Gelenkes. Die Lahmheit kann unterschiedlich ausgeprägt sein und rasch vergehen. Funktionelle Einbußen an den Zehen werden im allgemeinen nicht beobachtet. Auffällig ist jedoch eine derbe Umfangsvermehrung des Gelenkes lateral, die innerhalb von zwei bis drei Wochen entsteht, auf Druck schmerzhaft ist und krepitiert.

Diagnose

Röntgenaufnahmen im mediolateralen (gebeugt) und kaudokranialen Strahlengang zeigen ein strahlendichtes Gebilde innerhalb des Kniegelenkes. In der seitlichen Aufnahme stellt sich die Verschattung kraniodistal der Fossa extensoria des Condylus lateralis ossis femoris dar. In der kaudokranialen Projektion findet sich das Gebilde direkt lateral des äußeren Femurkondylus. Es erscheint röntgenologisch viel kleiner, als es tatsächlich ist, da ein Teil der Zubildung aus Knorpel und Bindegewebe besteht.

Therapie

Die Darstellung erfolgt über den lateralen Zugang zum Kniegelenk [1, 2]. Das ausgerissene Fragment wird sofort sichtbar, wenn die Gelenkkapsel geöffnet ist (Abb. 20-28A). Es kann bei frischen Verletzungen, solange es nicht hypertrophiert oder von Granulationsgewebe bedeckt ist, mit einer

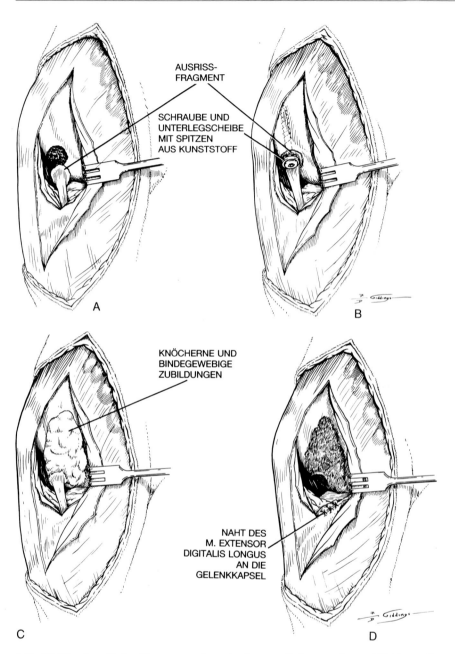

Abb. 20-28 Ausriß der Ursprungssehne des langen Zehenstreckers. (A) Darstellung einer frischen Abrißfraktur nach lateraler Öffnung des Kniegelenks. Das Fragment ist in Verbindung mit der Sehne nach distal verlagert. (B) Zur Fixation wurden eine 4-mm-Spongiosaschraube und eine Unterlegscheibe mit Spitzen (Synthes) verwendet. (C) Bei älterem Ausriß kann das Fragment um das Mehrfache seiner ursprünglichen Größe hypertrophiert sein. (D) Hier ist eine Resektion der Osteosynthese vorzuziehen. Da die Sehne keine Bedeutung für die Stabilität des Kniegelenkes besitzt, genügt es, sie nach der Resektion des irritierenden Knochens an der Gelenkkapsel und der Aponeurose des M. tibialis cranialis anzuheften.

3,5- bzw. 4,0-mm-Zugschraube und einer Unterlegscheibe mit Spitzen befestigt werden (Abb. 20-28B). Alternativ kommen zur Fixation auch drei divergierende Kirschner-Bohrdrähte in Betracht.

Bei älterem Ausriß ist es besser, das hypertrophierte Fragment zu entfernen, als eine Osteosynthese zu versuchen und damit das Risiko einer verzögerten Heilung oder sogar Pseudarthrose einzugehen. Da die Sehne keine Bedeutung für die Stabilität des Kniegelenkes besitzt, genügt es, sie nach der Resektion des irritierenden Knochens an der Gelenkkapsel und der Aponeurose des M. tibialis cranialis anzuheften (Abb. 20-28C u. D).

Nachbehandlung. Spezielle Vorsichtsmaßnahmen sind nicht erforderlich. Nach Osteosynthese sollte für ca. vier Wochen kein freier Auslauf gewährt werden. Wurde das Ausrißfragment reseziert, genügt eine zweiwöchige Bewegungseinschränkung.

Luxation der Ursprungssehne des langen Zehenstreckers

Bei diesem ungewöhnlichen Vorkommnis verlagert sich die Ursprungssehne des langen Zehenstreckers aus dem Sulcus extensorius der Tibia nach kaudal. Die klinischen Symptome sind unterschiedlich. So kann eine deutliche, gelegentlich sogar hochgradige Lahmheit bestehen [104]. Andererseits kann das Tier aber auch funktionell beschwerdefrei und nur bei jedem Schritt ein klickendes Geräusch wahrnehmbar sein. Dieses Geräusch ist dem Meniskusklick sehr ähnlich und läßt sich jederzeit auslösen, indem das Kniegelenk gebeugt und zugleich, wie bei der Fußung, gegen die Pfote gedrückt wird. Die Prognose ist bei operativer Versorgung gut.

Therapie

Bei frischen Verletzungen kann eine zwei- bis dreiwöchige Immobilisierung unter Verband erfolgreich sein. Die meisten Fälle werden jedoch erst in einem chronischen Stadium vorgestellt und sollten dann operativ versorgt werden.

Nach Durchtrennung von Haut und Faszie mit einem Längsschnitt zwischen der Tuberositas tibiae und der Fibula läßt sich die Sehne im Bereich des Sulcus extensorius der Tibia ohne Schwierigkeiten darstellen. Sodann wird die Sehnenrinne mit einigen rückläufigen Heften aus nichtresorbierbarem Nahtmaterial außen überspannt (Abb. 20-29). Die Nähte sollten nach Möglichkeit transossär geführt werden. Sofern sie nicht im Knochen verankert werden können, werden das Periost und die Faszie

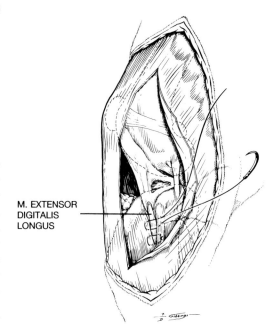

Abb. 20-29 Luxation der Ursprungssehne des langen Zehenstreckers. Nach Reposition der Sehne wird ihre Rinne mit einigen Heften aus nichtresorbierbarem Nahtmaterial außen überspannt.

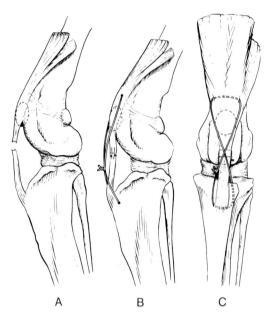

Abb. 20-30 Ruptur des Lig. patellae. (A) Laterale Ansicht der Verletzung. (B u. C) Situation nach Adaptation der Bandstümpfe durch Naht und Entlastung des Lig. patellae mit einer Drahtschlinge in Achtertour.

gefaßt. Gelegentlich muß der Sulcus vertieft werden, um eine bleibende Reposition der Sehne zu erreichen.

Nachbehandlung. Eine Immobilisierung der Gliedmaße ist nicht erforderlich, das Tier sollte jedoch für zwei bis drei Wochen ruhig gehalten werden.

Ruptur des Lig. patellae

Ein Riß des Kniescheibenbandes kommt selten, meist in Verbindung mit einem direkten Trauma vor. Das rupturierte Band wird genäht und durch eine in Achtertour angebrachte Drahtschlinge entlastet (Abb. 20-30A–C). Darüber hinaus sollte das Kniegelenk vier bis sechs Wochen mit einem langen Schalenverband oder einer externen Skelettfixation ruhiggestellt werden.

Arthrodese des Kniegelenkes

Allgemeines über Indikationen mit entsprechenden Richtlinien findet sich in Kapitel 19. Besonders zu beachten ist, daß ein funktionell gut kompensierbarer Fusionswinkel gewählt und eine stabile Osteosynthese durchgeführt wird.

Die Arthrodese stellt bei irreparablen Trümmerfrakturen und (Sub)luxationen des Kniegelenkes verschiedener Ursache sowie anhaltend schmerzhafter Gonarthrose und schweren, nicht mehr korrigierbaren Patellaluxationen eine Alternative zur Amputation dar.

Die Gliedmaßenfunktion ist deutlich beeinträchtigt, doch kann die Belastung durchaus zufriedenstellen, wenn die Versteifung im richtigen Winkel erfolgt. Der Fusionswinkel sollte beim Hund um ca. 10% größer, bei der Katze um 10% kleiner als der physiologische Standwinkel des unverletzten Kniegelenkes der anderen Seite sein [105, 106]. Das versteifte Bein wird im Bogen vorgeführt, insbesondere bei schneller Fortbewegung, wenn es gegenüber der kontralateralen Gliedmaße zu lang ist. Dabei kann auch ein Überköten erfolgen. Manche Tiere sind dann mehr behindert als nach einer Amputation.

Operationstechnik

Der Eingriff muß sorgfältig geplant werden, da einerseits möglichst große Kontaktflächen zwischen Femur und Tibia erwünscht sind, zum anderen aber der Fusionswinkel nach den ersten Knochenschnitten kaum noch verändert werden kann, ohne Knochensubstanz zu opfern und damit die Gliedmaße zu verkürzen.

Die Darstellung erfolgt über einen bilateralen Zugang mit Osteotomie der Tuberositas tibiae, die eine proximale Verlagerung des Lig. patellae und der Quadrizepsmuskulatur erlaubt. Die Menisci werden vollständig reseziert, während die Seitenbänder zur

20. Diagnose und Therapie von Gelenkerkrankungen der Beckengliedmaße

Vereinfachung des weiteren Vorgehens wenigstens in dieser Phase noch erhalten bleiben sollten. In das distale Femur- und proximale Tibiaende wird nun senkrecht zur Längsachse in der Mitte dieser Knochen je ein sagittaler Kirschner-Bohrdraht eingebracht (Draht 1 und 2, Abb. 20-31A). Sodann wird der vorgesehene Fusionswinkel von 180° subtrahiert, um den Ergänzungswinkel zu erhalten. In Abbildung 20-31 wurde ein Fusionswinkel von 140° gewählt, der Ergänzungswinkel beträgt somit 40°. Da Femur und Tibia ohne Schwierigkeiten osteotomiert werden können, entnimmt man beiden Knochen einen Keil von 20°.

Die Osteotomie erfolgt parallel zu zwei weiteren Kirschner-Bohrdrähten (Draht 3 und 4), die zuvor in einem Winkel von 20° zum ersten und zweiten Draht gesetzt wurden (Abb. 20-31A). Sie wird mit einem Flachmeißel (Abb. 20-31B) oder einer oszillierenden Säge durchgeführt, ohne hierbei in der Kniekehle verlaufende Gefäße zu verletzen. Erforderlichenfalls werden die Kontaktflächen noch mit einer Luer-Zange oder einer Raspel bearbeitet. Sobald der richtige Winkel erreicht ist, werden Femur und Tibia temporär mit zwei gekreuzten Kirschner-Bohrdrähten aneinander fixiert (Abb. 20-31C). Die Drähte 1, 2, 3 und 4

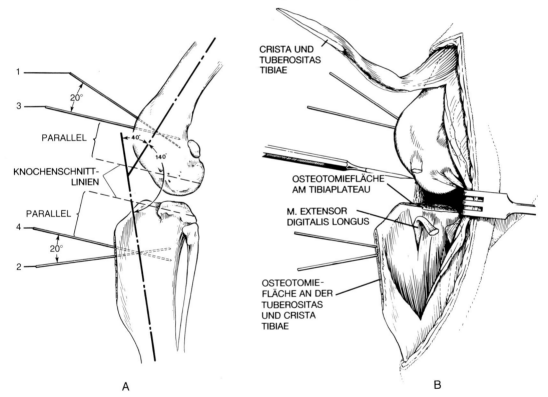

Abb. 20-31 Arthrodese des Kniegelenkes. (A) Planung der Knochenschnitte. In das distale Femur- und proximale Tibiaende wird senkrecht zur Längsachse in der Mitte dieser Knochen je ein sagittaler Kirschner-Bohrdraht eingebracht (Draht 1 und 2). Der vorgesehene Fusionswinkel beträgt 140°. Damit ergibt sich ein Ergänzungswinkel von 40°. Da Femur und Tibia ohne Schwierigkeiten osteotomiert werden können, soll beiden Knochen ein Keil von 20° entnommen werden. Orientierungsdraht 3 und 4 werden dementsprechend in einem Winkel von 20° zu den Drähten 1 und 2 plaziert. (B) Die Osteotomie erfolgt parallel zu Draht 3 und 4. Sie wird mit einem Flachmeißel oder einer oszillierenden Säge durchgeführt.

354 Teil 2: Lahmheit und Gelenkchirurgie

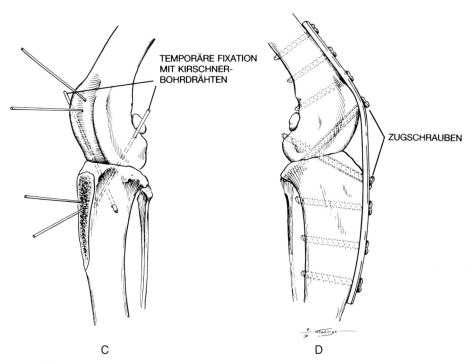

Abb. 20-31 (C) Nach Adaptation der Resektionsflächen werden Femur und Tibia mit zwei gekreuzten Kirschner-Bohrdrähten aneinander fixiert. Die Drähte 1, 2, 3 und 4 sollten erst nach der Kreuzspickung entfernt werden, um einen Rotationsfehler zu vermeiden. (D) Jetzt wird kranial eine mit mindestens vier Schrauben an jedem Knochen zu befestigende Platte angepaßt. Dabei muß von der Crista tibiae etwas Knochengewebe entfernt werden. Die Schrauben 3 und 6 werden zuerst, nach axialer Kompression der Resektionsflächen (durch exzentrische Bohrung oder mit Hilfe eines Plattenspanners), eingedreht. Mindestens eine, wenn möglich sogar zwei Plattenschrauben sollten die Kontaktflächen als Zugschrauben kreuzen.

sollten erst nach der Kreuzspickung entfernt werden, um einen Rotationsfehler zu vermeiden. Technisch einfacher gestaltet sich die Präparation bei der Verriegelungsarthrodese. Im Gegensatz zur oben beschriebenen Resektionsarthrodese werden hier die Gelenkflächen unter Erhaltung der Knochenkonturen nur entknorpelt. Der Gelenkspalt wird kranial mit einem aus der Trochlea ossis femoris entnommenen und nach Präparation einer entsprechenden Rinne in der Tuberositas tibiae distalwärts verlagerten Verriegelungsfragment überbrückt [105, 106].

Jetzt wird kranial eine mit mindestens vier Schrauben an jedem Knochen zu befestigende Platte angepaßt. Dabei muß von der Crista tibiae etwas Knochengewebe entfernt werden (Abb. 20-31D). Mindestens eine Zugschraube sollte die Kontaktflächen kreuzen, nachdem diese durch exzentrisches Einsetzen der Plattenschrauben oder Verwendung eines Plattenspanners auch axial komprimiert wurden. Die Tuberositas tibiae wird seitlich fixiert, so daß die Patella keinen Kontakt mit der Platte hat. Alternativ kommt eine Patellektomie in Betracht. Die gekreuzten Bohrdrähte können entfernt oder belassen werden. Eine Transplantation autogener Spongiosa ist wegen der großen Kontaktflächen zwischen Femur und Tibia nicht erforderlich.

Nachbehandlung. Die meisten Hunde und Katzen benötigen keine zusätzliche Immobilisierung der Gliedmaße, sofern sie ruhig gehalten werden. Da die Platte als Zuggurtung wirkt, gewährleistet sie eine stabile Fixation. Andererseits muß sie im Kniegelenkbereich relativ stark gebogen werden, so daß bei exzessiver Aktivität ein Ermüdungsbruch des Metalls begünstigt wird. Am Plattenende können Streßfrakturen des Femur und der Tibia entstehen. Die Implantate sollten deshalb entfernt werden, sobald eine solide knöcherne Konsolidierung nachweisbar ist. Der Durchbau nimmt etwa sechs bis neun Monate in Anspruch.

Tarsus und Metatarsus

Bandverletzungen im Tarsalbereich führen zu Instabilitäten unterschiedlicher Grade. Sie entstehen vor allem bei athletischen Hunden mit großer Schubkraft in den Beckengliedmaßen und, im Gegensatz zu Karpalverletzungen, häufiger durch indirekte als direkte Traumen. Läsionen II. und III. Grades haben bei konservativer Behandlung mit einem ruhigstellenden Verband meist dauerhafte Instabilitäten zur Folge [96]. Die operative Versorgung ist erfolgversprechender, erfordert jedoch genaue anatomische Kenntnisse.

Anatomie des Tarsus

Die Knochen des Sprunggelenkes sind etagenweise angeordnet und über einen komplexen Bandapparat verbunden (s. Abb. 8-1 u. 20-31). Man unterscheidet vier Gelenkspalten, die eigene Synovialhöhlen besitzen:
1. Articulatio tarsocruralis oder Unterschenkel-Hinterfußwurzel-Gelenk: Verbindung zwischen Tibia und Fibula sowie Talus und Calcaneus.
2. Articulatio talocalcaneocentralis et calcaneoquartalis oder oberes Hinterfußwurzel-Mittelgelenk: Verbindung zwischen Talus, Calcaneus, Os tarsi centrale und Os tarsale quartum.
3. Articulatio centrodistalis oder unteres Hinterfußwurzel-Mittelgelenk: Verbindung der Ossa tarsalia primum, secundum et tertium mit dem Os tarsi centrale.
4. Articulationes tarsometatarseae oder Hinterfußwurzel-Mittelfuß-Gelenke: Verbindung zwischen den Ossa tarsalia primum bis quartum und den Metatarsalknochen.

Die Verbindungen der einzelnen Tarsalgelenkknochen untereinander werden als Articulationes intertarseae oder Hinterfußwurzel-Zwischengelenke bezeichnet. Hierzu gehört auch die Articulatio talocalcanea, das Gelenk zwischen Sprung- und Fersenbein.

Am häufigsten verletzt sind die Kollateralbänder des Tarsokruralgelenkes (Abb. 20-32A – D) sowie der plantare Bandapparat und die tarsale Faserplatte (Abb. 20-32D). Die Kollateralbänder bestehen aus einer kurzen und einer langen Portion. Die langen Anteile verhindern eine Hyperextension, die kurzen eine Hyperflexion im Unterschenkel-Hinterfußwurzel-Gelenk. Die plantaren Bänder wirken gemeinsam mit der tarsalen Faserplatte als Zuggurtung einer Überstreckung im oberen und unteren Hinterfußwurzel-Mittelgelenk sowie in den Hinterfußwurzel-Mittelfuß-Gelenken entgegen. Die übrigen Bänder sind wesentlich kleiner und kürzer. Sie verbinden die einzelnen Knochen untereinander.

Wie an der Schultergliedmaße unterscheiden sich die Lagebezeichnungen in den distalen Gliedmaßenabschnitten gegenüber den proximalen. So wird »kranial« unterhalb des Sprunggelenkes durch »dorsal« und »kaudal« durch »plantar« ersetzt.

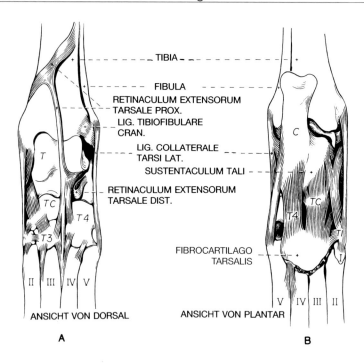
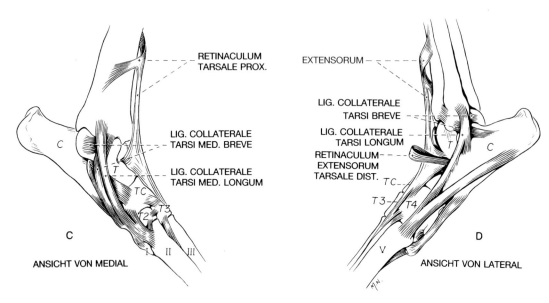

Abb. 20-32 Bänder des linken Tarsus. (A) Ansicht von dorsal. (B) Ansicht von plantar. (C) Ansicht von medial. (D) Ansicht von lateral. C = Calcaneus; T1 = Os tarsale primum, T3 = Os tarsale tertium, T4 = Os tarsale quartum; T = Talus; I bis V = Ossa metatarsalia primum bis quintum, TC = Os tarsi centrale. (Mit Genehmigung aus Evans HE, Christensen GC: Miller's Anatomy of the Dog, 2. Aufl. Philadelphia, Saunders, 1979, S. 265, 267).

20. Diagnose und Therapie von Gelenkerkrankungen der Beckengliedmaße

Operationszugänge

Es gibt mehrere Zugänge zu den unterschiedlichen Regionen des Sprunggelenkes [1, 2]. Da mit Ausnahme der plantaren Seite keine Muskeln die Knochen bedecken, wird der Schnitt im allgemeinen direkt über dem freizulegenden Bereich geführt. Strukturen, die geschont werden müssen, wie Sehnen, Gefäße und Nerven, werden erforderlichenfalls beiseite gehalten.

Verletzungen des Tarsus und Metatarsus

Symptome

Am Sprunggelenk gibt es häufig Bandverletzungen, ohne daß aus der Anamnese ein Trauma hervorgeht. Eine plötzliche Bewegung oder ein Sprung können für die Entstehung einer Hyperextensionsverletzung mit Ruptur der plantaren Bänder genügen. Die verletzte Gliedmaße wird im allgemeinen nicht belastet, sondern in gebeugter Haltung getragen. Adspektorisch fällt eine unterschiedlich ausgeprägte Umfangsvermehrung im Tarsalbereich auf. Häufig besteht eine Instabilität. In den meisten Fällen kann die Verletzung durch Palpation lokalisiert werden.

Diagnose

Zur Sicherung der Diagnose sind Röntgenaufnahmen erforderlich. Sie werden auf folienlosen Filmen oder mit feinzeichnenden Folien angefertigt. Standardlagerungen im dorsoplantaren und mediolateralen Strahlengang sowie Schrägprojektionen können Frakturen und knöcherne Bandausrisse aufzeigen. Zur Lokalisierung von Instabilitäten empfehlen sich Funktionsaufnahmen.

(Sub)luxation in der Art. tarsocruralis

Luxationen in diesem Gelenk werden häufig von Frakturen eines oder beider Malleoli begleitet. Zur Wiederherstellung der Gelenkstabilität wird eine Osteosynthese durchgeführt (s. Kap. 7).

Rupturen und Abrisse des Seitenbandes (Abb. 20-33A u. B) haben meist nur eine Subluxation zur Folge. Verletzungen des medialen Seitenbandes ermöglichen eine Valgusstellung (Achsenknickung nach lateral), die des lateralen Kollateralbandes eine Varusstellung der Pfote (Achsenknickung nach medial). Diese Abweichungen sind leicht zu palpieren und röntgenologisch nachweisbar. Eine isolierte Ruptur der langen oder kurzen Seitenbandportion verursacht dagegen nur eine geringe, schwierig zu diagnostizierende Instabilität.

Operationstechnik

Die verletzten Bänder werden je nach Indikation genäht, reinseriert oder ersetzt (s. Kap. 19). Bei Seitenbandläsionen ist es wichtig, sowohl die lange als auch die kurze Portion des Bandes zu versorgen. Abbildung 20-34A zeigt eine transossäre Reinsertion des langen Kollateralbandanteils. Zur Verankerung der Naht dient hier eine Querbohrung im Malleolus. Ein mit Cerclagendraht fixierter knöcherner Ausriß der kurzen Portion ist in den Abbildungen 20-34B und C dargestellt. Alternativ kann das Ausrißfragment mit drei divergierenden Kirschner-Bohrdrähten an der Tibia befestigt werden. Für die Verwendung von Zugschrauben ist das Fragment meist zu klein. Läßt sich das Band nicht mehr hinreichend reinserieren bzw. rekonstruieren, kann es durch synthetisches Material entlastet bzw. ersetzt werden (Abb. 20-34C u. D).

Nachbehandlung. Nach einer Bandnaht oder einem Bandersatz muß das Gelenk für

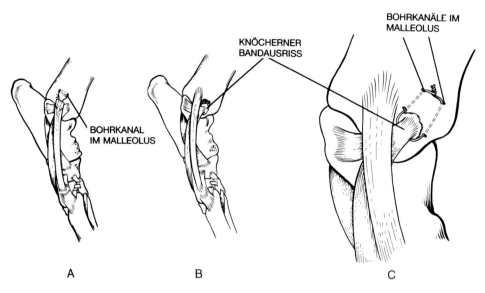

Abb. 20-33 Seitenbandverletzungen des Tarsokruralgelenkes. (A) Abriß des langen Innenbandes nahe seines Ursprungs am Malleolus. Die Reinsertion erfolgt mit einer Kirchmayr-Kessler-Naht, die proximal transossär durch den Malleolus geführt wird. (B) Knöcherner Ausriß des kurzen Innenbandes. (C) Hier dient zur Fixation ein Cerclagendraht, der zwischen den Bandfasern um das Ausrißfragment gelegt und nach Führung durch zwei in Zugrichtung gebohrte Knochenkanäle verdrillt wird.

vier Wochen mit einem kurzen Schienen- bzw. Schalenverband ruhiggestellt werden. Im Anschluß an diese Immobilisation wird für weitere zwei Wochen ein Polsterstützverband angelegt (s. Kap. 19). Das Tier sollte sechs Wochen lang nur an der Leine ausgeführt werden. Danach darf die Belastung langsam gesteigert werden.

Abschliffverletzungen des Tarsokruralgelenkes

Diese Verletzungen sind ähnlich den in Kapitel 21 beschriebenen Abschliffverletzungen am Carpus. Sie entstehen bei Unfällen im Straßenverkehr, wenn die Gliedmaße über den Asphalt gezogen wird. Dabei werden Areale der Haut, des Knochens und nicht selten das gesamte Seitenband weggeschürft. Meistens ist die mediale Gelenkseite betroffen (Abb. 20-34 A u. B). Aus dem Verlust der ligamentären und periartikulären Weichteile resultiert eine ausgeprägte Gelenkinstabilität mit Valgusdeformation. Da der Tarsus des Hundes bereits unter Normalbedingungen eine leichte Valgusstellung aufweist, wirken sich mediale Seitenbandverluste wesentlich gravierender aus als laterale, die überdies seltener vorkommen.

Die besten Ergebnisse werden durch frühzeitige Stabilisierung des Gelenkes sowie begleitender Frakturen (s. Kap. 8) und offene Wundbehandlung erzielt. Hauttransplantationen sind selten erforderlich und nur dann angezeigt, wenn sich der Defekt nicht mit Granulationsgewebe ausfüllt. Läßt die Situation eine hinreichende funktionelle Wiederherstellung nicht erwarten, kommt primär oder sekundär eine Arthrodese in Betracht. Folgende Fragen sind bei der Therapiewahl entscheidend:

1. Kann das Gelenk stabilisiert werden und sind die Gelenkflächen soweit erhalten, daß eine gute Funktion erwartet werden darf? Knochensubstanzverluste sind am Tarsokruralgelenk als kritisch zu bewerten. Lautet die Antwort nein, ist eine Arthrodese indiziert.
2. Welche Erwartungen setzt der Besitzer in die Funktion? Großwüchsige, bewegungsaktive Hunde werfen andere Probleme auf als kleine, ruhige Tiere. Im ersteren Falle muß eine aktive Therapie mit Rekonstruktion, Augmentation oder Ersatz der Bänder gewählt werden. Bei kleinen, wenig aktiven Tieren kann durch konservative Maßnahmen eine hinreichende Vernarbung erzielt werden, während bei großen, athletischen Hunden dieses Vorgehen im allgemeinen nicht genügt.
3. Wie soll das Gelenk entlastet werden? Unabhängig von der Versorgung der Bandläsion muß das Gelenk während der Heilungsphase zusätzlich stabilisiert werden. Da in den ersten zwei bis drei Wochen zur Wundbehandlung ein täglicher Verbandwechsel erforderlich ist, sind konventionelle Schienen- und Schalenverbände problematisch. Perkutane Fixationsverfahren bieten hier große Vorteile.

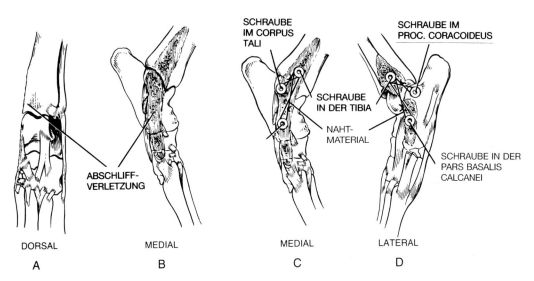

Abb. 20-34 Abschliffverletzung des Tarsus. (A u. B) Auf der medialen Gelenkseite wurden der Malleolus und die proximalen Tarsalknochen mit den Innenbändern weggeschürft. Aus dem Verlust der ligamentären und periartikulären Weichteile resultiert eine ausgeprägte Gelenkinstabilität mit Valgusfehlstellung. (C) Der Bandersatz erfolgt mit an Schrauben verankertem Draht oder langsam resorbierbarem, monofilem Kunststoffaden in Achtertour [99]. Die proximale Schraube wird möglichst weit distal unter Schonung der Cochlea tibiae in das Schienbein eingedreht. Für den Ersatz des kurzen Innenbandes plaziert man die zweite Schraube in das Corpus tali. Eine dritte Schraube im Caput tali dient dem Ersatz des langen Innenbandes. Die proximale Schraube wird nun mit den beiden distalen durch achterförmige Fadenschlingen aus kräftigem Nahtmaterial (Stärke 0 bis 2) verbunden. Das kurze Ersatzband sollte in Beugestellung, das lange in Streckstellung angezogen werden. (D) Auf der lateralen Seite ist das Vorgehen ähnlich. Die distalen Schrauben werden hier in den Calcaneus plaziert: die obere an der Basis des Processus coracoideus, die untere in der Mitte zwischen der distalen Begrenzung des Processus coracoideus und der distalen Gelenkfläche des Calcaneus [99].

Therapie

Zu Beginn sollte eine sorgfältige, aber nicht zu aggressive Wundtoilette durchgeführt werden mit dem Ziel, nekrotisches Gewebe und Fremdkörper zu entfernen. Dabei ist die Wunde reichlich mit Ringer-Lösung zu spülen.

Wenn Reste der Bänder, Gelenkkapsel und anderer Stukturen verblieben sind, sollten sie soweit möglich durch Naht rekonstruiert werden, um dem Gelenk Halt zu verleihen. Die Kollateralbänder müssen aufgrund des Substanzverlustes im allgemeinen ersetzt werden. Hierzu wird vorzugsweise langsam resorbierbares, monofiles Nahtmaterial der Stärke 0 bis 2 verwendet, da es ähnlich wie Draht in kontaminiertem Gewebe gut angenommen wird und sich dank seiner Flexibilität den unterschiedlichen Spannungsverhältnissen anpassen kann. Zur Verankerung dienen drei Schrauben, die möglichst nahe der physiologischen Bandinsertionen plaziert werden (Abb. 20-34C u. D). Die proximale Schraube wird möglichst weit distal in die Tibia eingedreht. Dabei sollte berücksichtigt werden, daß die Cochlea tibiae eine beträchtliche Tiefe aufweist, die durch Aufklappen des Gelenkes geprüft werden kann. Die Schraube darf nicht in das Gelenk eindringen. Die distalen Schrauben werden an den unteren Ansatzstellen des langen und kurzen Kollateralbandes gesetzt [107, 108, 109]. Auf der medialen Seite (Abb. 20-34C) werden beide distalen Schrauben in den Talus eingedreht, hiervon die obere in das Corpus. Diese Schraube sollte leicht nach distal gerichtet sein, um den Sulcus cochlearis zu schonen. Die untere Schraube wird in das Caput tali gesetzt, etwa auf halbem Wege zwischen der Basis des medialen Rollkammes und der distalen Gelenkfläche. Auf der lateralen Seite werden die distalen Schrauben entsprechend in den Calcaneus plaziert: die obere an der Basis des Processus coracoideus, die untere in der Mitte zwischen der distalen Begrenzung des Processus coracoideus und der distalen Gelenkfläche des Calcaneus (Abb. 20-34D). Die Schrauben werden nun durch doppelte Fadenschlingen aus kräftigem Nahtmaterial (Stärke 0 bis 2) in Achtertour verbunden. Das kurze Ersatzband sollte in Beugestellung, das lange in Streckstellung angezogen werden. Vor dem Knoten wird nochmals geprüft, ob eine uneingeschränkte Bewegung im Gelenk möglich ist. Wenn das Nahtmaterial von den Schraubenköpfen nicht ausreichend fixiert wird, finden zusätzlich Unterlegscheiben mit Spitzen Verwendung.

Die Wundränder der Haut dürfen nur dort vernäht werden, wo sie sich spannungsfrei adaptieren lassen. Das Wundsekret muß ungehindert abfließen können. Im Bedarfsfalle sind für zwei bis fünf Tage Penrose-Drainagen einzulegen.

Die offene Wundbehandlung gestaltet sich wesentlich einfacher, wenn das Gelenk zusätzlich perkutan, z. B. mit einer Kirschner-Ehmer-Schiene, stabilisiert wird (Abb. 20-36). Ein Marknagel sollte nicht verwendet werden, um eine Infektionsausbreitung zu vermeiden. Die externe Fixation verbleibt ca. drei bis vier Wochen, bis der Defekt mit Granulationsgewebe überdeckt ist. In den ersten postoperativen Tagen wird sterile, in Betaisodona® oder Chlorhexidinlösung getränkte Gaze locker der Wunde aufgelegt. Die Wundtoilette sollte täglich oder jeden zweiten Tag wiederholt werden, bis sich alles abgestorbene Gewebe demarkiert hat. Die Wunde muß stets feuchtgehalten werden und das sich bildende Wundsekret abfließen können. Bis sich gesundes Granulationsgewebe gebildet hat, wird feuchte Gaze und absorptionsfähiges Polstermaterial aufgelegt. Danach verwendet man nichthaftende Gaze, mit oder ohne antibakterielle Salben, und nur noch wenig absorbierendes Polstermaterial. Die Zeitabstände zwischen den Verbandswechseln werden mit abnehmender Sekretion größer. Bis zur Epithelisation vergehen 10 bis 12 Wochen. Solange sollte die Wunde unter Verband gehalten werden.

Nachbehandlung. Die externe Fixation kann nach etwa drei Wochen entfernt werden, sofern die Wunde mit Granulationsgewebe bedeckt ist. Danach wird für weitere drei Wochen ein Polsterstützverband angelegt. Der Patient ist in dieser Zeit noch konsequent ruhigzuhalten. Normale Aktivitäten sollten nicht vor der achten bis zwölften Woche beginnen. Gelockerte Schrauben können die Haut reizen und zur Implantatentfernung zwingen. Dies sollte nach Möglichkeit jedoch nicht vor dem dritten bis vierten Monat erfolgen. Mißglückte Stabilisierungsbemühungen haben funktionell beeinträchtigende Arthrosen zur Folge. In derartigen Situationen bietet eine Arthrodese die besten Chancen auf Wiederherstellung der Gliedmaßenfunktion.

(Osteo)chondrosis dissecans des Talus

Die (Osteo)chondrosis des Talus kommt bei denselben Hunderassen vor wie andere Manifestationen dieser Krankheit (s. Kap. 18). Rottweiler erscheinen allerdings besonders häufig betroffen [110, 111].

Das Leiden kann bilateral auftreten und entweder am medialen (häufiger) oder lateralen Rollkamm lokalisiert sein [112]. Um ein gutes Resultat zu erzielen, sollte die partiell gelöste Knorpelschuppe frühzeitig entfernt werden. Damit kann eine Sekundärarthrose allerdings nicht vermieden werden [113], insbesondere bei Entfernung größerer Schuppen, wenn eine Gelenkinstabilität oder Inkongruenz verbleibt. Große Fragmente sollten nach Möglichkeit fixiert werden.

Symptome

Die Lahmheit zeigt sich in einer Schrittverkürzung. Oft besteht eine Hyperextension des Tarsokruralgelenkes. Entsprechend dem Schweregrad der Sekundärarthrose ist das Gelenk vermehrt gefüllt und auf der medialen Seite umfangsvermehrt. Bei passiver Beugung und Streckung zeigt sich Schmerzhaftigkeit. Es besteht eine Beugehemmung, gelegentlich kann auch Krepitation nachgewiesen werden.

Diagnose

Röntgenaufnahmen des gestreckten Sprunggelenkes bei dorsoplantarem Strahlengang sowie des leicht gebeugten Gelenkes bei mediolateraler Strahlenrichtung lassen den Defekt am medialen Rollkamm der Trochlea tali erkennen. Mitunter finden sich auch Corpora libera. Die vor allem beim Rottweiler vorkommenden Läsionen des lateralen Rollkammes sind auf dorsoplantaren Projektionen schwierig nachzuweisen aufgrund ihrer Überlagerung mit dem Calcaneus. Hier empfehlen sich Schrägaufnahmen in plantomedialer-dorsolateraler Strahlenrichtung [112].

Operationstechnik

Bei großen Defekten am medialen Rollkamm kann eine Osteotomie des Malleolus medialis unumgänglich sein. Da bei älteren Läsionen die entzündlichen Weichteilreaktionen eine korrekte Ausführung der Osteotomie wie auch der Reposition und Fixation des Malleolus erschweren, sollte man zunächst versuchen, mit einer Arthrotomie kranial und kaudal des Kollateralbandes auszukommen. Kleinere Defekte lassen sich meist über einen kaudalen Zugang erreichen. In diesen Fällen wird der gelöste Knorpel entfernt und sein Bett bei möglichst geringem Substanzverlust mit einem scharfen Löffel angefrischt. Große Defekte werden nach Möglichkeit mit einer versenkten Zugschraube oder divergierenden Kirschner-Bohrdrähten fixiert.

Nachbehandlung. Es wird für zwei Wochen ein bequemer Polsterverband angelegt und der Patient insgesamt vier bis sechs Wochen konsequent ruhiggehalten.

Luxation der Sehne des M. flexor digitalis superficialis

Spontanrupturen des medialen oder lateralen Retinaculum der Fersenbeinkappe ermöglichen eine mediale oder laterale Luxation des oberflächlichen Zehenbeugers [104]. Shelties und Collies erscheinen besonders häufig hiervon betroffen.

Die operative Rekonstruktion ist bei frühzeitiger Intervention sehr erfolgreich. Eine chronische Tendinitis kann bleibende Alterationen der Sehne hervorrufen und die Erfolgsaussichten verringern.

Symptome

Die Lahmheit ist nicht sehr ausgeprägt. Palpatorisch findet sich eine mäßige Schwellung auf beiden Seiten des Calcaneus und ein deutliches »Knacken«, wenn das Sprunggelenk gebeugt und gestreckt wird. Manchmal kann die Sehne in luxierter Position palpiert und bei Streckung des Sprunggelenkes reponiert werden. Bei Beugung erfolgt eine Reluxation.

Operationstechnik

Die Haut wird auf der entgegengesetzten Seite der Luxationsrichtung über der Endsehne des M. gastrocnemius und dem Calcaneus durchtrennt. Nach Reposition des oberflächlichen Zehenbeugers wird dessen Rand mit Knopfheften aus nichtresorbierbarem Nahtmaterial mit der angrenzenden Faszie und dem Periost vernäht. Damit wird die hier als Fersenbeinkappe fungierende Sehne in Position gehalten.

Nachbehandlung. Das Sprunggelenk sollte für drei Wochen mit einem kurzen Schienen- bzw. Schalenverband ruhiggestellt werden (s. Kap. 19). Ab der vierten postoperativen Woche darf sich das Tier wieder frei bewegen.

Abriß der Endsehne des M. gastrocnemius

Die Endsehne des M. gastrocnemius bildet den kräftigsten Anteil der Achillessehne. Sie wird unterstützt von der gemeinsamen Endsehne der Mm. biceps femoris, semitendinosus und gracilis sowie der Sehne des M. flexor digitalis superficialis.

Der Tendo gastrocnemius kann durch eine direkte Gewalt verletzt werden. Es kommen jedoch relativ häufig auch ohne ein offensichtliches Trauma entstandene Rupturen vor, die an eine degenerative Vorschädigung denken lassen. Dobermann-Pinscher scheinen hiervon besonders häufig betroffen zu sein.

Um bleibende Funktionseinbußen zu vermeiden, sollte die Sehne möglichst frühzeitig rekonstruiert werden.

Symptome

Im akuten Stadium besteht eine hochgradige Lahmheit, bei älteren Verletzungen wird die Gliedmaße wieder vorsichtig belastet. Dabei fällt eine Durchtrittigkeit im Sprunggelenk bei Überstreckung des Kniegelenkes und Beugung der Zehen auf. Die Beugung der Zehen ergibt sich aus der Überbelastung des intakten, die Fersenbeinkappe bildenden M. flexor digitalis superficialis.

Palpatorisch findet man bei frischen Verletzungen eine ödematöse Schwellung und Schmerzhaftigkeit im Rupturbereich. Bei sorgfältiger Untersuchung ist der obere Sehnenstumpf häufig als Verdickung fühlbar, der sich nach distal eine Lücke anschließt. Bei älteren Läsionen kann durch Ausfüllen des Rupturspaltes mit Narbengewebe allerdings eine intakte Sehne vorgetäuscht werden.

Röntgenbefunde

Auf »weichen« Aufnahmen läßt sich der zurückgezogene Sehnenstumpf und die an der Rupturstelle entstandene Lücke mitunter erkennen. Einen weiteren Hinweis geben knöcherne Absprengungen am Tuber calcanei. Alte Rupturen gehen mit rauhen Konturen am Tuber calcanei und einer vermehrten Strahlendichte im Bereich der Zusammenhangstrennung einher.

Operationstechnik

Über einen kaudolateralen Zugang wird die Läsion freigelegt. Da die Sehne meist direkt am Tuber calcanei abgerissen ist, empfiehlt es sich, die Fersenbeinkappe nach Inzision ihres lateralen Retinaculum zur medialen Seite hin zu verlagern. Der Sehnenstumpf wird sparsam angefrischt und mit einer Kirchmayr-Kessler-Naht, die distal transossär geführt wird, am Tuber calcanei befestigt. Bei alten Rupturen muß zunächst der Sehnenkallus vorsichtig entfernt werden. Die Naht erfolgt vorzugsweise mit nichtresorbierbarem monofilem Material. Bei chronischen Rupturen ist eine vollständige Adaptation der Stümpfe nicht immer möglich. In diesen Fällen kann der Defekt mit einem autogenen Fascia-lata-Transplantat [114] oder mit einem Vicryl®-Band überbrückt werden. Abschließend wird die Fersenbeinkappe mit Knopfheften wieder reinseriert und die Wunde schichtweise verschlossen.

Nachbehandlung. Das Sprunggelenk sollte in leicht gestreckter Stellung für sechs Wochen mit einem kurzen Schienen- bzw. Schalenverband immobilisiert werden. Bei lebhaften, wenig kooperativen Tieren empfiehlt sich stattdessen ein Fixateur externe. Nach Abnahme des ruhigstellenden Verbandes bzw. der perkutanen Schiene wird für weitere zwei Wochen ein Polsterstützverband angelegt. Bis zur 12. postoperativen Woche sollte das Tier wenig beansprucht werden.

Arthrodese des Tarsokruralgelenkes

Indikationen für eine Arthrodese des Tarsokruralgelenkes können sein:
1. Schwere Abschliffverletzungen.
2. Anhaltend schmerzhafte Arthrosen, nicht selten Folge einer (Osteo)chondrosis dissecans.
3. Chronische Instabilität oder Hyperextensionsverletzungen.
4. Nicht rekonstruierbare intraartikuläre Splitterfrakturen.
5. Irreparable Verletzungen der Achillessehne.
6. Lähmung des N. ischiadicus, in Kombination mit einer Verlagerung der Sehne des M. extensor digitalis longus [115].

Das funktionelle Resultat ist zufriedenstellend, sofern keine Veränderungen des Hüft- oder Kniegelenkes vorliegen. Diese Gelenke müssen zur Kompensation der Versteifung des Sprunggelenkes vermehrt gebeugt werden. Ist ihre Funktion beeinträchtigt, wird die Gliedmaße im Bogen nach vorne geführt. Wie bei allen Arthrodesen werden die benachbarten Gelenke vermehrt belastet, so daß in den weiter distal gelegenen Tarsalgelenken arthrotische Veränderungen auftreten.

Die Arthrodese des Tarsokruralgelenkes stellt hohe Anforderungen an die Stabilität.

Operationstechnik

Schraubenfixation. Der Zugang erfolgt von medial mit Osteotomie des Innenknöchels. Nach Ablösen der medialen Seitenbänder wird der Malleolus mit einer Luer-Zange zerkleinert und später, gemeinsam mit autogener Spongiosa aus der proximalen Tibiametaphyse, als Knochentransplantat verwendet.

Der Fusionswinkel sollte individuell vor dem Eingriff an der gesunden kontralateralen Gliedmaße im Stand bestimmt werden. Beim Hund liegt er im allgemeinen zwischen 135 und 145°, bei Katzen beträgt er 100–120°. In Abbildung 20-35A wurde ein Winkel von 135° gewählt. Der Ergänzungswinkel beträgt 45°. Da es einfacher ist, das distale Tibiaende senkrecht zur Längsachse des Schienbeins zu osteotomieren, wird der Talus in einem Winkel von 45° zur Längsachse des Calcaneus und der Pfote durchtrennt. Von der Tibia muß relativ viel Knochengewebe entfernt werden, da ihre Cochlea tief ist. Bei sorgfältiger Entknorpelung der Gelenkflächen mit Hilfe einer preßluftgetriebenen Fräse, eines scharfen Löffels oder einer Luer-Zange kann die Resektion auch unterbleiben.

In manchen Fällen verhindert die Fibula nach der Knorpel- und Knochenresektion eine Annäherung des Talus an die Tibia. Es sollte dann über einen lateralen Zugang der Malleolus lateralis reseziert oder eine supramalleolare Defektosteotomie der Fibula durchgeführt werden.

Bei Katzen und Hunden unter 10 kg Körpergewicht kann zur Fixation eine Zugschraube ausreichend sein. Im übrigen sollten jedoch mindestens zwei Schrauben verwendet werden. Vor der Verschraubung werden die Resektionsflächen mit zwei Kirschner-Bohrdrähten aneinander fixiert, damit sich beim Bohren, Gewindeschneiden und Eindrehen der Schraube(n) keine Lageveränderung mehr ergeben kann. Schrauben mit einem Durchmesser von 4,5 mm sind für Tiere mit einem Körpergewicht von über 20 kg, 3,5-mm-Schrauben für leichtere Tiere geeignet. Es sollten Schrauben mit durchgehendem Gewinde verwendet werden, da sie sich leichter entfernen lassen.

Für die erste Schraube wird in der Tibia ein Gleitloch und in Talus und Calcaneus ein Gewindeloch angelegt (Abb. 20-35B u. C). Das Gleitloch beginnt ca. 2–2,5 cm oberhalb der Osteotomiefläche und sollte in einem Winkel von 15–20° zur Sagittalebene der Tibia liegen. Nach Einführen einer Steckbohrbüchse wird das Gewindeloch gebohrt, danach mit dem Meßgerät die Schraubenlänge bestimmt, das Gewinde geschnitten und schließlich die Schraube eingedreht (Abb. 20-35D u. E).

Um die Beanspruchung dieser Schraube zu reduzieren, wird bei Hunden über 10 kg Körpergewicht zusätzlich eine Stellschraube oder ein Bohrdraht von der Tibia in den Calcaneus gesetzt (Abb. 20-35D u. E). Für die Stellschraube muß sowohl im Calcaneus als auch in der Tibia ein Gewindeloch präpariert werden. Abschließend erfolgt die Ein- bzw. Anlagerung der Knochentransplantate.

Nachbehandlung. Um extreme Biegekräfte zu verhindern, muß das Sprunggelenk bis zur knöchernen Konsolidierung zusätzlich ruhiggestellt werden. Dies kann entweder mit einem kurzen Schienen- bzw. Schalenverband (s. Kap. 19) oder einem Fixateur externe erfolgen. Der Patient ist in der Heilungszeit konsequent ruhigzuhalten. Die Implantate können frühestens nach sechs Monaten entfernt werden. Aufgrund der starken Biegebeanspruchung des Fusionsbereiches treten nicht selten Mikrobewegungen auf, die gelegentlich zu einem Schraubenbruch führen. Kortikalisschrauben mit durchgehendem Gewinde können dann leichter entfernt werden als Spongiosaschrauben mit gewindefreiem Hals.

Plattenfixation. Sie sollte nach Möglichkeit ohne Einbeziehung der distalen Tarsalgelenke erfolgen. Die Platte kann kranial oder lateral angebracht werden. Bei kranialer Plattenlage sollte eine Schraube als Stell-

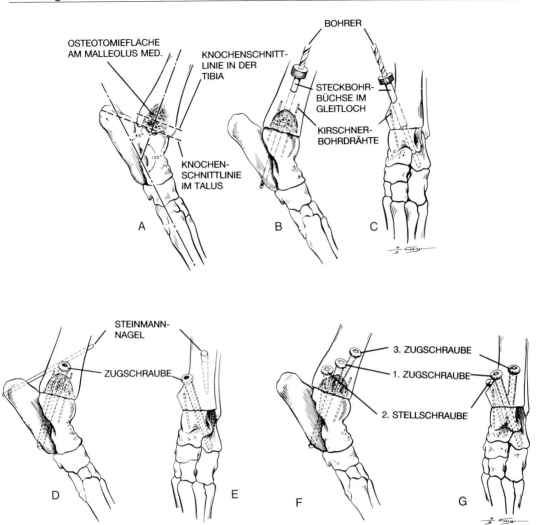

Abb. 20-35 Arthrodese des Tarsokruralgelenkes mit Schraubenfixation. (A) Für die Versteifung wurde ein Winkel von 135° gewählt. Der Ergänzungswinkel beträgt somit 45°. Da es einfacher ist, das distale Tibiaende senkrecht zur Längsachse des Schienbeins zu osteotomieren, wird der Talus in einem Winkel von 45° zur Längsachse des Calcaneus und der Pfote durchtrennt. Der Zugang erfolgt von medial mit Osteotomie des Innenknöchels [1, 2]. (B u. C) Nach Adaptation der Osteotomieflächen werden zunächst zwei Kirschner-Bohrdrähte eingedrillt. Für die erste Schraube wird sodann in der Tibia ein Gleitloch und im Talus und Calcaneus ein Gewindeloch angelegt. Das Gleitloch beginnt ca. 2–2,5 cm oberhalb der Osteotomiefläche und sollte in einem Winkel von 15–20° zur Sagittalebene der Tibia liegen. Nach Einführen einer Steckbohrbüchse wird das Gewindeloch gebohrt, das lateroplantar der Basis des Calcaneus mündet. (D u. E) Nach dem Messen der Schraubenlänge und Schneiden des Gewindes wird schließlich die Schraube eingedreht. Als zusätzliche Fixation kann ein weiterer Bohrdraht oder dünner Steinmann-Nagel vom Calcaneus in die Tibia gebohrt werden. Dieser sollte im Calcaneus versenkt und kranial nahe der Tibia abgeschnitten werden. (F u. G) Bei Hunden über 10 kg KG empfiehlt sich anstelle des Steinmann-Nagels eine von der Tibia in den Calcaneus gesetzte Stellschraube. Hierfür muß in beiden Knochen ein Gewindeloch präpariert werden. Bei großen Hunden kann eventuell noch eine weitere Zugschraube plaziert werden.

schraube durch die Tibia in den Calcaneus eingedreht werden. Hierfür muß sowohl in der Tibia als auch im Calcaneus ein Gewindeloch präpariert werden.

Auf der lateralen Seite können gerade Platten nur bei kurzen Schraubenlochabständen verwendet werden. Hier werden zunächst ein oder zwei Zugschrauben durch die Resektionsflächen gesetzt. Nach Entfernen des distalen Fibuladrittels wird zur Optimierung der Stabilität dann die Platte angeschraubt. Sie muß distal durch Biegung und leichtes Verschränken den Konturen des Calcaneus angepaßt werden [116].

Rekonstruktionsplatten, die sich durch seitliche Einkerbungen dreidimensional modellieren lassen, können zur lateralen Befestigung dem Sprunggelenkwinkel entsprechend gekrümmt werden. Hierbei besteht aber eine größere Plattenbruchgefahr.

Um den knöchernen Durchbau zu beschleunigen, sollte auch bei Verwendung von Platten stets autogenes Knochengewebe dem Fusionsbereich angelegt werden.

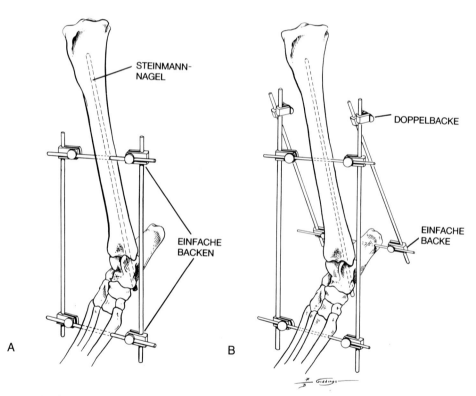

Abb. 20-36 Arthrodese des Tarsokruralgelenkes mit Fixateur externe. (A) Die Gelenkflächen werden, wie in Abbildung 20-31 A dargestellt, reseziert. Bei sorgfältiger Entknorpelung mit Hilfe einer preßluftgetriebenen Fräse, eines scharfen Löffels oder einer Luer-Zange kann die Resektion auch unterbleiben. Für die äußere Schiene wird je ein Querstift durch die Tibia und die Basis der Metatarsalknochen gesetzt. Hieran werden dann über einfache Backen Verbindungsstangen befestigt. (B) Bei großwüchsigen Hunden sollte ein weiteres Querelement durch den Calcaneus gebohrt werden, dessen Verbindungsstangen über Doppelbacken am Proximalende der anderen Transversalelemente fixiert werden. Wenn es sich nicht um eine offene Verletzung handelt oder das Infektionsrisiko gering erscheint, kann zudem ein Nagel durch den Calcaneus und Talus bis in die proximale Tibiametaphyse getrieben werden.

20. Diagnose und Therapie von Gelenkerkrankungen der Beckengliedmaße

Nachbehandlung. Sie entspricht der nach Schraubenfixation empfohlenen.

Fixateur externe. Perkutane Transfixationen, beispielsweise mit einer Kirschner-Ehmer-Schiene (Abb. 20-36), werden hauptsächlich bei offenen bzw. Abschliffverletzungen des Sprunggelenkes angewendet. Offene Luxationsfrakturen mit Zersplitterung der Cochlea tibiae oder der Trochlea tali werden am besten mit einer Arthrodese versorgt. Wenig Metall im kontaminierten Gebiet verringert die Infektionsgefahr. Darüber hinaus können die Implantate leicht wieder entfernt werden.

Nach sorgfältiger Wundrevision werden die Kontaktflächen wie schon beschrieben vorbereitet (Abb. 20-35A). Die in den Abbildungen 20-36A und B gezeigte zusätzliche Fixation mit einem Steinmann-Nagel sollte bei starker Verschmutzung unterbleiben, um eine Infektionsausbreitung zu vermeiden. Erscheint das Infektionsrisiko gering, kann der Nagel durch den Calcaneus und Talus bis in die proximale Tibiametaphyse oder, bei schrägem Verlauf, durch die kraniale Kortikalis getrieben werden.

Für die äußere Schiene wird je ein Querstift durch die Tibia und die Basis der Metatarsalknochen gesetzt. Hieran werden dann über einfache Backen Verbindungsstangen befestigt. Bei großwüchsigen Hunden sollte ein weiteres Querelement durch den Calcaneus gebohrt werden, dessen Verbindungsstangen über Doppelbacken am Proximalende der anderen Transversalelemente fixiert werden (Abb. 20-36B). Schließlich wird zur Beschleunigung der Heilung aus der proximalen Tibiametaphyse entnommene Spongiosa eingelagert.

Nachbehandlung. Die perkutane Fixation erlaubt eine offene Wundbehandlung. Der knöcherne Durchbau erfolgt langsam; die Montage muß mindestens zehn bis zwölf Wochen verbleiben, bis sich röntgenologisch eine solide Konsolidierung nachweisen läßt. Während der Heilung sollte der Patient möglichst wenig Bewegung haben. Bei zusätzlicher Nagelung wird der Steinmann-Nagel nicht mit dem Fixateur externe entfernt, sondern vier bis sechs Monate belassen, um einen Teil der Biegekräfte aufzufangen.

Hyperextensionsverletzung mit Subluxation in der Art. talocalcaneocentralis et calcaneoquartalis

Diese Verletzung kommt bei allen Hunderassen, gehäuft jedoch beim Sheltie [117] und Collie vor. Bezüglich der Katze liegen keine Berichte vor. Meist sind athletische Hunde wie Greyhounds und Jagdhunde oder übergewichtige Tiere mit schlechter Kondition betroffen. Vorberichtlich wird selten ein Trauma genannt.

Die Verletzung betrifft zwar das ganze obere Hinterfußwurzel-Mittelgelenk, jedoch ist vorwiegend die Art. calcaneoquartalis instabil. Bei gleichzeitiger Instabilität in der Art. talocalcaneocentralis liegt gewöhnlich eine vollständige Luxation vor, wie unten beschrieben. Hauptursache der Subluxation ist eine Ruptur des Lig. plantare longum zwischen dem Os tarsale quartum und dem Calcaneus (Abb. 20-37A u. B). Der Verlust dieses als Zuggurtung wirkenden Bandes bewirkt eine Hyperextension mit plantigrader Fußung unterschiedlichen Ausmaßes. Durch Rekonstruktion der Weichteile und Immobilisierung mit einem Verband läßt sich im allgemeinen keine Heilung erzielen, so daß eine partielle Arthrodese angezeigt ist. Die Versteifung dieses Gelenkes verursacht funktionell kaum eine Beeinträchtigung. Rennhunde gelangen allerdings selten wieder zu vollem Einsatz. Die Fixation erfolgt vorzugsweise mit einer Drahtzuggurtung. Das Verfahren ist bei Tieren jeder Größe anwendbar und technisch relativ einfach.

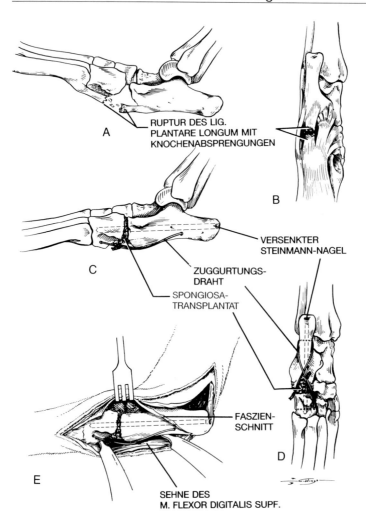

Abb. 20-37 Arthrodese bei Hyperextensionsverletzung mit Subluxation in der Art. talocalcaneocentralis et calcaneoquartalis. (A u. B) Hauptursache der Luxation ist eine Ruptur des Lig. plantare longum zwischen dem Os tarsale quartum und dem Calcaneus. (C u. D) Das Gelenk wird über einen lateroplantaren Zugang dargestellt [1, 2]. Nach Verlagerung der Sehne des M. flexor digitalis superficialis nach medial wird der Gelenkknorpel entfernt und autogene Spongiosa eingelagert. Über Querbohrungen im Calcaneus und dem plantaren Vorsprung des Os tarsale quartum wird in Achtertour eine Zuggurtungsdrahtschlinge (Cerclagendraht der Stärke 0,8 bis 1,0 mm) angebracht, aber noch nicht gespannt. Dies erfolgt erst nach Durchbohren des Calcaneus mit einem längs verlaufenden Kirschner-Bohrdraht oder Steinmann-Nagel, der bis an das distale Ende des Os tarsale quartum reicht und im Knorpel des Tuber calcanei versenkt wird. (E) Ansicht von lateroplantar bei nach medial verlagerter Endsehne des M. extensor digitalis superficialis.

Symptome

Das Ausmaß der plantigraden Fußung kann sehr unterschiedlich sein. Die Weichteile sind etwas verdickt, die Schmerzhaftigkeit ist jedoch gering. Die meisten Tiere zeigen wenig Unbehagen bei Prüfung der Instabilität, die nur plantar besteht.

Diagnose

Funktionsaufnahmen im mediolateralen Strahlengang bei überstrecktem Gelenk bestätigen den Palpationsbefund. Ferner können anhand von Röntgenaufnahmen Abrißfrakturen am Os tarsale quartum und an der Basis des Calcaneus nachgewiesen werden (Abb. 20-37A).

Operationstechnik

Das Gelenk wird über einen lateroplantaren Zugang dargestellt [1, 2]. Nach Verlagerung der Sehne des M. flexor digitalis superficialis nach medial werden die Stümpfe des rupturierten Bandes reseziert, um das Gelenk zugänglich zu machen. Der Gelenkknorpel wird mit einer preßluftgetriebenen Fräse oder einem scharfen Löffel entfernt. Sodann werden der Calcaneus und der plantare Vorsprung des Os tarsale quartum in ihrer Mitte quer durchbohrt und durch diese Bohrkanäle in Achtertour ein Cerclagendraht der Stärke 0,8–1,0 mm gelegt (Abb. 20-37C u. D). Der Calcaneus wird möglichst weit dorsal auch längs durchbohrt. Hierzu verwendet man wegen der Härte des Fersenbeins zunächst einen Bohrer, bevor der für die Fixation vorgesehene Kirschner-Bohrdraht oder Steinmann-Nagel bis an das distale Ende des Os tarsale quartum eingedrillt wird. Zuvor sollte in den Gelenkspalt autogene Spongiosa eingebracht werden. Wenn der Nagel bzw. Bohrdraht die vorgesehene Tiefe erreicht hat, wird er nochmals 1 cm zurückgezogen, abgeschnitten und dann im Tuber calcanei versenkt, damit er die Sehne des M. flexor digitalis superficialis nicht irritiert. Der Zuggurtungsdraht wird nun durch Zug an seinen Enden gespannt und verdrillt (Abb. 20-37D u. E). Wenn die Verdrillung abgeschnitten und dem Knochen angelegt ist, wird das laterale Retinaculum der Sehne des M. flexor digitalis superficialis vernäht und schließlich die Hautwunde verschlossen.

Nachbehandlung. Immobilisierende Verbände sind nicht erforderlich, jedoch empfiehlt sich ein Polsterstützverband für die erste postoperative Woche. Der Patient sollte konsequent ruhiggehalten werden, bis röntgenologisch eine knöcherne Konsolidierung nachweisbar ist. Der Durchbau nimmt mindestens sechs bis acht Wochen in Anspruch. Danach kann die Belastung langsam gesteigert werden.

Hyperextensionsverletzung mit Luxation in der Art. talocalcaneocentralis et calcaneoquartalis

Vollständige Luxationen kommen in diesem Gelenk seltener als Subluxationen vor. Sie sind gewöhnlich Folge eines schweren Traumas und meist von Frakturen der Tarsalknochen begleitet (Abb. 20-38A). Da Bemühungen um eine Rekonstruktion der verletzten Bänder erfolglos sind, besteht die Behandlung in einer Arthrodese. Im Gegensatz zur Subluxation ist das ganze obere Hinterfußwurzel-Mittelgelenk instabil. Eine Plattenfixation bietet hier bessere Stabilität als die Zuggurtung mit Draht.

Symptome und Diagnose

Im Unterschied zur Subluxation besteht bei Luxation eine Instabilität des Gelenkes in

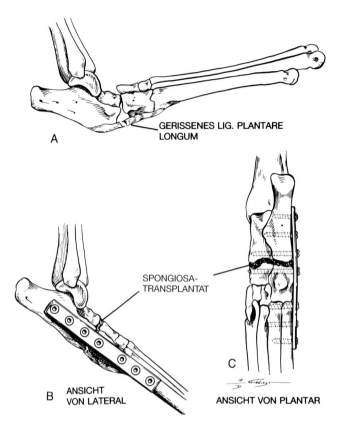

Abb. 20-38 Arthrodese bei Hyperextensionsverletzung mit Luxation in der Art. talocalcaneocentralis et calcaneoquartalis. (A) Bei der vollständigen Luxation sind die distalen Tarsalknochen im Gegensatz zur Subluxation deutlich nach dorsal verschoben. (B u. C) Zunächst wird der Gelenkknorpel sorgfältig entfernt. Zur Fixation wird normalerweise eine Platte der 2,7- bzw. 3,5-mm-Schraubendimension verwendet, die nach Begradigen der Auflagefläche lateral dem Calcaneus und Os metatarsale quintum angepaßt wird. Proximal werden drei Schrauben eingesetzt, davon zwei nur den Calcaneus, eine Calcaneus und Talus fassend. Die vierte Schraube wird distal des oberen Hinterfußwurzel-Mittelgelenkes durch das Os tarsale quartum und Os tarsi centrale gedreht, und mit drei weiteren wird die Platte distal an den Ossa metatarsalia quartum und quintum fixiert.

allen Richtungen. Röntgenologisch zeigt sich nicht nur eine kaudale Erweiterung des Gelenkspaltes, sondern die distalen Anteile sind auch nach dorsal verschoben.

Operationstechnik

Plattenfixation. Die Darstellung erfolgt von lateral mit einem Schnitt, der vom Tuber calcanei bis zur Basis des Os metatarsale V reicht [1, 2]. Nach sorgfältigem Entfernen des Gelenkknorpels wird der Basalteil des Calcaneus lateral für die Auflage der Platte begradigt. Dabei muß u. U. das Lig. collaterale laterale longum partiell durchtrennt werden. Es wird dann vor dem Anbringen der Platte wieder vernäht.

Normalerweise werden Platten der Schraubendimension 2,7 bzw. 3,5 mm verwendet (Abb. 20-38). Proximal werden drei Schrauben eingesetzt, davon zwei nur den

Calcaneus, eine Calcaneus und Talus fassend. Die vierte Schraube wird distal des oberen Hinterfußwurzel-Mittelgelenkes durch das Os tarsale quartum und Os tarsi centrale gedreht und mit drei weiteren wird die Platte distal an den Ossa metatarsalia IV und V fixiert. Schließlich wird in den Bereich des zu versteifenden Gelenkspaltes autogene Spongiosa transplantiert.

Nachbehandlung. Die Platte liegt nicht auf der Zugseite des Gelenkes. Deshalb sollte zusätzlich ein kurzer Schienen- bzw. Schalenverband angelegt werden (s. Kap. 19), bis sich röntgenologisch ein knöcherner Durchbau erkennen läßt. Im allgemeinen dauert die Ankylosierung sechs bis acht Wochen.

Da die Platte die Artt. tarsometatarseae überbrückt, lockern sich als Folge von Mikrobewegungen nicht selten die in den Metatarsalknochen verankerten Schrauben. Gewanderte Schrauben werden entfernt. Die Platte mit den noch fest sitzenden Schrauben sollte indessen mindestens vier bis sechs Monate verbleiben.

Durch Unfall oder iatrogen bedingte Zirkulationsstörungen kann es zu einer Hautnekrose über der Platte kommen. In diesem Falle sollte eine offene Wundbehandlung erfolgen, die Platte jedoch auch hier bis zur vollständigen Ankylosierung des Gelenkes, d. h. vier bis sechs Monate, belassen werden. Nach der Implantatentfernung schließt sich der Hautdefekt spontan oder es wird eine Hauttransplantation vorgenommen.

Fixateur externe. Bei offenen Verletzungen und primär ungünstigen Durchblutungsverhältnissen kommt anstelle der Plattenosteosynthese auch ein Fixateur externe in Betracht. Hierzu werden proximal zwei Querstifte durch Calcaneus und Talus und distal des oberen Hinterfußwurzel-Mittelgelenkes zwei weitere durch die Tarsalknochen gesetzt. Besteht wenig Raum, kann das unterste Querelement auch durch die Basis der Metatarsalknochen gebohrt werden. Diese Stifte werden dann entweder mit Backen an Verbindungsstangen befestigt oder, nach Umbiegen ihrer freien Enden, durch Knochenzement oder einem entsprechend polymerisierenden Kunststoff verbunden. Auch bei dieser Fixationstechnik muß zu Beginn eine sorgfältige Entknorpelung der Gelenkflächen und Einlagerung autogener Spongiosa erfolgen.

Nachbehandlung. Bis zur knöchernen Konsolidierung, die mindestens zwei bis drei Monate in Anspruch nimmt, sollte der Patient konsequent ruhiggehalten werden. Der Fixateur darf erst entfernt werden, wenn sich röntgenologisch eine solide Ankylosierung nachweisen läßt.

Subluxation in der Art. talocalcaneocentralis et calcaneoquartalis mit dorsaler Instabilität

Diese Läsion kommt viel seltener vor als eine Hyperextensionsverletzung des oberen Hinterfußwurzel-Mittelgelenkes. Hauptsächlich betroffen sind die dorsalen kurzen Bänder (Abb. 20-39A u. B), doch liegt des öfteren noch eine mediale oder laterale (häufiger) Instabilität vor mit entsprechender Valgus- bzw. Varusfehlstellung. Vorberichtlich läßt sich selten eine traumatische Ursache ermitteln. Manchmal wird allerdings erwähnt, daß die Lahmheit nach dem Überklettern eines Maschendrahtzaunes aufgetreten ist. Die Diagnose kann schwierig sein, zumal die Subluxation nur durch Palpation erkennbar ist. Bei der Fußung besteht keine Fehlstellung, da die plantaren Bänder intakt sind. Die Instabilität bewirkt eine schmerzhafte Gelenkentzündung mit geringgradiger Lahmheit. Liegt zusätzlich eine mediale oder laterale Instabilität vor, sind die Beschwerden ausgeprägter. Die dorsalen Bänder unterliegen keiner Zugbelastung. Aus diesem Grunde ist ein ruhigstellender Verband für drei bis vier Wochen oft voll ausreichend. Vor allem bei kleinen

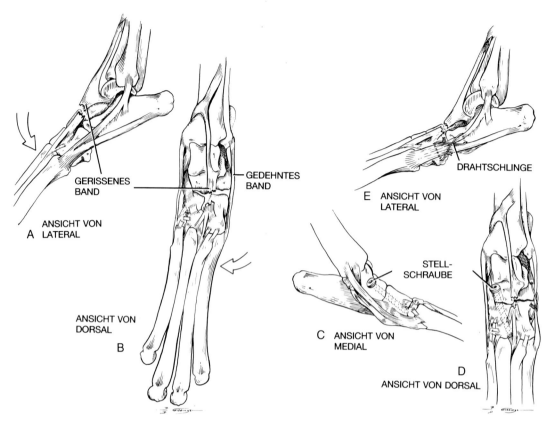

Abb. 20-39 Subluxation in der Art. talocalcaneocentralis et calcaneoquartalis mit dorsaler Instabilität. (A u. B) Bei Ruptur der dorsalen Bänder liegt eine Hyperflexion und häufig auch Varusdeformität vor. (C u. D) Wenn operativ vorgegangen werden muß, kann von der medialen Seite des Talus in die distalen Tarsalknochen diagonal eine Schraube eingedreht werden. Bei kleinen Tieren genügt hierfür auch ein Bohrdraht. (D u. E) Laterale Instabilitäten werden mit einer Drahtschlinge in Achtertour fixiert, die transossär durch die Knochenvorsprünge distal am Calcaneus und proximal am Os tarsale quartum geführt wird.

Patienten sind konservative Maßnahmen sehr erfolgreich. Bei großwüchsigen, bewegungsaktiven Tieren und zusätzlicher Seiteninstabilität ist mitunter die operative Versorgung zweckmäßiger.

Symptome und Diagnose

Mit Ausnahme der geringgradigen Lahmheit bestehen kaum Auffälligkeiten. Palpatorisch kann eine dorsale Aufklappbarkeit des Gelenkspaltes festgestellt werden. Dabei sollte stets die seitliche Stabilität mit überprüft werden. Die klinische Diagnose wird röntgenologisch mit Hilfe von Funktionsaufnahmen erhärtet.

Operationstechnik

Bei dorsalen Bandrupturen, die von einer Seiteninstabilität begleitet sind, und bei großwüchsigen athletischen Hunden besteht eine Operationsindikation.

20. Diagnose und Therapie von Gelenkerkrankungen der Beckengliedmaße

Die Stabilisierung erfolgt von medial und/oder lateral. Die Schnittführung liegt direkt über dem Operationsgebiet [1, 2]. Bei medialer Instabilität kann nach Entknorpeln der Gelenkflächen von der medialen Seite des Talus in die distalen Tarsalknochen diagonal eine Schraube (Abb. 20-39C u. D) oder bei kleinen Tieren ein Bohrdraht eingebracht werden. Eine andere Möglichkeit besteht darin, den medialen Gelenkspalt mit einer achterförmigen Drahtschlinge zu komprimieren, die an je einer Querschraube im Talus und Os tarsi centrale verankert wird. Auf der lateralen Seite genügt eine Drahtschlinge in Achtertour, da hier der Draht transossär durch die Knochenvorsprünge distal am Calcaneus und proximal am Os tarsale quartum geführt werden kann. Eine Transplantation autogener Spongiosa ist nicht immer erforderlich. Soweit möglich, sollten die rupturierten Bänder vernäht werden.

Nachbehandlung. Es wird für drei Wochen ein kurzer Schienen- bzw. Schalenverband angelegt (s. Kap. 19). Der Patient sollte sechs Wochen lang ruhiggehalten werden. Wenn das Gelenk nicht vollständig ankylosiert, können die Implantate brechen oder sich lockern. In diesem Falle sollten sie entfernt werden.

Luxation des Talus

Die Luxation des Talus kommt bei Hunden sehr selten, bei Katzen dagegen recht häufig vor (Abb. 20-40A) [118, 119]. Es bestehen deutliche Beschwerden und die Reposition gestaltet sich schwierig, wenn nicht frühzeitig interveniert wird. Durch operative Stabilisierung können gute Ergebnisse erzielt werden [119]. Läßt sich der Talus gedeckt korrekt und bleibend reponieren, kann auch die konservative Therapie mit einem ruhigstellenden Verband ausreichen.

Symptome und Diagnose

Bei der Adspektion fällt eine beträchtliche Umfangsvermehrung und Deformation dorsal im oberen Sprunggelenkbereich auf. Die Gliedmaße wird nicht belastet. Da bei der Luxation auch eine Schädigung der Insertionsstelle des medialen Seitenbandes erfolgen kann, sollte stets die mediale Gelenkstabilität mit überprüft werden. Röntgenaufnahmen sichern die klinische Diagnose.

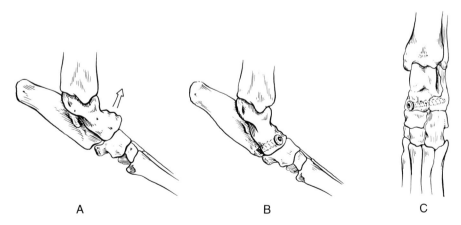

Abb. 20-40 Luxation des Talus. (A) Bei dieser Verletzung ist das Caput tali nach dorsal verlagert. Das mediale Kollateralband kann an der Insertion traumatisiert sein. (B u. C) Nach der Reposition wird der Talus mit einer Stellschraube an den Calcaneus fixiert.

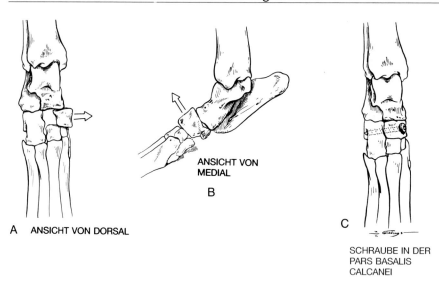

Abb. 20-41 Luxation des Os tarsi centrale. (A) Das Os tarsi centrale luxiert nach dorsomedial. (B u. C) Es wird nach der Reposition mit einer Stellschraube an das Os tarsale quartum fixiert. Bei kleinen Hunden kann anstelle der Schraube auch ein Bohrdraht mit Gewinde verwendet werden.

Operationstechnik

Der Talus wird durch eine proximale Verlängerung des Zugangs zum Os tarsi centrale dargestellt [1, 2]. Er kann durch dorsales Aufklappen des oberen Hinterfußwurzel-Mittelgelenkes und Varusknickung reponiert werden. Sodann wird der Talus mit einer Stellschraube an den Calcaneus fixiert. Die Schraube wird möglichst weit distal plaziert, damit sie nicht den Sinus tarsalis kreuzt (Abb. 20-40B u. C). Bei zusätzlicher medialer Instabilität wird der Gelenkknorpel der Art. calcaneocentralis entfernt und von medial eine Querschraube in das Os tarsi centrale eingedreht. Um den Kopf beider Schrauben wird in Achtertour ein Cerclagendraht gelegt, gespannt und verdrillt. Eine entsprechende Technik findet sich für Instabilitäten in der Art. centrodistalis beschrieben (Abb. 20-42B u. C).

Nachbehandlung. Für drei bis vier Wochen wird ein kurzer Schienen- bzw. Schalenverband angelegt (s. Kap. 19). Der Patient sollte insgesamt sechs bis acht Wochen ruhiggehalten werden.

Luxation des Os tarsi centrale

Frakturen des Os tarsi centrale werden fast ausschließlich bei im Rennsport eingesetzten Greyhounds beobachtet (s. Kap. 8). Luxationen dieses Knochens kommen hingegen bei verschiedenen Hunderassen vor (Abb. 20-41). Meist handelt es sich um eine Luxationsfraktur, bei der der plantare Vorsprung in Verbindung mit dem Lig. plantare longum bleibt, während der übrige Knochen sich nach dorsomedial verlagert. Eine gedeckte Reposition mit anschließender Retention unter Verband ist selten erfolgreich. Durch operative Stabilisierung lassen sich jedoch gute Resultate erzielen.

Symptome und Diagnose

Der verlagerte Knochen ist gut palpierbar, da nur eine geringe Weichteilschwellung vorliegt. Wenn er vollständig luxiert ist und kein Kontakt mit dem Talus und den distalen Tarsalknochen mehr besteht, fällt eine Varus- und Hyperextensionsstellung auf. Röntgenaufnahmen bestätigen die Diagnose.

Operationstechnik

Die Weichteile werden direkt über dem luxierten Knochen durchtrennt [1, 2]. Zur Reposition wird das Gelenk dorsal und medial aufgeklappt. Sodann wird das Os tarsi centrale mit einer von medial eingedrehten Stellschraube an das Os tarsale quartum fixiert (Abb. 20-41C u. 8-11). Bei sehr kleinen Tieren kann anstelle der Schraube auch ein Bohrdraht mit Gewinde verwendet werden.

Nachbehandlung. Das Gelenk wird für vier Wochen mit einem kurzen Schienen- bzw. Schalenverband immobilisiert. Der Patient sollte insgesamt acht Wochen ruhiggehalten werden.

Subluxation in der Art. centrodistalis mit dorsomedialer Instabilität

Diese Subluxation (Abb. 20-42 A) kann alleine oder in Verbindung mit einer Hyperextensionsverletzung der Art. talocalcaneocentralis et calcaneoquartalis vorkommen. Darüber hinaus kann eine Luxation in den Artt. tarsometatarseae mit dorsaler Instabilität bestehen. Konservative Maßnahmen sind i. d. R. wenig erfolgreich, weshalb sich eine operative Stabilisierung empfiehlt. Diese wird bei gleichzeitiger Hyperextensionsverletzung der Art. talocalcaneocentralis et calcaneoquartalis mit einer Arthrodese des oberen Hinterfußwurzel-Mittelgelenkes kombiniert.

Symptome und Diagnose

Aufgrund der dorsomedialen Bandinstabilität kann palpatorisch eine Valgusknickung ausgelöst werden. Die Weichteilschwellung ist minimal. Funktionsaufahmen erhärten

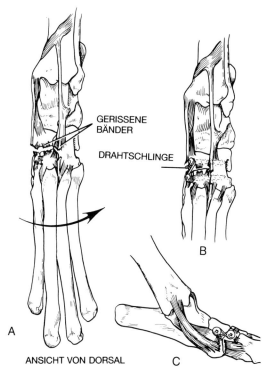

Abb. 20-42 Subluxation in der Art. centrodistalis mit dorsomedialer Instabilität. (A) Aufgrund der dorsomedialen Bandinstabilität kann palpatorisch eine Valgusknickung ausgelöst werden. (B u. C) Nach Entknorpeln der Art. centrodistalis wird von medial je eine Querschraube durch das Os tarsi centrale und Os tarsale secundum bis in das Os tarsale quartum eingedreht. Um den Kopf beider Schrauben wird in Achtertour ein Cerclagendraht gelegt, festgezogen und verdrillt.

die Diagnose. Die Röntgenaufnahmen sollten sorgfältig betrachtet werden, um keine Begleitfrakturen des Os tarsale quartum zu übersehen.

Operationstechnik

Zur Darstellung wird der Zugang zum Os tarsi centrale nach mediodistal verlängert [1, 2]. Nach gründlichem Entknorpeln der Art. centrodistalis wird von medial je eine Querschraube durch das Os tarsi centrale und Os tarsale secundum bis in das Os tarsale quartum eingedreht. Um die beiden Schraubenköpfe wird in Achtertour ein Cerclagendraht gelegt, festgezogen und verdrillt (Abb. 20-42 B u. C).
Nachbehandlung. Es wird für vier Wochen ein kurzer Schienen- bzw. Schalenverband angelegt (s. Abb. 19-7). Bis zur achten postoperativen Woche sollte die Bewegung eingeschränkt bleiben.

Hyperextensionsverletzung mit Subluxation in den Artt. tarsometatarseae

Diese Läsion (Abb. 20-43 A) kommt nicht so häufig vor wie die Hyperextensionsverletzung des oberen Hinterfußwurzel-Mittelgelenkes und geht mit einer Ruptur der plantaren Faserplatte einher. Konservative Maßnahmen führen hier, wie auch bei anderen Hyperextensionsverletzungen, nicht zum Erfolg. Mit einer Arthrodese der Tarsometatarsalgelenke können hingegen gute Resultate erzielt werden.

Symptome und Diagnose

Aus der Anamnese geht, im Vergleich zu den weiter proximal gelegenen Hyperextensionsverletzungen des Sprunggelenkes, relativ häufig ein Trauma hervor. Dementsprechend besteht meist auch eine stärkere Weichteilschwellung. Nicht selten wird berichtet, daß sich das Tier beim Überklettern eines Maschendrahtzaunes verletzt habe. Der Schmerz ist offenbar nicht sehr groß, denn die meisten Tiere belasten die Gliedmaße schon nach wenigen Tagen mit einer typisch plantigraden Fußung.

Röntgenaufnahmen in überstreckter Stellung bestätigen eindrucksvoll die Diagnose (Abb. 20-43 A). Manchmal findet man einen oder mehrere Metatarsalknochen nach kaudal luxiert. Eine vollständige Luxation aller Ossa metatarsalia kommt selten vor.

Operationstechnik

Die Gelenke werden von plantar her freigelegt [1, 2]. Sie bilden keine gerade Linie mit den Tarsalknochen und sollten deshalb

---

Abb. 20-43 Hyperextensionsverletzung mit Subluxation in den Artt. tarsometatarseae. (A u. B) ▶ Diese Läsion geht mit einer Ruptur der als Zuggurtung wirkenden plantaren Faserplatte einher. (C u. D) Gute Resultate mit geringem Aufwand ergibt die Arthrodese mit einem dicken Bohrdraht oder Steinmann-Nagel und einer Drahtschlinge in Achtertour. Nach Freilegen der Gelenke von plantar [1, 2] werden zur Verankerung der Drahtschlinge der Basalteil des Calcaneus und die Basis der Metatarsalknochen quer durchbohrt. Der längs durch den Calcaneus gedrillte Bohrdraht bzw. Steinmann-Nagel reicht bis in das Os metatarsale quartum. Er wird zur Schonung des oberflächlichen Zehenbeugers im Tuber calcanei versenkt. (E u. F) Eine laterale Plattenfixation gewährleistet ebenfalls gute Stabilität. Es genügt, die Platte mit zwei Schrauben an den Tarsalknochen und mit drei Schrauben an den Ossa metatarsalia zu befestigen, wenn zusätzlich ein immobilisierender Verband angelegt wird.

20. Diagnose und Therapie von Gelenkerkrankungen der Beckengliedmaße

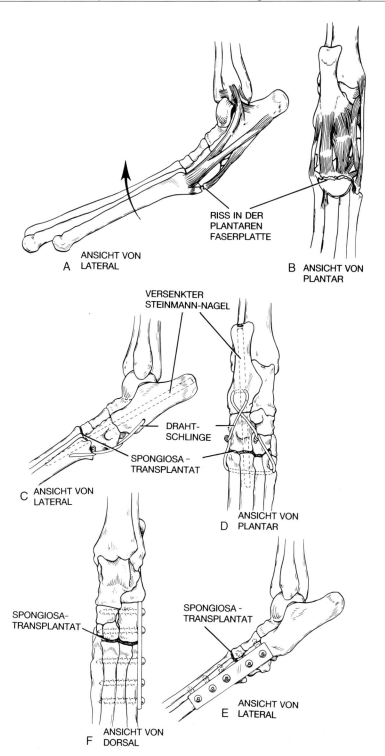

beim Entknorpeln einzeln kürettiert werden. Dabei müssen die oberflächliche und die tiefe Beugesehne gegebenenfalls nach medial bzw. lateral gehalten werden.

Die Fixation kann auf verschiedene Weise erfolgen. Gute Resultate mit geringem Aufwand ergibt die Zuggurtung mit einem dicken Bohrdraht oder Steinmann-Nagel und einer Drahtschlinge in Achtertour (Abb. 20-43 C u. D). Für die Verankerung der Drahtschlinge werden der Basalteil des Calcaneus und die Basis der Metatarsalknochen quer durchbohrt. Der Draht muß unterhalb der tiefen Beugesehne geführt werden. Aufgrund der dorsal konvexen Krümmung des Mittelfußes können im allgemeinen nicht mehr als drei der vier Metatarsalknochen quer durchbohrt werden. Zur Sicherung der Achsenlage wird ein dicker Bohrdraht oder ein dünner Steinmann-Nagel (2–3 mm Durchmesser) längs durch den Calcaneus und das Os tarsale quartum bis in das Os metatarsale IV eingedreht. Da der Calcaneus von sehr harter Konsistenz ist, sollte das Loch für den Nagel mit einem Knochenbohrer vorbereitet werden. Wenn der Nagel die vorgesehene Tiefe erreicht hat, wird er nochmals 1 cm zurückgezogen, kurz abgeschnitten und dann im Knorpel des Tuber calcanei versenkt. Schließlich wird autogene Spongiosa in die Gelenkspalten gelegt, der Zuggurtungsdraht gespannt und verdrillt.

Eine laterale Plattenfixation gewährleistet ebenfalls gute Stabilität (Abb. 20-43 E u. F). Hierbei wird eine Fünf-Loch-Platte passender Größe proximal an das Os tarsale quartum, das Os tarsi centrale sowie die distalen Tarsalknochen und distal an die Ossa metatarsalia geschraubt. Auch hier können wegen der dorsal konvexen Krümmung des Mittelfußes selten mehr als drei Metatarsalknochen gefaßt werden. Damit die Platte dem Knochen korrekt aufliegt, muß zu Beginn ein knöcherner Vorsprung an der Basis des Os metatarsale V entfernt werden. Abschließend werden die Gelenkspalten wieder mit autogener Spongiosa ausgefüllt (s. Kap. 3).

Eine dritte Möglichkeit besteht in der Anwendung eines Fixateur externe. Dieses Verfahren hat vor allem bei offenen Verletzungen Vorteile. Es werden zwei Querstifte durch die Tarsalknochen und zwei bis drei durch die Metatarsalknochen gesetzt. Die äußere Verbindung erfolgt je nach Abstand der Querelemente über Backen und Verbindungsstangen oder, nach Umbiegen der Querstiftenden, mit einem polymerisierenden Kunststoff (Polymethyl-Methacrylat). Auch bei diesem Verfahren müssen die Gelenkflächen sorgfältig entknorpelt und die Spalten mit autogener Spongiosa ausgefüllt werden.

Nachbehandlung. Neben dem Fixateur externe ist eine zusätzliche Immobilisierung nicht erforderlich. Nach Zuggurtung mit Draht und Plattenfixation wird bis zur knöchernen Konsolidierung, die acht bis zehn Wochen in Anspruch nimmt, ein kurzer Schienen- bzw. Schalenverband (s. Abb. 19-7) angelegt. Der Patient sollte in dieser Zeit konsequent ruhiggehalten werden. Nach Abnahme des Verbandes bzw. Fixateur externe darf die Belastung langsam gesteigert werden.

Subluxation in den Artt. tarsometatarseae mit dorsomedialer Instabilität

Obgleich bei dieser Verletzung zunächst keine auffällige Achsenabweichung besteht (Abb. 20-44 A), sind die Tiere behindert. Die Zugseite des Tarsalgelenkes liegt medial, so daß sich das Gelenk unter Belastung öffnet. Hieraus kann eine Valgusdeformität entstehen. Mit Verbänden erzielt man meist kein befriedigendes Ergebnis. Einfache operative Maßnahmen sind mit einfachen Mitteln erfolgreicher.

20. Diagnose und Therapie von Gelenkerkrankungen der Beckengliedmaße

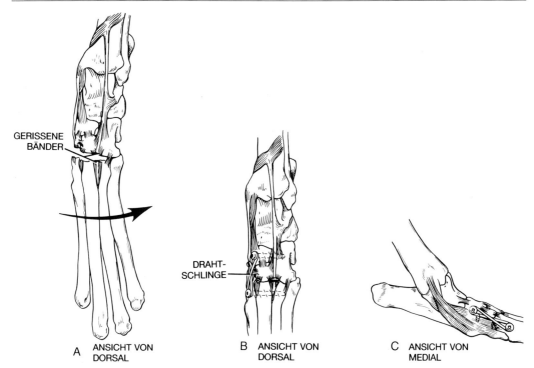

Abb. 20-44 Subluxation in den Artt. tarsometatarseae mit dorsomedialer Instabilität. (A) Unter Belastung entsteht durch die Ruptur der dorsomedialen Bänder eine Valgusfehlstellung. (B) Die betroffenen Gelenke werden von medial dargestellt. Nach Entknorpeln ihrer Gelenkflächen wird je eine Querschraube von medial in das Os tarsi centrale und Os tarsale quartum bzw. die Basis der Ossa metatarsalia secundum bis quartum eingedreht. (C) Sodann wird ein Cerclagendraht um die Köpfe beider Schrauben gelegt, angezogen und verdrillt.

Symptome und Diagnose

Die dorsomediale Instabilität in den Hinterfußwurzel-Mittelfußgelenken ist meist traumatisch bedingt, weshalb sie nicht selten von weiteren Verletzungen begleitet wird. Die abnorme Beweglichkeit kann durch Palpation festgestellt werden, läßt sich jedoch kaum von einer Subluxation in der Art. centrodistalis unterscheiden. Röntgenfunktionsaufnahmen sichern die Diagnose.

Operationstechnik

Zugang von medial direkt über den betroffenen Gelenken [1, 2]. Nach Entknorpeln der Gelenkflächen der Artt. tarsometatarseae I und II wird je eine Querschraube von medial in das Os tarsi centrale und Os tarsale quartum bzw. die Basis der Ossa metatarsalia II, III und IV eingedreht. Sodann wird ein Cerclagendraht um die beiden Schraubenköpfe gelegt, angezogen und verdrillt. Alternativ können zwei sich kreuzende Bohrdrähte plaziert werden, deren mediale Enden hakenförmig umgebogen und mit einer achterförmigen Drahtschlinge gegeneinander verspannt werden.

Nachbehandlung. Es wird für drei Wochen ein kurzer Schienen- bzw. Schalenverband angelegt (s. Kap. 19). Der Patient ist für sechs bis acht Wochen ruhigzuhalten. Bohrdrähte können bei voller Belastung wandern und sollten dann entfernt werden.

Subluxation in den Artt. tarsometatarseae mit dorsaler Instabilität

Die Entstehung dieser Verletzung ist entsprechend der dorsalen Instabilität im oberen Hinterfußwurzel-Mittelgelenk meist unbekannt (Abb. 20-45). Die Läsion gehört zu den wenig problematischen Sprunggelenkverletzungen und heilt bei drei- bis vierwöchiger Ruhigstellung mit einem Verband häufig zufriedenstellend. Bei großwüchsigen Hunden und ausgeprägter Instabilität kann eine operative Behandlung angezeigt sein. Chronische Fälle sollten grundsätzlich operativ versorgt werden.

Symptome und Diagnose

Es besteht eine undeutliche, intermittierende Lahmheit. Da während der Fußung keine Achsenfehlstellung vorliegt, muß die Instabilität palpatorisch nachgewiesen werden. Röntgenfunktionsaufnahmen sichern die Diagnose.

Operationstechnik

Es wird medial und lateral ein Längsschnitt gelegt [1, 2]. Zwei gekreuzte Kirschner-Bohrdrähte werden vom oberen Bereich der Ossa metatarsalia proximalwärts in die Tarsalknochen gedrillt, ohne das obere Hinter-

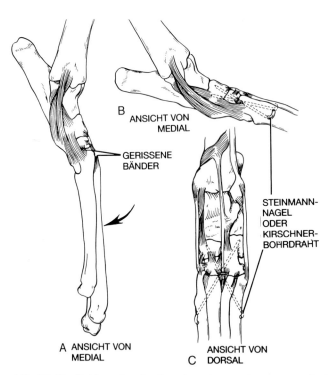

Abb. 20-45 Subluxation in den Artt. tarsometatarseae mit dorsaler Instabilität. (A) Verletzungen der dorsalen Bänder der Hinterfußwurzel-Mittelfußgelenke werden durch Hyperflexion nachgewiesen. (B u. C) Zwei gekreuzte Kirschner-Bohrdrähte genügen zur Fixation. Sie können von proximal oder von distal eingedreht werden. Um Hautreizungen zu vermeiden, sollten die freien Bohrdrahtenden hakenförmig aufgebogen und durch Drehen dem Knochen angelegt werden.

fußwurzel-Mittelgelenk zu durchqueren (Abb. 20-45 B u. C). Die freien Bohrdrahtenden werden hakenförmig aufgebogen und dann durch Drehen dem Knochen angelegt. Die Bohrdrähte können auch in umgekehrter Richtung, von den Tarsalknochen in die Ossa metatarsalia, eingedreht werden. Ferner können alternativ von beiden Seiten Querschrauben gesetzt und mit Drahtschlingen in Achtertour verbunden werden.

Nachbehandlung. Es wird für vier Wochen ein kurzer Schienen- bzw. Schalenverband angelegt (s. Kap. 19). Der Patient sollte insgesamt acht Wochen ruhiggehalten werden. Bohrdrähte können bei voller Belastung wandern; sie sollten dann entfernt werden.

(Sub)luxation in den Artt. metatarsophalangeae et interphalangeae

Diese Verletzungen sind identisch mit denen der Vordergliedmaße (s. Kap. 21, Abb. 21-38 – 21-41). In den Abbildungen 21-42 und 21-43 ist das Vorgehen bei Amputation einer Zehe bzw. Arthrodese der Art. interphalangea proximalis dargestellt.

Literatur

1. Piermattei DL, Greeley RG: Zugänge zum Skelettsystem von Hund und Katze. Atlas mit Operationsbeschreibung. Schattauer, Stuttgart, New York, 1975.
2. Piermattei DL, Greeley RG: An Atlas of Surgical Approaches to the Bones of the Dog and Cat. 2nd ed. Philadelphia, Saunders, 1979.
3. Köhnlein H: Zur Luxatio ossis femoris traumatica des Hundes. Behandlung und Ergebnisse in den Jahren 1975–1983. Vet Med Diss München, 1986.
4. Böhmer H: Zur Luxatio ossis femoris traumatica bei der Katze. Behandlung und Ergebnis in den Jahren 1975–1984. Vet Med Diss München, 1987.
5. Matis U, Schebitz H, Waibl H: Zugang zum Hüftgelenk von kraniolateral. In Operationen an Hund und Katze. Schebitz H, Brass W (Hrsg). Parey, Berlin, Hamburg, 1985.
6. DeAngelis M, Prata R: Surgical repair of coxofemoral luxation in the dog. J Am Anim Hosp Assoc 9: 175, 1973.
7. Piermattei DL: A technique for surgical management of coxofemoral luxations. Sm Anim Clin 3: 373, 1963.
8. Piermattei DL: Fabrication of an improved toggle pin. Vet Med/Sm Anim Clin 60: 384, 1964.
9. Olmstead ML, Hohn RB, Turner T: Technique for total hip replacement. Vet Surg 10: 44, 1981.
10. Hohn RB, Olmstead ML, Turner TM, Matis U: Der Hüftgelenkersatz beim Hund. Tierärztl Prax 14: 377, 1986.
11. Riser WH, Larsen JS: Influence of breed somatotypes on prevalence of hip dysplasia in the dog. J Am Vet Med Assoc 165: 79, 1974.
12. Riser WH, Newton CD: Canine hip dysplasia as a disease. In Bojrab MJ (ed): Pathophysiology in Small Animal Surgery, Philadelphia, Lea & Febiger, 1981, pp. 618–623.
13. Lanting FL: Canine Hip Dysplasia and Other Orthopedic Diseases. Loveland, Colorado, Alpine Publications, Inc., 1981.
14. Schwarz J: Genetisch-statische Analyse der Hüftgelenksdysplasie beim Deutschen Schäferhund. Vet Med Diss München, 1989.
15. Windisch E: Genetisch-statistische Analyse der Hüftgelenksdysplasie beim Hovawart und beim Boxer. Vet Med Diss München, 1983.
16. Ficus HJ, Loeffler K, Schneider-Haiss M, Stur I: Hüftgelenksdysplasie bei Hunden. Ferdinand Enke Verlag, 1990.
17. Grußler W: Analyse von systematischen Umwelteinflüssen auf die Hüftgelenksdysplasie beim Deutschen Schäferhund in der Bundesrepublik Deutschland. Vet Med Diss München, 1989.
18. Zedler W, Köstlin RG, Schnepf A: Zur Frage der sekundären Arthropathia deformans nach Hüftgelenksdysplasie beim Hund. Tierärztl Umschau 33: 370, 1978.
19. Niedermeyer R: Röntgenologische Untersuchungen über die Entwicklung arthrotischer

Veränderungen bei verschiedenen Graden der Hüftgelenksdysplasie des Hundes. Vet Med Diss Hannover, 1984.
20. Bardens JW, Hardwick H: New observations in the diagnosis and cause of hip dysplasia. Vet Med/Sm Anim Clin 63: 238, 1968.
21. Cardinet GH, Guffy MM, Wallace LJ: Canine hip dysplasia: Effects of pectineal tenotomy on the coxofemoral joints of German shepherd dogs. J Am Vet Med Assoc 164: 591, 1974.
22. Bowen JM, Lewis RE, Kneller SK, et al: Progression of hip dysplasia in German shepherd dogs after unilateral petineal myotomy. J Am Vet Med Assoc 161: 899, 1972.
23. Hohn RB: Pelvic osteotomy. Proc Am Anim Hosp Assoc 1982, p. 302.
24. Brinker WO: Corrective osteotomy procedures for treatment of canine hip dysplasia. Vet Clin North Am 1: 467, 1971.
25. Hohn RB, Janes JM. Pelvic osteotomy in the treatment of canine hip dysplasia. Clin Orthoped Rel Res 62: 70, 1969.
26. Schrader SC: Triple osteotomy of the pelvis as a treatment for canine hip dysplasia. J Am Vet Med Assoc 178: 39, 1981.
27. Schrader SC: Triple osteotomy of the pelvis and trochanteric osteotomy as a treatment for hip dysplasia in the immature dog: The surgical technique and results of 77 consecutive operations. J Am Vet Med Assoc 189: 659, 1986.
28. David T: Dreifache Beckenosteotomie mit Pfannendachschwenkung. Prakt Tierarzt 67: 325, 1986.
29. Slocum B, Devine T: Pelvic osteotomy technique for axial rotation of the acetabular segment in dogs. J Am Anim Hosp Assoc 22: 331, 1986.
30. Slocum B, Devine T: Pelvic osteotomy in the dog as treatment for hip dysplasia. Sem Vet Med Surg (Small Anim) 2: 107, 1987.
31. Hauptman J, Prieur WD, Butler HC, Guffy MM: The angle of inclination fo the canine femoral head and neck. Vet Surg. 8: 74, 1979.
32. Walker TL, Prieur WD: Intertrochanteric femoral osteotomy. Sem Vet Med Surg 2: 117, 1987.
33. Braden TD, Prieur WD, Kaneene JB: Clinical evaluation of intertrochanteric osteotomy for treatment of dogs with early-stage hip dysplasia: 37 cases (1980–1987) J Am Vet Med Assoc 196: 337, 1990.
34. Nunamaker DM, Biery DN, Newton CD: Femoral neck anteversion in the dog: Its radiographic measurement. J Am Vet Radiol Soc 14: 45, 1973.
35. Schawalder P, Sterchi HP: Der Centrum-Collum-Diaphysenwinkel (CCD <) und der Antetorsionswinkel (AT <) beim Hund. Kleintierpraxis 26: 151 und 273, 1981.
36. Montavon PM, Hohn RB, Olmstead ML, et al: Inclination and anteversion angles of the femoral head and neck in the dog. Vet Surg 14: 277, 1985.
37. Prieur WD: Intertrochanteric osteotomy in the dog: theoretical considerations and operative technique. J small Anim Pract 28: 3, 1987.
38. Barr ARS, Denny HR, Gibbs C: Clinical hip dysplasia in growing dogs: The long-term results of conservative management. J small Anim Pract 28: 243, 1987.
39. Olmstead ML, Hohn RB, Turner TMT: Technique for total hip replacement. Vet Surg 10: 44, 1981.
40. Hohn RB, Olmstead ML, Turner TM, Matis U: Der Hüftgelenkersatz beim Hund. Tierärztl Prax 14: 377, 1986.
41. Bardet JF, Matis U: La prothèse totale cimentée de la hanche chez le chien. Prat Méd Chir Anim Comp 25: 457, 1990.
42. Berzon JL, Howard PE, Covell SJ, et al: A retrospective study of the efficacy of femoral head and neck excisions in 94 dogs and cats. Vet Surg. 9: 88, 1980.
43. Lippincott CL: Improvement of excision arthroplasty of femoral head and neck utilizing biceps femoris muscle sling. J Am Anim Hosp Assoc 17: 688, 1981.
44. Mann FA, Tanger CH, Wagner-Mann C, et al: A comparison of standard femoral head and neck excision using a biceps femoris muscle flap in the dog. Vet Surg 16: 233, 1987.
45. Gendreau C, Cawley AJ: Excision of the femoral head and neck: The long-term results of 35 operations. J Am Anim Hosp Assoc 13: 605, 1977.
46. Gambardella PC: Legg-Calvé-Perthes disease in dogs. In Bojrab MJ (ed): Pathophysiology in Surgery. Philadelphia, Lea & Febiger, 1981, pp. 625–630.

47. Ljunggren GL: Legg-Perthes disease in the dog. Acta Ortho Scand (suppl) 95: 7, 1967.
48. Pidduck H, Webbon PM: The genetic control of Perthes disease in toy poodles-A working hypothesis. J Sm Anim Pract 19: 729, 1978.
49. Lee R, Fry PD. Some observations of the occurrence of Legg-Calvé-Perthes disease (coxa plana) in the dog, and an evaluation of excision arthroplasty as a method of treatment. J Sm Anim Pract 10: 309, 1969.
50. Ljunggren GL: Conservative vs surgical treatment of Legg-Perthes disease. Anim Hosp 2: 6, 1966.
51. Putnam RW: Patellar luxation in the dog., M. Sc. Thesis. Presented to the faculty of graduate studies. University of Guelph, Ontario, Canada, January 1968.
52. Priester WA: Sex, size, and breed as risk factors in canine patellar dislocation. J Am Vet Med Assoc 160: 740, 1972.
53. Singleton WB: The surgical correction of stifle deformities in the dog. J Sm Anim Pract 10: 59, 1969.
54. Rudy RW: Stifle joint. In Archibald J (ed): Canine Surgery, Second Archibald Ed., Santa Barbara, American Veterinary Publications, 1944, pp. 1104–1159.
55. Olmstead MR: Lateral luxation of the patella. In Bojrab MJ (ed): Pathophysiology in Surgery, Philadelphia, Lea & Febiger, 1981, pp. 638–640.
56. Flo GF, Brinker WO: Fascia overlap procedure for surgical correction of recurrent medial luxation of the patella in the dog. J Am Vet Med Assoc 156: 595, 1970.
57. Vierheller RC: Surgical correction of patellar ectopia in the dog. J Am Vet Med Assoc 134: 429, 1959.
58. Matis U, Schebitz H: Zugang zum Kniegelenk bei Luxatio patellae. In Schebitz H, Brass W (Hrsg): Operationen an Hund und Katze. Parey, Berlin u. Hannover, 1985.
59. Slocum B: Trochlea recession for patellar stabilization. Presented at 15th Annual Meeting. American College of Veterinary Surgeons, Knoxville, Tennessee, 1980.
60. Slocum B, Devine Th: Trochlear recession for correction of luxating patella in the dog. J Am Vet Med Assoc 186: 365, 1985.
61. Fritz RM: Zur Luxatio patellae des Hundes. Klinisches und röntgenologisches Spätergebnis nach Transposition der Tuberositas tibiae und/oder Vertiefung der Trochlea ossis femoris. Vet Med Diss München, 1989.
62. Boone EG, Hohn RB, Weisbrode SE: Trochlear recession wedge technique for patellar luxation. An experimental study. J Am Anim Hosp Assoc 19: 735, 1983.
63. Flo GL: Surgical correction of a deficient trochlear groove in dogs with severe congenital patellar luxation utilizing a cartilage flap and subchondral grooving. M. S. Thesis, Michigan State University, East Lansing, Mich., 1969.
64. Whittick WG: Canine Orthopedics. Philadelphia, Lea & Febiger, 1974, pp. 319–321.
65. Singleton WB: The diagnosis and treatment of some abnormal stifle conditions in the dog. Vet Rec 69: 1387, 1957.
66. Brinker WO, Keller WE: Rotation of the tibial tubercle for correction of luxation of the patella. MSU Vet 22: 92, 1962.
67. Schmidtke HO: Rotationsosteotomie zur Behandlung der habituellen Patellaluxation. Kleintierpraxis 26: 133, 1981.
68. Endres B: Luxatio patellae congenita des Hundes. Behandlung und Ergebnisse in den Jahren 1966–1975. Vet Med Diss München, 1977.
69. Willauer CC, Vasseur PB: Clinical results of surgical correction of medial luxation of the patella in dogs. Vet Surg 16: 31, 1987.
70. Arnoczky SP, Marshall JL: The cruciate ligaments of the canine stifle: An anatomical and functional analysis. Am J Vet Res 38: 1807, 1977.
71. Zahm H: Die Ligamenta decussata im gesunden und arthrotischen Kniegelenk des Hundes. Vet Med Diss München, 1964.
72. Matis U, Köstlin RG: Zur Kreuzbandplastik bei der Katze. Prakt Tierarzt 59: 585, 1978.
73. Schnell EM: Drei Jahre Erfahrung mit einer modifizierten Kreuzbandplastik beim Hund. Ersatz mit Fascia lata und lateralem Drittel des Ligamentum patellae. Vet Med Diss München, 1986.
74. Paatsama S: Ligament injuries in the canine stifle joint. A clinical and experimental study. Thesis Royal Veterinary College, Stockholm, 1952.
75. Matis U: Zur Frage des Kreuzbandersatzes mit lyophilisierter menschlicher Dura beim Hund. Experimentelle Untersuchungen. Vet Med Diss München, 1973.

76. Arnoczky SP, Torzilli PA, Marshall JL: Biomechanical evaluation of anterior cruciate ligament repair in the dog. An analysis of the instant center of motion. J Am Anim Hosp Assoc 13: 553, 1977.
77. Schroeder EF, Schnelle GB: The stifle joint. N Am Vet 22: 353, 1941.
78. Pond MJ, Campbell JR: The canine stifle joint. I. Rupture of the anterior cruciate ligament. An assessment of conservative and surgical management. J Sm Anim Pract 13: 1, 1972.
79. Flo G: Modification of the lateral retinacular imbrication technique for stabilizing cruciate ligament injuries. J Am Anim Hosp Assoc 11: 570, 1975.
80. Dulisch M: Suture reaction following extraarticular stifle stabilization in the dog-Part I: A retrospective study of 161 stifles. J Am Anim Hosp Assoc 17: 569, 1981.
81. Smith GK, Torg JS: Fibular head transposition for repair of cruciate-deficient stifle in the dog. J Am Vet Med Assoc 187: 375, 1985.
82. Schäfer HJ, Heider HJ, Köstlin RG, Nolte I: Zwei Methoden für die Kreuzbandoperation im Vergleich: die Over-the-top und die Fibulakopfversetzungstechnik. Vorgetragen auf der 37. Jahrestagung der Fachgruppe Kleintierkrankheiten der DVG in Würzburg, 1990.
83. Arnoczky SP, Tarvin GB, Marshall JL, Saltzman B: The over-the top procedure, a technique for anterior cruciate ligament substitution in the dog. J Am Anim Hosp Assoc 15: 283, 1979.
84. Piermattei DL, Moore RW: A preliminary evaluation of a modified over-the-top procedure for ruptured cranial cruciate ligament in the dog. 8th Annual Conference, Veterinary Orthopedic Society, Snowbird, Utah, 1981.
85. Yücel R: Spätergebnisse der Kreuzbandplastik mit Faszie beim Hund. Vet Med Diss München, 1981.
86. Tarvin GB, Arnoczky SP: Incomplete rupture of the cranial cruciate ligament in a dog. Vet Surg 10: 94, 1981.
87. Intrameniscal calcification and ossification in the stifle joints of three domestic cats. J Am Anim Hosp Assoc 21: 579, 1985.
88. Hohn RB, Newton CD: Surgical repair of ligamentous structures of the stifle joint. In Bojrab MJ (ed): Current Techniques in Small Animal Surgery, Philadelphia, Lea & Febiger, 1975, pp. 470–79.
89. Egger EE: The diagnosis and treatment of posterior cruciate ligament injuries. Presented at the 9th Annual Meeting, Veterinary Orthopedic Society, Park City, Utah, 1982.
90. De Angelis MP, Betts CW: Posterior cruciate ligament rupture. J AM Anim Hosp Assoc 9: 447, 1973.
91. Stone EA, Betts CW, Rudy RL: Folding of the caudal horn of the medial meniscus secondary to severance of the cranial cruciate ligament. Vet Surg 9: 121, 1980.
92. Flo GL, DeYoung D: Meniscal injuries and medial meniscectomy in the canine stifle. J Am Anim Hosp Assoc 14: 683, 1978.
93. Goodfellow J: He who hesitates is saved (editorial). J Bone Joint Surg 62-B: 4, 1980.
94. DeYoung D, Flo GL, Tvedten H: Experimental medial meniscectomy in dogs undergoing cranial cruciate ligament repair. J Am Anim Hosp Assoc 16: 639, 1980.
95. Hanan N, Ghosh P, Bellenger C, Taylor T: Systemic administration of glycosaminoglycan polysulfate (Arteparon) provides partial protection of articular cartilage from damage produced by meniscectomy in the canine. J Orthop Res 5: 47, 1987.
96. Farrow CS: Sprain, strain, and contusion. Vet Clin N Am 8: 169, 1978.
97. Vasseur PB, Arnoczky SP: Collateral ligaments of the canine stifle joint: Anatomic and functional analysis. Am J Vet Res 42: 1133, 1981.
98. Hulse DA, Shires P: Multiple ligament injury of the stifle joint in the dog. J Am Anim Hosp Assoc 22: 105, 1986.
99. Aron D: Traumatic dislocation of the stifle joint: Treatment of 12 dogs and one cat. J Am Anim Hosp Assoc 24: 333, 1988.
100. Punzet G, Walde I, Arbesser E: Zur Osteochondrosis dissecans genus des Hundes. Kleintierpraxis 20: 73, 1975.
101. Montgomery RD, Henderson RA, Milton JL, et al: Osteochondritis dissecans of the canine stifle. Comp Cont Educ 11: 1199, 1989.
102. Arbesser E: Osteochondrosis dissecans der Femurkondylen beim Hund. Wien Tierärztl Mschr 61: 303, 1974.

103. Pond MJ: Avulsion of the extensor digitorum longus muscle in the dog. A report of four cases. J Sm Anim Pract 14: 785, 1973.
104. Benett D, Campbell JR: Unusual soft tisue orthopaedic problems in the dog. J Sm Anim Pract 20: 27, 1979.
105. Köstlin RG: Experimentelle Untersuchungen zur Kniegelenksarthrose bei Katze und Hund. Habilitationsschrift, München, 1986.
106. Köstlin RG: Experimentelle Untersuchungen zur Kniegelenksarthrodese bei Katze und Hund. Berl Münch Tierärztl Wschr 100: 253–264 (1987).
107. Aron DN, Earley TD: Shearing injuries of the tarsal joint. Presented at 9th Annual Meeting, Veterinary Orthopedic Society, Park City, Utah, 1982.
108. Matis U, Schebitz H, Köstlin RG: Zugang zum Sprunggelenk von lateral. In Schebitz H, Brass W (Hrsg): Operationen an Hund und Katze. Parey, Berlin, Hannover, 1985.
109. Köstlin RG, Schebitz H, Matis U: Zugang zum Sprunggelenk von medial. In Schebitz H, Brass W (Hrsg): Operationen an Hund und Katze. Parey, Berlin, Hannover, 1985.
110. Robins GM, Read RA, Carlisle CH, et al: Osteochondritis dissecans of the lateral ridge of the trochlea of the tibial tarsal bone in the dog. J small Anim Pract 24: 675, 1983.
111. van Ee RT, Gibson K, Roberts ED: Osteochondritis dissecans of the lateral ridge of the talus in a dog. J Am Vet Med Assoc 193: 1284, 1988.
112. Gorse MJ, Purinton PT, Penwick RC, et al: Talocalcaneal luxation. An anatomic and clinical study. Vet Surg 19: 429, 1990.
113. Breur GJ, Spaulding KA, Braden TD: Osteochondritis dissecans of the medial trochlear ridge of the talus in the dog. VCOT 2: 168, 1989.
114. Braden TD: Fascia lata tansplant for repair of chronic achilles tendon defects. J Am Anim Hosp Assoc 12: 800, 1976.
115. Lesser A, Solimen SS: Experimental evaluation of tendon transfer for the treatment of sciatic nerve paralysis in the dog. Vet Surg 9: 72, 1980.
116. Summer-Smith G, Kuzma A: A technique for arthrodesis of the canine tarsocrural joint. J small Anim Pract 30: 65, 1989.
117. Campbell JR, Bennett D, Lee R: Intertarsal and tarso-metatarsal subluxation in the dog. J Sm Anim Pract 17: 427, 1976.
118. Gößmann M: Verletzungen der Articulatio tarsocruralis beim Hund. Behandlung und Ergebnisse in den Jahren 1970–1980. Vet Med Diss München, 1984.
119. Fischer H: Verletzungen des Sprunggelenkes bei der Katze. Behandlung und Ergebnisse in den Jahren 1976–1984. Vet Med Diss München, 1986.

21 Diagnose und Therapie von Gelenkerkrankungen der Schultergliedmaße

Schultergelenk

Luxatio humeri

Luxationen im Schultergelenk kommen beim Hund relativ selten vor. Traumatische Formen werden bei allen Rassen beobachtet. Darüber hinaus findet man bei Pudel und Sheltie mediale Luxationen (Abb. 21-1), die nicht auf eine äußere Gewalteinwirkung zurückgeführt werden können, so daß eine genetische Prädisposition naheliegt. Zum Zeitpunkt der Vorstellung besteht bei vielen dieser Tiere schon mehrere Monate eine Lahmheit. Etwa 75% aller Oberarmluxationen erfolgen nach medial, die übrigen vorwiegend nach lateral (s. Abb. 21-3). Luxationen nach kranial oder kaudal werden nur selten diagnostiziert (s. Abb. 21-5 u. 21-7).

Bis vor wenigen Jahren nahm man an, daß das Schultergelenk hauptsächlich von der umgebenden Muskulatur stabilisiert würde. Experimentellen Untersuchungen zufolge führt eine Tenotomie der im Bereich des Schultergelenks verlaufenden Sehnen aber kaum zu Veränderungen der Beweglichkeit, im Gegensatz zur Durchtrennung der Gelenkkapsel und der Ligg. glenohumeralia [1]. Folglich müssen bei operativer Intervention die Gelenkkapsel und ihre bandartigen Faserverstärkungen sorgfältig rekonstruiert bzw. gerafft werden.

Bei Luxationen nach medial wird die Extremität gewöhnlich mit gebeugtem und adduziertem Ellbogengelenk getragen, während der distale Gliedmaßenbereich abduziert und einwärts gedreht ist. Luxationen nach lateral zeigen ein ähnliches Bild, jedoch wird der untere Gliedmaßenabschnitt in Adduktion gehalten. Um die Lagebeziehung des Humeruskopfes zur Cavitas glenoidalis zu ermitteln, orientiert man sich am Acromion und am Tuberculum majus. Die Position dieser Knochenvorsprünge wird zunächst an der gesunden Gliedmaße palpiert und dann mit der Situation auf der betroffenen Seite verglichen. Die Diagnose ergibt sich aus der Symptomatik und den klinischen Befunden. Dennoch sollte, wie bei allen Skelettläsionen, stets auch röntgenologisch untersucht werden, um beispielsweise zusätzliche Frakturen und andere wichtige Veränderungen zu erfassen. Funktionsaufnahmen helfen bei der Objek-

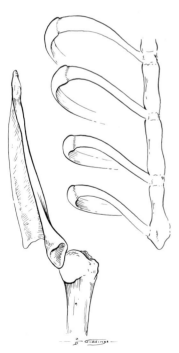

Abb. 21-1 Luxatio humeri medialis (linkes Schultergelenk, ventrodorsale Projektion).

tivierung von Gelenkinstabilitäten [2]. Wenn als Folge einer chronischen Luxation bereits schwere Abnutzungserscheinungen an der Cavitas glenoidalis vorliegen oder das Schultergelenk dysplastisch ist, sind die Aussichten auf eine erfolgreiche Reposition gering. Kongenitale Luxationen lassen sich im allgemeinen aufgrund schwerer Mißbildungen sowohl an der Cavitas glenoidalis als auch am Humeruskopf überhaupt nicht mehr einrenken.

Bei frischen traumatischen Luxationen kann zunächst eine konservative Therapie versucht werden. Dabei sollte im Anschluß an die gedeckte Reposition für etwa zwei Wochen eine Velpeau-Schlinge angebracht werden. Ist das Gelenk nach dem Einrenken weitgehend stabil, bestehen gute Erfolgsaussichten. Liegt indessen eine ausgeprägte Reluxationsneigung vor oder tritt, noch während die Gliedmaße mit der Schlinge hochgebunden ist, eine erneute Luxation auf, sollte operativ interveniert werden.

Mediale Luxation

Operationsverfahren mit Implantation synthetischer Bänder haben sich weniger bewährt als die Transposition der Bizepssehne [3–5]. Die Verlagerung der Bizepssehne nach medial drückt den Humeruskopf in laterale Richtung. Ist die Form der Cavitas glenoidalis jedoch verändert [6, 7], schlägt auch dieses Operationsverfahren fehl. Es kommt dann nur noch eine Resektionsarthroplastik (s. Abb. 21-10) oder eine Arthrodese (s. Abb. 21-11) in Frage.

Operationstechnik

Die Darstellung des Schultergelenkes erfolgt mit einem Zugang von kraniomedial [8, 9]. Dabei findet sich häufig die Endsehne des M. subscapularis im Bereich ihrer Insertion am Tuberculum minus zerrissen. Es kann schwierig sein, die Sehne zu identifizieren, da sie sich weit zurückzieht. Sie sollte sogleich mit einem später der Naht dienenden Faden angeschlungen werden. Ist die Gelenkkapsel intakt geblieben, wird sie im Hinblick auf ihre Bedeutung für die Gelenkstabilität möglichst schonend geöffnet, um das Gelenk inspizieren zu können. Besonders sorgfältig zu prüfen sind das Labrum mediale der Cavitas glenoidalis und die laterale Seite des Humeruskopfes. Eine Zerstörung der medialen Pfannenlippe reduziert die Aussichten auf eine erfolgreiche Stabilisierung merklich. Besteht am Humeruskopf zudem eine ausgedehnte Chondromalazie durch Reibung seiner Gelenkfläche am medialen Pfannenrand, muß auf lange Sicht mit einer funktionell beeinträchtigenden Arthropathie gerechnet werden, selbst wenn die Stabilisierung gelingt. In derartigen Situationen kommt eine Arthrodese oder eine Resektionsarthroplastik (s. u.) in Betracht.

Sind die Gelenkflächen in gutem Zustand und erfolgte die Luxation erst kürzlich, kann es genügen, die Gelenkkapsel und die Sehne des M. subscapularis zu rekonstruieren (Abb. 21-2B u. C). Bei zweifelhafter Stabilität folgt eine Transposition der Bizepssehne.

Die Sehne des M. biceps wird nach Durchtrennen des Lig. transversum intertuberculare und ggf. Inzision der Gelenkkapsel aus dem Sulcus intertubercularis befreit. Mit einem Meißel wird sodann vom Tuberculum minus eine halbmondförmige Knochenschuppe vorsichtig abgehoben (Abb. 21-2A); diese Schuppe sollte am kranialen Rand mit dem Periost verbunden bleiben. Unter ihr wird der Knochen mit einer Kürette etwas ausgehöhlt, damit die Sehne hier genügend Platz findet. Die Bizepssehne wird nun in die präparierte Rinne gelegt und durch Fixation der Knochenschuppe an den Humerus mit Kirschner-Bohrdrähten in Position gehalten (Abb. 21-2B). Alternativ kann die Sehne durch eine Schraube und Unterlegscheibe mit Spitzen in der neuen Rinne gehalten werden.

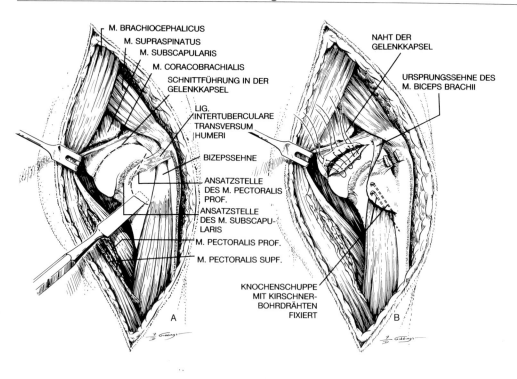

Abb. 21-2 Transposition der Ursprungssehne des M. biceps brachii nach medial bei medialer Humerusluxation. (A) Das linke Schultergelenk wurde mit einem kraniomedialen Zugang dargestellt [8, 9] und der Humerus reponiert. Die Schnittführung in der Gelenkkapsel ist mit einer unterbrochenen Linie dargestellt. Vom Tuberculum minus wird eine halbmondförmige Knochenschuppe abgehoben. (B) Situation nach Transposition der Bizepssehne unter die Knochenschuppe und Fixation mit zwei die Schuppe am Humerus befestigenden Kirschner-Bohrdrähten. Die Gelenkkapsel wird mit rückläufigen Heften aus langsam resorbierbarem Nahtmaterial gerafft. (C) Beim Wundverschluß wird der M. pectoralis profundus im Bereich der Tuberositas deltoidea an den Ursprung des M. pectoralis superficialis fixiert, der M. subscapularis soweit wie möglich nach kranial gezogen und mit dem M. pectoralis profundus vernäht. Schließlich wird der M. pectoralis superficialis über den kranialen Rand des Humerus gezogen und an die Pars acromialis des M. deltoideus geheftet.

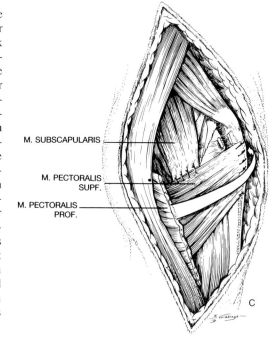

Die Gelenkkapsel und das Lig. glenohumerale mediale werden mit Kreuz- oder rückläufigen Heften aus langsam resorbierbarem Nahtmaterial gerafft. Sofern bei Außenrotation des Oberarms (d. h. Drehung des Humeruskopfes nach medial) das Gelenk noch immer ungenügend stabil erscheint, kann ein die Außenrotation des Humerus vorübergehend hemmender Fadenzügel zweckmäßig sein. Hierzu wird ein kräftiger, nicht oder langsam resorbierbarer Kunststoffaden durch einen Bohrkanal oder um eine Schraube am Labrum mediale der Cavitas glenoidalis geführt, sodann über eine Bohrung im Tuberculum majus des Humerus verankert und bei Einwärtsdrehung des Oberarms verknotet.

Beim weiteren Wundverschluß wird der M. pectoralis profundus im Bereich der Tuberositas deltoidea an den Ursprung des M. pectoralis superficialis fixiert, der M. subscapularis soweit wie möglich nach kranial gezogen und mit dem M. pectoralis profundus vernäht (Abb. 21-2C). Schließlich wird der M. pectoralis superficialis über den kranialen Rand des Humerus gezogen und an die Pars acromialis des M. deltoideus geheftet. Diese Muskeltranspositionen bewirken eine zusätzliche Stabilisierung des Gelenkes auf der medialen Seite. Der weitere Wundverschluß erfolgt schichtweise.

Nachbehandlung. Die Gliedmaße wird für 14 Tage mit einer Velpeau-Schlinge immobilisiert (s. Kap. 19). Darüber hinaus sollte der Patient für vier Wochen ruhig gehalten werden. Nach dem Abnehmen der Schlinge können passive Beuge- und Streckübungen zweckmäßig sein. Auch Schwimmübungen verkürzen die Rekonvaleszenz.

Laterale Luxation

Luxationen nach lateral (Abb. 21-3) entstehen gewöhnlich traumatisch und bevorzugt bei großwüchsigen Hunderassen. Werden sie innerhalb weniger Tage diagnostiziert, lassen sie sich leichter gedeckt reponieren als Luxationen nach medial. Die Fixation sollte hier besser mit einem Sattelverband (s. Kap. 19) als mit der Velpeau-Schlinge erfolgen, da der Humerus unter der Schlinge zur Außenrotation neigt. Gedeckt nicht reponierbare oder chronische Luxationen sind operativ zu versorgen. Zur Stabilisierung bietet sich wiederum die Bizepssehne an (3). Die Transposition dieser Sehne nach lateral drückt den Humeruskopf in mediale Richtung.

Operationstechnik

Das Schultergelenk wird über einen kranialen Zugang mit Osteotomie des Tuberculum majus dargestellt [8, 9]. Ist die Gelenkkapsel intakt geblieben, wird sie soweit wie nötig geöffnet, um das Gelenk inspizieren zu können. Dabei werden das Labrum laterale der Cavitas glenoidalis und die mediale Seite des Humeruskopfes sorgfältig geprüft.

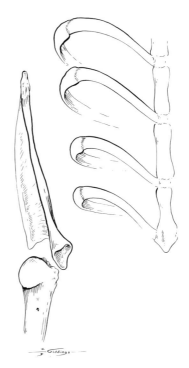

Abb. 21-3 Luxatio humeri lateralis (linkes Schultergelenk, ventrodorsale Projektion).

Die Aussicht auf eine erfolgreiche Stabilisierung des Gelenkes reduziert sich merklich, wenn das Labrum laterale zerstört ist. Derartige Veränderungen kommen allerdings aufgrund des meist akuten Verlaufs hier seltener vor als bei medialen Luxationen. Liegen durch Reibung des Humeruskopfes am lateralen Pfannenrand der Scapula ausgedehnte Knorpeldefekte vor, sind auch bei erfolgreicher Gelenkstabilisierung schmerzhafte Sekundärveränderungen zu erwarten. In diesen Situationen kommt eine Arthrodese oder Resektionsarthroplastik (s. u.) in Betracht.

Bei gutem Zustand der Gelenkflächen und frischen Luxationen kann eine Naht bzw. Raffung der Gelenkkapsel auf der lateralen Seite genügen (s. Abb. 21-8). In Zweifelsfällen wird zusätzlich die Ursprungssehne des M. biceps brachii nach lateral verlagert.

Nach Durchtrennung des Lig. transversum intertuberculare über der Bizepssehne wird die Gelenkkapsel soweit inzidiert, wie es für die Transposition der Sehne erforderlich ist (Abb. 21-4A). Um die Bizepssehne lateral des Tuberculum majus legen zu können, muß gelegentlich darüber hinaus am proximalen Ende der Knochenschnittfläche mit der Kürette eine Rinne präpariert werden (Abb. 21-4B). Die Sehne wird möglichst weit nach lateral gehalten, während man das abgesetzte Tuberculum majus am Humerus wieder befestigt (Abb. 21-4C). Bei großwüchsigen Hunden werden zur Fixation Bohrdrähte und eine Zuggurtungsdrahtschlinge oder Zugschrauben verwendet, bei kleinen Tieren genügen Bohrdrähte allein. Bizepssehne und die Aponeurose des M. deltoideus werden mit einigen Heften adaptiert. Der Verschluß der Gelenkkapsel erfolgt mit rückläufiger oder einstülpender Naht. Schließlich wird der M. pectoralis superficialis – nachdem er nach kranial gezogen wurde – mit dem M. deltoideus und dem M. biceps brachii vernäht.

Nachbehandlung. Für 14 Tage wird ein Sattelverband angelegt (s. Kap. 19). Darüber hinaus sollte der Patient vier Wochen lang ruhig gehalten werden. Nach dem Abnehmen des Verbandes können passive Beuge- und Streckübungen günstig wirken. Ferner verkürzen Schwimmübungen die Rekonvaleszenz.

Kraniale Luxation

Auch bei dieser relativ seltenen, i. d. R. traumatisch bedingten Luxation kann zur Stabilisierung die Ursprungssehne des M. biceps brachii verwendet werden (Abb. 21-5). Die Sehne wird nach kranial verlagert und hält durch die in dieser Position entstehende Zugspannung den Humeruskopf fest in der Cavitas glenoidalis [10].

Operationstechnik

Das Schultergelenk wird über einen kranialen Zugang mit Osteotomie des Tuberculum majus dargestellt [8, 9]. Die Knochen-

---

Abb. 21-4 Transposition der Ursprungssehne des M. biceps brachii nach lateral bei lateraler Humerusluxation. (A) Nach Darstellung des linken Schultergelenkes mit einem Zugang von kranial [8, 9] wurde das Tuberculum majus osteotomiert und mit dem M. supraspinatus nach proximal verlagert. Die Schnittführung im Lig. intertuberculare ist mit einer unterbrochenen Linie dargestellt. (B) Um die Verlagerung der Bizepssehne nach lateral zu erleichtern, müssen die Gelenkkapsel geöffnet und am proximalen Ende der Osteotomiefläche etwas Knochengewebe entfernt werden. (C) Die Sehne wird möglichst weit nach lateral gehalten, während man das abgesetzte Tuberculum majus mit zwei Kirschner-Bohrdrähten am Humerus wieder befestigt. Die Gelenkkapsel wird mit rückläufigen Heften verschlossen und der M. pectoralis superficialis mit der Pars acromialis des M. deltoideus und dem M. biceps brachii vernäht.

21. Diagnose u. Therapie von Gelenkerkrankungen der Schultergliedmaße

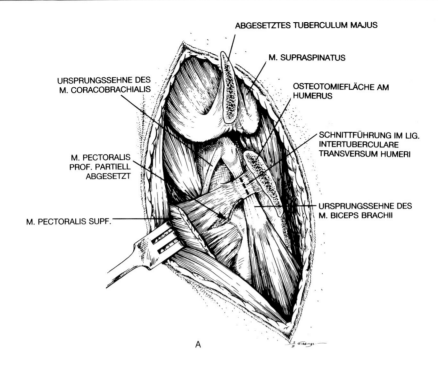

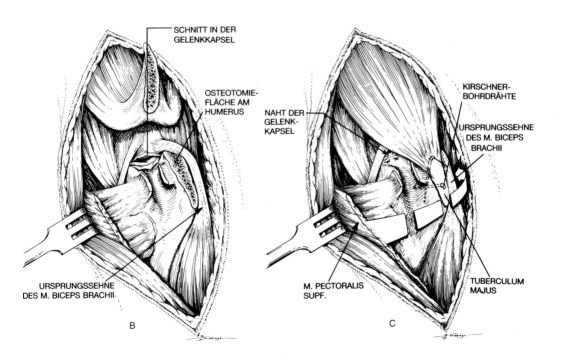

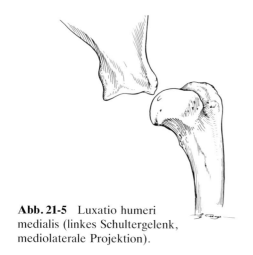

Abb. 21-5 Luxatio humeri medialis (linkes Schultergelenk, mediolaterale Projektion).

schnittfläche wird zu einer Rinne ausgehöhlt und die Bizepssehne, nach Durchtrennen des Lig. transversum intertuberculare, aus dem Sulcus intertubercularis in die präparierte Rinne gehoben. Läßt sich die Sehne aufgrund einer zu starken Zugspannung nicht dorthin verlagern, muß die Knochenrinne weiter vertieft werden (Abb. 21-6A). Anschließend wird das Tuberculum majus reponiert und mit Kirschner-Bohrdrähten fixiert. Bei großwüchsigen Hunden wird zudem eine Zuggurtungsdrahtschlinge angebracht (Abb. 21-6B). Die Gelenkkapsel wird mit einer rückläufigen bzw. einstülpenden Naht gerafft.

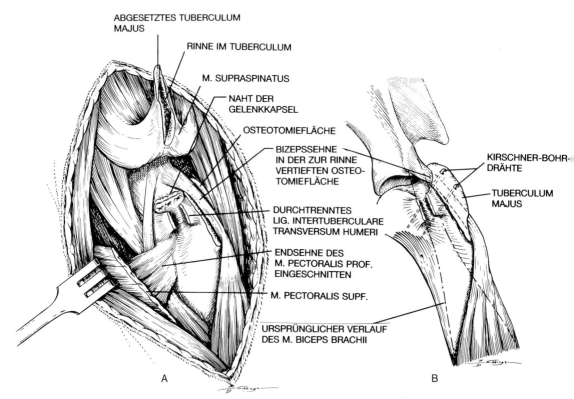

Abb. 21-6 Transposition der Ursprungssehne des M. biceps brachii nach kranial bei kranialer Humerusluxation. (A) Das linke Schultergelenk wurde von kranial dargestellt [8, 9]. Die Knochenschnittfläche am Tuberculum majus wurde zu einer Rinne ausgehöhlt und die Bizepssehne nach Durchtrennen des Lig. intertuberculare aus dem Sulcus intertubercularis in die präparierte Rinne gehoben. Der Verschluß der Gelenkkapselinzision erfolgte mit rückläufigen Heften. (B) Nach Reposition und Fixation des osteotomierten Tuberculum majus mit zwei Kirschner-Bohrdrähten hält die Bizepssehne den Humeruskopf in seiner korrekten Position.

21. Diagnose u. Therapie von Gelenkerkrankungen der Schultergliedmaße

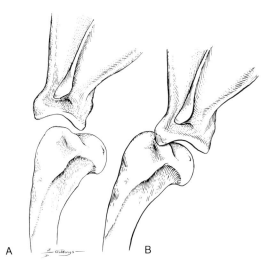

Abb. 21-7 (Sub)luxatio humeri caudalis. (A) Luxation (linkes Schultergelenk, lateromediale Projektion). (B) Subluxation (linkes Schultergelenk, lateromediale Projektion). Unter Streckung erweitert sich der Gelenkspalt kaudal.

Nachbehandlung. Die Extremität wird entweder mit einem Sattelverband oder mit einer Velpeau-Schlinge für zehn bis 14 Tage immobilisiert (s. Kap. 19). Darüber hinaus sollte der Patient vier Wochen lang ruhig gehalten werden. Nach dem Abnehmen des Verbandes können Beuge- und Streckübungen angezeigt sein. Auch Schwimmübungen verkürzen die Rekonvaleszenz.

Kaudale (Sub)luxation

Diese Verrenkung kommt wie die Luxation nach kranial sehr selten vor. Sie kann spontan oder durch ein Trauma entstehen und mit einer vollständigen (Abb. 21-7A) oder teilweisen Verlagerung des Humerus einhergehen. Die Subluxation erkennt man auf Röntgenfunktionsaufnahmen bei Streckung an einer kaudalen Verbreiterung des Gelenkspalts (Abb. 21-7B). Therapeutisch hat sich eine Raffung der Gelenkkapsel mit einstülpenden Nähten im lateralen und kaudolateralen Bereich bewährt.

Operationstechnik

Luxation nach kaudal. Die Darstellung des Schultergelenkes erfolgt über einen Zugang von kraniolateral mit Osteotomie des Acromion [8, 9]. In der Gelenkkapsel findet sich gewöhnlich ein Riß, der evtl. zur Orientierung erweitert werden muß. Nach Prüfung der Gelenkflächen und Reposition wird die Kapsel kranio- und kaudolateral unter Verwendung langsam resorbierbaren Nahtmaterials mit rückläufigen bzw. einstülpenden Heften gerafft (Abb. 21-8).

Subluxation nach kaudal. Hier wird die Gelenkkapsel nach Freilegung von kaudolateral [8, 9] im dargestellten Bereich mit rückläufiger bzw. einstülpender Naht (langsam resorbierbares Material) gerafft (Abb. 21-9).

Nachbehandlung. Die Gliedmaße sollte für 14 Tage mit einer Velpeau-Schlinge hochgebunden werden (s. Kap. 19). Darüber hinaus ist der Patient vier Wochen lang ruhig zu halten. Nach Abnehmen der Schlinge können Beuge- und Streckübungen angezeigt sein.

Resektionsarthroplastik des Schultergelenks

Manchmal läßt sich das Schultergelenk nicht mehr hinreichend rekonstruieren. Dies kommt vor allem bei chronischer Luxation nach medial vor, wenn die Innenkante der Cavitas glenoidalis weitgehend zerstört ist. Auch durch Schußverletzungen können die Gelenkflächen so geschädigt sein, daß eine funktionelle Wiederherstellung nicht mehr möglich ist. Therapeutisch kommt dann eine Arthrodese des Schultergelenks in Betracht. Alternativ kann auch eine Resektionsarthroplastik erwogen werden, wie ursprünglich von Parkes empfohlen [11]. Hier-

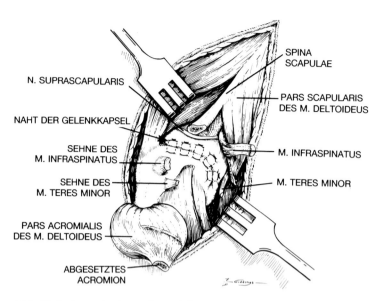

Abb. 21-8 Luxatio humeri caudalis. Das linke Schultergelenk wurde über einen kraniolateralen Zugang mit Osteotomie des Acromion dargestellt [8, 9]. Nach Tenotomie des M. infraspinatus und M. teres wurde die Gelenkkapsel weit nach kranial reichend am Rand der Cavitas glenoidalis mit rückläufigen Heften aus langsam resorbierbarem Nahtmaterial gerafft.

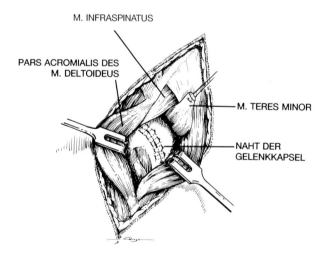

Abb. 21-9 Subluxatio humeri caudalis. Die Darstellung des Schultergelenks erfolgte mit einem kaudolateralen Zugang [8, 9]. Der kaudolaterale Bereich der Gelenkkapsel wurde mit rückläufigen Heften aus langsam resorbierbarem Nahtmaterial gerafft. Die Naht verläuft am Rand der Cavitas glenoidalis möglichst weit nach kaudal. Die Arteria circumflexa humeri caudalis darf hierbei nicht verletzt werden.

21. Diagnose u. Therapie von Gelenkerkrankungen der Schultergliedmaße

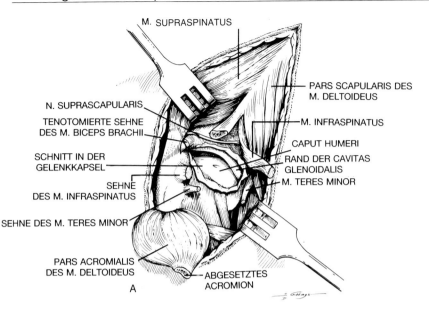

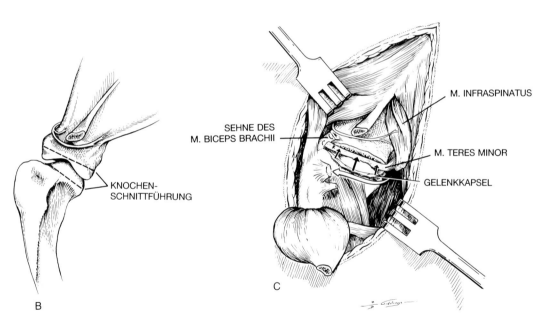

Abb. 21-10 Resektionsarthroplastik. (A) Das linke Schultergelenk wurde von kraniolateral dargestellt. Nach Tenotomie der Mm. biceps brachii, infraspinatus und teres minor wurde die Gelenkkapsel am Rand der Cavitas glenoidalis abgesetzt. (B) Verlauf der Knochenschnitte. (C) Im Anschluß an die Resektion der Gelenkflächen wurde der M. teres minor nach medial gezogen und an die Bizepssehne geheftet, die zuvor mit der Aponeurose des M. supraspinatus vernäht worden war. Sodann wird die verbliebene Gelenkkapsel in den Resektionsspalt gezogen und an den M. teres minor fixiert, um schmerzhaften Knochenkontakt zu vermeiden. Nach Reinsertion des M. infraspinatus wird schließlich das Acromion etwas weiter oberhalb seiner ursprünglichen Lage an der Spina scapulae wieder befestigt.

bei sollten nicht nur die Cavitas glenoidalis, sondern auch ein Teil des Humeruskopfes reseziert werden, um möglichst rasch eine belastbare Syndesmose zu erzielen.

Operationstechnik. Das Gelenk wird über eine Osteotomie des Acromion von kraniolateral dargestellt [8, 9]. Die Gelenkkapsel wird weit geöffnet und die Ursprungssehne des M. biceps brachii am Tuberculum supraglenoidale abgesetzt (Abb. 21-10A). Sodann werden unter Schonung des N. suprascapularis und der A. circumflexa humeri caudalis die Gelenkflächen der Cavitas glenoidalis und des Humeruskopfes mit einem Flachmeißel, einer oszillierenden Säge oder einer hochtourigen Fräse entfernt (Abb. 21-10B).

An der Basis der Spina scapulae wird eine Kerbe eingeschnitten, damit der N. suprascapularis nach proximal verlagert werden kann. Anschließend vernäht man die beim Zugang durchtrennte Endsehne des M. infraspinatus, während der gleichfalls tenotomierte M. teres minor zwischen die beiden Osteotomieflächen gelegt und an die Bizepssehne sowie die medialen Anteile der Gelenkkapsel geheftet wird (Abb. 21-10C). Ferner sollte möglichst viel von der Gelenkkapsel in den Resektionsspalt gezogen und an den M. teres minor bzw. dessen Endsehne genäht werden, um schmerzhaften Knochenkontakt zu vermeiden und so die Entstehung einer belastbaren Syndesmose zu beschleunigen. Schließlich wird das Acromion zur Kompensation des als Folge der Defektosteotomie entstandenen Spannungsverlusts der Pars acromialis des M. deltoideus etwas weiter oberhalb seiner ursprünglichen Lokalisation an die Spina scapulae fixiert.

Nachbehandlung. Keine postoperative Immobilisation. Vielmehr sollte der Patient durch Führen an der Leine ermuntert werden, die Extremität bald zu belasten. Nach zehn Tagen kann die Aktivität gesteigert werden; insbesondere Schwimmen verkürzt die Rekonvaleszenzzeit. Für die Entwicklung einer funktionell befriedigenden Syndesmose ohne störenden Knochenkontakt ist frühzeitige Bewegung sehr wichtig.

Prognose. Die Resektionsarthroplastik läßt eine schmerzfreie, aber nicht völlig normale Gliedmaßenfunktion erwarten. Mit einer geringen Schrittverkürzung und Atrophie der Schultergürtelmuskulatur muß gerechnet werden [12, 13].

Arthrodese des Schultergelenks

Die operative Versteifung des Schultergelenks behindert Kreisbewegungen und das rasche Vorführen der Gliedmaße bei schnellem Laufen [14]. Die Funktionsstörung ist jedoch geringfügig. Durch die große Beweglichkeit des Schulterblatts verbleibt eine für den Gebrauch ausreichende Mobilität.

Hauptindikationen für eine Arthrodese des Schultergelenks sind nicht rekonstruierbare Splitterfrakturen der Cavitas glenoidalis, des Collum scapulae oder des Humeruskopfes sowie mit schweren Abnutzungserscheinungen einhergehende chronische Luxationen nach medial. Anhaltend schmerzhafte Schultergelenksarthrosen berechtigen ebenfalls zur Versteifung. Andererseits ist die Arthrodese hier – wie auch an anderen großen Gelenken – ein funktionsbeeinträchtigender Eingriff, der als Ultima ratio angesehen werden muß. Als Voraussetzung sollten die übrigen Gliedmaßengelenke noch unversehrt sein.

Operationstechnik. Die Darstellung erfolgt von kranial und lateral mit Osteotomie sowohl des Tuberculum majus als auch des Acromion (Abb. 21-11A) [8, 9]. Dieser Zugang legt das Gelenk in großem Umfang frei. Nach Inzision der Gelenkkapsel kann der Knorpel an beiden Gelenkflächen gründlich entfernt werden.

Soll entlang der in Abbildung 21-11B gezeigten Schnittlinien eine Resektion der Gelenkflächen erfolgen, muß zunächst die

Ursprungssehne des M. biceps brachii am Tuberculum supraglenoidale abgesetzt werden. Der N. suprascapularis ist während der Osteotomie sorgfältig zu schonen. Glatte Knochenkontaktflächen unterliegen geringeren Scherkräften, insbesondere bei axialer Kompression. Das Gebiet des Tuberculum majus wird mit einer Luer-Zange so hergerichtet, daß ein fließender Übergang von der Spina scapulae zur kranialen Fläche des Humerus entsteht. Nun werden die Knochenenden in funktionsgerechtem

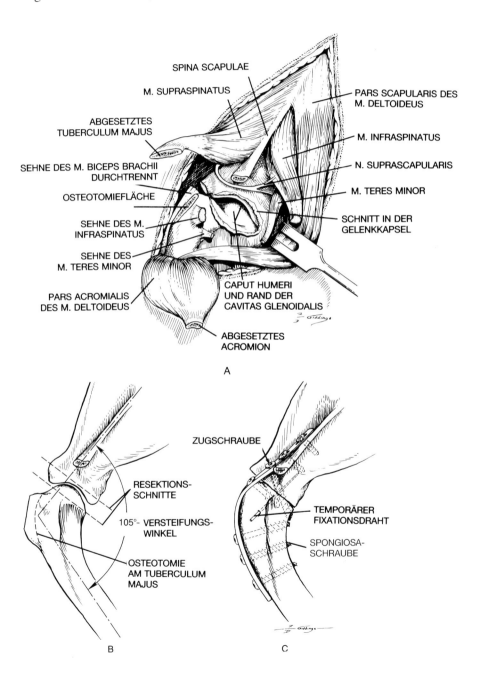

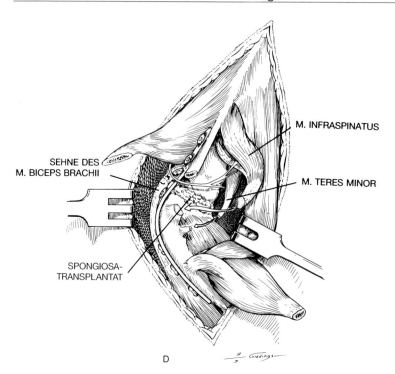

Abb. 21-11 Arthrodese des Schultergelenks. (A) Das linke Schultergelenk wurde von kranial und lateral mit Osteotomie sowohl des Tuberculum majus als auch des Acromion freigelegt [8, 9]. Nach dem Absetzen des M. biceps brachii am Tuberculum supraglenoidale wurde die Gelenkkapsel geöffnet. (B) In einer funktionsgerechten Stellung des Gelenks (105–110°) werden die Gelenkflächen mit zwei parallel verlaufenden Knochenschnitten reseziert, um eine gute Auflage zu erzielen. Das Gebiet des Tuberculum majus wird mit einer Luer-Zange so hergerichtet, daß ein fließender Übergang von der Spina scapulae zur kranialen Fläche des Humerus entsteht. (C) Ein die Resektionsflächen kreuzender Kirschner-Bohrdraht hält die Knochenenden in der gewünschten Position, während an der Kranialseite eine Platte anmodelliert und befestigt wird. Mindestens eine Schraube sollte die Knochenkontaktflächen als Zugschraube kreuzen. (D) Die beim Herrichten des Tuberculum majus angefallene Spongiosa dient als Knochentransplantat. Schließlich wird die Bizepssehne an die Aponeurose des M. supraspinatus genäht und das Tuberculum majus lateral der Platte mit Schrauben oder Bohrdrähten am Humerus befestigt. Der weitere Wundverschluß erfolgt routinemäßig.

Winkel (ca. 105°) temporär mit einem Kirschner-Bohrdraht aneinander fixiert. Der Bohrdraht wird von kranial durch die Kortikalis des Humerus in das Collum scapulae eingedrillt (Abb. 21-11C). Er erleichtert das sich anschließende Modellieren der Platte (8- bis 10-Loch-Platte), die dem Humerus kranial und der Basis der Spina scapulae kraniolateral anliegen soll. Schulterblattwärts ist hierfür eine Schränkung erforderlich. Rekonstruktionsplatten sind in diesem Bereich besonders geeignet, da sie sich leicht formen lassen. Die Platte kann entweder mit entsprechendem Abstand über den N. suprascapularis oder unter den Nerven gelegt werden. Bei ihrer Befestigung sollte nach Möglichkeit eine Schraube die Knochenkontaktflächen unter Kompression setzen. In Abbildung 21-11C wurde die dritte Plattenschraube als Zugschraube ausgelegt.

Am proximalen Humerusende sind Spongiosaschrauben vorteilhaft. Bei manchen Plattentypen können allerdings nur die endständigen Löcher mit einer Spongiosaschraube besetzt werden. Nach dem Anbringen der Platte wird der Kirschner-Bohrdraht wieder entfernt und die beim Herrichten des Tuberculum majus angefallene Spongiosa als Knochentransplantat in bzw. um den Fusionsbereich gelegt. Schließlich wird die Bizepssehne an die Aponeurose des M. supraspinatus genäht und das Tuberculum majus lateral der Platte mit Schrauben oder Bohrdrähten am Humerus befestigt. Der weitere Wundverschluß erfolgt routinemäßig.

Nachbehandlung. Die Schulter wird für vier Wochen mit einem Sattelverband ruhiggestellt (Kap. 19). Röntgenologisch sollten zwischen der sechsten und 12. postoperativen Woche Anzeichen einer knöchernen Durchbauung erkennbar sein. Danach kann freier Auslauf gewährt werden.

(Osteo)chondrosis dissecans des Humeruskopfes

Eine allgemeine Besprechung der (Osteo)chondrose findet sich in Kapitel 18. Im Schultergelenk manifestiert sich diese Krankheit am Humeruskopf. Die in Standposition dem hinteren Rand der Cavitas glenoidalis gegenüberliegende Knorpelschuppe bleibt kranial gewöhnlich mit dem gesunden Gelenkknorpel in Verbindung. Sie kann jedoch – sich vollständig lösend – auch zum Corpus liberum werden und liegt dann meist in der kaudalen Ausbuchtung der Gelenkkapsel.

Freie Knorpelteile werden entweder resorbiert oder sie werden über die Synovia ernährt und vergrößern sich. Andere verbinden sich mit der Synovialmembran, werden vaskularisiert und verknöchern teilweise. Im kaudalen Gelenksack liegende Dissekate verursachen keine klinischen Symptome, solange sie nicht eine irritierende Größe erreichen (s. Abb. 18-2). Im Gegensatz dazu führen in die Sehnenscheide des M. biceps gewanderte Corpora libera häufig zu Beschwerden [15, 16].

Vorbericht und Symptome

Es sind vorwiegend Hunde großwüchsiger Rassen betroffen [17]. Das Verhältnis von Rüden zu Hündinnen beträgt 2:1 bis 3:1. Die Krankheit tritt in 27–68% der Fälle bilateral auf [18–21]. Viele Hunde, die röntgenologisch an beiden Schultergelenken Veränderungen aufweisen, zeigen jedoch nur an einer Gliedmaße Lahmheitssymptome. Dabei ist zu bedenken, daß bei deutlichen Beschwerden auf einer Seite die Funktion der anderen Gliedmaße kaum zu beurteilen ist. Möglicherweise liegt bei klinisch unauffälligen Gelenken mit positivem Röntgenbefund keine Knorpellösung vor. Bei den meisten Tieren sind die ersten klinischen Anzeichen schon im Alter von vier bis acht Monaten erkennbar. Manchmal werden sie dagegen erst im zweiten oder dritten Lebensjahr bemerkt. Häufig tritt die Lahmheit erstmals nach starker Beanspruchung auf, sie kann allerdings auch unvermittelt beginnen. Es besteht eine Verkürzung der Hangbeinphase, die zur Atrophie der Mm. infra- et supraspinatus sowie des M. deltoideus führt. Die Lahmheit ist am deutlichsten im Schritt erkennbar. Der Palpationsschmerz ist unterschiedlich und eher bei starker Streckung als bei Beugung oder Rotation auslösbar. Krepitation kann nicht immer nachgewiesen werden. Die klinischen Symptome sind besonders ausgeprägt nach Ruhephasen und im Anschluß an eine starke Belastung.

Diagnose

Die Diagnose wird röntgenologisch anhand des typischen Defektes am Humeruskopf gestellt (s. Kap. 18). Durch Arthrographie läßt sich gut feststellen, ob eine abgelöste Knorpelschuppe oder eine Gelenkmaus vorliegt. Diese Methode ist vor allem bei bilateralem Röntgenbefund, aber nur einseitigen Beschwerden aufschlußreich und sollte in zweifelhaften Situationen häufiger genutzt werden [22]. Es kann jedes intravenös applizierbare oder für Myelographien empfohlene jodhaltige Kontrastmittel verwendet werden, wenn der Jodgehalt unter 100 mg/ml Lösungsmittel liegt. Unter aseptischen Kautelen werden der Körpergröße entsprechend 2–4 ml in das Schultergelenk injiziert [23, 24].

Therapie

Die Frage einer konservativen oder operativen Behandlung wird kontrovers diskutiert. Meist wird operatives Vorgehen empfohlen. Andererseits gibt es aber auch Tiere, die sich spontan erholen, wenn die Knorpelschuppe sich löst und in der Gelenkhöhle resorbiert wird. Dieser Prozeß kann allerdings neun bis 12 Monate dauern. Davon abgesehen kann das gelöste Knorpelstück überleben, größer werden und teilweise oder vollständig verknöchern. Es verursacht dann schwerste entzündliche und degenerative Gelenkveränderungen wie auch Knorpelschuppen, die sich nicht lösen und zu gravierenden Alterationen im Gelenk führen. Mit dem gesunden Gelenkknorpel in Verbindung gebliebene Dissekate werden manchmal noch bei mehrere Jahre alten Hunden gefunden.

Die operative Behandlung erbringt zuverlässig gute Resultate [16, 21, 25, 26]. In der Regel tritt schon nach ein bis zwei Monaten eine funktionelle Wiederherstellung ein. Die Gefahr arthrotischer Spätschäden ist geringer als nach konservativer Therapie. Insbesondere bei

- länger als sechs Wochen bestehender Lahmheit,
- über acht Monate alten Tieren und
- röntgenologisch nachweisbaren Knorpelschuppen oder Gelenkmäusen (unabhängig von ihrer Größe),

sollte stets operiert werden.

Operationstechnik. Ziel ist die Entfernung aller partiell oder vollständig gelösten Knorpelteile aus dem Gelenk, damit Faserknorpel den Defekt ausfüllen und dessen Ränder »versiegeln« kann.

Der kaudolaterale Zugang mit all seinen Variationen ist sehr geeignet, wenn ein Assistent zur Verfügung steht [8, 9, 16]. Ist dies nicht der Fall, gewährleisten eine kraniale Darstellung [26] und der kraniolaterale Zugang mit Osteotomie des Acromion gute Übersicht. Diese Alternative ist allerdings aufwendig und nicht selten mit postoperativen Komplikationen behaftet.

Der kaudolaterale Zugang gestattet eine hinreichende Darstellung der Läsion, wenn die Gelenkkapsel ausreichend gespreizt und das Bein genügend nach innen gedreht wird (Abb. 21-12A). Die abgehobene Knorpelschuppe kann mit Hilfe des Skalpells oder eines kleinen gebogenen Meißels entfernt werden (Abb. 21-12B u. C). Dabei sollten unregelmäßige, unterminierte Knorpelbezirke in der Peripherie ebenfalls exzidiert und die Defekträder mit einer Kürette geglättet werden. Bei der Kürettage des Defektgrundes wird möglichst wenig subchondrales Knochengewebe entfernt. Oft ist die Läsion von einer dünnen Schicht bedeckt, die sich leicht abtragen läßt. Das Dissekatbett kann mit einem dünnen Bohrer oder Bohrdraht an mehreren Stellen perforiert werden, damit aus dem subchondralen Knochen möglichst rasch Gefäße einsprossen und sich Faserknorpel bildet. Bei gebeugtem Gelenk sollte schließlich der kaudale Recessus unter Zuhilfenahme eines kleinen Hohmann-Hebels nach Corpora libera abgesucht und die Gelenkhöhle nochmals gründlich gespült werden (Abb. 21-12D). Gelenkmäuse in der Sehnenscheide des M. biceps müssen über einen kranialen Zugang entfernt werden [8, 9].

Nachbehandlung. Im Schultergelenkbereich kommen Serombildungen häufiger vor als an anderer Lokalisation. Das mag an der hier extremen Verschieblichkeit der Haut und Subkutis liegen. Zur Vorbeugung sollten die Tiere in den ersten zehn bis 14 Tagen nach dem Eingriff konsequent ruhig gehalten werden. Bei sehr aktiven Patienten kann eine Velpeau-Schlinge (s. Kap. 19) angezeigt sein. Kleine Serome resorbieren sich

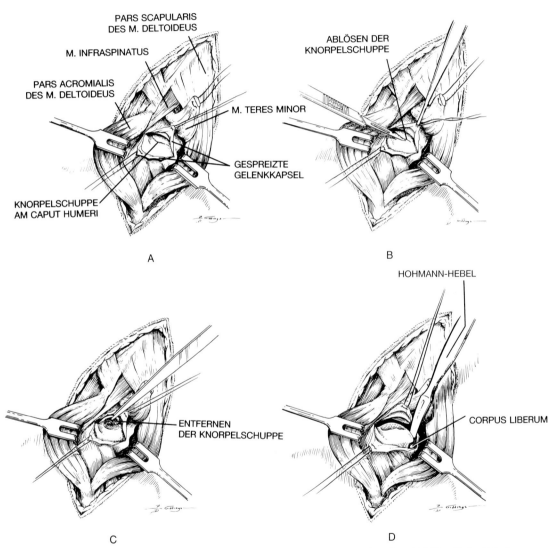

Abb. 21-12 Operation bei (Osteo)chondrosis dissecans des Humeruskopfes. (A) Das linke Schultergelenk wurde über einen kaudolateralen Zugang geöffnet [8, 9]. Durch Spreizen der Wundränder der Gelenkkapsel wird der laterale Rand der Knorpelschuppe sichtbar. (B) Dissekat, mit der Skalpellklinge angehoben. (C) Wenn die Knorpelschuppe ausreichend mobilisiert ist, wird sie entfernt. (D) Schließlich wird bei gebeugtem Gelenk die kaudale Kapselausbuchtung unter Zuhilfenahme eines kleinen Hohmann-Hebels nach Corpora libera abgesucht.

innerhalb von zwei bis drei Wochen spontan, große werden zunächst hyperämisiert. Nach zwei Wochen können sie dann unter aseptischen Kautelen gefahrlos punktiert werden, ggf. muß eine Penrose-Drainage eingelegt werden.

Bis zur sechsten postoperativen Woche nur langsames Ausführen an der Leine, danach kann die Belastung langsam gesteigert werden.

Arthroskopie. Pearson berichtete über 23 arthroskopisch behandelte Schultergelenke mit (Osteo)chondrosis dissecans bei 21 Hunden [27]. Belastungskontrollen mit Dehnungsmeßstreifen ergaben bei neun von zehn Hunden eine deutliche Besserung nach dem Eingriff. Dieses Behandlungsverfahren dürfte in Zukunft häufiger Anwendung finden.

Tendovaginitis der Ursprungssehne des M. biceps brachii

Entzündungen der Bizepssehnenscheide sind bei mittelgroßen und großwüchsigen Hunden eine nicht seltene, vorwiegend inaktive Tiere mittleren oder fortgeschrittenen Alters betreffende Lahmheitsursache.

Anatomie und Pathophysiologie

Die lange kräftige Ursprungssehne des M. biceps brachii zieht vom Tuberculum supraglenoidale scapulae über die Streckseite des Schultergelenks zum Sulcus intertubercularis und wird hier durch ein zwischen dem Tuberculum majus und minus verlaufendes Querband in ihrer Lage gehalten. Sie schiebt sich dabei von kranial in den Gelenksack des Schultergelenkes ein, der so zur Kapsel-Sehnen-Scheide wird. Die Sehnenscheide erstreckt sich bis unterhalb des Lig. transversum intertuberculare. Der M. biceps brachii inseriert distal im oberen Bereich von Radius und Ulna. Dadurch wirkt er nicht nur als Strecker des Schultergelenks, sondern auch als Beuger des Ellbogengelenks.

Die Bizepssehne kann durch direkte und indirekte Traumen oder allein schon durch Überbeanspruchung verletzt werden. Einzelne Sehnenfasern zerreißen und es entsteht eine chronische Entzündung mit dystrophischen Verkalkungen. Diese Veränderungen können auch Folge anderer Krankheiten sein, beispielsweise einer (Osteo)chondrosis dissecans mit Bildung eines in die Sehnenscheide eingedrungenen Corpus liberum [15]. Zunächst kann nur die Sehne oder die Kapselsehnenscheide betroffen sein. Innerhalb kurzer Zeit werden jedoch beide in den Entzündungsprozeß einbezogen. Durch Bindegewebsproliferation entstehen bewegungseinschränkende und schmerzhafte Adhäsionen [28].

Vorbericht und Symptome

Manchmal wird die Lahmheit auf ein Trauma zurückgeführt. Meist beginnt sie jedoch ohne besonderen Anlaß und besteht zum Zeitpunkt der Konsultation schon mehrere Monate. Die Beschwerden sind oft gering, intermittierend, nach Belastung verstärkt. Da nur die Gleitbewegung der Sehne schmerzhaft ist, wird die Gliedmaße voll belastet. In der Stützbeinphase zeigt sich somit kaum eine Veränderung [28]. Die Hangbeinphase ist hingegen verkürzt. Durch Einschränkung seiner Beuge- und Streckbewegung wird das Schultergelenk geschont.

Die Mm. supra- et infraspinatus atrophieren innerhalb kurzer Zeit, während weiter distal gelegene Muskeln unverändert erscheinen. Schultermanipulationen sind nicht immer schmerzhaft, insbesondere kaum in chronischen Fällen. Nur gelegentlich kann bei Palpation der Sehne unter gleichzeitiger Beugung des Schulter- und Streckung des Ellbogengelenks ein Schmerz ausgelöst werden.

Diagnose

Obgleich der Vorbericht und die Symptome einige Hinweise geben, läßt sich die Diagnose auch anhand weiterer Untersuchungen nur vermuten. Ähnliche Erscheinungen bestehen bei Osteo- und Chondrosarkomen sowie Neurofibromen des Plexus brachialis. Röntgennativaufnahmen ermöglichen, Abrißfrakturen des Tuberculum majus, Verkalkungen im Bereich der Bizepssehne und Osteophyten am Sulcus intertubercularis auszuschließen. Auch Kontrastaufnahmen sind manchmal nützlich, wenngleich sie hier meist keinen großen diagnostischen Wert besitzen. Die Umrisse der Sehne, Hyperplasien der Sehnenscheide, Sehnenrupturen und Corpora libera lassen sich jedoch arthrographisch darstellen (s. Diagnostik bei Osteochondrosis dissecans). Hieraus ergeben sich oft wertvolle Hinweise für die Therapie.

Die Synovia kann weitere Hinweise geben. Normalerweise ist die Gelenkflüssigkeit nicht oder nur geringfügig entzündlich verändert (viskose Flüssigkeit, klar, allenfalls leicht getrübt mit weniger als 5000 Leukozyten/µl, s. hierzu Tab. 17-2). Liegen Anzeichen einer Infektion vor, wie z. B. Trübung der Synovia, müssen Arthrographie oder intraartikuläre Kortikosteroidtherapie unterbleiben (s. u.).

Letztendlich kann eine Tendovaginitis der Bizepssehne häufig nur vermutet werden. Um so mehr müssen andere Lahmheitsursachen ausgeschlossen werden. Nicht selten ist der therapeutische Erfolg die einzige Bestätigung.

Therapie

Die Behandlung umfaßt zunächst Ruhe und Verabreichung nichtsteroidaler Antiphlogistika (s. Kap. 17). Insbesondere bei akuter Entzündung soll damit irreversiblen Veränderungen vorgebeugt werden. Der Patient muß vier bis sechs Wochen konsequent ruhig gehalten werden. Andernfalls ist die Gefahr chronischer Veränderungen sehr groß. Systemisch verabreichte Antiphlogistika sind praktisch unwirksam. Intraartikuläre Kortikosteroidgaben können hingegen erfolgreich sein, wenn keine mechanischen Irritationen, beispielsweise durch Corpora libera, oder irreversible Schäden vorliegen. Hierüber hat man zu Beginn aber noch keine Gewißheit, so daß die Behandlung zunächst versuchsweise erfolgt.

Bei der Gelenkinjektion helfen kurz angeschliffene Spinalkanülen mit Mandrin, akzidentelle Verletzungen des Gelenkknorpels zu vermeiden. Die Nadel wird unter aseptischen Kautelen vom Acromion leicht kranial in Richtung der Cavitas glenoidalis eingeführt. Dann wird zunächst Synovia aspiriert und sofort auf Trübungen geprüft. Liegen Farb- oder Viskositätsveränderungen vor, sollte sich eine vollständige Synoviauntersuchung anschließen, bevor man injiziert. Nur so läßt sich eine bereits vorliegende Gelenkinfektion sicher ausschließen. Sofern keine Kontraindikationen bestehen, werden 20–40 mg Prednisolonazetat in das Gelenk injiziert. Danach wird für zwei bis vier Wochen strikte Bewegungseinschränkung verordnet. In der dritten Woche sind geringe Aktivitäten erlaubt. Bei deutlicher Besserung, aber noch geringfügiger Lahmheit wird jetzt eine zweite Injektion verabreicht. Nicht selten tritt erst nach Monaten oder Jahren ein Rezidiv auf. Vielfach sind auch dann wieder Injektionen wirksam.

Wurde medikamentös kein Behandlungserfolg erzielt oder liegt eine mechanische Irritation vor, sollte operativ interveniert werden. Die schmerzhaften Bewegungen der Bizepssehne in ihrer entzündeten Sehnenscheide können mit einer Tenodese beseitigt werden.

Operationstechnik. Die Darstellung der Sehne erfolgt über einen Zugang von kranial [8, 9]. Nach Durchtrennen des Lig. transversum intertuberculare und Öffnen der Gelenkkapsel liegen die Sehne und der Sulcus intertubercularis frei, an dessen Rändern sich häufig Osteophyten finden (Abb. 21-13A). Die Sehne ist nicht selten an ihrem Ursprung partiell rupturiert. Wenn Corpora libera vorhanden sind, werden sie entfernt. Die Bizepssehne wird nahe am Tuberculum supraglenoidale durchtrennt und anschließend entweder distal ihrer Gleitrinne mit Hilfe einer Schraube und Unterlegscheibe mit Spitzen fixiert oder durch einen Bohrkanal im Tuberculum majus gezogen und dann mit dem M. supraspinatus vernäht (Abb. 21-13C). Hierdurch entsteht keine Instabilität im Schultergelenk [1]. Von der Sehne wird eine Gewebeprobe zur histologischen Untersuchung entnommen.

Nachbehandlung. Die Gliedmaße wird für drei Wochen mit einer Velpeau-Schlinge entlastet und das Tier während dieser Zeit konsequent ruhig gehalten. Danach darf der Patient langsam aufbauend belastet werden.

Ruptur der Ursprungssehne des M. biceps brachii

Traumen, die beim Junghund eine Apophysiolyse des Tuberculum supraglenoidale verursachen (s. Abb. 9-3), können im Erwachsenenalter zu einer Ruptur der Ursprungssehne des M. biceps brachii führen [29]. Tiere mit dieser Verletzung zeigen eine deutliche Lahmheit. Das Schultergelenk ist schmerzhaft und im kranialen Bereich vermehrt gefüllt. Die Beugung des Ellbogengelenks erscheint nicht beeinträchtigt. Im allgemeinen kann die Rupturstelle durch Schwellung der Weichteile nicht palpiert werden. Partielle Rupturen sind häufig die Ursache für eine Tendovaginitis der Bizepssehne.

Für die Diagnose ist eine Arthrographie sehr hilfreich [23, 27]. Hierbei sind Füllungsdefekte hinweisend. Die Rupturstelle selbst ist meist nicht sichtbar. Auf Nativaufnahmen kann manchmal, aber nicht konstant, eine leichte Gelenklaxität in Form einer Vergrößerung des Gelenkspaltes und Kranialverschiebung des Humerus festgestellt werden.

Die Rekonstruktion bzw. Reinsertion der Sehne durch Naht (Abb. 21-13B u. C) ist schwierig. Deshalb wird heute, wie bei der Behandlung der chronischen Tendovaginitis der Bizepssehne (s. o.), eine Tenodese bevorzugt (Abb. 21-13B). Die Sehnenverlagerung hat keine nachteiligen Folgen für die Funktion des Schultergelenkes [1].

Ruptur des Lig. transversum intertuberculare humeri

Das zwischen dem Tuberculum majus und minus verlaufende Lig. transversum intertuberculare hält die Ursprungssehne des M. biceps brachii im Sulcus intertubercularis. Rupturen dieses Bandes führen zu einer

Abb. 21-13 Ruptur der Ursprungssehne des M. biceps brachii. (A) Die verletzte Sehne wurde am linken Schultergelenk von kranial dargestellt, ohne das Tuberculum majus zu osteotomieren. Nach Öffnen ihrer Kapselsehnenscheide liegt die zerrissene Sehne frei. (B) Um die Sehnenstümpfe mit einer Kirchmayr-Kessler-Naht adaptieren zu können, wurde das Lig. transversum intertuberculare humeri durchtrennt. Es muß anschließend wieder vernäht werden. (C) Bei einem Sehnenabriß am Tuberculum supraglenoidale werden die Fadenenden proximal durch einen Bohrkanal geführt oder an einer kleinen Schraube verankert. Bei ungenügender Übersicht kann das Tuberculum majus abgesetzt und mit dem M. supraspinatus nach oben umgeschlagen werden. (D) Oftmals ist eine Reinsertion bzw. Rekonstruktion der Bizepssehne nicht möglich. Sie kann dann durch einen Bohrkanal im Tuberculum majus auf die laterale Seite gezogen und an die Endsehne des M. supraspinatus geheftet werden.

21. Diagnose u. Therapie von Gelenkerkrankungen der Schultergliedmaße

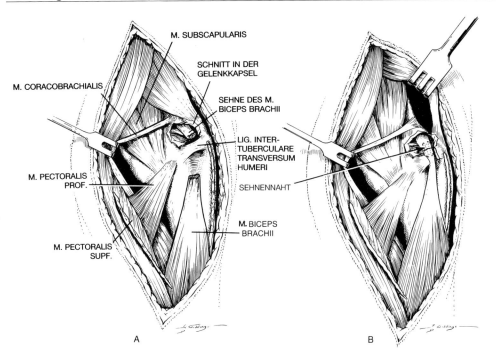

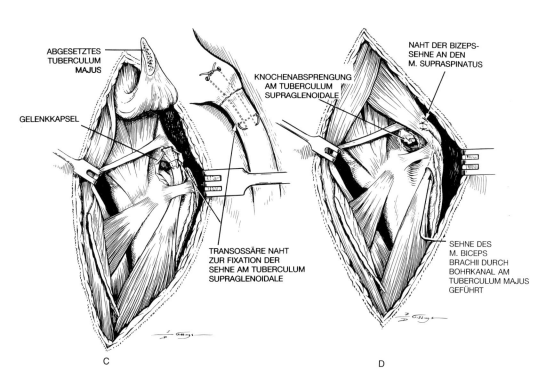

rezidivierenden Luxation der Bizepssehne nach medial. Aus der Anamnese geht meistens ein Trauma hervor. Prädisponierende Faktoren sind nicht bekannt [30–32].

Die Symptome bestehen in einer mittelgradigen Lahmheit. Das Schultergelenk wird beim Vorführen der Gliedmaße kaum bewegt, Beugung und Streckung sind schmerzhaft. Bei leicht gebeugtem Schultergelenk und Außenrotation der Gliedmaße springt die Bizepssehne tastbar, manchmal auch hörbar, aus dem Sulcus intertubercularis nach medial auf das Tuberculum minus über. Unter Streckung und Innenrotation der Extremität geht sie spontan in ihre Rinne zurück.

Operationstechnik

Nach Darstellung des Lig. transversum intertuberculare humeri von kraniomedial werden die Bandstümpfe durch Naht adaptiert. Zusätzlich wird der Sulcus intertubercularis im Bereich des Bandes mit einem nichtresorbierbaren Kunststoffaden oder Draht in Achtertour überspannt. Der Faden bzw. Draht kann im Bereich des Tuberculum majus transossär geführt werden. Am Tuberculum minus erfolgt die Verankerung um eine Schraube.

Nachbehandlung. Der Patient sollte vier Wochen konsequent ruhig gehalten werden. Bis zur Beschwerdefreiheit vergehen meistens sechs bis acht Wochen.

Kontraktur des M. infraspinatus

Diese Lahmheitsursache kommt vor allem bei Gebrauchshunden vor. Der betroffene Muskel degeneriert und wird atrophisch, seine Muskelfasern werden durch Narbengewebe ersetzt. Man vermutet, daß die narbige Kontraktur Folge einer traumatisch bedingten Ruptur einzelner Fasern des M. infraspinatus ist [33]. Die Noxe kann endogener oder exogener Natur sein.

Anamnestisch wird gewöhnlich über eine plötzlich aufgetretene Lahmheit während starker Beanspruchung, beispielsweise bei der Jagd, berichtet. Die akuten Beschwerden klingen innerhalb von 10–14 Tagen ab. Nach drei bis vier Wochen entwickelt sich aber eine chronische Lahmheit. Die Schulterregion ist dann zwar nicht mehr schmerzhaft, das Tier ist jedoch unfähig, die Gliedmaße im Schultergelenk einwärts zu drehen. So entsteht eine typische Haltung mit adduziertem Ellbogengelenk und abduzierter Pfote (Abb. 21-14A). In der Bewegung wird der distale Gliedmaßenabschnitt im Bogen nach außen geschwungen. Palpatorisch ist eine Atrophie des M. infraspinatus festzustellen. Bei Pronation des Unterarms hebt sich der proximale Rand der Scapula deutlich vom Thorax ab. Röntgenologisch ist kein pathologischer Befund zu erheben [34]. Dieser Zustand kann selten auch bilateral vorliegen.

Operationstechnik

Die Behandlung besteht in einer Tenektomie der Endsehne des M. infraspinatus am Tuberculum majus des Humerus. Die Sehne wird von kraniolateral, ohne die Gelenkkapsel zu öffnen, freigelegt [8, 9] und, nach sorgfältiger Untersuchung des Muskelbauches auf narbige Veränderungen, durchtrennt. Anschließend wird sie erforderlichenfalls von der Gelenkkapsel gelöst, um eine völlig freie Beweglichkeit zu erreichen (Abb. 21-14-B). Etwa 1–1,5 cm der Sehne werden exzidiert. Manchmal muß auch die Gelenkkapsel – da kontrahiert – inzidiert werden. Der Kapselschnitt wird dann offengelassen. Mit dem Durchtrennen aller Adhäsionen ist die Bewegungseinschränkung behoben.

Nachbehandlung. Unmittelbar nach dem Eingriff tritt eine Normalisierung der Funk-

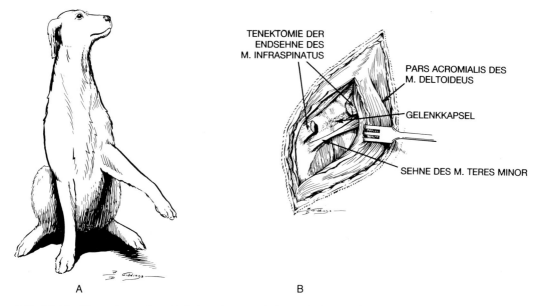

Abb. 21-14 Kontraktur des M. infraspinatus. (A) Typische Außenrotation der Gliedmaße mit adduziertem Ellbogengelenk und abduzierter Pfote. (B) Das linke Schultergelenk wurde von kraniolateral freigelegt und die Endsehne des M. infraspinatus durchtrennt. Nachdem alle Verwachsungen mit der Gelenkkapsel gelöst waren, wurde ca. 1 cm der Sehne exzidiert.

tion ein [35]. Die Nachbehandlung beschränkt sich auf die übliche Wundkontrolle.

Kontraktur des M. supraspinatus

Bislang ist nur ein Fall mit Kontraktur des M. supraspinatus beschrieben worden [30]. Die klinischen Symptome waren identisch mit dem Erscheinungsbild der narbigen Kontraktur des M. infraspinatus. Nach Durchtrennen der Ansatzsehne des M. supraspinatus verschwanden die Beschwerden. Es erscheint wichtig, daß beide Grätenmuskeln vor der Sehnendurchtrennung auf narbige Veränderungen untersucht werden. Im M. supraspinatus kommen – vor allem bei Rottweilern – auch metaplastische Verknöcherungen vor, die eine Lahmheit verursachen können [36].

Luxation der Scapula nach dorsal

Multiple Rupturen an den Insertionsstellen der Mm. serratus ventralis, trapezius et rhomboideus am vorderen Winkel und oberen Rand der Scapula bewirken eine Dorsalverlagerung des Schulterblattes während der Fußung. Die Lahmheit tritt akut im Zusammenhang mit einem Sturz oder Sprung auf.

In den ersten Tagen nach dem Unfall ist eine deutliche Weichteilschwellung vorhanden. Die abnorme Beweglichkeit der Scapula ist pathognostisch und leicht nachweisbar. Diese seltene Verletzung tritt sowohl bei Hunden als auch bei Katzen auf.

Operationstechnik

Die Scapula wird mit dickem Draht an einer Rippe befestigt und die Muskulatur reinseriert [37]. Der Hautschnitt verläuft in umge-

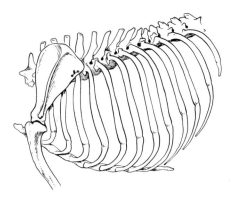

Abb. 21-15 Luxation der Scapula nach dorsal. Das Schulterblatt wird in richtiger Position mit kräftigem Draht an einer benachbarten Rippe befestigt.

kehrter L-Form entlang des dorsalen und kranialen Randes der Scapula. Sind Anteile der Mm. trapezius, serratus et rhomboideus noch intakt, werden sie durchtrennt, bis die Scapula soweit nach lateral verlagert werden kann, daß ihr kaudaler Rand zum Vorschein kommt. Sodann werden nahe dem kaudalen Winkel zwei Löcher von medial nach lateral gebohrt (Abb. 21-15). Ein Cerclagendraht wird vorsichtig um die angrenzende Rippe gelegt, mit seinen Enden durch die beiden Bohrlöcher in der Scapula, dann lateral durch die Muskulatur geführt und schließlich verdrillt, bis die dorsale Bewegung der Scapula weitgehend – aber nicht vollständig – eingeschränkt ist. Die abgerissenen Muskeln werden soweit möglich reinseriert. Im übrigen schichtweiser Wundverschluß.

Nachbehandlung. Die Scapula wird für zwei Wochen mit einer Velpeau-Schlinge oder einem Sattelverband immobilisiert (s. Kap. 19). Nach Abnehmen des Verbandes für weitere zwei Wochen eine dosierte, sich langsam steigernde Belastung.

Ellbogengelenk

Luxatio antebrachii

Bei Luxationen im Ellbogengelenk verlagern sich die Unterarmknochen aus anatomischen Gründen vorwiegend nach lateral (Abb. 21-16A u. B). Der große, eckige Epicondylus medialis humeri verhindert, daß sich die Ulna nach medial verlagern kann, während die mehr abgerundete Form des Epicondylus lateralis es dem Proc. anconaeus ermöglicht, die Crista epicondyli lateralis zu überspringen, wenn das Ellbogengelenk mehr als 90° gebeugt wird. Tritt dennoch eine Luxation nach medial auf, ist sie in der Regel von schweren Weichteilläsionen begleitet.

Symptome

Die Haltung der Gliedmaße bei einer lateralen Luxation erinnert an die oben beschriebene Kontraktur des M. infraspinatus (Abb. 21-14A). Durch Palpation können die beiden Krankheitsbilder aber leicht differenziert werden, da im Fall der Luxation Radius und Ulna lateral deutlich hervortreten. Der Unterarm und die Pfote sind abdu-

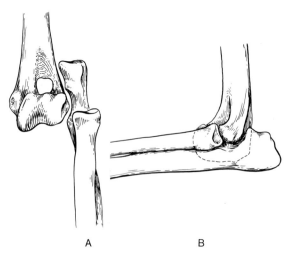

Abb. 21-16 Luxatio antebrachii nach lateral. (A) Kraniokaudale Projektion. (B) Lateromediale Projektion. Der Proc. anconaeus ist in diesem Fall vollständig verlagert.

ziert, das Ellbogengelenk ist gebeugt, wodurch die Gliedmaße beim Sitzen und Stehen den Boden nicht berührt. Passives Beugen und Strecken lösen deutliche Schmerzen und Widerstand aus.

Diagnose

Obwohl die Diagnose meist schon anhand der klinischen Untersuchung gestellt werden kann, sind Röntgenaufnahmen in zwei Ebenen unerläßlich, um zusätzliche Frakturen und knöcherne Bandausrisse zu erfassen.

Therapie

Gedeckte Reposition. Innerhalb der ersten Tage nach der Verletzung kann praktisch jede laterale Luxation gedeckt reponiert werden. Spätere Repositionsversuche sind durch Muskelkontraktur erschwert.

In Allgemeinnarkose wird zunächst die Lagebeziehung zwischen Humerus, Radius und Ulna genau palpiert. In manchen Fällen findet sich der Proc. anconaeus noch innerhalb (medial) der Crista epicondyli lateralis. Trifft dies zu, wird das Olecranon unter Beugung des Ellbogengelenks um 100–110° nach medial gedrückt. Gleichzeitig wird Druck auf den Radiuskopf ausgeübt, um ihn über das Capitulum humeri hinweg in die physiologische Position zu bringen. Gelingt das nicht, kann durch leichtes Strecken des Gelenkes zusätzlicher Druck ausgeübt werden, da sich der Proc. anconaeus hierbei innerhalb der Crista epicondyli verhakt. Der Unterarm sollte nunmehr einwärts gedreht (Pronation) und adduziert werden, damit der Radiuskopf mit Hilfe des an seinem Stützpunkt fixierten Proc. anconaeus nach medial in die normale Lage gleiten kann [38].

Wenn der Proc. anconaeus lateral des Epicondylus lateralis liegt, ist ein zusätzlicher Schritt notwendig. Der Unterarm wird unter Beugung des Ellbogengelenks um 100–110° einwärts gedreht, um den Proc. anconaeus medial der Crista epicondyli lateralis zu bringen (Abb. 21-17A).

Sodann wird das Gelenk zunächst leicht gestreckt, anschließend wieder gebeugt, während man das Caput radii konstant nach medial drückt. Bei Einwärtsdrehung kann der Radiuskopf schließlich über das Capitulum humeri gleiten (Abb. 21-17B).

Nach der Reposition wird der Bandapparat, wie unten beschrieben, auf Verletzungen untersucht.

Offene Reposition. Nur wenige Luxationen müssen offen reponiert werden. Hierzu werden mit einem Zugang von lateral der Radiuskopf und die äußeren Ellbogengelenkbereiche dargestellt [8, 9]. Nach Entfernen von Blutkoagula, Band-, Muskel- und Kapselresten aus dem Gelenk wird zunächst wie bei der gedeckten Reposition vorgegangen. Ein Instrument mit glatter Oberfläche, beispielsweise eine geschlossene Schere oder ein Raspatorium, kann helfen, den Radiuskopf in seine korrekte Position zu hebeln. Da hierbei Gelenkknorpelschäden unvermeidbar sind, sollte diese Manipulation auf zwingende Fälle beschränkt bleiben.

Wenn die Reposition noch immer nicht gelingt, muß der Zugang durch eine Osteotomie des Tuber olecrani erweitert werden [8, 9]. Damit wird der Zug des M. triceps aufgehoben. Dies vereinfacht die Reposition erheblich. Abschließend wird der Bandapparat überprüft und erforderlichenfalls versorgt (s. unten).

Untersuchung der Kollateralbänder. Die Seitenbänder des Ellbogengelenkes (Abb. 21-18A u. B) sind mit den Ursprungssehnen der Extensoren (lateral) und Flexoren (medial) eng verbunden, so daß es schwierig sein kann, sie während der Operation von den Sehnen zu unterscheiden.

Die Prüfung der Bandstabilität erfolgt in der von Campbell beschriebenen Weise [38]. Nach der Reposition werden Ellbogen- und Karpalgelenk um 90° gebeugt. Die Rotation der Pfote nach lateral und medial bewirkt gleichzeitig eine Drehung von Radius und Ulna, die im Ellbogengelenk durch die Kollateralbänder begrenzt wird. Sind die

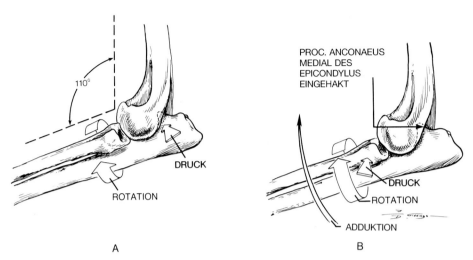

Abb. 21-17 Gedeckte Reposition einer lateralen Luxatio antebrachii. (A) Der Unterarm wird unter Beugung des Ellbogengelenkes um 100–110° einwärts gedreht, um den Proc. anconaeus medial der Crista epicondyli lateralis zu verhaken. (B) Bei dieser Stellung wird das Gelenk zunächst leicht gestreckt, anschließend wieder gebeugt, während man das Caput radii konstant nach medial drückt. Bei Einwärtsdrehung kann der Radiuskopf mit Hilfe des an seinem Stützpunkt fixierten Proc. anconaeus nach medial in seine normale Lage gleiten.

Seitenbänder intakt, läßt sich die Pfote nach lateral etwa um 45° und nach medial um 70° drehen. Ist das laterale Kollateralband durchtrennt bzw. gerissen, kann sie dagegen bis zu 140° nach medial, bei Schädigung des medialen Seitenbandes bis zu 90° nach lateral gedreht werden. Somit läßt die Pfote in beiden Fällen eine doppelt so umfangreiche Rotation wie physiologischerweise zu.

Diese vermehrte Drehbarkeit ist ein sicheres Zeichen für eine Seitenbandläsion. Es muß nun darüber entschieden werden, ob operativ oder konservativ vorzugehen ist. Wenn die Ossa antebrachii leicht zu reluxieren sind, empfiehlt es sich, operativ vorzugehen. Ist das Gelenk trotz Anzeichen einer Bandschädigung hingegen weitgehend stabil, gestaltet sich die Wahl schwieriger. Schon Ruhigstellung allein kann bei kleinwüchsigen Tieren, besonders wenn sie nicht für Sport oder Arbeit eingesetzt werden, eine ausreichend feste Vernarbung der periartikulären Weichteile bewirken. Hingegen wird man sich bei großwüchsigen und aktiven Hunden eher für eine operative Therapie entscheiden.

Rekonstruktion der Kollateralbänder. Die Prinzipien der Bandrekonstruktion wurden in Kapitel 19 besprochen. Gedehnte Bänder werden gerafft, rupturierte genäht und ausgerissene reinseriert. Gelegentlich müssen Bänder vollständig ersetzt oder mit verschiedenen Materialien verstärkt werden; dies ist jedoch am Ellbogengelenk selten erforderlich.

In Abbildung 21-19 ist die Rekonstruktion einer Außenbandruptur dargestellt. Der Zugang erfolgt von lateral mit Tenotomie der Ursprungssehne des M. extensor carpi ulnaris (Abb. 21-19A) [8, 9]. Das Band wird genäht bzw. am Knochen reinseriert (Abb. 21-19B). Mitverletzte Ursprungssehnen der benachbarten Streckmuskeln und der tenotomierte M. extensor carpi ulnaris werden mit rückläufigen Heften adaptiert (Abb. 21-19C). Entsprechende Läsionen

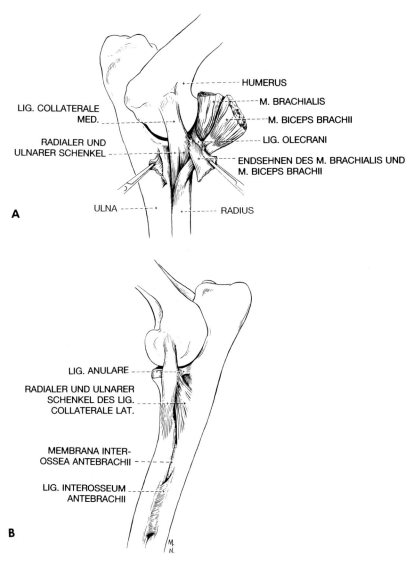

Abb. 21-18 Kollateralbänder des Ellbogengelenkes. (A) Mediale Bänder des linken Ellbogengelenkes. (B) Laterale Bänder des linken Ellbogengelenkes. (Mit Genehmigung aus Evans HE, Christensen GC: Miller's Anatomy of the Dog. 2. Aufl. Philadelphia, Saunders 1979).

des medialen Seitenbandes können in der gleichen Weise versorgt werden. Wenn die Bänder nahe ihrer distalen Insertion gerissen sind, werden sie mit dem Ligamentum anulare radii vernäht. Liegt die Durchtrennung im mittleren Bereich, wählt man vorzugsweise eine Kirchmayr-Kessler-Naht (s. Kap. 19).

Nachbehandlung *bei gedeckter und offener Reposition ohne Seitenbandrekonstruktion.* Das Ellbogengelenk ist am stabilsten bei einem Winkel von etwa 140°. Unter vollständiger Ruhigstellung verliert es durch Vernarbung der Gelenkkapsel rasch an Beweglichkeit. Deshalb sollte bei weitgehender Stabilität nur ein Polsterverband angelegt werden (s. Kap. 19). Eine fünf- bis siebentägige Verbandbehandlung ist im allgemeinen ausreichend, wenn die Bewegung für weitere zwei Wochen eingeschränkt wird. Unmittelbar nach Abnahme des Polsterverbandes muß mit passiven Beuge- und Streckübungen begonnen werden. Besteht eine deutliche, aber noch konservativ zu versorgende Seitenbandinstabilität, wird trotz des Versteifungsrisikos konsequent immobilisiert. Hierzu empfiehlt sich für insgesamt drei Wochen ein Sattelverband

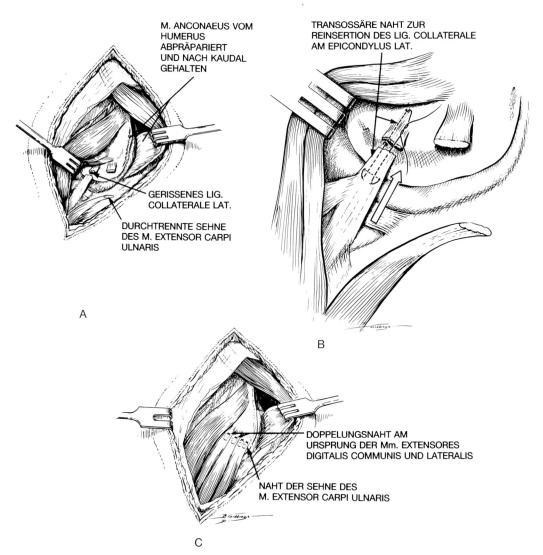

Abb. 21-19 Rekonstruktion der Kollateralbänder des Ellbogengelenks. (A) Das linke Ellbogengelenk wurde mit Tenotomie der Ursprungssehne des M. extensor carpi ulnaris von lateral dargestellt. Nach Beiseitehalten der übrigen Extensoren liegt das zerrissene Band frei. (B) Die Bandstümpfe werden mit einer Kirchmayr-Kessler-Naht adaptiert. Die proximalen Fadenenden können erforderlichenfalls ossär verankert werden. (C) Abschließend werden die benachbarten Muskeln gerafft bzw. der tenotomierte M. extensor carpi ulnaris rekonstruiert.

(s. Kap. 19) oder eine Thomas-Schiene (s. Abb. 1-11). Nach dem Abnehmen der Schiene bzw. des Verbandes sind passive Beuge- und Streckübungen erforderlich. Die Aktivität sollte jedoch weitere drei bis vier Wochen eingeschränkt bleiben (Haltung im Haus, Ausführen an der Leine).

Nachbehandlung *bei Seitenbandrekonstruktion.* Sie unterscheidet sich von der zuvor beschriebenen nur darin, daß das Gelenk drei Wochen lang immobilisiert wird.

Entwicklungsstörungen des Ellbogengelenks

Gestörtes Wachstum als Folge eines vorzeitigen Epiphysenfugenschlusses sowohl des Radius als auch der Ulna kann eine Subluxation im Ellbogengelenk hervorrufen [39]. Die Behandlung dieser Entwicklungsstörungen findet sich in Kapitel 14 beschrieben.

Gelegentlich wird eine kongenitale Luxation im Ellbogengelenk beobachtet. Die primäre Ursache ist eine Hypoplasie oder Aplasie des medialen Seitenbandes. Dies führt zu Knochenveränderungen in Form einer Hypoplasie der Procc. coronoideus et anconaeus sowie der Incisura trochlearis. Es kommt zu einer typischen Deviation des oberen Ulnaendes nach lateral und kranioproximal mit Rotation um 45–90° [40].

Vereinzelt konnte mit aufwendigen arthroplastischen Verfahren ein funktionell befriedigendes Ergebnis erzielt werden [41]. Bei Neugeborenen bringt eine gedeckte Reposition mit Stabilisierung durch einen vom Olecranon in den distalen Humerusbereich eingedrillten Bohrdraht für sieben bis zehn Tage gelegentlich Erfolg. Bei älteren Welpen (drei bis vier Monate alt) ist für die Einrenkung eine Osteotomie der Ulna distal der Incisura trochlearis erforderlich. Das proximale Ulnasegment wird anschließend mit Bohrdrähten an die Humeruskondylen fixiert. Zusätzlich muß die Gliedmaße mit einem Verband immobilisiert werden, bis die Implantate nach zwei bis drei Wochen entfernt werden können. Funktionelle Mißerfolge zwingen u. U. zu einer Arthrodese oder sogar zur Amputation.

Isolierter Proc. anconaeus

Diese Entwicklungsstörung kommt vorwiegend bei großwüchsigen Hunderassen vor, besonders häufig beim Deutschen Schäferhund, Basset und Bernhardiner. Charakteristisch ist, daß im Alter von fünf Monaten die Apophysenfuge zwischen dem Proc. anconaeus und dem Olecranon nicht verknöchert. Die Loslösung des Knochenfortsatzes und die hierdurch bedingte Rotationsinstabilität im Ellbogengelenk führen zu entzündlichen Reaktionen und zu einer Sekundärarthrose [42–46]. Das Leiden kann bilateral auftreten.

Nach Hayes und Mitarbeitern wächst das Krankheitsrisiko mit dem Körpergewicht des Hundes [47]. Neben genetischen sollten auch hormonelle Faktoren und traumatische Einflüsse auf die Wachstumsfugen in Zusammenhang mit intensivem, relativ lange dauerndem Wachstum ätiologische Bedeutung besitzen. Olsson zufolge handelt es sich um eine Manifestation der Osteochondrose, die auf einer enchondralen Ossifikationsstörung beruht [48]. Auf diese Theorie wird in Kapitel 18 näher eingegangen.

Weis [49] und Wind [50, 51] beobachteten eine Inkongruenz im Humeroulnargelenk. Die Incisura trochlearis der Ulna ist gegenüber dem Condylus humeri mitunter zu klein, wodurch an ihren endständigen Knochenfortsätzen ein vermehrter, in der Tiefe der Inzisur dagegen ein verminderter Gelenkdruck entsteht. Hieraus kann – abhängig von der Druckkonzentration – ein isolierter Proc. anconaeus oder Proc. coronoideus medialis ulnae bzw. eine

(Osteo)chondrosis dissecans der Trochlea humeri resultieren.

Symptome

Die klinischen Erscheinungen treten gewöhnlich nicht vor dem siebten oder achten Lebensmonat auf. Sie bestehen anfangs in einer nur geringgradigen Lahmheit mit leichter Abduktion des Ellbogens und Unterarms beim Vorführen der Gliedmaße. Die Hangbeinphase ist verkürzt. Der Hund steht und sitzt mit nach außen gedrehter Pfote, wobei die Zehen oft gespreizt erscheinen. Es liegt eine vermehrte Füllung des Ellbogengelenkes vor, die am besten zwischen dem lateralen Epicondylus humeri und der Ulna palpiert werden kann. Vor allem bei älteren Tieren ist unter Beugung und Streckung auch Krepitation nachweisbar.

Diagnose

Obgleich das klinische Erscheinungsbild, die Rasse und das Alter des Tieres den Verdacht eines isolierten Proc. anconaeus nahelegen, muß die Diagnose röntgenologisch gesichert werden. Dabei sollten stets beide Ellbogengelenke untersucht werden. Im seitlichen Strahlengang ist bei maximaler Beugung des Gelenks eine überlagerungsfreie Darstellung des Proc. anconaeus möglich (Abb. 21-20). Arthrotische Veränderungen in Form von Osteophyten lassen sich besser auf kraniokaudalen Aufnahmen erkennen.

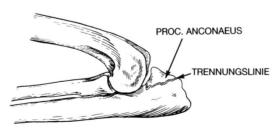

Abb. 21-20 Isolierter Proc. anconaeus, Ansicht von lateral.

Therapie

Resektion. Die Entfernung des gelösten Proc. anconaeus ist das am häufigsten geübte Behandlungsverfahren. Es vermindert die Gelenkirritation, wodurch häufig eine funktionelle Besserung erzielt wird [52]. Andererseits führt der Verlust des Proc. anconaeus aber auch zu einer Rotationsinstabilität im Ellbogengelenk. Demzufolge entwikkelt sich stets eine Arthrose, die bei fast 50% der Tiere eine Lahmheit verursacht [42].

Der Proc. anconaeus kann mit einem Zugang von lateral (Abb. 21-21A) [8, 9] oder von kaudolateral [53, 54] dargestellt werden. Der kaudolaterale Zugangsweg bietet die bessere Übersicht. Oft müssen beträchtliche synoviale Hyperplasien entfernt werden. Der Proc. anconaeus ist gewöhnlich an der Ulna noch bindegewebig befestigt. Diese Verbindung wird mit einem schmalen Meißel oder einem Raspatorium gelöst (Abb. 21-21B). Sodann kann der Knochenfortsatz mit Hilfe einer Zweipunktzange oder Tuchklemme gefaßt und aus dem Gelenk entfernt werden. Bei älteren Hunden liegt er manchmal vollständig isoliert im proximalen Gelenkbereich. In diesen Fällen läßt er sich ohne Schwierigkeiten resezieren.

Fixation. Wird die Diagnose schon im fünften bis sechsten Lebensmonat gestellt, sollte zur Erhaltung der Gelenkstabilität eine Osteosynthese in Betracht gezogen werden. Die Fixation kann mit einer Zugschraube [46, 55, 56], bei geringfügiger Lockerung auch mit zwei Bohrdrähten [57], erfolgen. Beruht die Loslösung des Proc. anconaeus auf einer Wachstumsretardierung der Ulna, muß zugleich eine Korrekturosteotomie durchgeführt werden. Die Schwierigkeiten der Osteosynthese liegen in der korrekten Plazierung der Implantate. Diese sollten nicht von der Gelenkfläche her, sondern in kaudokranialer Richtung eingedreht werden. Um eine interfragmentäre Kompression zu erreichen, müssen

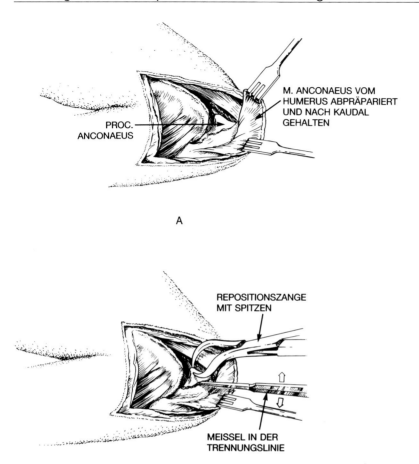

Abb. 21-21 Resektion des isolierten Proc. anconaeus. (A) Das linke Ellbogengelenk wurde von lateral dargestellt [8, 9]. Situation nach kaudalem Umschlagen des am Humerus abgesetzten M. anconaeus. (B) Der Proc. anconaeus kann mit einem schmalen Meißel von der Ulna gelöst und mit Hilfe einer Zweipunktzange aus dem Gelenk entfernt werden.

Schrauben als Zugschrauben ausgelegt sein. Bei Verwendung einer Kortikalisschraube wird der kaudale Ulnabereich bis zur Frakturlinie zum Gleitloch aufgebohrt. Wird eine Spongiosaschraube mit gewindefreiem Hals verwendet, darf der Gewindeteil nur im gelösten Knochenfortsatz liegen. Die Reposition sollte anatomisch korrekt sein, damit der Proc. anconaeus bei Streckung des Ellbogengelenkes nicht mit den Kondylen des Humerus kollidiert. Hierdurch hervorgerufene Mikrobewegungen können zu einem Ermüdungsbruch der Implantate führen.

Nachbehandlung. Tiere mit einem starken Gelenkerguß neigen zu verzögerter Wundheilung. Durch Anlegen eines Polsterverbandes für sieben bis zehn Tage lassen sich Serome und Nahtdehiszenzen vermeiden.

(Osteo)chondrosis dissecans der Trochlea humeri

Im Ellbogengelenk tritt die (Osteo)chondrosis dissecans am medialen Rand der Trochlea humeri auf. Sie kommt vorwiegend bei Retrievern und Rottweilern vor. Es können jedoch auch andere großwüchsige Hunderassen betroffen sein. Erbliche Faktoren gelten als gesichert [58]. Mitunter sind beide Ellbogengelenke erkrankt (s. hierzu auch Kap. 18).

Nach Weis [49] und Wind [50, 51] beruht die (Osteo)chondrose der Trochlea humeri auf einer Inkongruenz im Humeroulnargelenk. Die Incisura trochlearis der Ulna ist gegenüber dem Condylus humeri mitunter zu klein. Hieraus resultiert eine unphysiologische Druckverteilung, die – abhängig von der Druckkonzentration – zu einem isolierten Proc. anconaeus oder Proc. coronoideus medialis ulnae bzw. einer (Osteo)chondrosis dissecans führen kann.

Symptome

Die Tiere zeigen eine meist im fünften bis achten Lebensmonat beginnende Lahmheit oder einen steifen Gang. Die Symptome verstärken sich unter der Belastung und sind unmittelbar nach Ruhephasen am deutlichsten ausgeprägt. Schmerz läßt sich durch Druck auf das mediale Kollateralband auslösen oder bei Dehnung dieses Bandes durch Beugen des Karpalgelenkes um 90° und Drehen der Pfote nach lateral. Gelegentlich kann Krepitation nachgewiesen werden. In fortgeschrittenen Arthrosestadien – etwa bei über ein Jahr alten Hunden – ist das Gelenk auf der medialen Seite verdickt.

Diagnose

Röntgenologisch läßt sich in der kraniokaudalen Projektion am Innenrand der Trochlea humeri ein subchondraler Defekt erkennen (Abb. 21-22A). Dieser ist häufig von einem sklerotischen Saum umgeben [59]. Der Epicondylus medialis erscheint im Frühstadium aufgerauht. In fortgeschrittenen Krankheitsstadien sind an vielen Stellen des Gelenkes Osteophyten sichtbar. Auf der mediolateralen Aufnahme kann eine Kontinuitätsunterbrechung der Trochlea humeri festgestellt werden (Abb. 21-22B). Bei Hunden, die älter als neun oder zehn Monate sind, zeigen sich Osteophyten auf dem Proc. anconaeus und am Radiuskopf. Es sollten stets beide Ellbogengelenke röntgenologisch untersucht werden. Nicht selten ist zusätzlich der Proc. coronoideus medialis ulnae isoliert (s. unten) [60].

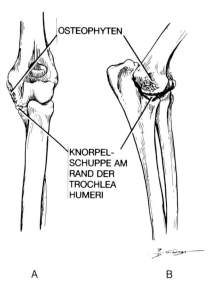

Abb. 21-22 (Osteo)chondrosis dissecans der Trochlea humeri. (A) In der kraniokaudalen Projektion findet sich am Innenrand der Trochlea humeri ein subchondraler Defekt. Der Epicondylus medialis ist durch Osteophytenbildung aufgerauht. (B) Auf der mediolateralen Aufnahme kann eine Kontinuitätsunterbrechung der Trochlea humeri festgestellt werden.

Therapie

Die Behandlung besteht in der operativen Entfernung der Knorpelschuppe sowie allen losen Knorpels aus dem Gelenk. Gute Resultate werden allerdings nur dann erreicht, wenn die Operation so frühzeitig erfolgt, daß arthrotische Veränderungen nicht schon offensichtlich sind. Ab dem neunten Lebensmonat verschlechtert sich die Prognose zunehmend.

Operationstechnik. Zur Darstellung wird ein medialer Zugang gewählt [8, 9]. In den meisten Fällen genügt es, wenn die Gelenkkapsel im Muskelspalt zwischen dem M. pronator teres und dem M. flexor carpi ulnaris inzidiert wird [61, 62].

Eine großzügige Freilegung wird durch Osteotomie des Epicondylus medialis humeri erreicht. Die Wiederbefestigung des Epicondylus erfolgt mit einer Zugschraube. Es empfiehlt sich, den Bohrkanal für die Schraube vor der Osteotomie anzulegen, um eine korrekte Reposition zu gewährleisten.

Die Knorpelschuppe ist bei beiden Zugängen ohne Schwierigkeiten zu finden. Sie liegt gewöhnlich im Zentrum des Operationsfeldes (Abb. 21-23). Ist sie mit der Unterlage noch teilweise verbunden, verwendet man zur Exzision ein Skalpell. Die anschließende Kürettage beschränkt sich auf das Glätten der Defektränder. Abschließend wird sorgfältig geprüft, ob alle gelösten Knorpelteile entfernt wurden.

Nachbehandlung. Der Patient sollte vier Wochen lang ruhiggehalten werden.

Isolierter Proc. coronoideus medialis ulnae

Der isolierte Proc. coronoideus medialis ulnae besitzt hinsichtlich Rassenprädisposition, klinischen Erscheinungen und Ätiopathogenese viele Gemeinsamkeiten mit der (Osteo)chondrosis dissecans der Trochlea humeri. Olsson fand bei 37% der von ihm untersuchten Tiere eine Kombination beider Veränderungen [63]. Nach seiner Auffassung gehört der Proc. coronoideus me-

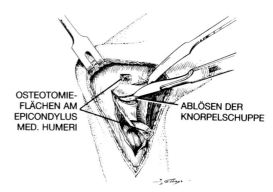

Abb. 21-23 Operationstechnik bei (Osteo)-chondrosis dissecans der Trochlea humeri. Das linke Ellbogengelenk wurde mit Osteotomie des Epicondylus großzügig von medial dargestellt [9]. Meistens genügt es, wenn die Gelenkkapsel im Muskelspalt zwischen dem M. pronator teres und dem M. flexor carpi ulnaris inzidiert wird. Die Ablösung der Knorpelschuppe erfolgt mit einem Skalpell.

dialis ulnae zum Formenkreis der (Osteo)-chondrose. Es kommen jedoch auch traumatische Einflüsse [55] und Entwicklungsstörungen in Form einer Wachstumsretardierung des Radius in Frage. Weis [49] und Wind [50, 51] zufolge besteht eine Inkongruenz des Humeroulnargelenkes. Die Incisura trochlearis der Ulna ist gegenüber dem Condylus humeri mitunter zu klein. Hieraus ergibt sich eine unphysiologische Druckverteilung, die – abhängig von der Druckkonzentration – zu einer (Osteo)chondrosis dissecans der Trochlea humeri bzw. einem isolierten Proc. anconaeus oder Proc. coronoideus medialis ulnae führen kann.

Wird der gelöste Knochenfortsatz frühzeitig entfernt, ist die Prognose gut. Besteht hingegen bereits eine deutliche Arthrose, verspricht die Operation nur mehr wenig Erfolg [55]. Gelegentlich findet man beim isolierten Proc. coronoideus medialis ulnae Kontaktläsionen an der medialen Kante der Trochlea humeri, die – vor allem bei älteren Hunden – einer (Osteo)chondrosis dissecans sehr ähnlich sind.

Symptome

Im klinischen Erscheinungsbild unterscheiden sich der isolierte Proc. coronoideus medialis ulnae und die (Osteo)chondrosis dissecans des Ellbogengelenkes ebenfalls nur wenig. Die Schmerzhaftigkeit bei Ellbogenbeugung und -streckung sowie bei Rotation der Pfote nach lateral ist im Fall des gelockerten Proc. coronoideus stärker ausgeprägt. Ferner sind bei über zehn Monate alten Hunden der Erguß und die arthrotische Umfangvermehrung des Gelenkes stärker ausgeprägt.

Diagnose

Die Ellbogengelenke sollten stets röntgenologisch untersucht werden, obgleich die Veränderungen beim isolierten Proc. coronoideus medialis ulnae oft sehr unspezifisch sind. Arthrotische Zubildungen und Überlagerungen mit dem Radiuskopf erschweren die Diagnose. Es empfiehlt sich, das Gelenk bei kraniokaudalem Strahlengang in Streckstellung und bei mediolateraler Strahlenrichtung in Beugehaltung aufzunehmen. Darüber hinaus sollte es leicht gebeugt (30°) und nach medial gekippt (25°) bei kraniolateralem/kaudomedialem Strahlengang dargestellt werden [55, 59, 60]. Die Osteophytenbildung ist beim isolierten Proc. coronoideus ausgeprägter als bei der (Osteo)chondrosis dissecans. Sie ist frühzeitig erkennbar am Proc. anconaeus, dem kranialen Rand des Radiuskopfes und den Humeruskondylen bei Untersuchung des gebeugten Ellbogengelenkes im mediolateralen Strahlengang (Abb. 21-24A). Der Epicondylus medialis und manchmal auch die mediale Fläche der Ulna nahe des Proc. coronoideus medialis ulnae weisen Rauhigkeiten auf. Beide Bereiche werden am besten im kraniokaudalen Strahlengang sichtbar (Abb. 21-24B). Der lockere Knochenfortsatz kann in jeder Projektion erkennbar sein, am deutlichsten stellt er sich aber in der Schrägprojektion dar. Ältere Hunde zeigen oft bizarre arthrotische Zubildungen.

In vielen Fällen kann anhand der Röntgenbilder nur eine Verdachtsdiagnose ausgesprochen werden, so daß zur endgültigen Klärung eine Arthrotomie erforderlich ist. Sie sollte ohne Bedenken bei jedem jungen Hund großwüchsiger Rasse mit persistierender Lahmheit, vermehrter Gelenkfüllung und arthrotischen Veränderungen vorgenommen werden. Je frühzeitiger die Operation, desto günstiger die Prognose.

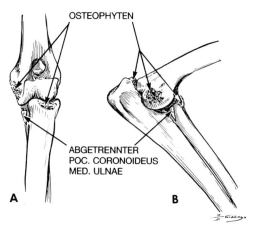

Abb. 21-24 Isolierter Proc. coronoideus medialis ulnae. (A) Dieser Fall läßt in der kraniokaudalen Projektion eine Verlagerung des gelösten Proc. coronoideus sowie Osteophyten am Epicondylus medialis humeri erkennen. Mitunter findet man Kontaktläsionen an der medialen Kante der Trochlea humeri, die sich von einer (Osteo)chondrosis dissecans kaum unterscheiden. (B) Die Osteophytenbildung ist beim isolierten Proc. coronoideus medialis ulnae ausgeprägter als bei der (Osteo)chondrosis dissecans. Sie ist frühzeitig erkennbar am Proc. anconaeus sowie am kranialen Rand des Radiuskopfes bei Untersuchung des gebeugten Ellbogengelenkes im mediolateralen Strahlengang.

Operationstechnik

Die Darstellung erfolgt, wie für die (Osteo)chondrosis dissecans beschrieben [62]. Durch kräftige Abduktion und Innenrotation des Unterarms erhält man eine gute Einsicht in das Gelenk. Meist ist der Proc.

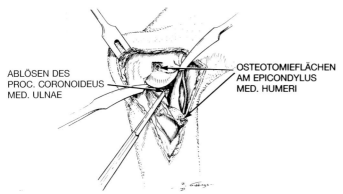

Abb. 21-25 Resektion des isolierten Proc. coronoideus medialis ulnae. Das linke Ellbogengelenk wurde großzügig mit Osteotomie des Epicondylus von medial dargestellt [9]. Meistens genügt es, wenn die Gelenkkapsel im Muskelspalt zwischen dem M. pronator teres und dem M. flexor carpi ulnaris inzidiert wird. Der lockere Knochenfortsatz wird mit einem schmalen Meißel abgesetzt.

coronoideus medialis ulnae gelockert und dann gut erkennbar (Abb. 21-25). Manchmal muß man aber an ihm manipulieren, um die Trennungslinie zu finden. Bei älteren Hunden können Osteophyten den Proc. coronoideus medial überwuchern und die Zusammenhangstrennung verdecken. Hier müssen zunächst die knöchernen Zubildungen mit einer Luer-Zange entfernt werden.

Bei Inkongruenz im Ellbogengelenk [50, 51] sollte nach Olsson auch die Basis des Proc. coronoideus medialis ulnae mit entfernt werden, so daß kein Kontakt mit dem Humerus mehr besteht [64]. Vor dem Verschluß wird das Gelenk nochmals sorgfältig nach losen Knorpel- und Knochenteilen abgesucht und gründlich gespült.

Nachbehandlung. Wie bei der (Osteo)-chondrosis dissecans der Trochlea humeri soll der Patient vier Wochen lang ruhiggehalten werden.

Inkongruenz im Ellbogengelenk durch Radius- und Ulnaverkürzung

Während des Wachstums wird mitunter eine geringgradige intermittierende Lahmheit der Schultergliedmaße(n) mit Schmerzhaftigkeit im Ellbogengelenk diagnostiziert. Insbesondere wenn Bassets, Dackel und andere chondrodystrophe Rassen betroffen sind, sollte man an ein unausgewogenes Längenwachstum der Unterarmknochen denken. Diese Entwicklungsstörung kann in Form einer Wachstumsretardierung der Ulna oder des Radius vorliegen. Bei Verkürzung der Speiche ist der Radiuskopf nach distal verlagert. Der Condylus humeri artikuliert nur mehr mit der Ulna, deren Proc. coronoideus medialis überbelastet wird. Die häufiger vorkommende Verkürzung der Ulna zeigt sich in einer distalen Verlagerung der Incisura trochlearis. Der Proc. anconaeus stößt gegen die Gelenkwalze des Humerus, wodurch er im Sinne einer Ermüdungsfraktur abbrechen kann (vorwiegend beim Basset) [65–68]. Die auf Wachstumsimbalanzen zwischen Radius und Ulna beruhende Stufenbildung im Ellbogengelenk unterscheidet sich somit von der weiter oben beschriebenen Inkongruenz zwischen dem Condylus humeri und der Incisura trochlearis ulnae (s. unter »Isolierter Proc. anconaeus«, »(Osteo)chondrosis dissecans der Trochlea humeri« und »Isolierter Proc. coronoideus medialis ulnae«) [50, 51]. Bei chondrodystrophen Hunderassen kann die Ulnaverkürzung im allgemeinen nicht auf ein Trauma zurückgeführt werden [69].

Diagnose

Mediolaterale Röntgenaufnahmen des Ellbogengelenkes in einer Beugestellung von 90° geben den meisten Aufschluß. Es sollten jedoch auch Aufnahmen bei kraniokaudalem Strahlengang angefertigt werden. Abhängig vom Alter des Tieres können arthrotische Veränderungen unterschiedlicher Schweregrade nachgewiesen werden. Besonders bei Bassets muß auf Ermüdungsfrakturen des Proc. anconaeus geachtet werden (s. oben).

Operationstechnik

Ziel der Behandlung ist die Beseitigung der Gelenkstufe. Je frühzeitiger die Korrektur, desto günstiger die Prognose. Naheliegend wäre eine Korrekturosteotomie mit anschließender stabiler Osteosynthese. Dieses Vorgehen hat sich aber bei der Ulna als problematisch erwiesen. Zum einen ist es kaum möglich, die korrekte Position der Ulna im Humeroulnargelenk zu ermitteln, zum anderen führen hier selbst kleinste Inkongruenzen zu einer folgenschweren Arthropathie. Mit der Durchtrennung des Lig. radioulnare zur Kompensation einer Ulnaverkürzung [68, 70] fördert man die Entstehung einer Carpus-valgus-Deformität.

Bewährt hat sich bei Wachstumsretardierung der Ulna eine dynamische Verlängerungsosteotomie, die es den Muskelkräften erlaubt, das proximale Ulnaende in korrekte Lage zu bringen. Die Gliedmaßenlänge bleibt hiervon unberührt, und das Verfahren ist technisch einfach [71]. Umgekehrt können Wachstumsretardierungen des Radius mit einer dynamischen Osteotomie der Ulna versorgt werden. Damit der Radiuskopf mit dem Capitulum humeri wieder artikuliert, muß ein ausreichend großes Knochenstück aus der Elle entfernt werden. Die Reposition des proximalen Ulnasegments erfolgt wiederum mit Hilfe der Muskulatur. Bei diesem Vorgehen muß allerdings eine Gliedmaßenverkürzung in Kauf genommen werden. Liegt eine gravierende Wachstumsstörung mit bereits ausgeprägter Unterarmverkürzung vor, ist u. U. eine Radiusverlängerung vorzuziehen (s. hierzu Kap. 14).

Nach der Osteotomie bzw. Osteoektomie wird die Ulna intramedullär mit einem Kirschner-Bohrdraht bzw. Steinmann-Nagel fixiert. Damit sich ihr proximales Segment dynamisch dem distalen Humerusende anpassen kann, darf der Nagel kein Gewinde besitzen.

Ulnaverkürzung. Die Freilegung der Ulna erfolgt mit einem kaudalen Zugang [8, 9]. Nach bilateraler Inzision der Gelenkkapsel im Bereich der Incisura trochlearis wird die Elle direkt unterhalb der Inzisur von kaudal in kraniodistaler Richtung mit einer oszillierenden Säge schräg osteotomiert. Bei Verwendung eines Meißels besteht die Gefahr, den Knochen zu spalten. Normalerweise bewirkt der Muskelzug eine sofortige Distraktion. Ist dies nicht der Fall, sollte die Membrana interossea zwischen Radius und Ulna gelöst werden, bis das proximale Ulnasegment unter Öffnung des Osteotomiespalts in seine natürliche Lage gleitet. Hieran schließt sich die Fixation mit einem 1,6- bis 2,4-mm-Kirschner-Bohrdraht an, der vom Tuber olecrani bis zur Schaftmitte der Ulna in die Markhöhle eingedrillt wird. Der Nagel und die Schrägosteotomie verhindern ein Abkippen des proximalen Segments durch den Trizepszug.

Radiusverkürzung. Zur Osteoektomie der Ulna wird in ähnlicher Weise vorgegangen. Nach Darstellung von kaudal werden zwei parallel verlaufende Schrägosteotomien durchgeführt. Der Abstand zwischen den beiden Knochenschnitten sollte etwas größer sein als die Distanz des Radiuskopfes vom Capitulum humeri. Nach Entnahme des isolierten Knochenstücks wird das proximale Ulnasegment in Richtung des distalen gedrückt, bis der Radius wieder mit dem

Humerus artikuliert. Die Fixation erfolgt wie oben beschrieben.

Nachbehandlung. Nach beiden Eingriffen sollte die Gliedmaße möglichst frühzeitig belastet werden. Für wenige Tage wird ein Polsterverband angelegt und ein nichtsteroidales Antiphlogistikum verabreicht (s. hierzu Kap. 17). Sobald der postoperative Schmerz abgeklungen ist, sollte der Patient an der Leine geführt und zur Belastung angeregt werden. Der Heilungsprozeß wird röntgenologisch überwacht. Wenn die Osteotomie konsolidiert ist, darf sich das Tier wieder frei bewegen.

Knöcherner Abriß und Verkalkung der Flexoren am Epicondylus medialis humeri

Manchmal finden sich in Verbindung mit einer Lahmheit der Schultergliedmaße Knochenfragmente am Epicondylus medialis humeri. Die in den Flexoren liegenden Gebilde werden unterschiedlich interpretiert. Ljunggren und Mitarbeiter bezeichneten sie als isolierten Epicondylus medialis [72]. Nach Henry handelt es sich um eine intrakapsuläre Verkalkung distal des medialen Epicondylus [73]. Zontine und Mitarbeiter hingegen vermuten einen knöchernen Abriß der Ursprungssehnen des M. flexor carpi ulnaris (Caput humerale) bzw. M. flexor digitalis superficialis [74]. Die Abrißfragmente bestehen aus vitalem, über das Periost und die Muskulatur vaskularisiertem Knochengewebe und können deshalb zu einer den korrespondierenden Defekt am Epicondylus weit übertreffenden Größe heranwachsen. Bei Hunden mit einer Inkongruenz oder anderen Veränderungen im Ellbogengelenk kommen mitunter dystrophische Verkalkungen in diesen Sehnen vor. Diese Verkalkungen erreichen allerdings nicht die Größe eines Abrißfragmentes. Beide Formen betreffen vorwiegend großwüchsige Hunderassen, die zur (Osteo)chondrose neigen.

Vorbericht, Symptome und Diagnose

Der knöcherne Flexorenabriß ist traumatisch bedingt. Er entsteht vorwiegend bei Junghunden im Alter von fünf bis acht Monaten und geht mit einer akuten Lahmheit der Schultergliedmaße einher. Palpatorisch findet man eine deutliche Schmerzhaftigkeit und vermehrte Füllung des Ellbogengelenkes. Die Beschwerden nehmen rasch ab. Bei älteren Hunden mit dystrophischer Sehnenverkalkung entsteht die Lahmheit allmählich. Sie wechselt und geht kaum mit lokalen Symptomen einher. Trotz ihrer oft beträchtlichen Größe können die knöchernen Gebilde selten palpiert werden. Für die Diagnose sind deshalb Röntgenaufnahmen unentbehrlich.

Operationstechnik

Um den Schmerz zu beseitigen, müssen die Verkalkungen bzw. Abrißfragmente operativ entfernt werden. Sie sind nicht leicht zu finden, sondern müssen in der Tiefe durch Probeinzisionen aufgesucht und mit dem Skalpell von der Muskulatur getrennt werden. Dabei können kleinere Fragmente übersehen werden. Handelt es sich um ein vaskularisiertes Knochenstück, besteht die Gefahr weiteren Wachstums.

Nachbehandlung. Zur Vorbeugung von Hämatomen und Ödemen wird in den ersten postoperativen Tagen ein Polsterverband angelegt. Die Heilung des Muskel- und Sehnengewebes nimmt etwa drei Wochen in Anspruch. So lange sollte der Patient konsequent ruhig gehalten werden.

Arthrodese des Ellbogengelenks

Bei irreparablen Trümmerfrakturen, chronischen (Sub)luxationen verschiedener Ursache und anhaltend schmerzhaften Arthrosen des Ellbogengelenkes kommt alternativ zur Amputation eine Arthrodese in Betracht. Auch bei hoher Lähmung des N. radialis kann ein solcher Eingriff erwogen werden [75]. Da die Versteifung des Ellbogengelenkes funktionell schlecht kompensiert wird, sollte sie nur dann vorgenommen werden, wenn der Tierbesitzer einer Amputation nicht zustimmt.

Das Ergebnis hängt wesentlich von der Wahl eines geeigneten Fusionswinkels und einer stabilen Osteosynthese ab (s. hierzu auch Kap. 19). Am besten bewährt haben sich zur Stabilisierung mehrere Schrauben oder eine Platte.

Operationstechnik

Plattenfixation. Die Darstellung des Gelenkes erfolgt über einen kombinierten Zugang von lateral und kaudal mit Osteotomie des Olecranon (Abb. 21-26A). Von der Hinterfläche der Ulna wird zunächst ein großes Knochenstück entfernt, damit ein fließender Übergang zur Kaudalfläche des Humerusschaftes entsteht (Abb. 21-26B). Das Ellbogengelenk sollte hierbei seinen physiologischen Standwinkel einnehmen. Der Winkel wurde vor der Operation an der gesunden Gliedmaße im Stand gemessen; er liegt im allgemeinen bei 110°. Nach großzügiger Inzision der Gelenkkapsel auf der lateralen Seite lassen sich Radius und Ulna nach medial drehen. Man gewinnt so eine gute Übersicht über die Gelenkflächen, die sorgfältig entknorpelt werden müssen. Beim Wegfräsen des Gelenkknorpels wird das Capitulum humeri der Form des Radiuskopfes angepaßt.

Das Gelenk wird zunächst mit einem Bohrdraht in der gewünschten Position fixiert. Daran schließt sich das Anmodellieren und Befestigen einer 8- bis 10-Loch-Platte an den Kaudalflächen der Ulna und des Humerus an (Abb. 21-26C). Eine der Plattenschrauben verläuft als Zugschraube durch den Epicondylus lateralis humeri in den Radiuskopf. Ideal ist, wenn eine zweite Zugschraube durch die Platte und die Ulna in den medialen Epicondylus gesetzt werden kann. Die übrigen Schrauben fassen mit ihrem Gewinde sowohl in der plattennahen als auch plattenfernen Kortikalis.

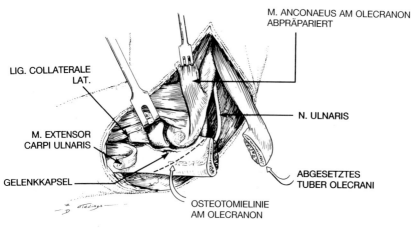

A

21. Diagnose u. Therapie von Gelenkerkrankungen der Schultergliedmaße

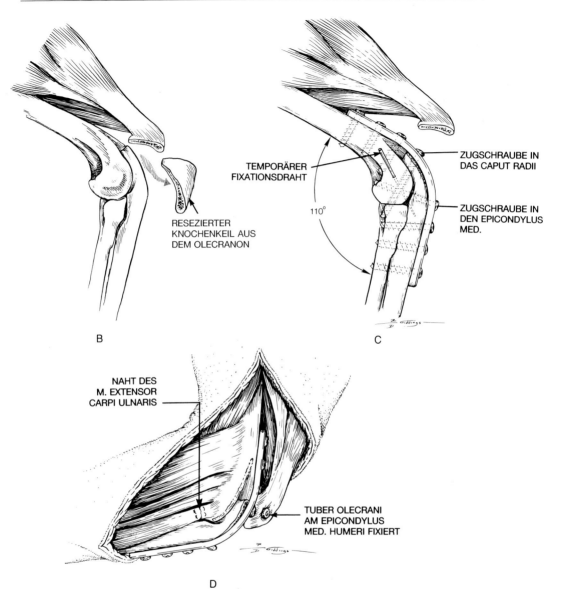

Abb. 21-26 Arthrodese des Ellbogengelenkes; Plattenfixation. (A) Das linke Ellbogengelenk wurde über einen kombinierten Zugang von lateral und kaudal mit Osteotomie des Olecranon freigelegt [8, 9]. Nach Durchtrennen des M. extensor carpi ulnaris und des lateralen Kollateralbandes wurde die Gelenkkapsel weit geöffnet, um die Gelenkflächen sorgfältig entknorpeln zu können. (B) Von der Hinterfläche der Ulna wird ein großes Knochenstück entfernt, damit ein fließender Übergang zur Kaudalfläche des Humerusschaftes entsteht. (C) Ein temporärer Bohrdraht hält das Gelenk in der gewünschten Position, während eine 8- bis 10-Loch-Platte an der Kaudalfläche der Ulna und des Humerus befestigt wird. Eine der Plattenschrauben verläuft als Zugschraube durch den Epicondylus lateralis humeri in den Radiuskopf. Ideal ist, wenn eine zweite Zugschraube durch die Platte und die Ulna in den medialen Epicondylus gesetzt werden kann. (D) Das abgesetzte Olecranon wird medial der Platte mit einer Zugschraube wieder befestigt. Abschließend werden der M. anconaeus reseziert und die Ursprungssehne des M. extensor carpi ulnaris vernäht.

Nach Entfernen des Hilfsdrahtes wird aus der proximalen Humerusmetaphyse und dem entfernten Ulnastück gewonnene Spongiosa in den Gelenkspalt gelegt. Die Wiederbefestigung des abgesetzten Olecranon erfolgt medial der Platte mit einer Zugschraube (Abb. 21-26D). Anschließend wird der M. anconaeus reseziert und die Ursprungssehne des M. extensor carpi ulnaris vernäht. Schichtweiser Wundverschluß.

Schraubenfixation. Diese Technik ist weniger aufwendig [76]. Für die Darstellung genügt ein lateraler Zugangsweg [8, 9]. Zusätzlich werden die Extensoren und das laterale Seitenband durchtrennt, um die Übersicht zu verbessern (Abb. 21-27A). Nach Entfernen des Gelenkknorpels setzt man – wie oben beschrieben – einen temporären Bohrdraht durch das Gelenk, um den gewünschten Winkel zu erhalten. Die erste Schraube wird als Zugschraube vom Capitulum humeri in den Radiuskopf gedreht (Abb. 21-27B u. C). Eine zweite Zugschraube verläuft direkt oberhalb des Foramen supratrochleare vom Olecranon zum distalen Bereich des Humerusschaftes, die dritte durch die Ulna in die Trochlea humeri und die vierte schließlich als Stellschraube von der Ulna in die Mitte der Gelenkwalze des Humerus. Nach dem Eindrehen der letzten Schraube wird der Bohrdraht entfernt und aus der proximalen Humerusmetaphyse gewonnene Spongiosa implantiert. Sodann werden der M. anconaeus und die Extensoren vernäht, die übrigen Weichteile schichtweise verschlossen.

Nachbehandlung. Für vier Wochen wird ein Sattelverband angelegt (Abb. 19-5) und der Patient noch für weitere vier Wochen ruhiggestellt. Sobald röntgenologisch Anzeichen einer Ankylosierung feststellbar sind, darf die Bewegung langsam gesteigert werden.

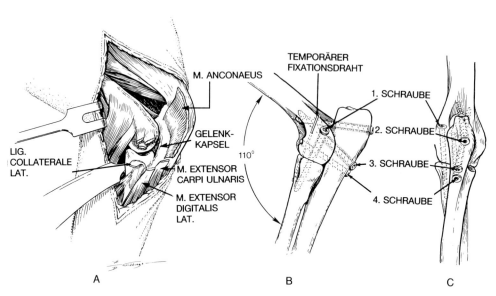

Abb. 21-27 Arthrodese des Ellbogengelenkes; Schraubenfixation. (A) Das linke Ellbogengelenk wurde von lateral freigelegt. Nach Durchtrennen der Extensoren und des lateralen Seitenbandes wurde die Gelenkkapsel weit geöffnet, um die Gelenkflächen gründlich entknorpeln zu können. (B) Ein temporärer Bohrdraht hält das Gelenk in der gewünschten Position, während die Schrauben plaziert werden. Schraube 1, 2 und 3 sind als Zugschrauben ausgelegt. Schraube 4 dient als Stellschraube. (C) Lage der Schrauben in der Ansicht von kaudal.

Carpus und Metacarpus

Der Vorderfuß ist aufgrund seines komplexen Aufbaus für Traumen sehr anfällig. Speziell bei großwüchsigen und bewegungsaktiven Tieren haben Verletzungen hier oft gravierende Folgen. Nicht selten werden Bandläsionen des Karpalgelenkes konservativ mit einem ruhigstellenden Verband behandelt, in der Hoffnung, daß durch die Bildung von Narbengewebe eine ausreichende Stabilisierung eintritt. Dies führt jedoch in aller Regel nicht zum Erfolg. Die Kollagenfasern des Narbengewebes können stärkeren Belastungen nicht standhalten. Innerhalb kurzer Zeit wird das Gelenk wieder instabil und es entwickelt sich eine Arthropathia deformans (s. hierzu Kap. 17).

Anatomie des Carpus

Die in zwei Reihen angeordneten Karpalknochen (Abb. 21-28A u. C) bilden drei Gelenkspalten:
1. Articulatio antebrachiocarpea oder Unterarm-Vorderfußwurzel-Gelenk: Verbindung zwischen Radius und Ulna sowie den Ossa carpi intermedioradiale, ulnare et accessorium.
2. Articulatio mediocarpea oder Vorderfußwurzel-Mittelgelenk: Verbindung zwischen den Ossa carpi intermedioradiale, ulnare et accessorium sowie den Ossa carpalia primum bis quartum.
3. Articulationes carpometacarpeae oder Vorderfußwurzel-Mittelfußgelenke: Verbindung zwischen den Ossa carpalia primum bis quartum und den Metatarsalknochen.

Die Art. mediocarpea wird oft fälschlicherweise als Interkarpalgelenk bezeichnet. Dieser Begriff ist den Gelenken zwischen den einzelnen Karpalknochen einer Reihe vorbehalten. Die Bänder des Karpalgelenkes sind im allgemeinen kurz; keines überspannt alle drei Gelenkreihen. Vielmehr kreuzen die meisten, die einzelnen Karpalknochen untereinander verbindend, nur eine Gelenkebene (Abb. 21-28A–D). Die Gelenkkapsel ist palmar besonders kräftig und hier mit einer als Fibrocartilago palmaris bezeichneten Faserplatte sowie den Bändern verwachsen.

Operationszugänge

Die Karpalgelenke werden über einen dorsalen Medianschnitt dargestellt, wobei die Sehne des M. extensor carpi radialis nach medial und die Sehne des M. extensor digitalis communis nach lateral verlagert werden [8, 9]. Die Synovialmembran der Gelenkkapsel muß an jedem Gelenk einzeln inzidiert werden, da sie allen Karpalknochen anhaftet. Der Zugang zu den palmaren Bändern und der Faserplatte erfolgt über einen knapp medial der Medianlinie geführten Schnitt. Das Retinaculum flexorum wird medial der Sehne des M. flexor digitalis profundus inzidiert und dann nach lateral gezogen.

Operationen im distalen Gliedmaßenbereich sollten stets in Blutleere erfolgen (s. hierzu Kap. 8). Das vereinfacht den Eingriff und verkürzt die Operationsdauer.

Verletzungen des Carpus und Metacarpus

Symptome

Die meisten Karpalluxationen entstehen bei einem Sturz oder Sprung, einige aber auch durch Unfälle im Straßenverkehr. Die betroffene Extremität wird nicht belastet. Es besteht eine Instabilität mit unterschiedlich ausgeprägter Weichteilschwellung im Gelenkbereich. Im allgemeinen wird die Glied-

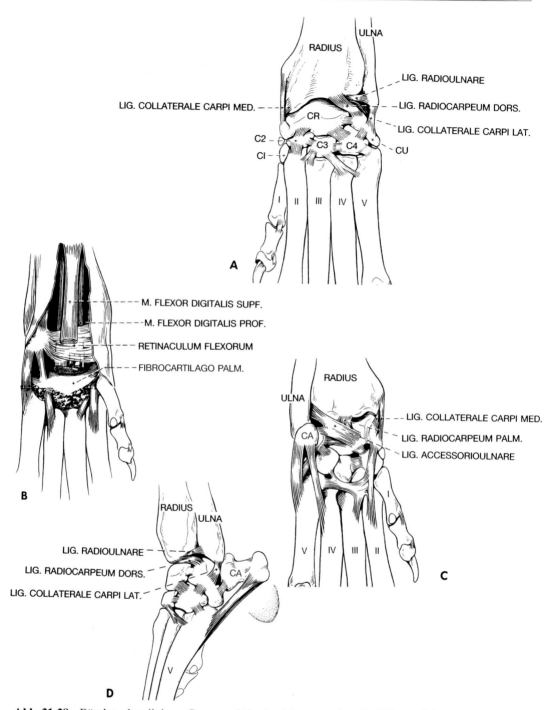

Abb. 21-28 Bänder des linken Carpus. (A) Ansicht von dorsal. (B) Ansicht von palmar – oberflächliche Bänder. (C) Ansicht von palmar – tiefe Bänder. (D) Ansicht von lateral. CR = Os carpi radiale; CU = Os carpi ulnare; CA = Os carpi accessorium; C1–C4 = Ossa carpalia primum bis quartum; I–V = Ossa metacarpalia primum bis quintum.

maße mit gebeugtem Ellbogen und Carpus in Abduktion getragen. Die Verletzung kann häufig schon palpatorisch festgestellt werden.

Diagnose

Um die Diagnose zu sichern und die Läsion exakt zu lokalisieren, ist eine Röntgenuntersuchung unentbehrlich. Instabilitäten werden mit Hilfe von Funktionsaufnahmen nachgewiesen. Standardaufnahmen bei kraniokaudalem und mediolateralem Strahlengang sowie Schrägprojektionen dienen der Feststellung von knöchernen Band- und Sehnenausrissen sowie von Frakturen. Es empfiehlt sich, feinzeichnende Folien oder folienlose Röntgenfilme zu verwenden.

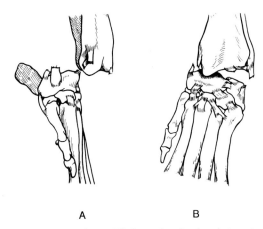

Abb. 21-29 (A u. B) Luxation in der Art. antebrachiocarpea. Alle Bänder des Carpus sind zerrissen.

(Sub)luxation in der Art. antebrachiocarpea

Luxation. Luxationen im Unteram-Vorderfußwurzel-Gelenk kommen relativ selten vor (Abb. 21-29). Um die verletzten Strukturen definieren zu können, muß das Gelenk nach Reposition der Ossa carpi einer sorgfältigen Prüfung unterzogen werden. Nur bei Zerreißung des palmaren Halteapparates ist eine Panarthrodese (s. Abb. 21-38) indiziert. Bei seitlicher oder dorsaler Instabilität genügen im allgemeinen rekonstruktive Maßnahmen (s. unten).

Subluxation. Das mediale Seitenband ist bei Verletzungen der Art. antebrachiocarpea am häufigsten betroffen. Seine Zerreißung verursacht eine mediale Instabilität mit Valgusstellung der Pfote (Abb. 21-30). Beim Hund befindet sich das Karpalgelenk auch unter Normalbedingungen in einer leichten Valgusposition, wodurch das mediale Kollateralband stets unter Zug steht. Verletzungen des äußeren Seitenbandes sind seltener und wegen der geringeren Belastung auch weniger gravierend.

Operationstechnik

Das lange mediale Seitenband erfüllt seine Funktion vor allem bei gestrecktem Carpus, während das kurze Innenband in der Beugestellung stabilisiert. Da das Karpalgelenk in dorsopalmarer Richtung gleitet, haben diese Bänder eine komplexe Aufgabe. Wenn möglich, werden sie durch Naht rekonstruiert. Dies ist jedoch besonders bei Rupturen des kurzen Bandes sehr schwierig. Die unmittelbar unter der Unterarmfaszie liegenden Bandstümpfe werden von medial dargestellt und mit feinen Heften auf Stoß adaptiert. Zur Entlastung der Naht wird darüber hinaus eine Augmentationsplastik durchgeführt. Hierfür werden, wie in den Abbildungen 21-30B und C gezeigt, der Radius und das Os carpi intermedioradiale durchbohrt. Den Verlauf sowohl des langen als auch des kurzen Bandes imitierend, wird durch diese Bohrkanäle ein geflochtener Kunststoffaden geführt. Draht empfiehlt sich nicht, da er sich den unterschiedlichen Spannungsverhältnissen nicht anpassen und durch Materialermüdung innerhalb kurzer Zeit brechen kann. Der Kunststoffaden wird so fest angezogen, daß das Gelenk stabil, aber noch beweglich ist, und schließlich verknotet.

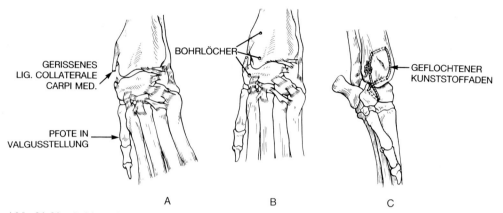

Abb. 21-30 Subluxation in der Art. antebrachiocarpea durch Zerreißung der medialen Seitenbänder. (A) Die mediale Instabilität verursacht eine Valgusdeformität. (B u. C) Ein durch Bohrkanäle im Radius und Os carpi intermedioradiale geführter Kunststoffaden imitiert den natürlichen Verlauf des langen und kurzen Seitenbandes. Die Bandstümpfe werden nach Möglichkeit durch Naht adaptiert.

Der Knoten kann mit feinem Draht oder durch Elektrokoagulation gesichert werden. Nach Early [77] ist zum Ersatz der medialen Seitenbänder auch autogenes Gewebe geeignet, beispielsweise die Endsehne des M. abductor pollicis longus oder des M. flexor carpi radialis. Die Sehnen werden dem synthetischen Material entsprechend durch Knochenkanäle geführt.

Nachbehandlung. Der Carpus wird, um 10 oder 15° gebeugt, für vier bis sechs Wochen mit einer kurzen palmaren Longuette (s. Kap. 19), danach weitere drei Wochen mit einem Polsterverband ruhiggestellt. Bis zur achten Woche sollte möglichst wenig Bewegung erlaubt werden.

Luxation des Os carpi intermedioradiale

Diese bei einem Sprung oder Sturz entstehende Verletzung kommt selten vor. Das Os carpi intermedioradiale findet sich, um 90° nach innen gedreht, mediopalmar am distalen Rand des Radius liegend (Abb. 21-31A u. B).

Klinische Symptome

Die Gliedmaße wird nicht belastet, sondern bei gebeugtem Ellbogengelenk in Abduktionsstellung getragen. Es besteht eine kaum erkennbare Schwellung und Bewegungseinschränkung im Karpalgelenk. Palpatorisch werden Schmerzhaftigkeit und Krepitation sowie eine Eindellung im Bereich der physiologischen Lage des Os carpi intermedioradiale festgestellt.

Therapie

Bei frischen Luxationen läßt sich der verlagerte Knochen oftmals gedeckt reponieren. Ausreichende Stabilität wird aufgrund einer begleitenden Ruptur der medialen Seitenbänder jedoch selten erreicht. Kleinwüchsige Tiere können mitunter erfolgreich konservativ mit einem ruhigstellenden Verband behandelt werden. In den meisten Fällen ist allerdings operatives Vorgehen angezeigt.

Operationstechnik. Die Darstellung erfolgt über einen dorsalen Medianschnitt [8, 9]. In Anlehnung an die von Punzet beschriebene Technik [78] wird der luxierte

Knochen unter Drehung reponiert und mit einem von medial eingeführten dünnen Bohrdraht an das Os carpi ulnare fixiert. Der Bohrdraht wird kurz geschnitten und im Knochen versenkt. Synthetisches Nahtmaterial dient dem Ersatz der rupturierten Innenbänder (s. Abb. 21-31B u. C). Die Bandstümpfe werden darüber hinaus soweit möglich miteinander vernäht.

Nachbehandlung. Das Karpalgelenk wird, um 10 oder 15° gebeugt, mit einer kurzen palmaren Longuette (s. Kap. 19) für vier bis sechs Wochen immobilisiert. Bis zur achten Woche sollte der Patient ruhig gehalten und das Gelenk mit einem straffen Polsterverband versehen werden. Danach darf die Belastung langsam gesteigert werden.

Abschliffverletzungen des Karpalgelenkes

Diese Verletzungen entstehen, wenn das Tier von einem Kraftfahrzeug über den Asphalt gezogen wird. Dabei werden Areale der Haut, Muskulatur, des Knochens und Bänder weggeschürft. An der Schultergliedmaße ist meist der mediale Karpalgelenkbereich betroffen. Der Processus styloideus radii und die medialen Seitenbänder fehlen oft vollständig (Abb. 21-32A). Ein oder mehrere Karpalgelenke sind eröffnet und die Gewebetrümmer tief in die Wunde eingedrungen.

Da der Carpus des Hundes bereits unter Normalbedingungen eine leichte Valgusstellung aufweist, wirken sich mediale Seitenbandverluste wesentlich gravierender aus als die seltener vorkommenden lateralen.

Die besten Ergebnisse werden durch frühzeitige Stabilisierung des Gelenkes sowie begleitender Frakturen und offene Wundbehandlung erzielt. Hauttransplantationen sind nur dann angezeigt, wenn sich der Defekt nicht mit Granulationsgewebe ausfüllt. Läßt die Situation eine hinreichende funktionelle Wiederherstellung nicht erwarten, kommt primär oder sekundär eine Arthrodese in Betracht. Folgende Fragen sind bei der Therapiewahl entscheidend:

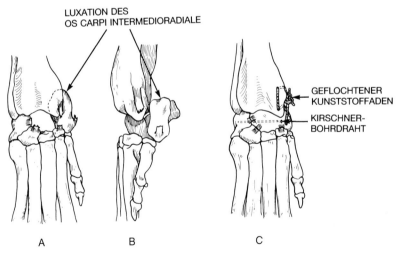

Abb. 21-31 Luxation des Os carpi intermedioradiale. (A) Ansicht von dorsal, (B) Ansicht von medial. Das Os carpi intermedioradiale findet sich um 90° nach innen gedreht mediopalmar am distalen Rand des Radius liegend. (C) Der luxierte Knochen wurde unter Drehung reponiert und mit einem von medial eingeführten, dünnen Bohrdraht an das Os carpi ulnare fixiert. Synthetisches Nahtmaterial dient dem Ersatz der rupturierten Innenbänder.

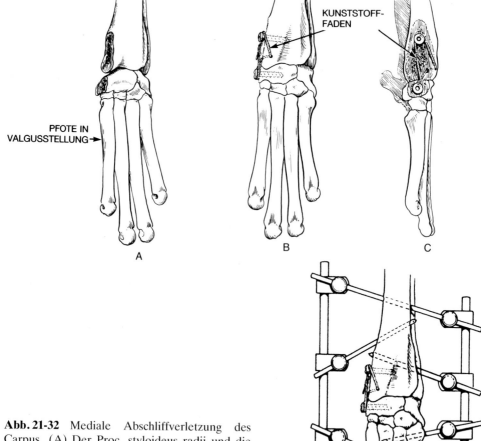

Abb. 21-32 Mediale Abschliffverletzung des Carpus. (A) Der Proc. styloideus radii und die mediale Seite des Os carpi intermedioradiale wurden mit den Innenbändern weggeschürft. (B u. C) Möglichst nahe der natürlichen Bandinsertionen plazierte Schrauben dienen der Verankerung eines Ersatzbandes aus synthetischem Nahtmaterial. (D) Die offene Wundbehandlung gestaltet sich einfach, wenn das Gelenk mit einem Fixateur externe (Kirschner-Ehmer-Schiene) stabilisiert ist. Der Carpus sollte bei einer Beugung von 10° fixiert werden.

1. Kann das Gelenk stabilisiert werden, und sind die Gelenkflächen soweit erhalten, daß eine gute Funktion erwartet werden darf? Lautet die Antwort nein, ist eine Arthrodese indiziert.

2. Welche Erwartungen setzt der Besitzer in die Funktion? Großwüchsige, bewegungsaktive Hunde werfen andere Probleme auf als kleine, ruhige Tiere. Im ersteren Fall muß eine aktive Therapie mit Rekonstruktion, Augmentation oder Ersatz der Bänder gewählt werden. Bei kleinen, wenig aktiven Tieren läßt sich auch durch konservative Maßnahmen eine hinreichende Vernarbung erzielen.

3. Wie soll das Gelenk entlastet werden? Unabhängig von der Versorgung der Bandläsion muß während der Heilungsphase eine zusätzliche Gelenkstabilisierung erfolgen. Da in den ersten zwei bis drei Wochen zur Wundbehandlung ein täglicher Verbandwechsel erforderlich ist, sind konventionelle Schienen- und Schalenverbände problematisch. Perkutane Fixationsverfahren besitzen hier große Vorteile.

Therapie

Zunächst sorgfältige, aber nicht zu aggressive Wundtoilette, um nekrotisches Gewebe und Fremdkörper zu entfernen. Dabei ist die Wunde reichlich mit Ringer-Lösung zu spülen.

Verbliebene Reste der Bänder, Gelenkkapsel und andere Strukturen sollten soweit möglich durch Naht rekonstruiert werden. Die medialen Kollateralbänder müssen aufgrund des Substanzverlustes im allgemeinen ersetzt werden. Hierzu wird vorzugsweise langsam resorbierbares monofiles Nahtmaterial der Stärke 0 bis 2 verwendet, da es ähnlich wie Draht in kontaminiertem Gewebe gut angenommen wird und sich dank seiner Flexibilität den unterschiedlichen Spannungsverhältnissen anpassen kann. Das Nahtmaterial wird, den normalen Bandverlauf möglichst exakt nachvollziehend, wie in Abbildung 21-32B und C um zwei Schrauben und durch einen Bohrkanal geführt. Es wird so fest angezogen, daß es das Gelenk stabilisiert, ohne dessen Beweglichkeit einzuschränken. Wenn das Nahtmaterial von den Schraubenköpfen nicht ausreichend fixiert wird, finden zusätzliche Unterlegscheiben mit Spitzen Verwendung.

Die Wundränder der Haut dürfen nur dort vernäht werden, wo sie sich spannungsfrei adaptieren lassen. Das Wundsekret muß ungehindert abfließen können. Im Bedarfsfall sind für zwei bis fünf Tage Penrose-Drainagen einzulegen.

Die offene Wundbehandlung gestaltet sich wesentlich einfacher, wenn das Gelenk zusätzlich perkutan, z. B. mit einer Kirschner-Ehmer-Schiene, stabilisiert wird (Abb. 21-32D). Die Fixation verbleibt drei oder vier Wochen, solange der Defekt zugranuliert. In den ersten postoperativen Tagen wird sterile, in Betaisodona®- oder Chlorhexidinlösung getränkte Gaze locker der Wunde aufgelegt. Die Wundtoilette sollte täglich oder jeden zweiten Tag wiederholt werden, bis alles abgestorbene Gewebe sich demarkiert hat. Die Wunde muß stets feucht gehalten werden und das Wundsekret abfließen können [79]. Während sich Granulationsgewebe bildet, werden feuchte Gaze und absorptionsfähiges Polstermaterial aufgelegt. Danach verwendet man nichthaftende Gaze, entweder trocken oder mit antibakteriellen Salben und nur noch wenig absorbierendes Polstermaterial. Die Zeitabschnitte zwischen den Verbandwechseln werden mit abnehmender Sekretion größer. Bis zur Epithelisation vergehen zehn bis 12 Wochen. Solange sollte die Wunde unter Verband gehalten werden.

Nachbehandlung. Die externe Fixation kann nach etwa drei Wochen entfernt werden, sofern die Wunde mit gesundem Granulationsgewebe überzogen ist. Danach wird für weitere drei Wochen ein gepolsterter Stützverband angelegt. Der Patient ist in dieser Zeit noch konsequent ruhig zu halten. Normale Aktivitäten sollten nicht vor der achten bis zwölften Woche beginnen. Gelockerte Schrauben können zur Implantatentfernung zwingen. Diese sollte nach Möglichkeit jedoch nicht vor dem dritten bis vierten Monat erfolgen. Mißglückte Stabilisierungsbemühungen haben funktionell beeinträchtigende Arthrosen zur Folge. In derartigen Situationen bietet eine Arthrodese die besten Chancen auf Wiederherstellung der Gliedmaßenfunktion (s. unten).

(Sub)luxation in der Art. mediocarpea

Luxation. Vollständige Verlagerungen kommen im Vorderfußwurzel-Mittelgelenk selten vor. Der in Abbildung 21-33 dargestellte Fall zeigt eine kombinierte Luxation in der Articulatio antebrachiocarpea und der Articulatio mediocarpea. Das Os carpi ulnare ist mit den distalen Karpalknochen in Verbindung geblieben. Die Pfote war hierbei um 60° nach außen gedreht (Supination). Da es sich um einen kleinwüchsigen Hund handelte, wurde das Gelenk gedeckt reponiert und für sechs Wochen mit einem Verband immobilisiert. Dies führte zu einer ausreichenden Stabilität mit Ankylosierung des Vorderfuß-Mittelgelenkes.

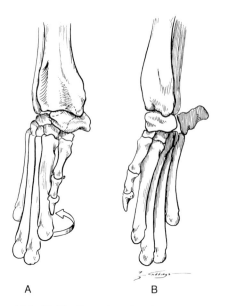

Abb. 21-33 Luxation in der Art. mediocarpea rechts. (A) Der dargestellte Fall zeigt eine kombinierte Luxation in der Art. antebrachiocarpea und der Art. mediocarpea. Das Os carpi ulnare ist mit den distalen Karpalknochen in Verbindung geblieben. Die Pfote war hierbei um 60° nach außen gedreht (Supination). Ansicht von dorsal. (B) Supinationsstellung in der Ansicht von medial.

Bei größeren Tieren ist der Erfolg einer konservativen Behandlung fraglich. Hier müssen mit einer Hyperextensionsstellung in der Art. mediocarpea gerechnet und dann eine partielle Arthrodese vorgenommen werden (s. Abb. 21-36 u. 21-37).

Subluxation. Subluxationen im Vorderfußwurzel-Mittelgelenk mit medialer Instabilität sind wesentlich häufiger. Die Zerreißung der Bänder zwischen dem Os carpi intermedioradiale und Os carpale secundum, gelegentlich auch zwischen dem Os carpale secundum und Os metacarpale secundum, führt zu einer Valgusfehlstellung der Pfote (Abb. 21-34A).

Zu beachten ist, daß die mediopalmaren Bänder und die palmare Faserplatte nicht selten mitverletzt sind. Dadurch kommt es zu einer auf den medialen Gelenkbereich beschränkten Hyperextension. Sie ist weniger ausgeprägt als in den unten beschriebenen Fällen. Zur Sicherung der Diagnose empfehlen sich Röntgenfunktionsaufnahmen in überstreckter Stellung bei leicht einwärts gedrehter Pfote (Pronation). Liegt keine Hyperextension vor, schließt sich die nachfolgend beschriebene Therapie an. Klappt das Gelenk auch kaudomedial auf, sollte zusätzlich zur Stabilisierung auf der Innenseite eine partielle Arthrodese der Artt. mediocarpea et carpometacarpeae im medialen Bereich erfolgen. Hierzu werden, wie in Abbildung 21-36 dargestellt, Kirschner-Bohrdrähte über die Ossa metacarpalia secundum und tertium eingeführt.

Operationstechnik

Bei Hyperextension nimmt man zuerst eine Arthrodese vor (s. unten). Der dorsale Standardzugang zum Karpalgelenk wird nach proximal erweitert, bis die Sehne des M. abductor pollicis longus freiliegt [8, 9]. Unter Schonung ihrer Insertion wird diese Sehne proximal durchtrennt und nach distal umgeschlagen. Hier wird sie nach Reposition des

21. Diagnose u. Therapie von Gelenkerkrankungen der Schultergliedmaße

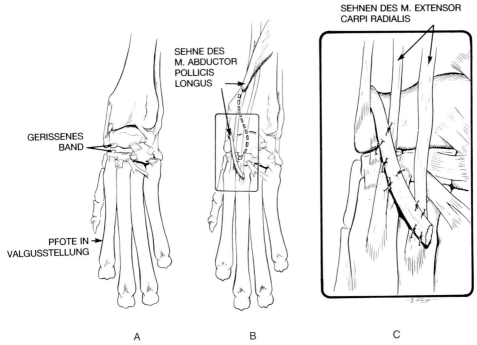

Abb. 21-34 Subluxation in der Art. mediocarpea mit medialer Instabilität. Linker Carpus, Ansicht von dorsal. (A) Die Bänder zwischen dem Os carpi intermedioradiale und dem Os carpale secundum sind gerissen. (B) Unter Schonung ihrer Insertion wurde die Sehne des M. abductor pollicis longus proximal durchtrennt und nach distal umgeschlagen. (C) Hier wurde sie nach Reposition des Gelenkes unter Spannung mit den Endsehnen des M. extensor carpi ulnaris und den rupturierten Bändern vernäht.

Gelenkes unter Spannung mit den Endsehnen des M. extensor carpi ulnaris und den rupturierten Bändern vernäht (Abb. 21-34B u. C). Auf der medialen Seite des Karpalgelenkes werden Gelenkkapsel und Faszie gerafft.

Anstelle der Endsehne des M. abductor pollicis longus kann zur Stabilisierung auch eine achterförmige Drahtschlinge verwendet werden, die man durch Bohrkanäle im mediopalmaren Vorsprung des Os carpi intermedioradiale und in der Basis des Os metacarpale secundum führt. Der Draht wird bei korrekter Pfotenstellung festgezogen. Das verdrillte Ende sollte dem Knochen eng angelegt werden, um Hautreizungen zu vermeiden.

Nachbehandlung. Der Carpus wird, um 10 oder 15° gebeugt, für vier bis sechs Wochen mit einem Schalenverband ruhiggestellt (s. Kap. 19), danach noch für zwei bis drei Wochen mit einem straffen Polsterverband gestützt. Während dieser Zeit sollte der Patient konsequent ruhig gehalten werden. Wenn kein Verband mehr erforderlich ist, darf die Belastung langsam gesteigert werden. Wurde eine partielle Arthrodese durchgeführt, erfolgt die Nachsorge wie dort beschrieben.

Hyperextensionsverletzungen des Karpalgelenkes

Zu den häufigsten und schwerwiegendsten Läsionen des Karpalgelenkes zählen die durch Sturz oder Sprung entstehenden Hyperextensionsverletzungen. Der Hund belastet den Carpus physiologischerweise mit einer Überstreckung von 10–12°. Dabei wird das Gelenk von seinen palmaren Bändern und der Fibrocartilago palmaris fixiert (Abb. 21-28B–D). Nicht selten werden Hyperextensionen im Carpus als Folge einer Sehnenverletzung angesehen. Tatsächlich gibt es aber nur eine einzige Sehne, die zur Stabilität dieses Gelenkes in der Extension beiträgt, die am Os accessorium inserierende Endsehne des M. flexor carpi ulnaris. Ihre Durchtrennung bewirkt eine leichte Hyperextension in der Art. antebrachiocarpea. Differentialdiagnostisch läßt sie sich von der palmaren Bandruptur durch einen geringen Tiefstand des Os accessorium unterscheiden. Darüber hinaus liegt im Bereich der Sehnenverletzung häufig eine Hautwunde vor oder es können an dieser Stelle Weichteilreaktionen palpiert werden.

Vorbericht und Symptome

Aus der Anamnese geht im allgemeinen ein Sturz oder Sprung aus größerer Höhe hervor. Wird kein Trauma beobachtet und entwickeln sich die Symptome allmählich, kommt eine immunbedingte Gelenkerkrankung in Frage.

Soweit beurteilbar sind Hyperextensionsverletzungen wenig schmerzhaft. Die Tiere versuchen meist schon am ersten oder zweiten Tag zu belasten. Charakteristisch ist eine, wenn auch sehr unterschiedlich ausgeprägte Durchtrittigkeit. Manche Tiere laufen auf dem Karpalballen, andere dagegen weisen lediglich eine Hyperextension von 20–30° auf.

Diagnose

Zunächst ist es wichtig, die instabile Gelenkreihe zu bestimmen. Hierzu liegen unterschiedliche Angaben über die topographische Häufigkeitsverteilung der Karpalverletzungen vor [80, 81]. Nach eigener Erfahrung kommen Hyperextensionsverletzungen vorwiegend in den Artt. mediocarpea et carpometacarpea, seltener in der Art. antebrachiocarpea vor.

Eine sichere Lokalisation ist nur röntgenologisch möglich. Man fertigt Funktionsaufnahmen im mediolateralen Strahlengang bei maximal gestrecktem Carpus an (Abb. 21-35) [82]. Bei alten Verletzungen sind knöcherne Proliferationen unterschiedlichen Ausmaßes nachweisbar, insbesondere dort, wo proximal gelegene Knochen über distale gleiten. Liegt eine chronische Instabilität in der Art. mediocarpea vor, finden sich die Ossa carpalia nach palmar verlagert [83]. Die Dorsalränder der Ossa carpi intermedioradiale und ulnare sowie der Ossa metacarpalia berühren einander. Der Gelenkspalt zwischen dem kraniodistalen Rand des Radius und dem Os carpi intermedioradiale ist verbreitert (Abb. 21-35C).

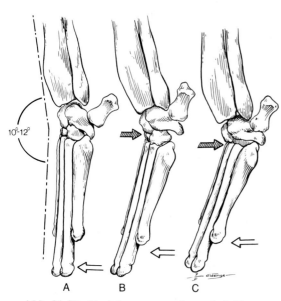

Abb. 21-35 Funktionsuntersuchung bei Hyperextensionsverletzungen des Karpalgelenkes. Linke Gliedmaße, Ansicht von lateral. (A) Der Carpus des Hundes wird unter Belastung physiologischerweise um 10–12° überstreckt. (B u. C) Hyperextensionsverletzungen in den Artt. mediocarpea und carpometacarpea (schraffierter Pfeil).

Therapie

Lange Zeit war die Panarthrodese (Versteifung aller drei Gelenketagen) das am häufigsten geübte Behandlungsverfahren, ohne die Lokalisation der Hyperextensionsverletzung zu berücksichtigen [80]. In vielen Fällen wurde damit auch eine Besserung oder sogar weitgehende Normalisierung der Gliedmaßenfunktion erreicht, allerdings nicht selten unter Zerstörung eines intakten Gelenkes (Art. antebrachiocarpea) [80]. Aus heutiger Sicht ist eine partielle Arthrodese (Versteifung der mittleren und distalen Karpalgelenketage) vorzuziehen, wenn nur die Art. mediocarpea bzw. die Artt. carpometacarpeae betroffen sind. Mit dieser Technik wird die Bewegung weniger beeinträchtigt, da die Art. antebrachiocarpea als größtes Gelenk erhalten bleibt. Nur bei alten Läsionen mit ausgeprägten arthrotischen Veränderungen ist auch hier die Panarthrodese erfolgversprechender.

Nach Early können gelegentlich Verletzungen der palmaren Bänder und der Faserplatte mit einem kräftigen Stahldraht rekonstruiert werden [77]. Die konservative Behandlung mit ruhigstellenden Verbänden in Beuge- oder Streckstellung ist wenig aussichtsreich, da in den meisten Fällen unter Belastung erneut ein Niederbruch eintritt. Bei kleinen Tieren mit geringfügiger Hyperextension kann zunächst eine konservative Therapie versucht werden. Die Arthrodese läßt sich nötigenfalls auch noch zu einem späteren Zeitpunkt durchführen.

Im folgenden werden die verschiedenen Methoden der Karpalgelenkarthrodese aufgezeigt.

Partielle Arthrodese

Unter partieller oder Teilarthrodese des Karpalgelenkes versteht man die Versteifung der mittleren und distalen Gelenketagen. Bei dieser Technik bleibt die Beweglichkeit im Karpalgelenk größtenteils erhalten, da die Art. antebrachiocarpea als beweglichstes Gelenk nicht versteift wird.

Hauptindikation für eine partielle Arthrodese sind Hyperextensionsverletzungen in der Art. mediocarpea und den Artt. carpometacarpeae, die fast 90% aller Überstreckungsläsionen des Karpalgelenkes ausmachen. Aus operationstechnischen Gründen werden stets beide Gelenketagen versteift, selbst wenn nur eine betroffen ist. Gelegentlich liegt nur auf der medialen Seite dieser Gelenke eine Überstreckbarkeit vor. Sie kann ebenfalls eine partielle Arthrodese erfordern.

Fixation mit Bohrdrähten. Nachdem eine Abschnürbinde angelegt worden ist, werden der Carpus und die Ossa metacarpalia bis in Höhe der Zehengrundgelenke mit einem dorsalen Medianschnitt freigelegt (Abb. 21-36A) [8, 9]. Der Gelenkknorpel der Artt. mediocarpea, intercarpeae und carpometacarpeae wird mit einer Kürette oder einer Fräse entfernt. Dabei sollten die Insertionen der Endsehne des M. extensor carpi radialis am proximalen Ende der Ossa metacarpalia secundum und tertium geschont werden. Ist eine druckluftgetriebene Fräse vorhanden, wird in die kraniale Kortikalis der Ossa metacarpalia tertium und quartum auf Höhe des distalen Schaftdrittels eine längsovale Öffnung gefräst (Abb. 21-36B). Durch diese Öffnung werden einem Rush-Pin entsprechend gebogene Kirschner-Bohrdrähte (1–1,5 mm) in die Markhöhle der Metakarpalknochen eingeführt und nach proximal zunächst bis zu deren Basis vorgetrieben (Abb. 21-36C). Nach Transplantation autogener Spongiosa aus der proximalen Humerusmetaphyse in die entknorpelten Gelenkspalten werden die Karpalknochen reponiert und sodann die Bohrdrähte bis in das Os carpi intermedioradiale vorgeschoben, ohne dessen proximale Gelenkfläche zu perforieren (Abb. 21-36D). Abschließend werden die distalen Bohrdrahtenden hakenförmig aufgebogen, gekürzt und durch Drehen dem Knochen angelegt (Abb. 21-36E).

Wenn eine druckluftgetriebene Fräse nicht verfügbar ist, kann die kraniale Öffnung in den Metarkarpalknochen mit Hilfe

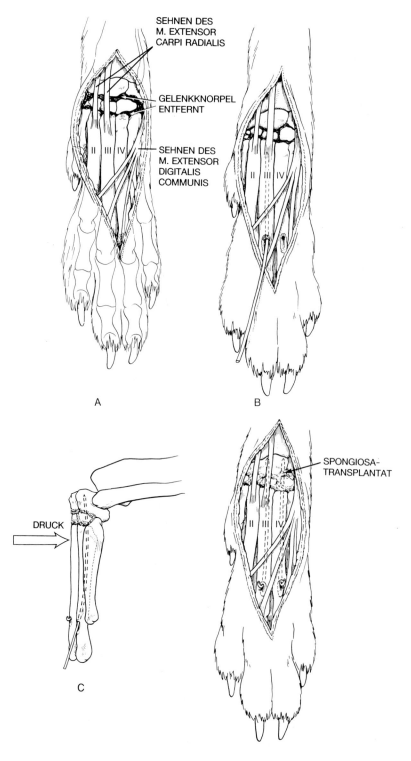

eines Bohrers präpariert werden. Keinesfalls dürfen die Bohrdrähte durch die distalen Gelenkflächen der Ossa metacarpalia eingeführt werden, da hierdurch schmerzhafte Arthrosen in den Zehengrundgelenken entstehen.

Fixation mit T-Platte. Bei der partiellen Arthrodese kann zur Stabilisierung auch eine T-Platte verwendet werden. Die Darstellung der Gelenkspalten, Entknorpelung und Einlagerung autogener Spongiosa erfolgt, wie bei der Fixation mit Bohrdrähten beschrieben. Das Querstück der Platte wird zur Vermeidung eines Kontaktes mit dem kranialen Rand des Radius soweit distal wie möglich der dorsalen Fläche des Os carpi intermedioradiale angelegt und hier mit zwei leicht nach proximal gerichteten Schrauben befestigt.

Das distale Plattenende sollte mit zwei weiteren Schrauben am dritten Metakarpalknochen fixiert werden, nachdem ein Schenkel der Endsehne des M. extensor carpi radialis durchtrennt und mit der Ansatzstelle des zweiten am Os metacarpale secundum vernäht worden ist. Die dritte Schraube wird entweder in die Basis des Os metacarpale tertium oder, der Abbildung 21-37 entsprechend, in das Os carpale tertium eingedreht.

Nachbehandlung. Bis zum Abklingen der Schwellung wird ein Polsterverband, danach für sechs bis acht Wochen ein immobilisierender Schalenverband angelegt (s. Kap. 19). Sobald sich röntgenologisch ein knöcherner Durchbau erkennen läßt, kann

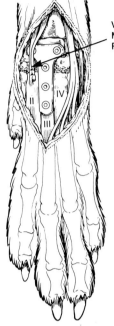

Abb. 21-37 Partielle Arthrodese des Carpus; Fixation mit T-Platte. Das Querstück der Platte wird zur Vermeidung eines Kontaktes mit dem kranialen Rand des Radius soweit distal wie möglich der dorsalen Fläche des Os carpi intermedioradiale angelegt und hier mit zwei leicht nach proximal gerichteten Schrauben befestigt. Das distale Plattenende sollte mit zwei weiteren Schrauben am dritten Metakarpalknochen fixiert werden. Die dritte Schraube wird entweder in die Basis des Os metacarpale tertium oder in das Os carpale tertium eingedreht. Vor dem Anbringen der Platte muß der zum Os metacarpale tertium ziehende Schenkel der Endsehne des M. extensor carpi radialis durchtrennt werden. Er wird abschließend mit der Ansatzstelle des zweiten Sehnenschenkels am Os metacarpale secundum vernäht. Linke Gliedmaße, Ansicht von dorsal.

◄ **Abb. 21-36** Partielle Arthrodese des Carpus; Fixation mit Bohrdrähten. (A) Nach Freilegung des Carpus über einen dorsalen Medianschnitt [8, 9] wurden die Artt. mediocarpea, carpometacarpeae und intercarpeae von Gelenkknorpel befreit. (B) In die dorsale Kortikalis der Ossa metacarpalia tertium und quartum werden nun längsovale Öffnungen gefräst und durch diese einem Rush-Pin entsprechend vorgebogene Kirschner-Bohrdrähte in die Markhöhle der Metakarpalknochen eingeführt. (C u. D) Nach Transplantation autogener Spongiosa in die Gelenkspalten werden die Karpalknochen reponiert und sodann die Bohrdrähte bis in das Os carpi intermedioradiale vorgeschoben, ohne dessen proximale Gelenkfläche zu perforieren. (E u. F) Abschließend werden die distalen Bohrdrahtenden hakenförmig aufgebogen, gekürzt und durch Drehen dem Knochen angelegt.

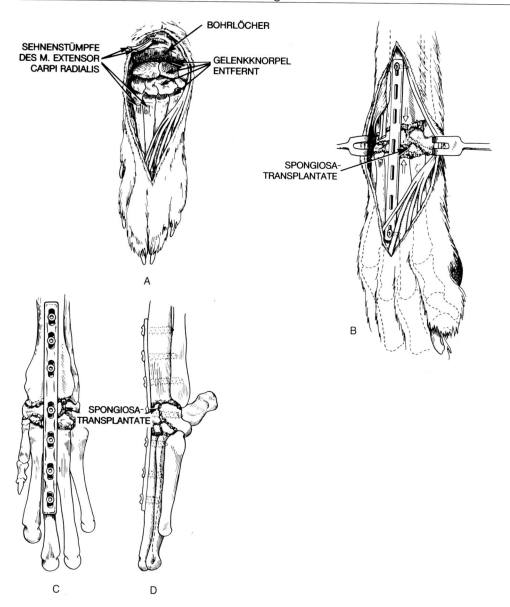

Abb. 21-38 Panarthrodese des Carpus. (A) Das linke Karpalgelenk wurde mit einem dorsalen Medianschnitt freigelegt [8, 9] und die Endsehne des M. extensor carpi radialis mit seinen Schenkeln zum Os metacarpale secundum und tertium durchtrennt. Durch maximales Beugen des Carpus können die Gelenkflächen gründlich entknorpelt werden. Dünne Bohrkanäle im distalen Radiusende fördern das Einsprossen von Gefäßen. (B) Sodann wird eine alle drei Gelenketagen überbrückende 7-Loch-Platte kranial dem um 10–12° überstreckten Karpalgelenk anmodelliert und am Radius sowie dem Os metacarpale tertium befestigt. Zuvor wurde proximal der M. abductor pollicis longus durchtrennt und zur Seite verlagert sowie autogene Spongiosa transplantiert. Die Gelenkspalten werden mit Hilfe der Platte axial komprimiert. (C u. D) Situation nach Befestigung der Platte mit drei Schrauben am Radius, einer Schraube am Os carpi intermedioradiale und drei weiteren im Os metacarpale tertium.

der Verband entfernt und die Belastung langsam gesteigert werden.

Panarthrodese

Indikationen für eine Panarthrodese sind nicht rekonstruierbare Frakturen, multiple Bandläsionen, anhaltend schmerzhafte Arthrosen und Hyperextensionsverletzungen in der Art. antebrachiocarpea. Bei einer Lähmung des Plexus brachialis kann aufgrund der hier beeinträchtigten Ellbogengelenkfunktion und einer nicht selten auftretenden Automutilation der Pfote dieser Eingriff nicht empfohlen werden. Wenn die Art. antebrachiocarpea eine Arthrodese erfordert, sollten stets alle drei Gelenketagen ankylosiert werden. Die alleinige Versteifung des Unterarm-Vorderfußwurzel-Gelenkes ist zwar technisch möglich, aber nicht sinnvoll, da sie zu einer Überbelastung der beiden unteren Gelenketagen mit zunehmender Laxität und zu degenerativen Veränderungen führt. Man sollte bedenken, daß die Beweglichkeit in der Art. mediocarpea und den Artt. carpometacarpeae normalerweise gering ist. Mit der Ankylosierung des Unterarm-Vorderfußwurzel-Gelenkes wird der Karpus ohnehin weitgehend unbeweglich.

Plattenfixation. In Blutleere wird ein dorsaler Medianschnitt vom distalen Schaftdrittel des Radius zum distalen Schaftdrittel der Metakarpalknochen geführt [8, 9]. Nach Absetzen der beiden Endsehnen des M. extensor carpi radialis an den Ossa metacarpalia secundum et tertium wird der Gelenkknorpel der Artt. antebrachiocarpea, mediocarpea, carpometacarpeae und intercarpeae mit einer Kürette oder einer druckluftgetriebenen Fräse entfernt (Abb. 21-38 A). Aus der Kranialfläche der Epi- und Metaphyse des Radius kann ein Knochenspan entnommen und dieser nach Präparation einer entsprechenden Rinne im Os carpi intermedioradiale zur Verriegelung der Art. antebrachiocarpea wenige Zentimeter nach distal geschoben werden [83, 84]. Sodann wird eine alle drei Gelenketagen überbrückende 7-Loch-Platte unter Kompression der Gelenkspalten zunächst peripher befestigt (Abb. 21-38B). Insgesamt werden drei Schrauben im Radius, eine im Os carpi intermedioradiale und drei im Os metacarpale tertium verankert. Die Platte sollte so gebogen sein, daß sie das Gelenk in einer Hyperextension von etwa 10° fixiert (Abb. 21-38C u. D). Alle Gelenkspalten und Freiräume unter der Platte werden mit autogener Spongiosa aus der proximalen Humerusmetaphyse ausgefüllt [85-87]. Die Endsehnen des M. extensor carpi radialis werden abschließend mit der Gelenkkapsel vernäht.

Nachbehandlung. Bis zum Abklingen der postoperativen Schwellung wird ein Polsterverband, danach für sechs bis acht Wochen ein immobilisierender Schalenverband angelegt. Wenn nach dieser Zeit röntgenologisch Anzeichen einer Konsolidierung bestehen, dürfen der Verband abgenommen und die Belastung langsam gesteigert werden. Die Implantate müssen bei guter Funktion häufig nach sechs bis 12 Monaten entfernt werden, da sie sich lockern oder eine Irritation hervorrufen. Vor allem im distalen Bereich kommt es durch die Elastizität der Metakarpalknochen zu einer Lockerung der Schrauben. Ferner treten am distalen Plattenende gelegentlich Ermüdungsfrakturen des Os metacarpale tertium auf. Die Platte sollte dann entfernt und die Pfote mit einem Verband immobilisiert werden. Die Frakturheilung dauert hier etwa vier Wochen.

Fixateur externe. Manchmal muß trotz offensichtlicher oder wahrscheinlicher Infektion eine Panarthrodese des Karpalgelenkes vorgenommen werden. Offene Splitterfrakturen und schwere Abschliffverletzungen sind die häufigsten Indikationen hierfür. In derartigen Situationen kann zur Stabilisierung eine perkutane Transfixation vorteilhaft sein (Abb. 21-32D). Entsprechend dem oben beschriebenen Vorgehen müssen die Gelenkspalten zuvor entknorpelt und nach Möglichkeit mit autogener

Spongiosa ausgefüllt werden. Nur bei eitriger Sekretion sollte die Spongiosatransplantation sekundär, nach Bildung eines gesunden Granulationsgewebes, erfolgen.

Nachbehandlung. Da die Ankylosierung bei offenen Verletzungen meist langsam vonstatten geht, sollte die Fixation 10–12 Wochen verbleiben. Wenn sich die Querelemente im Knochen vorzeitig lokkern, werden sie durch neue ersetzt.

(Sub)luxation in den Artt. metacarpophalangeae et interphalangeae

Luxationen und Subluxationen der Phalangen können in jeder Gelenkebene auftreten (Abb. 21-39–21-41), doch ist meistens das Zehenendgelenk betroffen. Diese Verletzung wird fast ausschließlich bei Renn- und Gebrauchshunden diagnostiziert. Beim

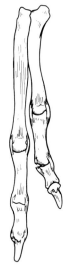

Abb. 21-40 Mediale Seitenbandruptur mit Subluxation in der Art. interphalangea proximalis der fünften Zehe.

Greyhound luxiert die Zehe vorwiegend zur linken, d. h. Bahninnenseite hin.

Für Renn- und Gebrauchshunde sind Luxationen in den Zehengelenken besonders beeinträchtigende Verletzungen, die opera-

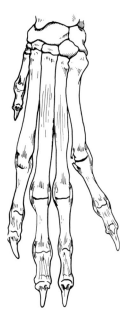

Abb. 21-39 Mediale Seitenbandruptur mit lateraler Subluxation in der Art. metacarpophalangea der fünften Zehe.

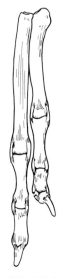

Abb. 21-41 Mediale Seitenbandruptur mit lateraler Subluxation in der Art. interphalangea distalis der fünften Zehe.

21. Diagnose u. Therapie von Gelenkerkrankungen der Schultergliedmaße

tiv versorgt werden sollten. Nach konservativer Therapie verbleibt häufig eine Gelenkinstabilität. Aus dieser entwickelt sich eine Sekundärarthrose, die zu Leistungsminderung und auf hartem Boden sogar zur Lahmheit führt.

Die besten Ergebnisse werden durch Naht der gerissenen Gelenkkapsel und der Seitenbänder (Abb. 21-42) innerhalb von zehn Tagen nach der Verletzung erzielt. Eine spätere Rekonstruktion ist aufgrund der Vernarbung dieser Strukturen schwierig.

Stabilisiert sich das Gelenk nicht, bleibt als Alternative nur die Zehenamputation (Abb. 21-43) oder eine Arthrodese (Abb. 21-44). Gebrauchshunde kommen mit der Amputation besser zurecht als Rennhunde, die sehr unterschiedlich reagieren. Einige Tiere sind weiterhin einsatzfähig, andere nicht. Die Amputation der zweiten oder fünften Zehe ist unabhängig von der Gelenkebene für die meisten Hunde nicht so schwerwiegend wie die Amputation der beiden mittleren, die Hauptlast tragenden Zehen. Je weiter distal die Amputation

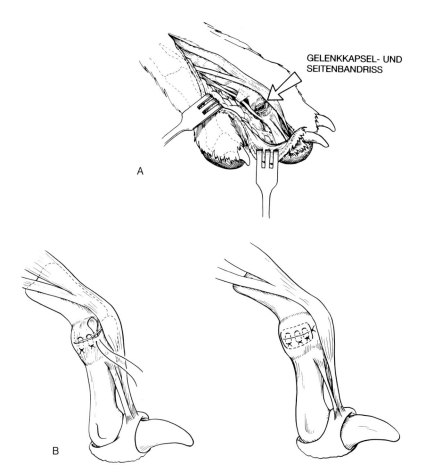

Abb. 21-42 Subluxation in der Art. interphalangea proximalis; Rekonstruktion des Kapsel-Band-Apparates durch Naht. (A) Das betroffene Gelenk wurde über einen dorsalen Zugang freigelegt [8, 9]. Ein Pfeil weist auf die Kapsel-Band-Ruptur hin. (B) Diese wird mit drei rückläufigen Heften aus monofilem, langsam resorbierbarem Nahtmaterial der Stärke 4/0 vernäht. (C) Eine Einrahmungsnaht entlastet die drei U-Hefte.

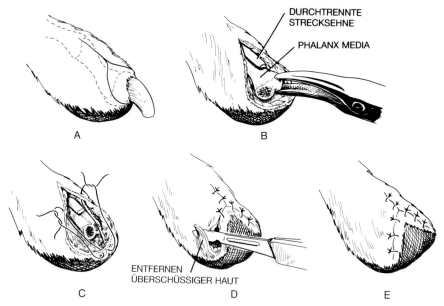

Abb. 21-43 Amputation in der Art. interphalangea distalis. (A) Die Kralle wird unter Schonung des Ballens spindelförmig umschnitten. Die Inzision reicht proximal bis ans obere Ende der Phalanx media. (B) Nach Absetzen des Krallenbeins im Gelenk wird das distale Drittel der Phalanx media mit einer Luer-Zange entfernt. (C) Die Wunde wird Y-förmig verschlossen. (D) An den Seiten muß gelegentlich überschüssige Haut reseziert werden. (E) Situation nach Vollendung der Naht.

erfolgen kann, desto günstiger ist die Prognose.

Bei chronischen Instabilitäten des Zehengrund- und Zehenmittelgelenkes kommt für Rennhunde auch eine Arthrodese in Betracht. Als am besten einzuschätzen ist die Arthrodese mit einer Miniplatte und 2,0- oder 1,5-mm-Schrauben (Abb. 21-44), die bei nur geringfügiger funktioneller Beeinträchtigung zur Beschwerdefreiheit führt.

Symptome

Im Schritt kann meist keine oder eine nur ganz geringfügige Lahmheit festgestellt werden. Bei schnellerer Gangart wird jedoch offensichtlich, daß das Tier die Gliedmaße schont. Schwellung, Schmerz und Krepitation sind nicht sehr ausgeprägt. Bei sorgfältiger Palpation kann man die Instabilität nachweisen. Die Zehe muß hierbei gestreckt werden.

Diagnose

Die klinische Diagnose sollte stets durch eine Röntgenuntersuchung gesichert werden, um Frakturen und knöcherne Bandausrisse (s. hierzu Abb. 12-19) ausschließen zu können. Es kommen sowohl Luxationen als auch Subluxationen vor.

Therapie

Rekonstruktion durch Naht

Sie steht vor allem bei (Sub)luxationen im Zehenmittelgelenk zur Diskussion. Die Darstellung erfolgt über einen dorsalen Zu-

21. Diagnose u. Therapie von Gelenkerkrankungen der Schultergliedmaße

gang (Abb. 21-44A) [8, 9]. Die zerrissene Gelenkkapsel und die Seitenbänder liegen unmittelbar unter der Haut. Es werden drei rückläufige Hefte aus monofilem, langsam resorbierbarem Nahtmaterial der Stärke 4/0 senkrecht zum Gelenkkapsel- und Seitenbandriß gesetzt (Abb. 21-42B). Diese werden dann durch eine Einrahmungsnaht entlastet, wie in Abbildung 21-42C gezeigt. Ist die Strecksehne infolge Zerreißung ihres Retinaculum gering verlagert, sollte zudem der Sehnenrand mit einigen Heften an die Gelenkkapsel genäht werden.

Im allgemeinen besteht bei (Sub)luxationen in den Zehengelenken nur eine unilaterale Instabilität. Klappt das Gelenk beiderseits auf, sollte die Naht bilateral erfolgen.

Nachbehandlung. Die Pfote wird mit einer beidseitigen Kunststofflonguette (s. Kap. 19) für ca. drei Wochen ruhiggestellt. Nach einer weiteren Woche konsequenter Bewegungseinschränkung darf die Belastung langsam gesteigert werden.

Amputation

Die Schnittführung richtet sich nach der Höhe der Amputation. Erfolgt sie im Zehenmittel- oder Zehenendgelenk, wird der Ballen erhalten (Abb. 21-43). Bei einer Amputation im Zehengrundgelenk muß der Ballen hingegen entfernt werden.

Zur Exartikulation werden die intakten Teile der Gelenkkapsel und der Seitenbänder einschließlich der Beuge- und Strecksehnen scharf durchtrennt. Wird im Zehengrundgelenk abgesetzt, empfiehlt es sich, die palmaren Sesambeine mitzuentfernen. Der freiliegende Gelenkknorpel des verbleibenden Knochens wird stets reseziert. Im Fall einer Amputation im Zehenendgelenk wird zudem das distale Drittel der Phalanx media entfernt, damit genügend Weichteile für die Abdeckung des Knochenstumpfes zur Verfügung stehen (Abb. 21-43B). Beim Wundverschluß muß gelegentlich an den Seiten überschüssige Haut reseziert werden (Abb. 21-43D u. E).

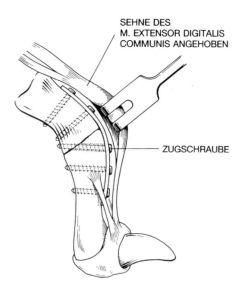

Abb. 21-44 Arthrodese der Art. interphalangea proximalis. Nach Entknorpeln der Gelenkfläche wurden die Knochenenden in funktionsgerechter Stellung mit einer dorsal anmodellierten Miniplatte fixiert. Zwei Schrauben wurden in der Phalanx proximalis, zwei in der Phalanx distalis verankert. Eine weitere kreuzt als Zugschraube den Fusionsspalt.

Nachbehandlung. Für zehn Tage wird ein weicher Polsterverband angelegt. Der Patient sollte insgesamt drei Wochen ruhig gehalten werden.

Arthrodese

Mitunter kommt eine Versteifung des Zehengrund- oder Zehenmittelgelenkes in Betracht. Die Darstellung erfolgt über einen Schnitt in der dorsalen Medianen [8, 9]. Die Strecksehne wird nach Inzision ihres Retinaculum an der Gelenkkapsel zur Seite gehalten, dann das Gelenk geöffnet und der Gelenkknorpel mit einer Luer-Zange entfernt. Die Knochenenden sind dabei so herzurichten, daß sie bei optimaler Auflage einen funktionsgerechten Winkel bilden. Der Versteifungswinkel kann an der Partnerzehe ermittelt werden. Die Fixation erfolgt mit einer 4- oder 5-Loch-Miniplatte, die dorsal mit 2,0- oder 1,5-mm-Schrauben befestigt wird (Abb. 21-44). Wenn möglich, sollte eine Plattenschraube als Zugschraube den Fusionsspalt kreuzen. Spongiosatransplantate sind nicht unbedingt erforderlich.

Nachbehandlung. Die Pfote wird für sechs Wochen mit einer beidseitigen Kunststofflonguette ruhiggestellt. Sobald röntgenologisch Anzeichen einer knöchernen Konsolidierung erkennbar sind, darf die Belastung langsam gesteigert werden.

Literatur

1. Vasseur PB, Pool RR, Klein BS: Effects of tendon transfer on the canine scapulohumeral joint. Am J Vet Res 44: 811, 1983.
2. Puglisi TA, Tanger CH, Green RW, et al: Stress radiography of the canine humeral joint. J Am Anim Hosp Assoc 24: 235, 1988.
3. Hohn RB, Rosen H, Bohning RH, Brown SG: Surgical stabilization of recurrent shoulder luxation. Vet Clin N Am 1: 537, 1971.
4. Craig E, Hohn RB, Anderson WD: Operative Stabilisierung der traumatischen medialen Schulterluxation. Kleintierpraxis 25: 329–338, 1980.
5. Vasseur PB: Clinical results of surgical correction of shoulder luxation in dogs. J Am Vet Med Assoc 182: 503, 1983.
6. Mayrhofer E, Köppel E: Schultergelenksdysplasie beim Dachshund. 1. Mitteilung: Klinik und Röntgenbefunde. Zbl Vet Med A, 32: 202–213, 1985.
7. Köppel E, Mayrhofer E, Schönbauer M: Schultergelenksdysplasie beim Dachshund. 2. Mitteilung: Ergebnisse der pathoanatomischen und pathohistologischen Untersuchung; Schlußfolgerung für Rassestandard und Zucht. Zbl Vet Med A, 32: 214–225, 1985.
8. Piermattei DL, Greeley RG: Zugänge zum Skelettsystem von Hund und Katze. Stuttgart, New York, Schattauer, 1975.
9. Piermattei DL, Greeley RG: An Atlas of Approaches to the Bones of the Dog and Cat, 2nd ed. Philadelphia, Saunders, 1979.
10. DeAngelis M, Schwartz A: Surgical correction of cranial dislocation of the scapulohumeral joint in a dog. J Am Vet Med Assoc 156: 435, 1970.
11. Parkes L: Excision of the glenoid. Presented at 3rd Annual Meeting of Veterinary Orthopedic Society, Aspen, Colorado, 1976.
12. Breucker KA, Piermattei DL: Excision arthroplasty of the canine scapulohumeral joint: Report of three cases. Vet Comp Orthop Traum 3: 134, 1988.
13. Franczuski D, Parkes LJ: Glenoid excision as a treatment in chronic shoulder disabilities: Surgical technique and clinical results. J Am Anim Hosp Assoc 14: 637, 1988.
14. Fowler DJ, Presnell KR, Holmberg DL: Scapulohumeral arthrodesis: Results in seven dogs. J Am Anim Hosp Assoc 24: 667, 1987.
15. LaHue TR, Brown SG, Roush JC, et al: Entrapment of joint mice in the bicipital tendon sheath as a sequela to osteochondritis dissecans of the proximal humerus in dogs: a report of six cases. J Am Anim Hosp Assoc 24: 99, 1988.
16. Brunnberg L, Waibl H, Nagel ML: Zur aseptischen Knochennekrose des Caput humeri beim Hund. Berl Münch Tierärztl Wschr 91: 418–423, 1978.
17. Pobisch R: Aseptische Nekrose des Humeruskopfes. Eine Lahmheitsursache bei Junghunden. Wien Tierärztl Mschr 49: 571–587, 1962.
18. Vaughan LC, Jones DGC: Osteochondritis dissecans of the head of the humerus in dogs. J Small Anim Pract 9: 283, 1968.
19. Griffiths RC: Osteochondritis dissecans of the canine shoulder: J Am Vet Med Assoc 12: 1733, 1968.
20. Smith CW, Stowater JL: Osteochondritis dissecans of the canine shoulder joint: A review of 35 cases. J Am Anim Hosp Assoc 11: 658, 1975.
21. Harrison JW, Hohn RB: Osteochondritis dissecans. In Bojrab MJ (ed): Current Techniques in Small Animal Surgery. Philadelphia, Lea & Febiger, 1975, pp. 504–509.
22. Storey EC: Prognostic value of arthrography in canine osteochondrosis (Osteochondritis) dissecans. Vet Clin N Am 8: 301, 1978.
23. Muhumuza L, Morgan JP, Miyabashi T, Atilola MAO, et al: Positive contrast arthrography – a study of the humeral joints in normal beagle dogs. Vet Radiol 29: 157, 1988.
24. Suter PF, Carb AV: Shoulder arthrography in dogs – radiographic anatomy and clinical

application. J Small Anim Pract 10: 407, 1969.
25. Birkeland R: Osteochondritis dissecans in the humeral head of the dog. Nord Vet Med 19: 294, 1967.
26. Punzet G: Klinik und chirurgische Behandlung der Osteochondrosis dissecans des Humeruskopfes beim Hund. Wien Tierärztl Mschr 61: 75–83, 1974.
27. Person M: Arthroscopic treatment of osteochondritis dissecans in the canine shoulder. Vet Surg 18: 175, 1989.
28. Lincoln JD, Potter K: Tenosynovitis of the biceps brachii tendon in dogs. J Am Anim Hosp Assoc 20: 385, 1984.
29. Brunnberg L, Köstlin RG, Waibl H: Zum Abriß des Musculus biceps brachii am Tuberculum supraglenoidale scapulae beim Hund. Kleintierpraxis 26: 267–272, 1981.
30. Bennett D, Campbell RJ: Unusual soft tissue orthopaedic problem in the dog. J small Anim Pract 20: 27, 1979.
31. Vaughan LC: Muscle and tendon injuries in dogs. J small Anim Pract 20: 711, 1979.
32. Brunnberg L, Köstlin RG, Waibl H: Zur Ruptur des Ligamentum transversum intertuberculare humeri beim Hund. Kleintierpraxis 26: 257–260, 1981.
33. Pettit GD, Chatburn CC, Hegreberg GA, Meyers KM: Studies on the pathophysiology of infraspinatus muscle contracture in the dog. Vet Surg 7: 8, 1978.
34. Brunnberg L, Waibl H, Nakasala-Situma J: Zur Kontraktur des Musculus infraspinatus beim Hund. Kleintierpraxis 26: 252–256, 1981.
35. Bennet RA: Contracture of the infraspinatus muscle in dogs: A review of 12 cases. J Am Anim Hosp Assoc 22: 481, 1986.
36. Flo G, Middleton D: Mineralisation of the supraspinatus tendon in dogs. J Amer Vet Med Assoc 197: 95–97, 1990.
37. Hoerlein BF, Evans LE, David JM: Upward luxation of the canine scapula – A case report. J Am Vet Med Assoc 136: 258, 1960.
38. Campbell JR: Luxation and ligamentous injuries of the elbow of the dog. Vet Clin N Am 1: 429, 1971.
39. O'Brien TR, Morgan JP, Suter PF: Epiphyseal plate injury in the dog: a radiographic study of growth disturbance in the forelimb. J small Anim Pract 12: 19, 1971.
40. Bingel SA, Riser WH: Congenital elbow luxation in the dog. J Small Anim Pract 18: 445, 1977.
41. Millton JL, Horne RD, Bartels JE, Henderson RA: Congenital elbow luxation in the dog. J Am Vet Med Assoc 175: 572, 1979.
42. Parrisius A: Processus anconaeus isolatus. Behandlung und Ergebnisse in den Jahren 1975–1983. Diss med vet München, 1985.
43. Loeffler K: Der isolierte Processus anconaeus beim Deutschen Schäferhund. Dtsch Tierärztl Wschr 70: 317–321, 1963.
44. Wenzel U: Zur Klinik und Exstirpation des isolierten Processus anconaeus bei der Ellbogengelenksdysplasie des Hundes. Kleintierpraxis 20: 55–63, 1975.
45. Pobisch R, Geres V, Arbesser E: Ellbogengelenksdysplasie beim Hund. Wien Tierärztl Mschr 59: 297–307, 1972.
46. Punzet G: Ellbogengelenksdysplasie mit isoliertem Processus anconaeus – eine neue Möglichkeit der chirurgischen Behandlung. Kleintierpraxis 18: 121–132, 1973.
47. Hayes HM, Selby LA, Wilson GP, Hohn RB: Epidemiologic observations of canine elbow disease (Emphasis on dysplasia). J Am Anim Hosp Assoc 15: 449, 1979.
48. Olsson SE: Osteochondrosis in the dog. In Kirk RW (ed): Current Veterinary Therapy VI. Philadelphia, W. B. Saunders Company, 1977, pp. 880–886.
49. Weis M: Knochenwachstumsuntersuchungen mittels fluoreszenzmikroskopischer, mikroradiologischer und phasenkontrastmikroskopischer Techniken am Ellbogengelenk sowie distal an Radius und Ulna beim jungen Hund. Diss med vet Zürich, 1983.
50. Wind AP: Elbow incongruity and developmental elbow diseases in the dog: Part I. J Am Anim Hosp Assoc 22: 711, 1986.
51. Wind AP, Packard ME: Elbow incongruity and developmental elbow diseases in the dog: Part II. J Am Anim Hosp Assoc 22: 725, 1986.
52. Sinibaldi KR, Arnoczky SP: Surgical removal of the ununited anconeal process in the dog. J Am Anim Hosp Assoc 11: 192, 1975.
53. Chalman JA, Slocum B: The caudolateral approach to the canine elbow joint. J Am Anim Hosp Assoc 19: 637, 1983.
54. Böhmer E, Matis U, Waibl H: Zur operativen Darstellung des Processus anconaeus ulnae beim Hund (Modifikation des Zugan-

55. Berzon JL, Quick CB: Fragmented coronoid process: Anatomical, clinical, and radiographic considerations with case analyses. J Am Anim Hosp Assoc 16: 41, 1980.
56. Herron MR: Ununited anconeal process – A new approach to surgical repair. Med Vet Pract 51: 30, 1970.
57. Matis U, Böhmer E, Köstlin RG: Repair of anconeal fracture-separation. In Vorbereitung.
58. Guthrie S, Pidduck HG: Heretability of elbow osteochondrosis within a closed population of dogs. J Small Anim Pract 31: 93–96, 1990.
59. Voorhout G, Hazewinkel HAW: Radiographic evaluation of the canine elbow joint with special reference to the medial humeral condyle and the medial coronoid process. Vet Radiol 28: 158, 1987.
60. Olsson SE: The early diagnosis of fragmented coronoid process and osteochondritis dissecans of the canine elbow joint. J Am Anim Hosp Assoc 19: 616, 1983.
61. Probst CW, Flo GL, McLoughlin MA, et al: A simple medial approach to the canine elbow for treatment of fragmented coronoid process and osteochondritis dissecans. Am Anim Hosp Assoc 25: 331, 1989.
62. Denny HR: Die chirurgische Behandlung der Osteochondrosis dissecans und des losen Processus coronoideus ulnae im Ellbogengelenk des Hundes. Kleintierpraxis 25: 343–348, 1980.
63. Olsson SE: Osteochondrosis of the elbow joint in the dog: Its manifestations, indications for surgery, and surgical approach. Arch Am Coll Vet Surg 6: 46, 1977.
64. Olsson SE: Persönliche Mitteilung. 1988.
65. Hitz D: Untersuchungen über Skelett- und Gelenksveränderungen beim Basset Hound. Vet Med Diss Zürich, 1973.
66. Hitz D: Ulnadysplasie beim Bassethound. Schweiz Arch Tierheilk 116: 285–294, 1974.
67. Grüll F, Henschel E: Distractio cubiti beim Bassethound. Kleintierpraxis 18: 217–223, 1973.
68. Henschel E, Grüll F: Zur Therapie der Distractio cubiti beim Bassethound. Kleintierpraxis 20: 267–271, 1975.
69. Henschel E: Asynchrones Längenwachstum der Ossa antebrachii und seine Wirkung auf die Art. cubiti beim Hund. Tierärztl Prax 5: 227–233, 1977.
70. Henschel E: Funktion und vergleichend-anatomische Bedeutung des Lig. radioulnare der Karnivoren. Anat Anz 133: 445–449, 1973.
71. Gilson SD, Piermattei DL, Schwarz PD: Treatment of humeroulnar subluxation with a dynamic proximal ulnar osteotomy. A review of 13 cases. Vet Surg 18: 114, 1989.
72. Ljunggren G, Cawley AJ, Archibald J: The elbow dysplasias in the dog. J Am Vet Med Assoc 148: 887, 1966.
73. Henry WB: Radiologic diagnosis and surgical management of fragmented medial coronoid process in dogs. J Am Vet Med Assoc 184: 799, 1984.
74. Zontine WJ, Weitkamp RA, Lippincott CL: Redefined type of elbow dysplasia involving calcified flexor tendons attached to the medial humeral epicondyle in three dogs. J Am Vet Med Assoc 194: 1082, 1989.
75. Moore RW, Withrow SJ: Arthrodeses. Compend Cont Ed 3: 319, 1981.
76. Brown SG: Elbow arthrodesis. Presented at the 5th Annual Surgical Forum, Am Coll Vet Surgeons, Chicago, 1976.
77. Early T: Canine carpal ligament injuries. Vet Clin N Am 8: 183, 1978.
78. Punzet G: Luxation of the os carpi radiale in the dog – pathogenesis, symptoms and treatment. J Small Anim Pract 15: 751, 1974.
79. Swaim SF: Management and bandaging of soft tissue injuries of dog and cat feet. J Am Anim Hosp Assoc 21: 329, 1985.
80. Parker RB, Brown SG, Wind AP: Pancarpal arthrodesis in the dog: A review of forty-five cases. Vet Surg 10: 35, 1981.
81. Wernitz U: Knochen-, Band- und Gelenkkapselverletzungen im Bereich des Karpalgelenkes beim Hund. Diss med vet, München, 1987.
82. Farrow CS: Stress radiography: Applications in small animal practice. J Am Vet Med Assoc 181: 777, 1982.
83. Köstlin RG, Matis U, Waibl H: Zur Diagnostik und Therapie der Hyperextensionsverletzungen im Karpalgelenk (»Niederbruch«) des Hundes. Kleintierpraxis 31: 101, 1986.
84. Schebitz H, Köstlin R, Waibl H: Arthrodese des Vorderfußwurzelgelenkes. In Operationen an Hund und Katze. Schebitz H, Brass W (Hrsg). Parey, Berlin, Hamburg, 1985.

85. Johnson KA: An evaluation of bone healing in the canine carpal arthrodesis following compression plating and autologous bone grafting. MVSc Thesis, Unversity of Sydney, 1979.
86. Johnson KA: Carpal arthrodesis in the dog. Austr Vet J 56: 565, 1980.
87. Johnson KA: Experimentelle Untersuchung zur Karpalarthrodese beim Hund. Kleintierpraxis 25: 357, 1980.

Teil 3

Verschiedene Krankheiten der Bewegungsorgane

22 Skelettkrankheiten und gedeckte Verletzungen der Muskeln, Sehnen und Bänder

Panostitis eosinophilica

Die Panostitis eosinophilica ist eine Krankheit der langen Röhrenknochen junger großwüchsiger Hunde, die besonders häufig beim Deutschen Schäferhund vorkommt. Sie wurde u. a. auch als juvenile Osteomyelitis, Enostosis und fibröse Osteodystrophie bezeichnet [1].

Obwohl das Leiden zunächst eine schwere Lahmheit verursacht, heilt es ohne Nachwirkungen spontan aus. Dementsprechend gibt es nur wenige Untersuchungen, die sich eingehend mit dieser Krankheit und ihren verschiedenen Stadien befassen. Die klinischen Erscheinungen werden widersprüchlich dargestellt.

Die Ätiologie der eosinophilen Panostitis ist noch immer unbekannt. Als Ursachen wurden Infektionen, Stoffwechselkrankheiten, endokrine Dysfunktionen, Allergien, Autoimmunmechanismen, Parasiten und Erbfaktoren diskutiert [2]. Rüden sind viermal häufiger betroffen als Hündinnen [3].

Symptome

Das klinische Bild besteht in einer akut auftretenden Lahmheit, der kein Trauma zugrundeliegt. Dabei wird die Gliedmaße nicht oder nur zögernd belastet. Diese Beschwerden können einige Tage bis mehrere Wochen anhalten [3]. Bei etwa der Hälfte der Tiere betreffen sie mehr als eine Gliedmaße, so daß die Lahmheit wechselt [4]. Im Alter von zwei Jahren lassen die anfallsweise auftretenden Schmerzen nach [2, 5]. Die Krankheit wurde vereinzelt jedoch auch bei über fünf Jahre alten Hunden diagnostiziert [4, 5].

Untersuchung

Die langen Röhrenknochen werden von distal nach proximal palpiert. Bei Druck auf den erkrankten Bereich zeigen selbst stoische Patienten heftige Schmerzreaktionen. Die Tiere winseln oder schreien laut auf, sie ziehen die untersuchte Gliedmaße weg, und mitunter schnappen sie auch. Bei der Palpation sollte man speziell an Humerus und Femur zunächst die Muskulatur beiseite schieben, damit der Druck direkt auf den Knochen ausgeübt wird. Viele Hunde zeigen Bewegungsunlust und Inappetenz. Fieber [2, 3], Muskelatrophie [3] und Eosinophilie [2, 3] können nicht immer diagnostiziert werden.

Die Eosinophilie soll nur zu Beginn der klinischen Symptome, während der ersten zwei Tage, nachweisbar sein [2].

Röntgenbefunde

Röntgenologisch kann die Panostitis eosinophilica in drei Stadien unterteilt werden [4]. Die meisten Hunde werden in der Zwischenphase vorgestellt. Die beiden anderen Stadien zeigen sich nur bei Verlaufsuntersuchungen.

Frühphase. Sie verursacht noch keine Beschwerden und wird in der Regel zufällig entdeckt, wenn alle langen Röhrenknochen überprüft werden. Die Veränderungen bestehen in einer Akzentuierung der Trabekelstruktur, die man am besten im proximalen und distalen Diaphysenbereich erkennen kann (Abb. 22-1). Der Kontrast zwischen Kompakta und Markhöhle ist verringert. Manchmal sind granuläre Verdichtungen erkennbar.

22. Skelettkrankheiten und gedeckte Verletzungen

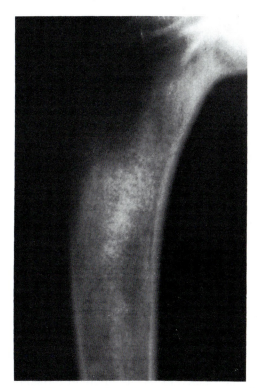

Abb. 22-1 Granuläre Verdichtungen im Frühstadium der Panostitis eosinophilica am Humerus eines neun Monate alten Deutschen Schäferhundes.

len. Die Kompakta bleibt in etwa einem Drittel der Fälle verdickt. Auch einige granuläre Verdichtungen können noch mehrere Monate persistieren. Im allgemeinen treten die Veränderungen im mittleren Bereich des Radius, im proximalen Drittel der Ulna, im distalen und mittleren Bereich des Humerus, im proximalen Drittel der Tibia sowie im mittleren und proximalen Bereich des Femur auf.

Histopathologische Befunde

Histologisch [4] findet sich eine vermehrte osteo- und fibroblastische Aktivität im Periost, Endost und Markraum. Die Faserge-

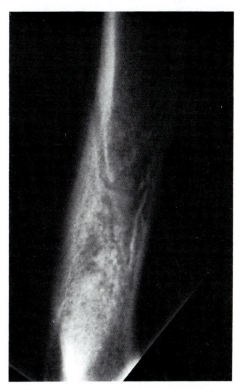

Abb. 22-2 Verdichtungen der Trabekelstruktur am Ernährungskanal und Periostverdickung kaudal am Foramen nutritium im mittleren Stadium der Panostitis eosinophilica bei einem sechs Monate alten Pyrenäenhund.

Zwischenphase. In diesem Stadium zeigen sich z. T. bimssteinartige, teilweise fleckige Verdichtungen, zu Beginn vor allem um das Foramen nutritium (Abb. 22-2). In manchen Fällen ist die gesamte Diaphyse betroffen, in anderen sind nur erbsengroße Bezirke verändert (Abb. 22-3). Bei einem Drittel der Tiere ist auch das Periost miteinbezogen, das anfänglich leicht aufgerauht erscheint, innerhalb von zwei bis drei Wochen dichter wird und sogar die Strahlendichte der Kompakta erreichen kann (Abb. 22-2 u. 22-3).

Spätphase. Im Zuge der Erholung erhält der Markraum wieder seine normale Strahlendurchlässigkeit, während sich die Knochenbälkchen weiterhin grobkörnig darstel-

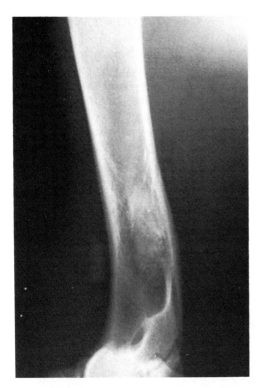

Abb. 22-3 Mittleres Stadium der Panostitis eosinophilica mit umschriebener Markraumsklerose und Verdickung der kaudal angrenzenden Kompakta im distalen Humerusdrittel bei einem sechs Monate alten Deutschen Schäferhund.

websbildung erfolgt vor allem im Markraum. Es liegen keine Anzeichen einer akuten oder chronischen Entzündung vor, ebensowenig Anhaltspunkte für Malignität. Die verdickte Kompakta besteht in fortgeschrittenen Stadien aus lamellärem Knochen, der von Havers-Kanälen durchzogen ist, während in frühen Stadien Faserknochen mit zahlreichen Osteoblasten und -klasten vorliegt.

Differentialdiagnose

Differentialdiagnostisch kommen in Frage: (Osteo)chondrosis dissecans, isolierter Proc. coronoideus medialis ulnae, Hüftgelenkdysplasie, Kreuzbandruptur, Luxatio ossis femoris und Frakturen. Bei wechselnder Lahmheit ist ferner an rheumatoide Arthritis, Lupus erythematodes oder bakterielle Endokarditis zu denken. Die Diagnose einer Panostitis kann palpatorisch und röntgenologisch, in Zweifelsfällen auch szintigraphisch gesichert werden.

Therapie

Die Behandlung besteht in einer symptomatischen Schmerzbekämpfung mit Aspirin®, Kortikosteroiden oder anderen Wirkstoffen. Von keinem dieser Medikamente wurde eine Beschleunigung der Spontanheilung nachgewiesen [2].

Ernährungsstörungen

Ernährungsstörungen wirken sich sowohl auf das Skelett als auch auf die Muskulatur aus. Im folgenden sollen nur einige in der Praxis häufig vorkommende Störungen herausgegriffen werden [6-11].

Es gibt drei **verbreitete Ernährungsprobleme**: Übergewicht, Störungen durch reine Fleischfütterung und Über- bzw. Zusatzfütterung bei großwüchsigen Hunden.

Übergewicht

Obwohl der Adipositas ein arthrosefördernder Effekt bislang nicht eindeutig zugeschrieben werden konnte [12], diktiert der gesunde Menschenverstand, daß hohes Körpergewicht bei verletzten oder kongenital deformierten Gelenken und veränderter Wirbelsäule eine Leistungsminderung der Bewegungsorgane hervorrufen kann. Die Verhütung einer Fettleibigkeit ist offensichtlich leichter als ihre Behandlung. Liegt eine Veranlagung zu Gelenk- und Wirbelsäulenveränderungen vor oder muß ein Tier kastriert werden, sollte der Besitzer das

Gewicht aufmerksam überwachen und die Fütterung frühzeitig einschränken, bevor die Gewichtszunahme nicht mehr zu beeinflussen ist.

Übergewichtige Tiere sollten endokrinologisch (Schilddrüse!) untersucht werden. Als diätetische Maßnahme empfiehlt sich die tägliche Kalorienzufuhr um ein Drittel oder die Hälfte zu senken. Vitamine helfen, die Bedenken des Tierbesitzers gegenüber der Futtereinschränkung abzuschwächen. Besteht keine Einsicht seitens des Tierbesitzers oder führen diese Maßnahmen nicht zum Erfolg, können Reduktionsdiäten verordnet werden. Das Ziel ist erreicht, wenn die Flanken leicht eingefallen und die Rippen wieder einzeln palpierbar sind. Manchen Tierbesitzern muß man vorschreiben, wieviel ihr Tier abzunehmen hat. Der Erfolg kann bei kleineren Tieren mit einer Badezimmerwaage überprüft werden.

Reine Fleischfütterung

Vielen Tierhaltern sind die Auswirkungen einer reinen Fleischdiät heute bekannt, so daß dieses Problem nur noch selten vorkommt. Der niedrige Kalzium- und hohe Phosporgehalt reiner Fleischfütterung führt zu einem sekundären Hyperparathyreoidismus als Folge einer regulativen Überfunktion der Epithelkörperchen. Die alimentär bedingte Ausschüttung von Parathormon bewirkt eine Freisetzung von Kalzium aus dem Skelett, um den Kalzium-Phosphor-Spiegel im Serum zu normalisieren. Bei Jungtieren können sich dabei die Knochendichte vermindern und die Kompakta dünner werden. Lahmheit und mitunter auch pathologische Frakturen sind die Folge (Abb. 22-4). Erwachsene Tiere reagieren langsamer auf eine reine Fleischdiät. Hier kann der Prozeß in eine Osteoporose münden. Die Behandlung besteht in der Verabreichung eines ausgewogenen Fertigfutters und im Bedarfsfalle der Beigabe von Kalzium.

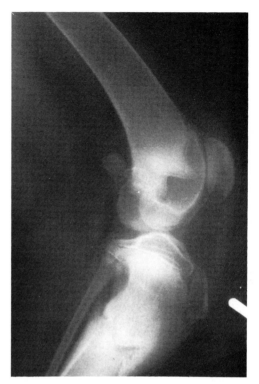

Abb. 22-4 Alimentär bedingter sekundärer Hyperparathyreoidismus mit pathologischer Tibiafraktur bei einem fünf Monate alten Gordon Setter. Man beachte die dünne Femurkompakta. Dieser Hund wurde mit einer vom Züchter empfohlenen selbst hergestellten Diät ernährt, der als Kalziumquelle Eierschalen beigefügt waren (Eierschalen werden im Hundedarm nicht abgebaut).

Überversorgung und Zusatzfütterung

Die komplexesten Fragen treten auf, wenn Züchter von großwüchsigen Hunden mit Skelettproblemen um eine Prüfung des Kalzium- und Phosphorspiegels im Serum bitten. Obgleich Ernährungsfehler wahrscheinlich sind, müssen sie nicht die Ursache sein. Einige Punkte sollten hierbei berücksichtigt werden: Großwüchsige Hunde können im dritten bis sechsten Lebensmonat einen zweimal höheren Phosphorspiegel aufweisen als im Erwachsenenalter. (8,7 mg/dl gegenüber 2,4 mg/dl). Auch das Kalzium kann bei einem jungen Tier höher als beim erwachsenen sein (11,1 mg/dl gegenüber 9,9 mg/dl). Andererseits kann bei Hunden mit unausgewogener Kalzium- und Phosphorzufuhr aufgrund der homöostatischen Mechanismen ein normaler Kalzium- und Phosphorspiegel im Serum vorliegen, wenn die Funktion der Nebenschilddrüse nicht beeinträchtigt ist. Ein empfindlicher Indikator für diätetische Imbalancen sind die über 24 Std. im Urin ausgeschiedenen Kalzium- und Phosphormengen im Verhältnis zur Kreatininclearence.

Die meisten Fertigfutter enthalten die richtigen Mengen von Kalzium und Phosphor in korrektem Verhältnis. Besitzer großwüchsiger Hunde glauben allerdings, daß kommerzielles Futter nur für einen Durchschnittshund gut sei, nicht hingegen für Tiere, die groß werden sollen. Oft verabreichen sie eine vom Züchter empfohlene Mischung, die »Champions« hervorgebracht hat. Derartige Mischungen bestehen aus Vitaminen, Kalziumphosphat, Knochenmehl, eiweißreichen Getreideflocken, Fleisch, Milch, Hüttenkäse, Eiern, Weizenkeimen und anderen Nährstoffen, die sehr schmackhaft sind, zu exzessiver Futteraufname verleiten und hierdurch wiederum eine Nahrungsimbalance hervorrufen. Bei jungen Deutschen Doggen z. B., die ad libitum mit einem ausgewogenen Futter ernährt wurden, kam es durch beschleunigtes Knochenwachstum zu Durchtrittigkeit und Valgusdeformität im Karpalgelenk, kuhhessiger Stellung der Beckengliedmaßen, Auftreibungen an den distalen Radius- und Ulnametaphysen sowie an den Rippen, zu Schmerzhaftigkeit, aufgekrümmtem Rücken und allgemeiner Bewegungsunlust. Demgegenüber zeigten Doggen, die nur zwei Drittel der an die andere Gruppe verfütterten Menge an Protein und Kalorien erhielten, ein langsameres Knochenwachstum mit normaler Entwicklung, Aktivität und üblichem Spieltrieb [8]. Halter großwüchsiger Hunde sollten deshalb vor einem raschen Wachstum gewarnt, d. h. zu einer mäßigen Fütterung motiviert werden.

Die Zeichen der Überernährung werden mitunter als Rachitis fehlinterpretiert und können dann Anlaß für eine noch intensivere Fütterung sein. Rachitis kommt jedoch nur noch sehr selten, bei Auszehrung oder unter Forschungsbedingungen, vor.

Die Valgusfehlstellung im Karpalgelenk kann sich während des Wachstums bei korrigierter Fütterung spontan zurückbilden. Schwere Deformitäten erwachsener Tiere erfordern indes eine Korrekturosteotomie.

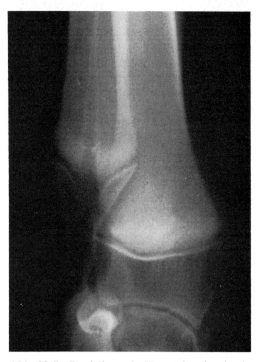

Abb. 22-5 Persistierende Knorpelzapfen in der Ulnametaphyse einer vier Monate alten Deutschen Dogge.

Persistierende Knorpelzapfen

Persistierende Knorpelzapfen in der Ulnametaphyse können zu einer Carpus-valgus-

Deformität führen. Sie dringen wie der Dorn eines Kerzenhalters mitunter mehrere Zentimeter in die Ulna vor (Abb. 22-5) und bestehen vorwiegend aus hypertrophierten hyalinen Knorpelzellen [11]. Der persistierende Knorpel verzögert das Längenwachstum der Ulna. Der Proc. styloideus ulnae reicht nicht bis zum Os carpi ulnare. Deshalb fehlt die laterale Unterstützung des Karpalgelenkes und die Pfote wird abduziert. Durch die Verkürzung der Ulna ist auch die normale Entwicklung des Radius gestört, der sich nach kranial verbiegt (Abb. 22-6).

Die Ursache der Knorpelpersistenz ist unbekannt. Ob es sich um eine Form der Osteochondrose [13] handelt oder Überernährung und beschleunigtes Körperwachstum eine Rolle spielen, bleibt zu beweisen. Werden entsprechende Veränderungen bei energiereich ernährten Welpen entdeckt, sollte die Fütterung umgestellt werden. Bei erwachsenen Hunden können ausgeprägte Deformitäten eine Korrekturosteotomie erfordern.

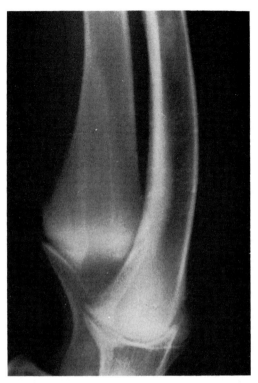

Abb. 22-6 Schmerzhafte Carpus-Valgus-Deformität bei einem fünf Monate alten Bernhardiner mit persistierendem Knorpelzapfen in der Ulna und kranialer Verbiegung des Radius. Die kaudale Radiuskompakta ist entsprechend dem Wolff-Gesetz verdickt.

Hypertrophische Osteodystrophie

Die hypertrophische Osteodystrophie, auch als C-Hypovitaminose oder Skorbut bezeichnet, kommt bei mittelgroßen und großwüchsigen Hunden jugendlichen Alters vor (Deutsche Dogge, Irischer Setter, Boxer und Labrador Retriever). Sie ist charakterisiert durch eine Umfangsvermehrung der distalen Metaphysen von Radius, Ulna und Tibia, die verschiedentlich als Gelenkschwellung fehlinterpretiert worden ist.

Symptome

Es liegt eine Störung des Allgemeinbefindens mit Fieber, Anorexie, Schmerzhaftigkeit, aufgezogenem Rücken und Bewegungsunlust vor [2, 11]. Laut Vorbericht geht diesen Beschwerden häufig eine Diarrhö voraus [14]. Ferner kann eine Radius-curvus-Carpus-valgus-Deformität bestehen [5]. Die akute Phase dauert im allgemeinen sieben bis zehn Tage [2], sie kann auch rezidivieren [14].

Röntgenbefunde

Im Initialstadium findet sich röntgenologisch eine metaphysäre Aufhellungslinie, die parallel zur Epiphysenfuge verläuft. Sekundär werden die Metaphysen manschettenförmig von extraperiostalen Verkalkungen eingeschlossen (Abb. 22-7). Am Ende

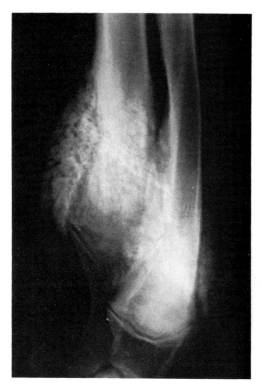

Abb. 22-7 Verkalkte extraperiostale Zubildungen im distalen Radius- und Ulnabereich bei einer sechs Monate alten Deutschen Dogge mit hypertrophischer Osteodystrophie.

pertrophischer Osteodystrophie erkrankten Hunden nur unwesentlich unter dem bei 28 gesunden Junghunden großwüchsiger Rassen ermittelten Serumwert [14]. Da der Askorbinsäurespiegel im Serum von körperlicher Aktivität, Futteraufnahme und Streß abhängt, können diese Werte bedeutungslos sein, zumal Hunde mit hypertrophischer Osteodystrophie unter Streß stehen und anorektisch sind.

Therapie

Im allgemeinen tritt unabhängig von der Behandlung eine Besserung ein. In einer 24 Hunde umfassenden Untersuchung wurden einige Tiere keiner Behandlung, andere der Applikation von Antibiotika und Kortikosteroiden bzw. Antibiotika, Kortikoste-

des Wachstums bilden sich diese Zubildungen häufig zurück (Abb. 22-8 u. 22-9). Eine Auftreibung der Metaphysen [15, 16] kann jedoch verbleiben.

Pathogenese

Die Vitamin-C-Mangel-Theorie stützt sich auf vergleichbare Röntgenbefunde beim Skorbut des Kindes [2]. Andererseits bestehen nach wie vor Zweifel, ob es sich bei der hypertrophischen Osteodystrophie und dem Skorbut um dieselbe Krankheit handelt, bzw. ob Vitamin C hier überhaupt eine Rolle spielt [14]. Beispielsweise lag der Serum-Askorbinsäurespiegel von 18 an hy-

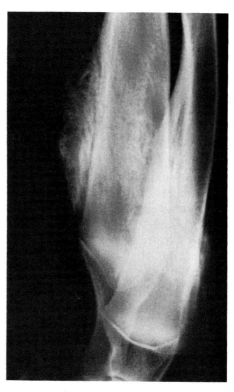

Abb. 22-8 Derselbe Hund im Alter von neun Monaten.

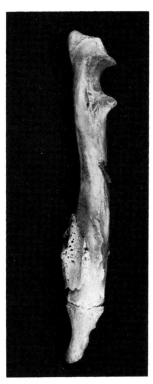

Abb. 22-9 Knochenpräparat der in Abb. 22-8 dargestellten Ulna.

roiden und Vitamin C unterzogen, ohne statistisch nachweisbaren Unterschied [18]. Bei den meisten Tieren trat innerhalb von sieben bis zehn Tagen [2, 14] eine deutliche Besserung des Allgemeinbefindens ein, während die Rückbildung der knöchernen Veränderungen einige Monate in Anspruch nahm [15]. Die Krankheit kann allerdings auch tödlich verlaufen [14]. Im Regelfall sind Analgetika und durchfallbekämpfende Maßnahmen indiziert.

Renale Osteodystrophie

Die renale Form der Osteodystrophie kommt relativ selten vor. Sie führt zu einer generalisierten Entmineralisierung des Skeletts und kann pathologische Frakturen hervorrufen. Bei Nierenkrankheiten wird Phosphor reteniert, wodurch ähnlich der alimentären Form nach exzessiver Phosphoraufnahme ein sekundärer Hyperparathyreoidismus entsteht.

Spontan oder durch ein Bagatelltrauma hervorgerufene Gliedmaßen- oder Kieferfrakturen sollten Anlaß sein, das Skelett auf seine Mineralisation hin zu prüfen. Nur bei schwerwiegenden chronischen Nierenleiden zeigt sich der Knochen im Röntgenbild entmineralisiert. Im allgemeinen werden diese Patienten primär wegen Urämie behandelt.

Hypertrophische Osteopathie

Die hypertrophische Osteopathie wird auch als Akropachie oder hypertrophierende pulmonale Osteopathie bzw. Osteoarthropathie [17, 18] bezeichnet. Der Name Osteoarthropathie erscheint hier allerdings nicht geeignet, da die Gelenke selbst nicht betroffen sind. Auch die Lunge ist nicht immer beteiligt [18], weshalb die Bezeichnung hypertrophische Osteopathie bevorzugt wird.

Symptome

Charakteristisch für dieses Leiden sind Lahmheit, Bewegungsunlust und eine derbe Schwellung im distalen Bereich der Gliedmaßen. Die Lunge ist meistens mitbetroffen. Unter 30 Patienten mit einer hypertrophischen Osteopathie zeigten 30% Symptome einer Erkrankung im Thorax, noch bevor Atmungsstörungen auftraten [18]. 95% dieser Tiere hatten Lungenaffektionen, davon 91% ein Karzinom. Durch Spirocerca lupi hervorgerufene Veränderungen des Ösophagus sowie Dirofilarien können ebenfalls zu einer hypertrophischen Osteopathie führen.

Röntgenbefunde

Der klassische Röntgenbefund besteht in ausgedehnten periostalen Zubildungen, die distal an den Zehen-, Metakarpal- und Metatarsalknochen beginnen (Abb. 22-10). Es können auch andere Knochen betroffen sein (Abb. 22-11). In perakuten Stadien sind die Gliedmaßen geschwollen. Röntgenologisch können die periostalen Veränderungen noch dezent sein. Sie werden dann aber meist innerhalb weniger Tage deutlich sichtbar.

Pathogenese

Die Pathogenese dieser Skelettveränderungen ist ungeklärt. Vermutet werden chronischer Sauerstoffmangel, toxische Einflüsse [2] und autonome neurovaskuläre Reflexmechanismen über afferente Bahnen des N. vagus oder der Interkostalnerven [19, 20]. Patienten mit einer hypertrophischen Osteopathie sollten stets gründlich untersucht werden, speziell auch der Thorax. Die Wahrscheinlichkeit einer letalen Begleitkrankheit ist sehr groß [18, 21, 22]. Nach

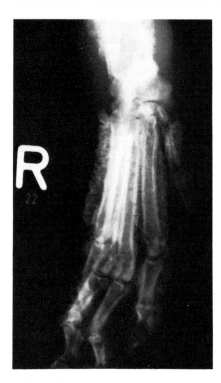

Abb. 22-10 Hypertrophische Osteopathie an Radius, Ulna, Carpus und den Phalangen bei einem fünf Jahre alten Colliemischling mit Lungenmetastasen eines Ovarial- oder Uteruskarzinoms.

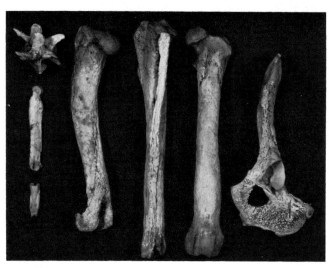

Abb. 22-11 Knochenpräparate von einem acht Jahre alten Deutschen Schäferhund mit hypertrophischer Osteopathie.

Lobektomie [22] kann es zu einer Regression der Skelettveränderungen kommen. Die Rückbildung der Periostreaktionen nimmt drei bis vier Monate in Anspruch. Bei nichtletalen Ursachen (Spirocerca lupi, Dirofilaria spp.) kann die Beseitigung der Primärkrankheit ebenfalls zu einer Rückbildung der hypertrophischen Osteopathie führen [17, 18].

Kraniomandibuläre Osteopathie

Eine seltene proliferative Knochenkrankheit ist die kraniomandibuläre Osteopathie, die gewöhnlich am Unterkieferkörper und der Bulla tympanica auftritt. Vorwiegend betroffene Hunderassen sind Scotch-, Cairn- und West-Highland-Terrier [23]. Seltener erkranken Boston-Terrier, Labrador Retriever [24, 25], Deutsche Doggen [26, 27] und Dobermann-Pinscher [28]. Manchmal werden die Veränderungen auch an anderen Knochen des Kopfes und mitunter sogar an den Gliedmaßen gefunden. Bei einigen Tieren manifestiert sich die kraniomandibuläre Osteopathie nur an der Mandibula, bei anderen nur an der Bulla tympanica.

Vorkommen

Die Krankheit ist selten an der Kleintierklinik der Michigan-State-Universität. In einem Zeitraum von neun Jahren wurden beispielsweise unter 130 000 Kleintierpatienten nur sieben Fälle registriert.

Symptome

Die Beschwerden, Schmerzen im Bereich des Fanges, treten im Alter von vier bis sieben Monaten auf. Leichte Formen können asymptomatisch verlaufen und werden erst bei der Palpation entdeckt. Wenn der Kieferwinkel und die Bulla tympanica einbezogen sind, ist die Beweglichkeit im Kiefergelenk auch unter Narkose eingeschränkt. Adspektorisch und palpatorisch fällt eine Atrophie des M. temporalis und M. masseter auf. In schwerwiegenden Fällen kann sogar die Flüssigkeitsaufnahme beeinträchtigt sein. Die Unterkieferverdickung ist häufig tastbar, mitunter tritt intermittierend Fieber auf. Gegen Ende des Wachstums (11. bis 12. Monat) schwinden die Schmerzen. Exostosen können sich dann wieder zurückbilden.

Röntgenbefunde

Die Veränderungen bestehen in einer perlschnurartigen knöchernen Proliferation der Mandibula und/oder Bulla tympanica (Abb. 22-12 u. 22-13). Kommt die Prolifera-

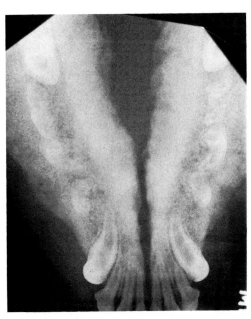

Abb. 22-12 Rauhe Zubildungen an der Mandibula eines sechs Monate alten West-Highland-Terriers mit kraniomandibulärer Osteopathie; Projektion bei geöffnetem Fang.

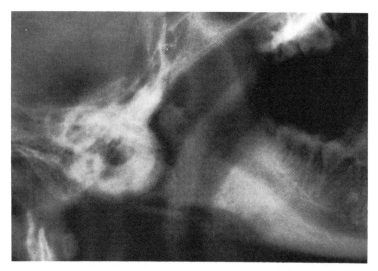

Abb. 22-13 Zubildungen an der Bulla tympanica eines sieben Monate alten Scotch-Terriers mit kraniomandibulärer Osteopathie.

tion zum Stillstand und bilden sich schließlich die Exostosen zurück, werden die rauhen Knochenränder wieder weitgehend glatt. Im Frühstadium der Krankheit sind die Zubildungen noch strahlendurchlässig.

Histopathologische Befunde

Histologisch findet man groben Geflechtknochen anstelle von lamellärem Knochen. Das Knochenmark ist durch ein faserartiges Stroma gekennzeichnet. In der Peripherie können Entzündungszellen nachgewiesen werden [23], so daß sich eine entzündliche Krankheit vermuten läßt. Früher wurde die kraniomandibuläre Osteopathie als ein nichtentzündliches, nicht klassifizierbares Leiden bezeichnet [6, 29, 30]. Möglicherweise lag damals nicht genügend Untersuchungsmaterial für eine umfassende Beschreibung der verschiedenen Krankheitsstadien vor. Die Ursache ist noch unbekannt. Neben einer Infektionstheorie, die sich auf das gelegentliche Fieber und die histologisch nachweisbaren Entzündungsreaktionen stützt, werden genetische Einflüsse aufgrund des gehäuften Vorkommens bei Terierrassen diskutiert [23].

Therapie

Die Therapie besteht gewöhnlich in einer medikamentösen Bekämpfung des Schmerzes und der Entzündung, z. B. mit Aspirin® und Kortikosteroiden. Hunde, die den Fang nur noch wenig öffnen können, sollten parenteral ernährt werden. Selten muß ein Tier eingeschläfert werden.

Gelenkchondromatose

Bei der Gelenkchondromatose handelt es sich um eine synoviale Chondrometaplasie mit Bildung sklerotischer und faserknorpeliger Knötchen sowie knöcherner Gebilde in der Synovialmembran der Gelenkkapsel. Die Ursache der Krankheit ist unbekannt. In der Humanmedizin werden traumatische, degenerative und entzündliche Faktoren diskutiert. Beim Hund wurde die Synovialchondromatose bislang im Schulter-, Knie- und Sprunggelenk gefunden, beim Pferd in Sehnenscheiden und Schleimbeuteln [31-33]. Beim Menschen befällt sie vor allem große Gelenke [35].

Klinisch findet sich eine chronische Lahmheit [31]. Die Diagnose wird röntgenologisch anhand zahlreicher Gelenkmäuse (10–100) und des histologischen Nachweises der Knötchenbildung in der Gelenkkapsel gestellt. Die Therapie besteht in einer Entfernung der Corpora libera und partieller Synovektomie [31].

Chirurgische Aspekte bei Tumoren der langen Röhrenknochen

Knochentumoren der Gliedmaßen können in drei Kategorien eingeteilt werden:
1. Primäre Knochentumoren (Osteosarkom, Chondrosarkom oder Fibrosarkom).
2. Sekundäre Knochentumoren [36, 37] (Metastasen meistens von Milchdrüse, Lunge oder Prostata ausgehend).
3. Auf den Knochen übergreifende Weichteiltumoren (z. B. Synovialsarkom).

Alle Arten haben aufgrund ihrer Malignität eine infauste Prognose. Der häufigste Knochentumor des Hundes ist das Osteosarkom.

Die Tiere werden mit Lahmheitssymptomen vorgestellt, gelegentlich auch mit reduziertem Allgemeinbefinden und Anorexie. Bei älteren Hunden mit einer sich rasch verstärkenden Lahmheit (zwei bis vier Wochen) und Schwellung, aber auch bei spontan oder durch ein Bagatelltrauma entstandenen Frakturen sollte stets an eine Neoplasie gedacht werden. Palpatorisch findet man neben der Schwellung vermehrte Wärme, Berührungsempfindlichkeit und Muskelatrophie. Eine sorgfältige Röntgenuntersuchung ist unverzichtbar.

Feinzeichnende Röntgenaufnahmen sind oft das beste diagnostische Mittel zur Darstellung von Knochentumoren, allerdings nicht zur Bestimmung des histologischen Typs [38]. Nur beim Osteosarkom sind die röntgenologischen Veränderungen pathognostisch. Hier können in kleinen bioptisch gewonnenen Gewebeproben Tumorzellen fehlen. Bei nichtcharakteristischen Läsionen sollte im Hinblick auf mögliche Heilungsaussichten (z. B. bei Infektion, Knochenzysten, Lymphomen, übertragbarem venerischen Tumor und Plasmazellmyelom) eine Biopsie erwogen werden, insbesondere auch, wenn der Besitzer eine genaue Auskunft über die wahrscheinliche Lebenserwartung seines Tieres wünscht. Chondrosarkome und Fibrosarkome wachsen langsam, oft bis zum Tod aus anderer Ursache.

Die bei Hund und Katze meist vorgenommene Amputation verbessert die Lebensqualität; dennoch sterben 85% der Hunde innerhalb von acht Monaten [39, 40].

In der Humanmedizin konnte die durchschnittliche Überlebensrate bei noch nicht metastasiertem Osteosarkom durch neue Behandlungsmethoden auf 60–70% angehoben werden. Allerdings findet man bei 80–90% der Menschen mit Osteosarkom zum Zeitpunkt der Diagnose auch noch keine Metastasen [41]. Im Gegensatz dazu ist bei 85–90% der Hunde, wenn der Primärtumor entfernt wird [40], bereits eine Metastasierung erfolgt.

Beim Menschen umfaßt die Behandlung chemotherapeutische und gliedmaßenerhaltende Maßnahmen, sowie die Resektion von Lungenmetastasen (nicht selten wiederholt). Der Tumor wird radikal entfernt, um lokale Rezidive zu vermeiden, und der Defekt mit Endoprothesen aus Metall, Allotransplantaten oder dem resezierten Gewebe in Form eines sterilisierten Autotransplantates ausgefüllt. Die Lebenserwartung nach rekonstruktiven Eingriffen unterscheidet sich nicht von der nach Amputation [41].

Auch beim Hund wurde vereinzelt der Tumor reseziert und die Gliedmaße mit

Hilfe von Platten und Knochentransplantaten rekonstruiert [40, 42]. Bei Verwendung von Cisplatin überlebten 50% der Tiere das erste Jahr [40].

Gedeckte Verletzungen der Muskeln, Sehnen und Bänder

Kontusion

Unter Kontusion versteht man eine durch Sturz, Stoß oder Schlag hervorgerufene Quetschung der Muskeln und Faszien. Sie bewirkt eine Zerreißung kapillärer Gefäße und blutige Infiltration umschriebener Muskelbezirke, gefolgt von entzündlichem Ödem. Die Veränderungen können je nach Lokalisation und Ausmaß der Läsion oberflächlich oder in der Tiefe liegen, für sich allein oder in Kombination mit anderen Verletzungsformen vorkommen [43]. Die Haut über der gequetschten Muskulatur ist oft nur geringfügig verfärbt. Dagegen sind die tiefer liegenden Schichten immer mit Hämatomen durchsetzt und bei Palpation schmerzhaft. Klingen die funktionellen Beschwerden und lokalen Schmerzen nicht innerhalb einer Woche bis zehn Tagen ab, sollte die Diagnose überprüft werden.

Therapie

Sofern nicht andere, speziell zu behandelnde Begleitverletzungen vorliegen, empfehlen sich folgende Maßnahmen:
1. Kalte Kompressen, um weitere Blutungen zu kontrollieren.
2. Kompressionsverband (wo möglich), um die ödematöse Schwellung einzuschränken.
3. Schutzverband (wo möglich) zur Vorbeugung aggravierender Insulte.
4. Immobilisierung in Form von Käfigruhe und/oder durch Sedation während der ersten 24 Std., dem Höhepunkt der entzündlichen Reaktionen.

Nach dem Abklingen der akuten Phase empfiehlt sich zur Resorptionsförderung Wärme in verschiedensten Applikationsformen. Bewegung sollte nur in leichteren Fällen und begrenztem Umfang erlaubt werden. Bei Kontusionen der Wirbelsäule, Hüft- und Schulterregionen kommen eventuell auch Muskelrelaxantien und Analgetika in Betracht.

Hunde erholen sich im allgemeinen gut von Muskelquetschungen. Bei massiven Kontusionen kann warmes Duschen lindernd wirken und die Heilung beschleunigen. Massage ist nicht wirksam, es sei denn zur Bekämpfung einer Inaktivitätsatrophie aufgrund zusätzlicher Verletzungen. Werden physiotherapeutische Maßnahmen vom Tierbesitzer ausgeführt, muß dieser eingehend, am besten mit Illustrationen, angeleitet werden.

Distension

Der Begriff Distension oder Überdehnung sollte stumpfen Muskel- und Sehnenverletzungen vorbehalten sein, im Gegensatz zur Distorsion oder Zerrung als Bezeichnung für stumpfe Verletzungen der Bänder [45].

Distensionen können chronisch, multipel oder akut und lokalisiert verlaufen, an jeder Stelle des Muskel-Sehnen-Komplexes auftreten und nur wenige Fasern betreffen oder zu einer vollständigen Ruptur führen (Tab. 22-1). Leichte Formen verursachen nur eine minimale Funktionsstörung und werden mit Ausnahme von Rennhunden, bei denen schon eine geringfügige Leistungsminderung bemerkt wird, oft übersehen. Die betroffene Region kann durch Palpation der Muskelbäuche und Sehnen lokalisiert werden. Fingerdruck löst eine Schmerzreaktion des Patienten aus.

Therapie

Die meisten Distensionen können konservativ durch mehrtägige konsequente Bewegungseinschränkung erfolgreich behandelt

Tab. 22-1 Charakteristische Befunde bei Distensionsverletzungen

Verletzungsform	Klinische Befunde	Röntgenbefunde
Chronische Distension	Unspezifische Lahmheit, meist von lokalisiertem Muskelspasmus begleitet; wenig Schmerzreaktion bei Palpation des verletzten Muskel-Sehnen-Komplexes	Verminderter Umfang des Muskelschattens in Abhängigkeit von der Verletzungsdauer und -schwere; in fortgeschrittenen Stadien auch Inaktivitätsosteoporose
Akute Distension	Spezifische Lahmheit in Verbindung mit lokaler Entzündung; Berührungs- und Manipulationsschmerz im verletzten Bereich	Umschriebene Weichteilschwellung
Grad I	Undeutlich geringgradige Lahmheit	Meist ohne Besonderheiten
Grad II	Deutlich geringgradige Lahmheit bei kaum nachweisbarer lokaler Schmerzhaftigkeit	Geringe umschriebene Weichteilschwellung, häufig in Verbindung mit Veränderungen an den Septen
Grad III	Offenkundige, sich rasch verstärkende Lahmheit, Schmerz deutlich auslösbar	Leichte bis mittelgradige, regionale Umfangsvermehrung der Weichteile mit deutlichen Abweichungen im Bereich der Muskelsepten

Aus: Farrow CS: Sprain, strain and contusion. Vet Clin North Am 8 (2): 169–182, 1978.

werden. Vollständige Rupturen, sei es in der Sehne, im Muskelbauch oder am Übergang des Muskels in die Sehne, verursachen im allgemeinen einen völligen Funktionsverlust mit hochgradiger Lahmheit. Sie erfordern, zumindest wenn größere Einheiten betroffen sind, eine primäre Rekonstruktion und postoperative Ruhigstellung bis zur Heilung. Die hier in Frage kommenden Nahtverfahren sind in Kapitel 19 beschrieben (s. Abb. 19-1 u. 19-2). Defekte werden mit Bindegewebe ausgefüllt, wodurch bei größerem Ausmaß erhebliche Funktionsstörungen auftreten können. In manchen Fällen muß dieses Narbengewebe reseziert und sekundär eine Adaptation der Muskel- bzw. Sehnenfasern vorgenommen werden. In anderen Fällen mit eingeschränkter Gelenkbewegung durch umfangreiche Vernarbung der Muskulatur bleibt nur noch die Tenotomie. Eines der häufigsten Beispiele hierfür ist die Kontraktur des M. infraspinatus (s. Kap. 21).

Distorsion

Unter dem Begriff der Distorsion oder Zerrung werden hier die stumpfen Bandverletzungen aufgeführt.

Bänder bestehen zum größten Teil aus parallel angeordneten Kollagenfasern, die Zugkräften weit mehr widerstehen als Scher- und Torsionskräften. Sie sind kaum elastisch. Bei Überschreiten der physiologischen Elastizitätsgrenze kommt es zu einer permanenten Überdehnung der Faserbündel mit Elongation des Bandes um etwa 10% (Abb. 22-14).

Zerrungen können in drei Schweregrade unterschieden werden [44] (Abb. 22-15 u. Tab. 22-2):

Grad I: Durch kurzzeitige, mäßige Gewalteinwirkung sind nur wenige Kollagenfasern zerstört, die funktionellen Beschwerden gering. Es bestehen ein Hämatom und eine ödematöse Schwellung. Über Fibrinbildung und Einsprossung von Fibroblasten

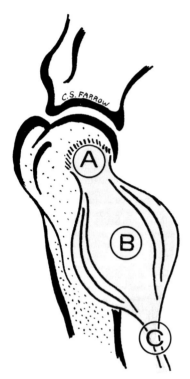

Abb. 22-14 Distorsionen können an verschiedenen Stellen eines Muskel-Sehnen-Komplexes lokalisiert sein: Am Ursprung bzw. der Insertion (A), im Muskelbauch (B) und am Übergang des Muskels in die Sehne bzw. in der Sehne selbst (C). Verletzungen nur eines Bereiches beeinträchtigen stets die gesamte Funktionseinheit (aus Farrow CS: Sprain, strain and contusion. Vet North Am 8 (2): 169–182, 1978).

lauf oder an der Insertion. Auch kann eine Abrißfraktur am Ursprung bzw. Ansatz des Bandes vorliegen. Zur Wiederherstellung der Funktion bedarf es einer aktiven Therapie. Bei Spontanheilung über bindegewebige Vernarbung entsteht meist ein instabiles Gelenk.

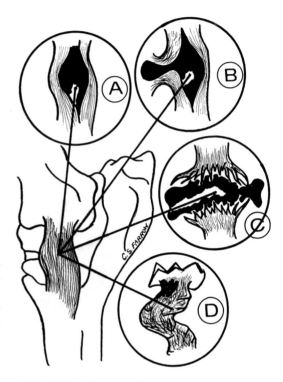

Abb. 22-15 Zerrungen können nach der Qualität der Bandverletzung wie folgt qualifiziert werden:
Grad I: Die Verletzung betrifft nur wenige Fasern und geht mit einer intraligamentären Blutung einher (A). Grad II: Hier besteht eine partielle Ruptur mit bleibenden Veränderungen der Bandstruktur. Die Blutung findet sich inner- und außerhalb des Bandes, darüber hinaus ein entzündliches Ödem (B). Grad III: Bei dieser Verletzung liegt meist eine vollständige Ruptur des Bandes in seinem Verlauf vor (C). Zusammenhangstrennungen am Ursprung bzw. Ansatz gehen im allgemeinen mit einem Ausriß kleiner, röntgenologisch nachweisbarer Knochenfragmente einher (D) (aus Farrow CS: Sprain, strain and contusion. Vet Clin North Am 8 (2): 169–182, 1978).

erfolgt eine rasche Heilung mit Wiederherstellung normaler anatomischer und funktioneller Verhältnisse. Therapeutische Maßnahmen sind kaum bzw. nicht erforderlich.

Grad II (Abb. 22-17): Hier ist eine größere Anzahl von Kollagenfasern betroffen und das Hämatom ausgeprägter, ebenso die Funktionsstörung. Das Band ist makroskopisch intakt. Ohne Behandlung ist eine normale Funktion auf lange Sicht nicht zu erwarten.

Grad III (Abb. 22-16 u. 22-18): Bei dieser Verletzung besteht eine partielle oder vollständige Ruptur des Bandes in seinem Ver-

Tab. 22-2 Charakteristische Befunde bei Distorsionsverletzungen

Verletzungsform	Klinische Befunde	Röntgenbefunde
Chronische Distorsion	Regionale Weichteilalteration, Lahmheit und Gliedmaßenfehlstellung unterschiedlicher Grade ohne Entzündungsmerkmale; Ursache laut Vorbericht meistens traumatisch	Umschriebene Weichteilschwellung, häufig von Merkmalen eines älteren Knochentraumas begleitet, Knochenfehlstellung und arthrotische Veränderungen
Akute Distorsion Grad I	1. Geringgradige Lahmheit 2. Gering- bis mittelgradige regionale Weichteilschwellung, mitunter auf den Bereich der Gelenkkapsel beschränkt 3. Empfindlichkeit bei Palpation 4. Manipulationsschmerz unterschiedlicher Grade	1. Geringe umschriebene Weichteilschwellung, die auch fehlen kann 2. Keine knöchernen Läsionen 3. Instabilität auch mit Funktionsaufnahmen nicht nachweisbar
Grad II	1. Offensichtliche Lahmheit 2. Deutliche Schwellung 3. Ausgeprägter Palpationsschmerz 4. Schmerzhaftigkeit auch bei geringsten Manipulationen nachweisbar	1. Ausgeprägte umschriebene Weichteilschwellung im Bereich der Gelenkkapsel und des periartikulären Gewebes 2. Knöcherne Läsionen selten nachweisbar 3. Keine oder nur auf Funktionsaufnahmen erkennbare Instabilität
Grad III	1. Mittel- bis hochgradige Lahmheit 2. Starke Weichteilschwellung mit Senkungsödem 3. Extreme Schmerzhaftigkeit bei Palpation bzw. Manipulation, meistens auch Krepitation und abnorme Beweglichkeit	1. Ausgeprägte Weichteilschwellung 2. Knöcherne Läsionen häufig nachweisbar, beispielsweise in Form von Abrißfrakturen, die meist von Subluxationen begleitet sind 3. Instabilität in der Regel offensichtlich und mit Funktionsaufnahmen gut nachweisbar

Aus: Farrow CS: Sprain, strain and contusion. Vet Clin North Am 8 (2): 169–182, 1978.

Therapie

Zerrung I. Grades: Unmittelbar nach der Verletzung wirken kalte Kompressen blutstillend und schmerzlindernd. Der Tierarzt wird so frühzeitig allerdings selten konsultiert. Wenige Stunden nach der initialen Kühlung sollte Wärme angewendet werden. Ein Verband ist im allgemeinen nicht nötig, jedoch mitunter angenehm. Das Wichtigste in der Behandlung ist konsequente Ruhe für sieben bis zehn Tage. Danach sollte die Bewegung weitere sieben bis zehn Tage durch Leinenzwang oder Haltung in einem kleinen Raum bzw. Zwinger eingeschränkt werden. Nichtsteroidale Antiphlogistika können in den ersten Tagen von Nutzen sein, andererseits aber das Tier auch zu rücksichtsloser Belastung verleiten. Nach der dritten Woche darf der Patient langsam aufbauend wieder normal beansprucht werden.

Zerrung II. Grades: Hier sind aktivere therapeutische Maßnahmen erforderlich, wenn eine vollständige Wiederherstellung

langsam aufbauend wieder normal belastet werden. Stärkere Anstrengungen sollten jedoch bis zu drei Monate lang vermieden werden.

Läßt sich palpatorisch oder röntgenologisch eine Instabilität feststellen, bietet eine frühzeitige Operation die besten Erfolgsaussichten. Da das Band weitgehend intakt ist, werden nur Raff- bzw. Einrahmungsnähte gesetzt, die das Gelenk festigen und die Heilung fördern. Zusätzlichen Halt geben einstülpende oder doppelnde Nähte an der Gelenkkapsel. Die Gliedmaße muß postoperativ immobilisiert werden, wobei an-

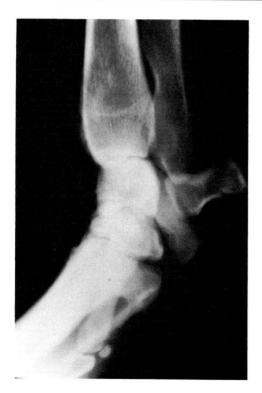

Abb. 22-16 Zerrung III. Grades. Funktionsaufnahme einer Hyperextensionsverletzung im Karpalgelenk bei mediolateralem Strahlengang. Neben der Überstreckung des Karpalgelenkes finden sich Zubildungen, die vom distalen Bereich des Radius bis an das proximale Ende des Metakarpus reichen. Diese Veränderungen sind nicht nur Ausdruck des ursprünglichen Traumas, sondern auch der bestehenden Instabilität (aus Farrow CS: Sprain, strain and contusion. Vet Clin North Am 8 (2): 169–182, 1978).

der Funktion erreicht werden soll. Man muß sich vor Augen halten, daß die Wundheilung sechs bis zehn Wochen in Anspruch nimmt und bis zur Wiedererlangung der Stabilität mindestens drei bis sechs Monate vergehen. Ist keine Instabilität nachweisbar, genügt ein zwei- bis dreiwöchiger Schienenverband, dem sich für zwei Wochen ein Stützverband anschließt. Nach Abnahme des immobilisierenden Verbandes darf die Gliedmaße leicht, ab der achten Woche

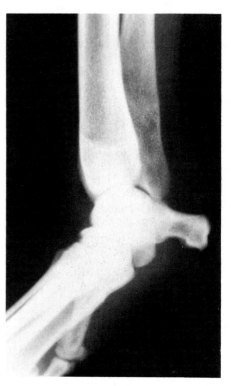

Abb. 22-17 Zerrung II. Grades: Funktionsaufnahme eines Karpalgelenks mit akuter Hyperextensionsverletzung bei mediolateralem Strahlengang. Das Ausmaß der Überstreckung läßt auf eine umfangreiche Verletzung der palmaren Bänder schließen. Es besteht eine deutliche Weichteilschwellung (aus Farrow CS: Sprain, strain and contusion. Vet Clin North Am 8 (2): 169–182, 1978).

22. Skelettkrankheiten und gedeckte Verletzungen

fänglich eine das betroffene Band entlastende Stellung gewählt werden sollte. Damit sich das Narbengewebe den Zugkräften entsprechend orientieren kann, darf die Entlastung allerdings nicht zu lange anhalten; eine vier- bis sechswöchige Schienung ist ausreichend. Nach der Abnahme des immobilisierenden Verbandes muß der Patient bis zur achten Woche noch konsequent ruhiggehalten werden. Dosierte Bewegung und Belastung fördern die Reorganisation der Kol-

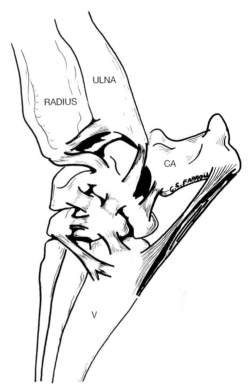

Abb. 22-19 Bänder des Karpalgelenkes in der Ansicht von lateral: Die distalen Haltebänder des Os accessorium inserieren proximal am Os metacarpale V. Genaue Kenntnisse der Anatomie sind eine wichtige Voraussetzung für die Diagnose von zerrungsbedingten Abrißfrakturen. Fehlinterpretationen können hier zu erheblichen Dauerschäden führen (aus Farrow CS: Sprain, strain and contusion. Vet Clin North Am 8 (2): 169–182, 1978).

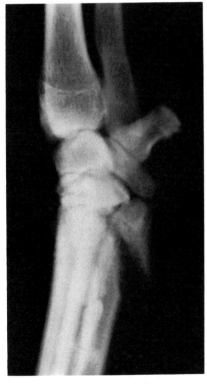

Abb. 22-18 Zerrung III. Grades mit Abrißfraktur. Gestrecktes nichtgehaltenes Karpalgelenk bei mediolateralem Strahlengang neun Wochen nach der Verletzung. Bei dieser Verletzung ist das obere Ende des Os metacarpale V typischerweise nach kaudoproximal verlagert. Sie entsteht, wenn der M. flexor carpi ulnaris und die Haltebänder des Os accessorium überbeansprucht werden (aus Farrow CS: Sprain, strain and contusion. Vet Clin North Am 8 (2): 169–182, 1978).

lagenfasern und Bildung einer normalen Bandstruktur. Unmittelbar nach dem Entfernen der Schiene empfiehlt sich für ca. zwei Wochen ein gepolsterter Stützverband.

Zwischen der achten und 12. Woche nach der Verletzung sollte dann ein sich langsam steigerndes Übungsprogramm beginnen. Dieses kann aus kurzen Spaziergängen an der Leine oder wenigen Minuten freien Auslaufs im Garten bestehen. In den darauffolgenden vier bis sechs Wochen darf die Belastung bis zur normalen Aktivität gesteigert werden. Spätoperationen sind bei instabilen Gelenken nicht mehr so erfolgreich. Je größer und aktiver der Patient ist, um so wichtiger ist eine frühzeitige operative Rekonstruktion. So kann ein und dieselbe Verletzung bei einem kleinen Tier mit wenig Bewegungsdrang erfolgreich konservativ behandelt werden, während sie bei einem großen aktiven Hund zu persistierender Instabilität und Sekundärarthrose führen würde.

Zerrung III. Grades: Verletzungen dieser Art sollten stets versorgt werden. Zur Adaptation der Bandstümpfe hat sich die Naht nach Kirchmayr-Kessler [5] mit monofilem Nylon oder Polypropylenfaden der Stärke 0 bis 4/0 bewährt. Ausgefranste Enden erschweren die Rekonstruktion. In diesen Fällen sollte das Band mit einer kräftigen Einrahmungsnaht entlastet werden, bis sich haltbares Narbengewebe gebildet hat. Die Fasern des Bindegewebes ordnen sich nach der Zugspannung, so daß ein funktionstüchtiges Ersatzband entstehen kann. Für die Einrahmungsnaht kann ein geflochtener Polyesterfaden der Stärke 0 bis 2 verwendet werden. Er wird möglichst dicht an den Insertionsstellen des rupturierten Bandes über Bohrkanäle transossär oder um Schrauben verankert. Sofern aus der Umgebung ein Faszienlappen oder eine Sehne entnommen werden kann, werden die Bandstümpfe hiermit überdeckt. Mit Hilfe dieser Lappenplastik werden Fibroblasten bereitgestellt. Darüber hinaus dient der Gewebestreifen dem Ersatzgewebe als Leitschiene.

Wenn das Band am Knochen abgerissen ist, kann es durch eine Schraube und Unterlegscheibe mit Spitzen oder eine Knochenklammer reinseriert werden. Ebenso ist es möglich, das Band mit einem Faden zu durchflechten und diesen dann transossär zu führen oder an einer Schraube zu verankern.

Bei knöchernen Ausrissen wird das mit dem Band in Verbindung gebliebene Fragment durch eine kleine Schraube (evtl. mit Unterlegscheibe mit Spitzen), durch mehrere divergierende Kirschner-Bohrdrähte, eine Drahtzuggurtung oder mit einer durch Bohrkanäle geführten Drahtnaht befestigt. Die Reposition sollte hierbei anatomisch korrekt sein, um die Gelenkstabilität wiederherzustellen. Verbleibt dennoch eine Instabilität, empfiehlt sich zusätzlich eine Weichteilraffung und/oder Einrahmungsnaht. Die Nachbehandlung erfolgt wie für Zerrungen zweiten Grades beschrieben.

Literatur

1. Gratzl E: Die eosinophile Panostitis der Junghunde (Osteomyelitis der jungen Schäferhunde). Wien tierärztl Mschr 38: 629-667, 1951.
2. McKeown D, Archibald J: The musculoskeletal system. In Cattcott ED (ed): Canine Medicine, 4th ed. Santa Barbara, American Veterinary Publications, 1979, pp 533–678.
3. Barrett RB, Schall WD, Ewis RE: Clinical and radiographic features of canine eosinophilic panosteitis. J Am Anim Hosp Assoc 4: 94–104, 1968.
4. Bohning R Jr, Suter P, Hohn RB, Marshall J: Clinical and radiographic survey of canine panosteitis. J Am Vet Med Assoc 870–884, 1970.
5. Brown SG: Skeletal diseases. In Ettinger SJ (ed): Textbook of Veterinary Internal Medicine. Philadelphia, W. B. Saunders Company, 1975, pp 1715–1741.
6. Fletch SM, Smart ME: Blood chemistry of the giant breeds-bone profile. Bull Am Soc Vet Clin Pathol 2: 30, 1973.
7. Morris ML: Nutrition and disease. In Cattcott EJ (ed): Canine Medicine, 4th ed. Santa Barbara, American Veterinary Publications, Inc. 1979, pp 223–252.
8. Hedhammer A, Wu FM, Krook L, et al: Oversupplementation and skeletal disease: An experimental study in growing Great Dane Dogs. Cornell Vet 64 (Suppl 5): 1974.
9. Krook L: Nutritional hypercalcitonism. In Kirk RW (ed): Current Veterinary Therapy. VI. Philadelphia, Saunders, 1977, pp 1048–1050.
10. Krook L: Metabolic bone disease in dogs and cats. Proceedings of the American Animal

Hospital Association, 38th Annual Meeting, 1971, pp 350–355.
11. Riser WH, Shirer JF: Normal and abnormal growth of the distal foreleg in large and giant dogs. J Am Vet Radiol Soc 50–64, 1965.
12. Moskowitz RW: Symptoms and laboratory findings in osteoarthritis. In Hollander JL (ed): Arthritis and Allied Conditions. Philadelphia, Lea and Febiger, 1972, pp 1032–1053.
13. Olsson SE: Osteochondrosis – A growing problem to dog breeders. Gaines Dog Research Progress, White Plains, NY, Gaines Dog Research Center, Summer 1976, pp 1–11.
14. Grondalen J: Metaphyseal osteodystrophy (hypertrophic osteodystrophy) in growing dogs. A clinical study. J Small Anim Pract 17: 721, 1976.
15. Morgan JP: Radiology in Veterinary Orthopedics, 1st ed. Philadelphia, Lea and Febiger, 1972.
16. Paul S, Baumberger A, Lakatos L: Hypertrophische Osteodystrophie beim Hund. Schweiz Arch Tierheilk 121: 73–81, 1979.
17. Trasher JP: Hypertrophic pulmonary osteoarthropathy. J Am Med Assoc 39: 441–448, 1961.
18. Brodey RS: Hypertrophic osteoarthropathy in the dog: A clinicopathologic survey of 60 cases. J Am Vet Med Assoc 159: 1242–1255, 1971.
19. Holling HE, et al: Hypertrophic pulmonary osteoarthropathy. J Thorac Cardiovasc Surg 46: 310–321, 1963.
20. Holman CW: Osteoarthropathy in lung cancer: Disappearance after section of intercostal nerves. J Thorac Cardiovasc Surg 45: 679–681, 1963.
21. Clifford DH, et al: Regression of the osseous lesions of hypertrophic pulmonary osteoarthropathy in a dog following lobectomy. J Am Anim Hosp Assoc 3: 75, 1967.
22. Suter PF: Pulmonary neoplasia. In Ettinger SJ (ed): Textbook of Veterinary Internal Medicine. Philadelphia, Saunders, 1975, pp 754–766.
23. Riser WF, Parkes LJ, Shirer JF: Canine craniomandibular osteopathy. J Am Vet Radiol Soc 8: 23–30, 1967.
24. Alexander JW, Kallfelz FA: A case of craniomandibular osteopathy in the Labrador Retriever. Vet Med Small Anim Clin 70: 560–563, 1975.
25. Watkins JD, Bradley R: Craniomandibular osteopathy in a Labrador puppy. Vet Rec 79: 262–264, 1966.
26. Burk RL, Broadhurst JJ: Craniomandibular osteopathy in a Great Dane. J Am Vet Med Assoc 169: 635–636, 1976.
27. DeVries HW, Vande Watering CC: Prednisolone in the treatment of craniomandibular osteopathy seen in a Great Dane. Neth J Vet Sci 5: 123–131, 1975.
28. Watson AD, Huxtable CRR, Farrow BRH: Craniomandibular osteopathy in Doberman Pinschers. J Small Anim Pract 16: 11–19, 1975.
29. Pool RR, Leighton RL: Craniomandibular osteopathy in the dog. J Am Vet Med Assoc 154: 657–660, 1969.
30. Jubb KVF, Kennedy PC: Bones, joints and synovial structures. In Pathology of Domestic Animals, 2nd ed. New York, Academic Press, 1970, pp 1–100.
31. Flo GL, Stickle RL, Dunstan RW: Synovial chondrometaplasia in five dogs. J Am Vet Med Assoc 191: 1417–1422, 1987.
32. Schmidt E, Schneider J: Synovial chondromatosis in the horse. Monatsschr Vet 37: 509, 1982.
33. Schawalder von P: Die synoviale Osteochondromatose (synoviale Chondrometaplasie) beim Hund. Schweiz Arch Tierheilk 122: 673–678, 1980.
34. Kirk MD: Radiograhic and histologic appearance of synovial osteochondromatosis of the femorotibial bursa in a horse. A case history report. Vet Radiol 23: 167–170, 1982.
35. Schajowicz F: Tumor and Tumor-like Lesions and Joints. New York, Springer, 1981.
36. Geodegebuure SA: Secondary bone tumors in the dog. Vet Pathol 16: 520–529, 1979.
37. Brodey RS, Reid CF, Sauer RM: Metastatic bone neoplasms in the dog. J Am Vet Med Assoc 148 (1): 29–43, 1966.
38. Probst CW, Ackermann N: Malignant neoplasia of the canine appendicular skeleton. Compendium Contin Educ 4 (3): 260–270, 1982.
39. Brodey RS, Abt DA: Results of surgical treatment in 65 dogs with osteosarcoma. J Am Vet Med Assoc 168: 1032, 1976.
40. Withrow SJ, LaRue SM, Powers BE, et al: Osteosarcoma: New trends in treatment. In

10th Annual Kal Kan Symposium for the Treatment of Small Animal Disease, October, 1986.
41. Goorin AM, Abelson HT, Frei E: Osteosarcoma: Fifteen years later. N Engl J Med 313 (26): 1637–1642, 1985.
42. Vasseur PB: Limb salvage in a dog with chondrosarcoma of the tibia. J Am Vet Med Assoc 187 (6): 620–623, 1985.
43. O'Donoghue DH: Treatment of Injuries to Athletes. Philadelphia, W. B. Saunders Company, 1976, Chapter 4.
44. Farrow CS: Carpal sprain injury in the dog. J Am Vet Res Soc 18: 38, 1977.

Sachverzeichnis

Abrißfraktur 4, 18 ff.
Abschliffverletzungen
– Tarsokruralgelenk 358 ff.
– Karpalgelenk 429 ff.
Abschnürbinde 127 f.
Abstützplatte 116 f., 122, 136, 169
– Prinzip 25
Achillessehne 362
Achondroplasie 238
Adipositas 244, 452
Akropachie 457
allogen s. Knochentransplantation
Amphiarthrose 231
Ampicillin 248, 265
Amputation
– bei Arthrose 246
– bei Knochentumoren 461
– der Zehe 381, 442 f.
Ankylose 241
Antetorsionswinkel 299 f., 315
antinukleäre Antikörper (ANA) 251
Apophysenfugen 207
Arthritis 237 ff.
Arthrodese
– chirurgische Prinzipien 279 f.
– bei Arthrose 245
– Kniegelenk 324, 352 f.
– Tarsokruralgelenk 363 ff.
– Schultergelenk 396 ff.
– Ellbogengelenk 422 ff.
– – Plattenfixation 422 ff.
– – Schraubenfixation 424
– Karpalgelenk 279
– – partielle Arthrodese 435 ff.
– – Panarthrodese 439 f.
– Zehengelenke 443 f.
Arthrographie 400, 404
Arthroplastik 245
Arthrose 237 ff.
– Primärarthrose 237
– Sekundärarthrose 237 f.
– Symptome 240 ff.
– Therapie 243 ff.
Arthroskopie, (Osteo)chondrose
  des Humeruskopfes 402
Arthrotomie, Prinzipien 262 ff.
Art. antebrachiocarpea, (Sub)luxation 427 f.
Art. centrodistalis, Subluxation 375 f.
Art. mediocarpea, (Sub)luxation 432 f.

Art. talocalcaneocentralis et calcaneoquartalis 367 ff.
– Hyperextensionsverletzungen 367 ff.
– Subluxation mit dorsaler Instabilität 371 ff.
Art. tarsocruralis s. Tarsokruralgelenk
Artt. carpometacarpeae 425
Artt. metacarpophalangeae et interphalangeae, (Sub)luxation 440 ff.
Artt. metatarsophalangeae et interphalangeae, (Sub)luxation 381
Artt. tarsometatarseae 376 ff.
– Hyperextensionsverletzung mit Subluxation 376 ff.
– Subluxation 378 ff.
– – mit dorsomedialer Instabilität 378 ff.
– – mit dorsaler Instabilität 380
Askorbinsäure 455 ff.
Aspirin® 244, 251, 294 f., 452, 460
Augmentationsplastik 265, 427
autogen s. Knochentransplantation
Azathioprin 252
Azetabulumfrakturen 54 ff.
– Operationszugang 59 ff.
– Reposition u. Fixation 61 ff.

Bandersatz 265
Band- u. Sehnennaht 263 f.
Bandverletzungen
– operative Versorgung 263 ff.
– gedeckte Bandverletzungen s. Verletzungen, gedeckte
Beckenfrakturen 53 ff.
– Diastase oder Luxation im Kreuz-Darmbein-Gelenk 54 ff.
– Azetabulumfrakturen 58 ff.
– Darmbeinfrakturen 64 ff.
– Sitzbeinfrakturen 72 ff.
– Lösung oder Fraktur der Beckensymphyse 74 f.
– verheilte Frakturen mit Einengung der Beckenhöhle 75 ff.
– postoperative Therapie 77
Beckenosteotomien 296 ff.
Betaisodona® 360, 431
Bindegewebe 231 ff., 257
bikondyläre Frakturen 4
– Femur 106 ff.
– Humerus 154 ff.

Biopsie 461
Bizepssehne
– Tendovaginitis 402 ff.
– Ruptur 404
– Transposition bei Luxatio humeri 387 ff.
Bohrbüchse, Prinzip
– exzentrische 29, 31
– neutrale 29, 31
Bohrdrahtfixation 84 ff., 105
– s. Kirschner-Bohrdraht
Borrelia burgdorferi 251
Brückenkallus 6
Brückenspan 48

Calcaneus s. Kalkaneus
Calcium s. Kalzium
Callus 6, 23
Calvé-Legg-Perthes-Krankheit
  s. Legg-Perthes-Calvé
Carpus s. Karpus
– Anatomie 173, 425
– Frakturen s. Karpalfrakturen
– Bandverletzungen s. Karpalgelenk
– Valgus-Deformität 182, 212, 375, 420, 427, 454 ff.
– Varus-Deformität 183
Cerclagen 20
– bei Femurschaftfrakturen 98, 102
– bei Tibiaschaftfrakturen 119 ff.
– bei Humerusschaftfrakturen 147 ff.
Chondrodystrophie 238
Chondrometaplasie, synoviale 460 f.
Chondrosarkom 461
Chondrosis dissecans
  s. (Osteo)chondrose
C-Hypovitaminose 455
Collum scapulae, Frakturen 141
Corpus mandibulae, Frakturen 192 ff.
Coxarthrose 242
Coxa plana 305
Coxa valga 292, 315

Darmbeinfrakturen 64 ff.
– Operationszugang 64 ff.
– Reposition u. Fixation 66 f.
Desmotomie, Patella 322
Diarthrosen 231 ff.
Distension 462 f.

Distorsion 463 ff.
Distraktor 8, 152
Drahtcerclage u. -hemicerclage 20
Dynamic Compression Plate (DCP) 24, 28 f.
dystrophische Verkalkungen 421

Eburnifikation 239 f., 257
Ehmer-Schlinge 59, 75, 79 f., 84, 86, 88, 298, 324
– Prinzip 267
Elefantenfuß-Pseudarthrose 50 f.
Ellbogengelenk
– Untersuchung 225, 409 f.
– Frakturen
– – distale Humerusfrakturen 150 ff.
– – proximale Radius- u. Ulnafrakturen 159 ff.
– Luxatio antebrachii 408 ff.
– Entwicklungsstörungen 413
– – isolierter Proc. anconaeus 413 ff.
– – (Osteo)chondrosis dissecans der Trochlea humeri 416 f.
– – isolierter Proc. coronoideus med. ulnae 417 ff.
– Inkongruenz durch Radius- u. Ulnaverkürzung 419 ff.
– knöcherner Abriß u. Verkalkung der Flexoren am Epicondylus med. humeri 421
– Arthrodese 422 ff.
– Kollateralbänder 409 ff.
Enostosis s. Panostitis eosinophilica
Epicondylus med. humeri, knöcherner Abriß u. Verkalkung der Flexoren 421
Epiphysenfugen 207 ff.
Ermüdungsfraktur, Os metacarpale (metarsale) secundum 183
Ernährungsstörungen 452 ff.
– Übergewicht 452 f.
– reine Fleischfütterung 453
– Überversorgung u. Zusatzfütterung 453 f.

Faserknorpel 231, 341
Femurfrakturen
– knöcherner Ausriß des Hüftkopfbandes 79 f.
– proximale Epiphysenfugenfrakturen 80 ff.
– Femurkopffrakturen 84
– Femurhalsfrakturen 84 ff.
– Abrißfraktur u. Apophysiolyse des Trochanter major 86 f.

Femurfrakturen
– Kombinationsfrakturen, Femurhals, Trochanter major u. Femurschaft 87 f.
– Schaftfrakturen 91 ff.
– – modifizierte Thomas-Schiene 93 f.
– – Marknagelung 94 ff.
– – Osteosynthese mit externer Fixation 99 f.
– – Plattenosteosynthese 100 ff.
– – Schraubenosteosynthese 103
– suprakondyläre Frakturen u. distale Epiphysenlösung 103 f.
– bikondyläre (T u. Y) Frakturen 106 ff.
– Kondylusfrakturen 108
Femur, Fugenverletzungen im Wachstumsalter 210 f.
– Varisationsosteomie 245
Femurluxation 80, 86 ff.
– kraniodorsale 281
– kaudodorsale 281
– ventrale 282
– Reposition 284 ff.
– – gedeckte 284
– – offene 284 ff.
– – – Rekonstruktion der Gelenkkapsel 286 f.
– – – »Toggle-Pin«-Fixation 287 f.
Fersenbeinkappe 362 f.
– Luxation der Sehne des M. flexor digitalis supf. 362
– Abriß der Endsehne des M. gastrocnemius 362 f.
Fibrosarkom 461
Fibulafrakturen s. Tibia- u. Fibulafrakturen
Fibulakopf, Transposition bei Kreuzbandruptur 327 ff.
Fissur 94, 109
– Definition 2
Frakturen 2 ff.
– Einteilung 2
– Diagnose 4 f.
– Heilung 5 f.
– Therapie 5 ff.
– – Reposition 6 ff.
– – – gedeckte 7 f.
– – – offene 8 f.
– – Fixation, Immobilisierung 9 ff.
– – – provisorische Ruhigstellung 10
– – – ruhigstellende Verbände 11 f.
– – – modifizierte Thomas-Schiene 13
– – – Osteosynthese 13 ff.

Frakturen, Therapie, Fixation, Osteosynthese, externe Fixation 14 f.
– – – – Marknagelung 16 ff.
– – – – Zuggurtung mit Draht 18 ff.
– – – – Drahtcerclage u. -hemicerclage 20
– – – – Knochenschrauben 21 f.
– – – – Knochenplatten 22 ff.
– verzögerte Heilung 49 ff.
– Wachstumsfugen 207 ff.
Fugenverletzungen s. Wachstumsalter
– Einteilung nach Salter u. Harris 207 ff.
Fugenschluß, vorzeitiger 208 ff.

gedeckte Frakturen 2 f.
Gelenkaufbau u. -funktion 231 ff.
Gelenkchirurgie, Prinzipien 262 ff.
– Arthrotomie 262 ff.
– operative Versorgung von Bandverletzungen 263 ff.
– – Sehnen- u. Bandnähte 263 ff.
– offene Gelenkverletzungen 265 f.
– Ruhigstellung der Gelenke 266
– – ruhigstellende Verbände u. Schienen 266 ff.
– – perkutane Transfixation 275
– – Arthrodese 279
Gelenkchondromatose 460 f.
– synoviale Chondrometaplasie 460
Gelenkdrainage, offene Gelenkverletzungen 265
Gelenke s. Gelenkaufbau
Gelenkerguß 232
Gelenkerkrankungen 237 ff.
– nicht entzündliche 237 ff.
– – degenerative 237 ff.
– – – Arthrose 237 ff.
– – – traumatische 246 ff.
– – – Luxation 246
– – – Fraktur 246 f.
– – – Instabilität 247
– – – Tumoren 247
– entzündliche 248 ff.
– – infektionsbedingte Arthritis 248 f.
– – immunbedingte Arthritis 249 ff.
– – – rheumatoide Arthritis 249 ff.
– – – Lupus erythematodes 251 f.
– – – Lyme-Arthritis 251
– – – bei chronischen Infektionskrankheiten 252
– – septische Arthritis 265
Gelenkflüssigkeit 232 f., 248, 250, 403

Sachverzeichnis

Gelenkfraktur 246
Gelenkfusion 241
Gelenkinfektion 248 ff.
Gelenkinstabilität 247
Gelenkkapsel 231 f.
– Rekonstruktion bei Femurluxation 286 f.
Gelenkknorpel 233 ff.
– Aufbau 233 ff.
– – Zellen 233
– – Fasern 233 f.
– – Matrix 234 f.
– Heilungsvorgänge 235
– Veränderungen bei Arthrose 239
Gelenkluxation 246
Gelenkmaus 400, 461
Gelenkrevision 245
Gelenksteifheit 241
Gelenktumoren 247
Gelenkuntersuchung
– Schultergliedmaße 224 f.
– Beckengliedmaße 225 ff.
Gelenkverletzungen, offene 265 f.
Genu valgum 315
Gewindeloch 22
Giglisäge 91
Gipsverband 11
Glasfaserverband 11
Gleichbeine, Frakturen 138, 188 ff.
Gleitloch 22, 415
Gomphosis 231
Goniometer 279
Grünholzfrakturen 118, 162
– Definition 2

Havers-Kanäle 452
HD s. Hüftgelenkdysplasie
Heberden-Knoten 237
Hüftgelenk
– Untersuchung 229 f.
– – Ortolani-Zeichen 230
– Luxatio ossis femoris s. Femurluxation
Hüftgelenkdysplasie (HD) 291 ff.
– Vorkommen u. Äthiopathogenese 291 f.
– Anamnese u. klinische Symptome 292 f.
– Diagnose u. Klassifikation 293 f.
– Therapie 294 ff.
– – konservative 294 f.
– – operative 295 ff.
– – – Durchtrennung u. Entfernung des M. pectineus 295 f.
– – – Korrekturosteotomien am Becken 296 ff.
– – – intertrochantere Varisationsosteotomie am Femur 299 ff.

Hüftgelenkdysplasie, Therapie, operative, totalprothetischer Hüftgelenkersatz 391 f.
– – – Resektionsarthroplastik 302 ff.
Humerusfrakturen 143 ff.
– proximale Epiphysenfugenfrakturen 143
– proximale Metaphysenfugenfrakturen 143 f.
– Schaftfrakturen 144 ff.
– – Marknagelung 145 ff.
– – Osteosynthese mit externer Fixation 147 f.
– – Plattenosteosynthese 148 f.
– suprakondyläre Frakturen 150 f.
– Kondylusfrakturen 151 ff.
– bikondyläre (T u. Y) Frakturen 154 ff.
Humerus, Fugenverletzungen im Wachstumsalter 210 f.
Humeruskopf, (Osteo)chondrose 399 ff.
Humerusluxation 386 ff.
– mediale 387 f.
– laterale 389 f.
– kraniale 390 ff.
– kaudale (Sub)luxation 393
Hyperextensionsverletzungen
– Art. talocalcaneocentralis et calcaneoquartalis 367 f.
– Artt. tarsometatarseae 376 f.
– Karpalgelenk 433 ff.
Hyperparathyreoidismus, sekundärer 453, 457

Iliosakralgelenk 54 ff., 74
– Diastase oder Luxation 54 ff.
– – Operationszugang 56
– – Reposition u. Fixation 57 f.
Immunkomplexe 249
Implantatgröße 33
Infektionserreger, Gelenke 248, 251
Inklinationswinkel 299, 315
instabile Fraktur 4

Kalkaneus 127
– Frakturen 127 ff.
– – Tuber calcanei 129
– – Proximalteil 129
– – Basalteil 130
– Bandverletzungen s. Abschliffverletzungen des Tarsokruralgelenkes
– Fersenbeinkappe s. M. flexor digitalis supf., Luxation der Sehne
Kalzium u. Phosphor 453 f.

Karpalfrakturen 173 ff.
– Os carpi intermedioradiale, Frakturen 173 ff.
– Os carpi accessorium, Frakturen 176 ff.
– Os carpi ulnare u. Ossa carpalia, Frakturen 182
Karpalgelenk 425 ff.
– Operationszugänge 425
– (Sub)luxation in der Art. antebrachiocarpea 427 f.
– Luxation des Os carpi intermedioradiale 428 f.
– Abschliffverletzungen 429 ff.
– (Sub)luxation in der Art. mediocarpea 432 f.
– Hyperextensionsverletzungen 433 ff.
– – partielle Arthrodese 435 ff.
– – Panarthrodese 439 f.
Keilosteotomie 212 ff.
– Keildefektosteotomie 212
– Keilresektionsosteotomie 213
– Keilumkehrosteotomie 213
Kesslernaht, modifizierte 179
Kieferfrakturen u. -luxationen 191 ff.
– Unterkieferfrakturen 191 ff.
– Oberkieferfrakturen 200 ff.
Kinasen 248
Kirchmayr-Kessler-Naht 179, 411 f., 468
– Prinzip 264
Kirschner-Bohrdraht 14, 16 f., 64, 73 f., 82 f., 94, 114 ff., 141 ff., 159 ff., 170 f., 185, 323, 353, 387 f., 398
Kirschner-Schiene 14 f., 18, 97 f., 101, 119 ff., 147 f., 197, 275 ff., 431
– Prinzip 14 f.
Kniegelenk
– Untersuchung 225 ff.
– Luxatio patellae 307 f.
– vordere Kreuzbandruptur 324 ff.
– hintere Kreuzbandruptur 336 ff.
– Meniskusverletzungen 339 ff.
– Seitenbandverletzungen 344 f.
– Luxation 345 ff.
– (Osteo)chondrose 348 f.
– Ursprungssehne des langen Zehenstreckers 349 ff.
– – Ausriß 349 ff.
– – Luxation 351 f.
– Ruptur des Lig. patellae 352
– Arthrodese 353
Knochenbank 46
Knocheninfektionen 40 ff.
– Therapie 41 ff.
– – akute Infektionen 41

Knocheninfektionen, Therapie, chronische Infektionen 41 f.
– Panostitis eosinophilica 450 ff.
Knochenplatten 22 ff.
– Typen
– – Rundlochplatte 23 f.
– – Rohrplatte 26 f.
– – Spann-Gleitloch-Platte (DCP) 28 f.
– Funktionen
– – Kompressionsplatte 24
– – Zuggurtungsplatte 25
– – Neutralisationsplatte 25
– – Abstützplatte 25
– Plattenschrauben 25 f.
– Plattenlänge u. -größe 25 f.
– Plattenformung 26
– Platten- u. Schraubendimension 29
– Entfernung 29 ff.
– – Refraktur nach Entfernung 34
– Implantatgröße u. Körpergewicht 33
Knochenschrauben 21 ff.
– Typen
– – Spongiosaschraube 21
– – Kortikalisschraube 21
– Funktionen
– – Zugschraube 21 f.
– – Stellschraube 373 f., 424
– – Plattenschraube 25 f.
Knochenspäne 46
Knochentransplantation 44 ff.
– autogenes od. Autotransplantat 45
– allogenes od. Allotransplantat 45
– xenogenes od. Xenotransplantat 45
– Knochenbank 46
– Knochenspäne 46 ff.
– Brückenspan 48
– Knochenröhre 48
– Verriegelungsspan 48
Knochentumoren 461 f.
Knochenwachstum, beschleunigtes 454
Knochenzement 301
Knorpel s. Gelenkknorpel
Knorpeldegeneration, Arthrose 238
Knorpelzapfen, persistierende 454 f.
Kohlenstoffaser 265
Kollagen 233, 238, 463
Kollateralbänder
– Kniegelenk 344 f.
– – Untersuchung bei Instabilität 226 f.
– – Symptome u. Diagnose bei Ruptur 345
– Tarsokruralgelenk 357 f.
– – lange oder kurze Portion 357

Kollateralbänder, Tarsokruralgelenk
– – transossäre Reinsertion 357
– Ellbogengelenk 409 ff.
– – Untersuchung 409 f.
– – Rekonstruktion 410 ff.
– Karpalgelenk 427 f.
Kompressionsplatte 168
– Prinzip 24 ff.
Kondylusfrakturen 4
– Femur 108
– Humerus 151 ff.
Konsolidierung, Fraktur 5 f.
Korrekturosteotomie
– Becken 296 ff.
– Femur 299 ff.
– bei Patellaluxation IV. Grades 324
– bei Tieren im Wachstumsalter 204, 212 ff.
– Osteotomieverfahren 212 ff.
– – Querosteotomie 212
– – Keilosteotomie 212 f.
– – – Keilumkehrosteotomie 213
– – – Keilresektionsosteotomie 213
– – – Keildefektosteotomie 212
– – Schrägosteotomie 213
Kontusion 462
Kortikalisschrauben 25, 107, 132, 415
– Prinzip 21
Kortikosteroide 232 f., 244, 251, 295, 452, 456 f., 460
– intraartikuläre Injektion 403
Koxarthrose 242
kraniomandibuläre Osteopathie 459 f.
Kreuzband 324 ff.
– Untersuchung 227 ff.
– vorderes Kreuzband 324 ff.
– – Ruptur 324 ff.
– – – Symptome u. Diagnose 325
– – – extraartikuläre Stabilisierung 326 ff.
– – – intraartikuläre Stabilisierung 330 ff.
– – partielle Ruptur 335 f.
– – knöcherner Ausriß 335 f.
– hinteres Kreuzband 336 ff.
– – Ruptur 336 ff.
– – – Symptome u. Diagnose 336 f.
– – – Therapie 337 ff.
Kreuz-Darmbein-Gelenk s. Iliosakralgelenk
Kreuzspickung 142
Küntscher-Nagel 16, 96
Kunststoffverband 11

Lahmheitsuntersuchung 222 ff.
– Schultergliedmaße 224 f.
– Beckengliedmaße 225 ff.
langer Zehenstrecker, Ursprungssehne 349 ff.
– Ausriß 349 ff.
– Luxation 351 f.
Legg-Calvé-Perthes-Krankheit 88, 229, 243, 283, 305 ff.
– Vorkommen 306 f.
– Symptome u. Therapie 307
Lig. anulare radii, Monteggia-Fraktur 161 f.
Lig. patellae, Ruptur 352
Lig. transversum intertuberculare humeri, Ruptur 404 ff.
Löffelschiene 184
Luer-Zange 47, 89, 303, 323, 353, 364, 397 f.
Lupus erythematodes 251 f.
Luxatio antebrachii s. Ellbogengelenk, Luxation
Luxatio humeri s. Humerusluxation
Luxatio ossis femoris s. Femurluxation
Luxatio patellae s. Patellaluxation
Luxation, Gelenke 246
– Hüftgelenk 229 f., 281 ff.
– Kniegelenk 225 ff., 345 ff.
– – Patella 225 f., 307 ff.
– Tarsalgelenk 224, 357 ff.
– Schultergelenk 225, 386 ff.
– Ellbogengelenk 224, 408 ff.
– Karpalgelenk 224, 425 ff.
– Zehengelenke 381, 440 ff.
Luxationsfraktur 18
Lyme-Arthritis 251

Malleolarschraube 22
Malleolus, medialer u. lateraler
– Abschliffverletzungen 124 f.
– Frakturen 125 f., 357
Mandibula
– Frakturen 191 ff.
– – Fixation der Mandibulasymphyse 191 f.
– – Fixation des Corpus mandibulae 192 ff.
– – Fixation des Ramus mandibulae 200
– kraniomandibuläre Osteopathie 459 f.
Mandibulasymphyse, Fixation 191 f.
Marknagelung
– Verfahren 16 ff.
– – Hilfsfixation bei Marknagelung 17, 165, 167
– Femurfrakturen 94 ff.

Sachverzeichnis

Marknagelung
– Tibiafrakturen 114 ff.
– Humerusfrakturen 143 ff.
– Radius- u. Ulnaschaftfrakturen 165 ff.
– Metakarpalfrakturen 184 f.
– Frakturen wachsender Knochen 204, 210
Mason-Schiene 11, 163
Maxillafrakturen 200 ff.
– Fixation 201
– Verriegelung der Mundspalte mit Draht 202
Meniskus
– Untersuchung 228 f., 341
– Verletzungen 339 ff.
– – Symptome u. Diagnose 341
– – Meniskektomie 341 ff.
Metacarpus 173
– Frakturen 182 ff.
– – Basis 182 f.
– – Corpus 183 ff.
– – Caput 187
– Bandverletzungen
– – Hyperextensionsverletzungen in den Artt. carpometacarpeae 433 f.
Metaplasie 235
Metakarpalfrakturen s. Metacarpus
Metatarsalfrakturen s. Metatarsus
Metatarsus 127
– Frakturen 138
– Bandverletzungen
– – Hyperextensionsverletzung mit Subluxation in den Artt. tarsometatarseae 376 ff.
Metaphysen, Auftreibung bei Osteodystrophie 455
Monteggia-Fraktur 161 f.
Morbus Legg-Calvé-Perthes s. Legg-Calvé-Perthes
Mundspalte, Verriegelung 202
Muskelverletzungen, gedeckte s. Verletzungen, gedeckte
M. biceps brachii, Ursprungssehne 402 ff.
– Tendovaginitis 402 ff.
– Ruptur 404
– Luxation 404
M. flexor digitalis supf., Luxation der Sehne 362
M. gastrocnemius, Abriß der Endsehne 362 f.
– Symptome u. Röntgenbefunde 362
– Operationstechnik 363
M. infraspinatus, Kontraktur 406 f.

M. pectineus, Durchtrennung u. Entfernung bei HD 295 f.
M. quadriceps, Mobilisierung bei Patellaluxation 322
M. supraspinatus, Kontraktur 407
Myektomie, Pektineus 245
Myelographie 400

Nahtmaterial, Gelenkkapselverschluß 263
Nebenschilddrüse 454
Neutralisationsplatte 20 ff., 122, 149
– Prinzip 25
Nierenkrankheiten, renale Osteodystrophie 457
Norberg-Winkel 293

Oberkieferfrakturen s. Maxillafrakturen
offene Frakturen 2 f., 34 ff.
Olekranonfrakturen 159 f.
Ortolani-Symptom 230, 292, 298
Os carpi accessorium 173, 425
– Frakturen 176 ff.
Os carpi intermedioradiale 173, 425
– Frakturen 173 ff.
– Luxation 428 f.
Os carpi ulnare 173, 425
– Frakturen 182
Os metacarpale quintum, Frakturen 182 ff.
Os metacarpale secundum, Frakturen 182 ff.
– Ermüdungsfraktur 183
Os tarsale quartum 127, 355
– Frakturen 137 f.
Os tarsale tertium 127, 355
– Frakturen 137 f.
Os tarsi centrale 127, 355
– Frakturen 132 ff.
– – Frakturtyp 1 bis 5 134 ff.
– Luxation 374 f.
Ossa carpalia 173, 425
– Frakturen 182
Ossa carpi s. Carpus
Ossa metacarpalia 173, 425
– s. Metacarpus
– Frakturen 182 ff.
– Hyperextensionsverletzungen in den Artt. carpometacarpeae 433 ff.
Ossa metatarsalia 127, 355
– s. Metatarsus
– Frakturen 127, 138
– Hyperextensionsverletzung mit Subluxation in den Artt. tarsometatarseae 376 ff.

Ossa sesamoidea proximalia, Frakturen 138, 188 ff.
Ossa tarsalia 127, 355
– Frakturen 137 f.
Ossa tarsi s. Tarsus
(Osteo)chondrose 255 ff.
– Femurkondylen 348
– Talus 361 f.
– Humerus
– – Humeruskopf 399 ff.
– – Trochlea humeri 416 f.
(Osteo)chondrosis dissecans s. (Osteo)chondrose
Osteodystrophie
– fibröse s. Panostitis eosinophilica
– hypertrophische 455 ff.
– renale 457
Osteoklasten 452
Osteomyelitis s. Knocheninfektionen
Osteopathie
– hypertrophische oder hypertrophierende pulmonale 457 ff.
– kraniomandibuläre 459 f.
Osteophyten 238 ff., 245, 247, 250, 263
Osteoporose 453
Osteosarkom 461
Osteosynthese 14 ff.
– externe Fixation 14 ff.
– Marknagelung 16 ff.
– Zuggurtung mit Draht 18 ff.
– Drahtcerclage u. -hemicerclage 20 f.
– Knochenschrauben 21 f.
– Knochenplatten 22 ff.
Osteotomie s. Korrekturosteotomie
Ostitis s. Knocheninfektionen
oszillierende Säge 91, 155 f., 267
»over the top«, Faszienplastik 330 f.
»Over-the-top«-Technik 331 ff.

Panarthrodese s. Arthrodese
Pannus 248
Panostitis eosinophilica 450 ff.
Parathormon 453
Patellafrakturen 108 ff.
Patellaluxation 307 ff.
– Untersuchung 225 f.
– mediale Luxation bei zwerg-, klein- u. großwüchsigen Hunderassen 308 ff.
– laterale Luxation bei zwerg- u. kleinwüchsigen Hunderassen 312 ff.
– laterale Luxation bei großwüchsigen Hunderassen 315

Patellaluxation
- kombinierte Luxation nach medial u. lateral 315
- traumatisch bedingte Luxationen 315 ff.
- Luxationen mit tiefgreifenden Erosionen 318
- Operationsverfahren 318 ff.
- – Korrekturen an den Weichteilen 318 ff.
- – – Doppelung des Retinaculum 318 f.
- – – Fasziendoppelung 319
- – – Fadenzügelfixation 319 ff.
- – – Desmotomie 322
- – – Mobilisierung des M. quadriceps 322
- – Korrekturen am Knochen 322 ff.
- – – Trochleavertiefung 322 f.
- – – Transposition der Tuberositas tibiae 323 f.
- – – Osteotomie, Arthrodese 324
- – Patellektomie 318
Patellarsehnenreflex 223
Penrose-Drainage 402
Pfotenverband, ruhigstellender 267
Phalangealfrakturen 138, 187 f.
Phalangealluxation s. Zehengelenke
Phenylbutazon 295
Phosphor s. Kalzium u. Phosphor
Plattendimension 29
Plattenentfernung 29 ff., 34
Plattenfixation 73, 158
- Prinzip s. Knochenplatten
Plattenformung 26
Plattenlänge u. -größe 25 f.
Plattenschraube 25 f.
Plattenspanner 23 f.
Polymethyl-Methacrylat 301
Prednisolon 251 f., 403
Primärarthrose 237
Proc. anconaeus, isolierter 413 ff.
Proc. coronoideus med. ulnae, isolierter 417 ff.
Proc. styloideus radii, Fraktur 170
Proc. styloideus ulnae, Fraktur 171
Pronation 409, 432
Propriozeption 222 f.
Proteoglykane 233 f., 238, 244
Pseudarthrose 50 ff.
- hypertrophische, reaktive oder Elefantenfußpseudarthrose 50 f.
- atrophische oder reaktionslose 51

Querfraktur 16, 73, 97, 108 f.
- Definition 2

Querosteotomie 212 f.
Quetschung s. Kontusion

Rachitis 454
Radius curvus 455
Radius- u. Ulnafrakturen 159 ff.
- Olekranonfrakturen 159 f.
- proximale Radiusepiphysenfugenfrakturen 160 f.
- Ulnafrakturen und Luxation des Radius 161 f.
- Schaftfrakturen 162 ff.
- – konservative Therapie 162 ff.
- – operative Therapie 164 ff.
- – – perkutane Transfixation 165
- – – Marknagelung 165 ff.
- – – Schraubenosteosynthese 167
- – – Plattenosteosynthese 167 ff.
- distale Radius- u. Ulnaepiphysenfugenfrakturen 169 f.
- Proc. styloideus radii, Frakturen 170
- Trochlea radii, Frakturen 170 f.
- Proc. styloideus ulnae, Frakturen 171
Radius u. Ulna, Fugenverletzungen im Wachstumsalter 211 f.
Radius- u. Ulnaluxationen s. Ellbogengelenk, Luxation
Radius- u. Ulnametaphysen, Auftreibungen 454
Radius- u. Ulnaverkürzung, Inkongruenz im Ellbogengelenk 419 ff.
Refraktur 34
Reizkallus 23
Rekonstruktionsplatte 398
Reposition 6 ff.
- gedeckte 7 f.
- offene 8 f.
Resektionsarthroplastik
- bei Arthrose 245
- Hüftgelenk 88 ff., 302 ff.
- Schultergelenk 393 ff.
Retinaculum patellae, Doppelung bei Luxation 318
Rheumafaktoren 249 f.
rheumatoide Arthritis 249 ff.
Riesenzelltumoren 247
Robert-Jones-Verband 107 f., 131, 154, 158, 161 f.
- Prinzip 10, 267
Röhrenknochen, lange
- Osteosynthese mit externer Fixation 14 ff.
- Tumoren 461 f.
Rohrplatte 26 f., 160, 169
Rundlochplatte 23 f., 29

Rush-Nagel 105 ff., 117, 143, 151, 153, 157 f., 185
Rush-Pin s. Rush-Nagel

Sattelverband 389 ff., 408, 412
- Prinzip 267
Schalenverband 134, 136, 176, 336, 339, 345, 352, 431
- langer u. kurzer, Prinzip 267
Schienenverband 336, 339, 345, 431
- Prinzip 11, 267
Schambeinfrakturen 53 ff., 63, 67 ff.
Schienen s. Schienenverband
Schrägfrakturen 16, 19 ff., 31, 73, 97, 103
- Definition 4
Schrägosteotomie 213
Schraubendimension 29
Schraubenfixation 21 f.
Schröder-Thomas-Schiene s. Thomas-Schiene
Schublade 227 ff.
- vordere Schublade
- – Untersuchung 228
- – Ruptur des vorderen Kreuzbandes 324 ff.
- hintere Schublade
- – Untersuchung 228
- – Ruptur des hinteren Kreuzbandes 336 ff.
- Rotationsschublade 228
Schulterblatt s. Skapula
Schultergelenk
- Untersuchung 225
- Luxatio humeri 386 ff.
- – medialis 387
- – lateralis 389
- – cranialis 390
- – caudalis, (Sub)luxation 393
- Resektionsarthroplastik 393 ff.
- Arthrose 396 ff.
- (Osteo)chondrosis dissecans des Humeruskopfes 399 ff.
- Ursprungssehne des M. biceps brachii
- – Tendovaginitis 402 ff.
- – Ruptur 404
- Ruptur des Lig. transversum intertuberculare humeri 404 ff.
- Kontraktur des M. infraspinatus 406 f.
- Kontraktur des M. supraspinatus 407
- Luxation der Scapula nach dorsal 407 f.
Sehnenverletzungen, gedeckte s. Verletzungen, gedeckte

Sachverzeichnis

Seitenbänder s. Kollateralbänder
Sekundärarthrose 237
Sequester 40 ff.
Sesambeine, Frakturen
– plantare 138
– palmare 188 ff.
Sharpey-Fasern 335
Sitzbeinfrakturen 53, 72 ff.
– Operationszugang 73
– Reposition u. Fixation 73
Skapulafrakturen 139 ff.
– konservative Therapie 139
– operative Therapie 139 ff.
– – Operationszugang 139
– – Reposition u. Fixation 139 ff.
Skapulaluxation nach dorsal 407 f.
Sklerose 239
Skorbut 455
Spann-Gleitloch-Platte (DCP) 31, 51, 69, 160, 169
– Prinzip 24, 28 f.
Spickdraht 115 f.
Spiralfrakturen 20, 22, 103, 120
– Definition 4
Splitterfrakturen 19 ff., 45, 98 f., 110, 159
– Definition 4
– Knochentransplantation 36
Spongiosa, autogene 45 f.
Spongiosaschrauben 29, 68, 85, 399
– Prinzip 21
Spontanfrakturen, renale Osteodystrophie 457
Sprunggelenk s. Tarsus
stabile Frakturen 4
Stauchungsfrakturen 4
Steinmann-Nagel 16, 26 f., 46, 61, 66, 94, 117, 205
Stückfraktur 29, 31
– Definition 4
Subluxation s. Luxation
Supination 432
suprakondyläre Frakturen
– Femur 103 f.
– Humerus 150 f.
Sutur 231
Synarthrosen 231
Synchondrose 231
Syndesmose 231, 396
Synovia 232 ff., 257, 403
Synovialgelenke, Aufbau 231 ff.
Synovialmembran 232, 249 f., 257, 263, 425, 460
– Veränderungen bei Arthrose 238
Synovialsarkom 247, 461

Talus 127, 131 ff.
– Frakturen 131 ff.

Talus, Frakturen
– – Corpus tali 131
– – Collum tali 131 f.
– – Caput tali 132
– Luxation 373 f.
– (Osteo)chondrosis dissecans 361 f.

Tarsalfrakturen 127 ff.
– Kalkaneus 127 ff.
– Talus 131
– Os tarsi centrale 132 ff.
– Ossa tarsalia 137 f.
Tarsalgelenk 355 ff.
– Operationszugänge 357
– Art. tarsocruralis 357 ff.
– – (Sub)luxation 357 f.
– – Abschliffverletzungen 358 ff.
– – (Osteo)chondrosis dissecans des Talus 361 f.
– – Luxation der Sehne des M. flexor digitalis supf. 362
– – Abriß der Endsehne des M. gastrocnemius 362 f.
– – Arthrodese 363 ff.
– Art. talocalcaneocentralis et calcaneoquartalis 367 ff.
– – Hyperextensionsverletzung mit Luxation 369 ff.
– – Subluxation mit dorsaler Instabilität 371 ff.
– – Talus, Luxation 373 f.
– – Os tarsi centrale, Luxation 374 f.
– Art. centrodistalis 375 ff.
– – Subluxation mit dorsomedialer Instabilität 375 f.
– Artt. tarsometatarseae 376 ff.
– – Hyperextensionsverletzung mit Subluxation 376 ff.
– – Subluxation 378 ff.
– – – mit dorsomedialer Instabilität 378 ff.
– – – mit dorsaler Instabilität 380
– Artt. metatarsophalangeae et interphalangeae, Subluxation 381
Tarsokruralgelenk
Tarsus 127 ff., 355 ff.
– Anatomie 127, 355 ff.
– Frakturen s. Tarsalfrakturen
– Bandverletzungen s. Tarsalgelenk
– Valgus-Deformität 357 f., 378 ff., 454
– Varus-Deformität 132 f., 357 f.
Tenektomie 245
Tenodese 403
Thomas-Schiene, modifizierte 10, 114 ff., 124, 162 f., 267, 336, 339, 345, 413
– Prinzip 13

Tibia- u. Fibulafrakturen 114 ff.
– Abrißfrakturen der Tuberositas tibiae 114 ff.
– proximale Tibiaepiphysenfugenfrakturen 116 f.
– proximale Tibiametaphysenfrakturen 117 f.
– Schaftfrakturen 118 ff.
– – konservative Therapie 118
– – operative Therapie 118 ff.
– – – Marknagelung 119 ff.
– – – Osteosynthese mit externer Fixation 121 f.
– – – Plattenosteosynthese 122 f.
– distale Tibiaepiphysenfugenfrakturen 123 f.
– Abschliffverletzungen 124 ff.
– medialer u. lateraler Malleolus, Frakturen 125 f.
Tibia u. Fibula, Fugenverletzungen im Wachstumsalter 211 f.
»Toggle-Pin«-Fixation 287 ff.
Totenlade 40
T-Platte 22 ff., 437
Transfixation, perkutane 14 f., 275, 439
Transplantate s. Knochentransplantation
Trochanter major ossis femoris, Abrißfraktur u. Apophysiolyse 86 ff.
Trochlea humeri
– Fraktur 154
– (Osteo)chondrose 416
Trochleavertiefung, Femur, bei Patellaluxation 322 f.
Tuberculum supraglenoidale scapulae, Abrißfraktur 139, 141
Tuberositas tibiae
– Abrißfrakturen 114
– Transposition bei Patellaluxation 323 f.
Tumoren s. Knochentumoren

Überdehnung s. Distension
Übergewicht 243, 462
Ulnafrakturen s. Radius- u. Ulnafrakturen
Ulnaosteotomie
– distale Segmentresektion 214 ff.
– proximale dynamische Osteotomie mit intramedullärer Fixation 420 f.
Ulnaverkürzung
– vorzeitiger Schluß der distalen Ulnafuge 212
– Inkongruenz im Ellbogengelenk 420

Ulnaverkürzung
- persistierende Knorpelzapfen 455
Unterarmluxation s. Ellbogengelenk, Luxation
Unterarm-Vorderfußwurzel-Gelenk s. Art. antebrachiocarpea
Unterkieferfrakturen s. Mandibula, Frakturen
Unterschenkel-Hinterfußwurzel-Gelenk s. Tarsokruralgelenk

Valgusfehlstellung 182, 212, 292, 315, 357, 375 f., 378 ff., 420, 454 f., 455 f.
Varisationsosteotomie, intertrochantere bei HD 299
Varusfehlstellung 132 ff., 183
Vaux-Profil 300
Velpeau-Schlinge 139, 143, 387, 389 ff., 404, 408
- Prinzip 267
Verbände, ruhigstellende u. Schienen 6, 34 f., 107 f., 114 f., 118, 123, 130., 134, 145, 154, 158, 161 f., 163, 167, 186, 204, 215, 266 ff., 275, 280, 411, 415, 428
- Fixation bei Frakturen 11 f.
- - Gipsverband 11
- - Glasfaser- u. Kunststoffverband 11
- - Mason-Schiene 11
- - Versteifung durch Schienen oder Longuetten 11

Verbände
- Ruhigstellung von Gelenken 266 ff.
- - Zirkulärverband 267
- - Sattelverband 267
- - Schalen- u. Schienenverband 267
- - Schröder-Thomas-Schiene 13, 267
- - Pfotenverband 267
- - Velpeau-Schlinge 267
- - Ehmer-Schlinge 267
- - Robert-Jones-Verband 10, 267
Verletzungen, gedeckte, Muskeln, Sehnen, Bänder 462 ff.
- Kontusion 462
- Distension 462 f.
- Distorsion 463 ff.
Verriegelungsspan 48
Vitamin C s. Askorbinsäure
Vitamine, Ernährungsstörungen 453
Voltaren® 295
Vorderfußwurzel-Mittelfußgelenke s. Artt. carpometacarpeae
Vorderfußwurzel-Mittelgelenk s. Art. mediocarpea

wachsende Knochen s. Wachstumsalter
Wachstumsalter
- Frakturen 204 ff.

Wachstumsalter, Frakturen
- - Schaftfrakturen mit Rotationsfehler oder Knochenverkürzung 204 f.
- - mit Gelenkinkongruenz 205 ff.
- - in der Wachstumsfuge 207
- - - Einteilung nach Salter u. Harris 207 f.
- - - vorzeitiger Fugenschluß 208 ff.
Winkelmessung nach Norberg 293

xenogen s. Knochentransplantation

Zehengelenke
- s. Artt. metatarsophalangeae et interphalangeae
- s. Artt. metacarpophalangeae et interphalangeae
Zehenstrecker s. langer Zehenstrecker
Zerrung s. Distorsion
Zirkulärverband, 136
- langer u. kurzer, Prinzip 267
Zugschrauben 69, 125, 134, 147 ff., 153, 167
- Osteosynthese, Prinzip 21 f., 26
- - Hauptfixation 21 f.
- - Hilfsfixation 22
Zuggurtung 10, 114 f., 125, 129, 159
- mit Draht, Prinzip 18 ff.
- mit Platte, Prinzip 24